~~된~~단지, 소고기

의사도 30년 동안 고치지 못했던 자가면역질환을
소고기는 어떻게 1년만에 고칠 수 있었을까

홍지수 지음

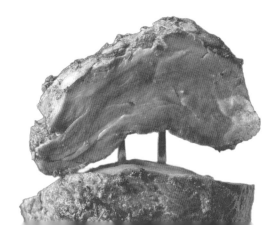

똥단지, 소고기

의사도 30년 동안 고치지 못했던 자가면역질환을
소고기는 어떻게 1년만에 고칠 수 있었을까

목차:

I 식단의 종류

II 정설과 이설

III 자가포식과 시간 제한식

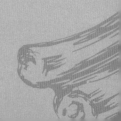

VIII 육식, 질병을 치유하다

근거가 빈약한 "정설orthodox"을 옹호하는 막강한 세력에 맞서
설득력 있는 "이설heterodox"을 유포하는 용감한 모든 이에게
이 책을 바친다.

들어가는 말

"상식이란 우리가 만 18세가 될 무렵까지 습득한 편견의 집합이다."
-앨버트 아인슈타인Albert Einstein, 이론물리학자-

"멍청이는 자기가 다 안다고 생각하고 아무 의문도 품지 않는다.
지성인은 자신이 안다고 생각하는 모든 것에 의문을 품는다."
-리처드 파인먼Richard Feynman, 이론물리학자-

나는 2023년 1월 1일부터 식물성 식품과 탄수화물을 식단에서 완전히 배제하고 단지 소고기만 먹고 있다. 주식은 단백질과 지방이 풍부한 소고기지만 소고기 말고도 먹은 게 있긴 하다. 버터에 들어있는 미량의 단백질과 탄수화물을 정제한 지방 100%의 기버터Ghee Butter와 소금, 아메리카노(블랙), 그리고 물이다. 2023년 9월부터는 아메리카노도 끊었다. 그리고 3년째 하루에 한 끼만 먹고 있다.

"전문가들"이 혈관을 꽉 막는 포화지방이 듬뿍 든 최악의 불량식품이라고 여기는, 허연 기름이 넉넉히 붙은 소고기만 2년째 먹고 있는데 예전보다 훨씬 건강해졌을 뿐 아니라 30년 넘게 앓은 자가면역질환 증상도 말끔히 사라졌다. 이 책에는 내가 그런 "해괴망측하고 기이한" 식단을 하겠다고 결심하게 된 이유와 과학적 근거를 담았다. 나와 비슷한 질병을 앓거나, 나보다 훨씬 심각한 질병을 앓는 이들에게 그런 질병에서 해방되려면 이런 방법도 있다는 사실을 알리고 희망을 주고 싶어서다.

저지방 우유를 부은 유기농 오트밀, 유기농 통곡물빵과 착즙기로 갓

짠 신선한 오렌지주스보다, 유기농 요구르트에 유기농 그래놀라를 뿌리고 알록달록한 유기농 과일을 썰어 가지런히 얹고 금방이라도 밭으로 돌아갈 만큼 싱싱한 유기농 어린 시금치, 케일, 셀러리를 꾹꾹 눌러 담아 짜낸 녹즙보다, 버터를 넉넉히 두르고 달걀 7개를 풀어 만든 오믈렛이 훨씬 건강한 아침 식사이고, 허기가 지지 않아 아침을 거르게 된다면 더더욱 좋으며, 잡곡밥과 심심하게 무친 각종 나물 반찬과 식용유에 노릇하게 부친 두부와 국산 콩 청국장찌개가 아니라 소금을 넉넉히 뿌려 구운, 지방이 넉넉하게 낀 두툼한 소고기 스테이크가 훨씬 건강한 저녁 식사임을 알리기 위해서다.

탄수화물을 안 먹어도 사는 데 아무런 지장이 없을 뿐만 아니라 오히려 건강에 대단히 유익하고, 당뇨, 뇌졸중, 심장마비, 죽상동맥경화증, 고혈압, 암 등 거의 모든 만성질환의 주범은 비계 잔뜩 낀 삼겹살과 소고기 스테이크가 아니라 빵, 떡, 밥, 국수, 파스타와 식물성 기름이고, 섬유소는 변비를 해소하기는커녕 악화시키고 장 건강을 해치며, 콜레스테롤은 건강의 적이 아니라 친구이고, 식욕을 억제하고 건강해지려면 동물성 포화지방을 섭취해야 하고, 채소와 과일과 (통)곡물은 장 건강과 정신 건강에 해롭고, 저염식을 하면 병들고 사망할 위험이 커진다는 설득력 있는 주장이 존재한다는 사실을 알리기 위해서다.

여러분이 비만인 이유는 게을러서 운동을 안 하고 의지력이 약해 식탐을 조절하지 못해서가 아니라 여러분의 뇌와 몸의 소통을 탄수화물이 방해하기 때문이고, 정신질환은 여러분이 정신적으로 나약하거나 본래 망가진 채 태어난 사람이라는 증거도 아니고 평생 약에 의지해 살아야 하는 병도 아니며 식단으로 치유할 수 있음을 알리기 위해서다.

나도 안다. 이런 내 주장이 얼마나 어처구니없고 황당한 개소리로 들리는지. 나도 몇 년 전까지만 해도 그렇게 생각했으니까. 나도 내 생각이 이렇게 변했다는 사실이 믿기지 않을 때가 있다. 이 책 제목에 낚였다고 생각하는 분은 이런 허접한 책을 만들려고 쓴 종이가 아깝다고 생각하고 여기서 책을 덮을지도 모르겠다. 하지만 마음을 열고 내 얘기를 끝까지 들어주었으면 한다. 이 책의 마지막 장을 덮을 무렵에도 내 얘기에 여전히 수긍이 안 간다면 내 글솜씨와 남을 설득하는 재능과 과학 연구자료를 이해하는 지적 능력이 형편없어서일 게다. 여기 담긴 수많은 용감한 과학자들이 평생을 바친 연구 결과와 논리에 하자가 있어서가 아니라.

이 책은 다음과 같이 크게 세 부분으로 구성되었다. 첫째, 여러 가지 다양한 식단을 소개하면서 채식은 지나치게 미화되고 육식은 철저히 악마화된 지난 150년을 되돌아보고 채식은 좋고 육식은 나쁘다는 고정관념이 뿌리내리게 된 배경을 알아보겠다. 둘째, 여러분이 "보편적 상식"이라고 알고 있고 "전문가들"이 "과학적으로 검증되었다."라고 주장하는 "정설"들 가운데, 특히 육식을 부정적으로 평가할 때 거론되는 대표적인 정설들을 간단히 소개하고 그에 대한 반론인 이설들과 이를 뒷받침하는 과학적 근거를 제시하겠다. 마지막으로 육식 위주 식단을 통해 질병을 완화하거나 치유하고 건강을 되찾은 다양한 사례들을 소개하겠다.

I
식단의 종류

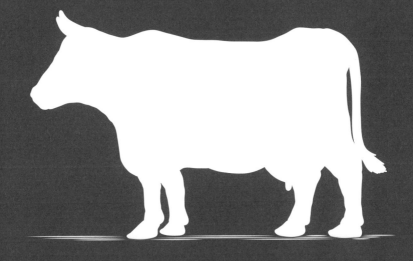

1. 과학적 증거로서의 가치

"대담한 추론을 제시하고 그 추론을 기발한 방식으로
무자비하게 반박하는 게 과학적 방법이다."
-칼 포퍼Karl Popper, 철학자-

"세상에는 그냥 거짓말, 빌어먹을 거짓말, 그리고 통계가 있다."
-출처 미상-

위에 인용한 두 번째 문장은 허술한 논리의 설득력을 보강하기 위해 통계를 조작하는 응용통계학의 맹점을 통렬히 비판한 명언이다. 마크 트웨인이 한 말이라고 알려져 있는데 마크 트웨인은 영국 총리 벤저민 디즈레일리의 발언을 인용했다고 하고, 정작 디즈레일리의 행적 그 어디에도 이 발언은 발견되지 않는다고 하고, 그 밖에도 여러 사람이 발언의 주인공으로 거론되는 등 출처가 불분명한 명언이다. 이 책에서는 특정 식단이 건강에 유익하다는 증거로 제시되는 과학적 통계 자료를 많이 인용하고 있다. 따라서 과학적 증거를 해석하는 방법을 먼저 간단히 살펴보면 나머지 내용을 이해하기가 훨씬 수월해진다.

과학적 증거의 가치에는 서열이 있다. 가장 가치가 낮은 게 전문가의 견해다. 증거evidence가 토대인 주장이 과학이지 주장하는 이의 권위와 명성eminence가 토대인 주장은 과학이 아니다. 그보다 가치가 조금 더 높은 게 실험 대상인 표본이 하나여서 "N=1"이라고 불리는 사례 연구 case study, 그다음이 역학연구와 관찰연구epidemiological & observational studies, 무작위배정 이중맹검 대조군 실험randomized double-blind controlled trials, 체계적 문헌고찰systemic review로 갈수록 과학적 증거로서의 가치가 높아진다. 기존의 여러 연구를 종합적으로 분석하는 체계적 문헌고찰에는 메타분석meta analysis이 있는데 체계적 문헌고찰의 품질은 고찰 대상인 연구자료들의 질에 좌우된다. 쓰레기를 투입하면 쓰레기가 나오듯garbage-in, garbage-out, 고찰 대상인 연구자료들의 가치가 형편없으면 체계적 문헌고찰 결과도 형편없다.

역학/관찰연구는 관찰된 현상들의 관계를 해석한다. 그러나 이 연구는 관찰된 현상들의 상관관계correlation, association만 보여줄 뿐 인과관계causation를 증명하지는 못한다. 법률용어로 말하자면 정황적 증거일 뿐 결정적 증거는 아니라는 뜻이다. 대부분 영양/식품연구는 이처럼 과학적 증거의 가치가 낮은 역학/관찰연구다. 상관관계를 인과관계로 보는 오류는 과학적 연구에 만연한 매우 심각한 문제이고 그런 오류를 범하면 사이비 과학이라는 최종 목적지에 도달하게 된다.

두 가지 현상이 동시에 관찰되는 상관관계를 보인다 해서 한 현상이 다른 현상의 원인인 인과관계라는 결정적인 증거는 아니다. 두 가지 현상을 일으킨 다른 원인이 있을지도 모른다. 예컨대, 지붕의 물받이 처마의 찌그러진 부분에 고양이가 앉아있는 게 발견됐다고 해서 고양이 무게 때문에 처마가 찌그러졌다고 단정할 수 없다. 지붕을 고치던 사람이 발을 헛디뎌 찌그러졌는지도 모르고 아이가 던진 공이 그 부분에 떨어져 찌그러졌는지도 모른다.

역학조사는 갑자기 발생한 전염병의 근원을 추적하는 데 유용한 연구방법이다. 그러나 오랜 세월에 걸쳐 진행되는 만성질환의 경우 한 사람의 전 생애 동안 특정 질환의 발병에 영향을 준 수많은 요인을 이 조사 방법으로 측정하기는 불가능하다. 역학조사가 가장 성공적인 결과를 낳은 만성질환 사례는 담배와 폐암의 상관관계였다. 이 경우 흡연 인구와 비흡연 인구의 폐암 발생률의 차이는 15~30배로 흡연과 폐암 발생률의 상관관계가 매우 높았다. 그러나 2배 이하의 상관관계는 거의 무의미하다.

인과관계가 없는 두 가지 현상이 통계적으로 매우 강력한 상관관계를 보이기도 한다. 예컨대, 아이스크림 매출 증가와 익사자 사망 증가는 강력한 상관관계가 있다. 그렇다고 아이스크림을 많이 먹어서 익사자가 는다거나 익사자가 늘기 때문에 아이스크림이 많이 팔린다고 말할 수는 없다. 여름 무더위가 이 두 현상의 원인일 가능성이 크고, 예년보다 아이스크림 공급량과 판매처가 늘면서 소비도 늘었거나 인명구조원 수가 모자라거나 물놀이 안전 수칙을 제대로 지키지 않아 익사자가 늘어날 수도 있다.

두 가지 현상 간에 인과관계가 있으면 반드시 상관관계도 있지만, 상관관계가 있다고 반드시 인과관계가 있지는 않다. 상관관계가 없으면 인과관계도 없다. 역학/관찰조사에서 나타난 상관관계를 바탕으로 인과관계를 주장하는 과학자는 과학자라고 불릴 자격도 없고 무능하다.

역학/관찰연구에서 가장 많이 사용하는 기법이 설문조사다. 1년 동안 특정 식품을 얼마만큼 얼마나 자주 섭취했는지 묻는 식품 섭취 빈도 설문조사Food Frequency Questionnaire, FFQ다. 며칠 전에 뭘 먹었는지도 기억이 가물가물한데 1년 동안 특정 식품을 얼마나 자주 한 번에 얼마만큼 먹었는지 기억하는 사람이 있을까? 그리고 사람들은 질문하는 주체의 의도를 간파하고 비위를 맞추려고, 또는 건강에 나쁜 음식을 자주 먹은 게 창피해서 거짓말도 한다. 사람들의 왜곡되기 쉬운 기억력과 양심에 의존해 얻은 결과는 과학적 증거가 아니다.

게다가 대부분의 FFQ는 피자, 라자냐, 햄버거 등과 같은 식품을 고기로 분류한다. 이 세 가지 식품에 들어있는 고기의 비율이 얼마나 되나? 이 음식을 먹고 A라는 병에 걸리면 밀가루나 마요네즈에 든 식물성 기름과 달걀노른자, 케첩에 든 당분, 고기나 토마토, 상추, 양파 중 어느 식품 탓인가? 파인애플을 듬뿍 얹은 하와이언 피자는 (개인적으로는 피자에 대한 모독이라고 생각하지만) 과일. 곡물, 고기 중 어느 식품으로 분류하나? 이처럼 피자, 라자냐, 햄버거 등에는 관찰대상인 고기라는 변수 말고도 관찰 결과를 오염시키는 수많은 교란 변수confounding variables가 존재한다.

건강인 편향성healthy user bias도 문제다. 고기 섭취를 제한하라는 정부와 전문가들의 권고를 충실히 따르는 사람은 건강 관리에 관심이 많고 흡연과 음주를 삼가고 운동을 규칙적으로 할 가능성이 크고, 그런 권고를 무시하는 사람은 고기뿐만 아니라 정제 탄수화물과 가공식품도 먹고 음주와 흡연을 하고 운동도 게을리 할 가능성이 크다. 그렇다면 고기를 삼가는 사람이 고기를 먹는 사람보다 A라는 질병에 걸릴 확률이 낮으면 그 원인은 고기를 먹지 않아서인가? 아니면 금연, 금주, 운동 덕분인가? 게다가 고기를 많이 먹는 사람이 고기만 먹는가? 밥, 빵, 국수 등 탄수화물도 먹는다. 그렇다면 그 사람이 A라는 질병에 걸릴 확률이 높은 원인은 고기인가? 탄수화물인가? 아니면 흡연이나 운동 부족인가?

역학/관찰연구에서 쓰이는 대리 지표surrogate marker도 문제다. X라는 수치가 Y라는 질병을 예측하는 지표라고 하자. 그런데 X와 Y는 상관관계조차 없다면 X라는 지표는 Y라는 질병을 예측하는 데 아무런 소용이 없는 무용지물이다. 대리 지표를 질병 예측 지표로 사용하는 사례는 영양학 연구에서 매우 흔한데 이는 변명의 여지가 없는 매우 부적절한 방법이다.

역학/관찰연구의 문제점인 교란 변수와 건강인 편향성의 효과를 제거하는 연구 방법이 바로 무작위배정 이중맹검 대조군 실험이다. 피실험자(표본)의 수를 충분히 확보하고 이들을 무작위로 실험군과 대조군에 배정하면 건강인 편향성과 교란 변수들이 두 집단에 골고루 분포되므로 그 효과가 상쇄되어 실험 결과에 영향을 미치지 않는다.

이중맹검二重盲檢은 개인의 편향성을 제거하기 위한 장치다. 실험자와 피실험자 모두 누가 실험군이고 누가 대조군인지 모르게 해 개인의 편견이나 선호도가 실험 결과에 영향을 미치지 못하도록 하는 방법이다. 주로 약품의 효과를 알아보는 임상실험에서 쓰인다. 예컨대, 실험군에는 A라는 약을 투여하고 대조군에는 위약placebo(인체에 영향을 미치는 활성물질이 들어있지 않은 물질)을 투여한다. 그리고 실험자와 피실험자 모두 어느 것이 A라는 약이고 어느 것이 위약인지 모르게 실험을 설계한다.

그런데 거대제약사는 무작위 이중맹검 위약대조군 실험도 여러 가지 편법을 써 조작한다. 우선, 활성물질이 없는 진짜 위약이 아니라 임상실험 대상인 A라는 약과 비슷한 부작용을 일으키는 가짜 위약fauxebo을 써서 약의 부작용 발생 비율이 마치 일반 인구에게서 나타나는 비율과 비슷하게 나타나는 것처럼 조작한다. 또한 임상실험을 진행하는 동안 심각한 부작용을 보이는 피험자를 누락시키거나 약물이 의도한 효과를 측정하는 척도인 종결점endpoint(또는 평가변수)을 바꾸거나 부작용이 발생하기 전으로 앞당겨 측정해 약의 장기적인 부작용을 은폐하는데, 이처럼 임상실험 설계를 실험 도중 바꾸는 편법은 사기행위다.

명문 하버드 공중보건대학원 교수의 연구논문에 필요한 역학조사 통계수치를 입력하는 일을 도운 적이 있다. 그 교수가 통계수치들을 입력한 후 통계 소프트웨어를 실행해 얻은 결과가 자신의 가설을 뒷받침하지 않자 "제기랄Damn it!"을 연발하면서 가설을 뒷받침하는 결과를 얻을 때까지 계속 숫자를 입력하는 걸 내 눈으로 직접 본 적이 있다. 명문대 해당 분야 전문가의 주장이라고 맹목적으로 믿으면 안 된다.

마지막으로 위와 같은 기술적 내용 외에도 과학 연구논문을 볼 때 반드시 유념해야 할 점은 바로 이해충돌이다. 어떤 연구논문의 결과로부터 금전적 이득을 보는 주체들(예컨대, 거대 식품회사, 거대제약사, 특허를 보유한 저자 본인 등)과 그 논문의 저자들 사이에 어떤 금전적 관계가 있는지 살펴봐야 한다.

2. 식물성 식품 위주의 식단

"가인은 땅의 소산으로 제물을 삼아 여호와께 드렸고 아벨은 자기도 양의
첫 새끼와 그 기름으로 드렸더니 여호와께서 아벨과 그의 제물은 받으셨으나 가인과 그
의 제물은 받지 아니하신지라 가인이 몹시 분하여 안색이 변하니."
-창세기 4장 3절~5절-

"희망 사항이 과학이론이라는 탈을 쓰면 그 이론이 옳다는 설득력 있는
증거가 있어서가 아니라 그 이론을 옹호하는 자들이 잘못을 인정하지
않으려 하므로 그 이론의 명줄이 이어지는 지경까지 간다."
-게리 타웁스Gary Taubes, 과학 전문 기자-

1) 채식의 기원

제7일 안식일 예수재림교회Seventh Day Adventist, SDA 공동창립자 엘렌
G. 화이트Ellen G. White는 17세부터 수백 차례에 걸쳐 창조주와 천사들로
부터 담배와 술 그리고 차와 커피 같은 약물이 미치는 영향, 건강 개혁
과 미래에 대한 계시를 받았다고 주장했다. 그녀는 고기를 섭취하면 자
위행위, 육욕, 폭력을 부추겨 육체적 영적으로 타락해 구원받지 못하게
되고 곡물, 견과류, 채소가 창조주가 선택한 에덴동산 식단이며 건강 돌
봄은 종교적 의무라고 믿었고 그녀의 이런 믿음을 바탕으로 SDA의 의
료복음주의가 탄생했다.

1917년 창설돼 채식 위주 식단 권장지침을 마련하는 데 앞장선 '미

국 영양사협회The American Dietitians Association'의 기원은 SDA이다. 이 협회
의 공동창립자 레나 프랜시스 쿠퍼Lenna Francis Cooper는 미시건 주 배틀크
리크 요양원의 존 하비 켈로그John Harvey Kellogg 박사의 제자로서 두 사람
모두 채식주의자이자 SDA 신도였다. 켈로그 박사는 바로 시리얼 회사
켈로그Kellogg's 창립자이다.

쿠퍼는 1918년 미군의 영양사가 되었고 미국 연방정부 의무총감실
에 근무하면서 미국 국방정책에도 영향을 미쳤다. 전쟁이 끝난 후 그녀
는 배틀크리크 요양원 가정학 학교 교장이 되었고 30년 동안 영양과 보
육에 관한 교과서들을 저술했다. 그녀는 수십 년 동안 영양학계를 대표
해 목소리를 냈고 채식은 마침내 미국 영양사협회 안에 입지를 굳혔다.

미국 영양사협회에서 채식 위주의 식단권장지침을 마련한 아홉 명
가운데 여덟 명이 채식주의자였고 나머지 한 명은 가공식품 업계에서
일했으며, 다섯 명은 SDA 신도였으므로 아홉 명 전원이 채식에 호의적
으로 편향되어있었다. 자기 신념을 따른다고 비난할 수는 없지만, 과학
적 증거가 아니라 구원의 종교이념을 바탕으로 한 식생활을 그 이념을
공유하지 않는 인구 전체에 강요하면 안 된다.

미국 영양사협회의 후신인 미국영양학학술원The American Academy
of Nutrition and Dietetics은 코카콜라, 펩시, 프리토-레이Frito-Lay, 스플렌다
Splenda, 새라 리Sara Lee 등 거대 가공식품업체들과 전미제과협회National
Confectionary Association로부터 어마어마한 재정적 지원을 받고 있다. 설상
가상으로 이 학술원은 네슬레, 켈로그, 펩시 등과 같은 가공식품업체들
에 주식 투자도 한다. 알코올중독자가 술을 멀리하도록 돕고 치유하는
단체인 '익명의 알코올중독자Alcoholics Anonymous'가 버드와이저, 잭 대니
얼스, 조니 워커, 짐 빔 등 주류업체부터 재정적 지원도 받고 주식에도
투자하는 셈이다.

지난 150년 동안 미국 정부의 식단 권장지침의 규정 마련에 지대한 영향을 미친 SDA는 지금도 막대한 자금력으로 세계 각지에서 병원, 의료교육 기관들을 운영하면서 막강한 영향력을 행사한다. SDA는 세계적으로 생활양식 개선에 초점을 둔 "생활양식 의학Lifestyle Medicine"을 내세우면서 식단은 비건을 밀어붙인다. 개발도상 지역인 남태평양과 폴리네시아 지역에서도 비건 식단을 권장하는 "완전 건강개선 프로그램Complete Health Improvement Program, CHIP"을 확산시키고 있다.

SDA가 차세대 의료인 양성에 막강한 영향력을 행사한다는 사실은 더욱 우려스럽다. SDA는 미국 플로리다 한 개 주에서만도 28개 병원을 소유하고 있고, 전 세계에 1,400여 개 학교와 수백 개의 대학을 소유하고 있다. 현재 미국 8개 대학이 채식 위주의 식단과 "생활양식 의학"을 의료교육의 핵심으로 채택했고 이는 호주를 비롯한 영미권 의료교육계에서도 널리 퍼지고 있다.

2014년 "생활양식 의학"에 본격적으로 재정적 지원을 시작한 코카콜라는 "운동이 약이다Exercise is medicine."라는 구호를 처음 확산시켰다. '당신이 뚱뚱한 이유는 코카콜라 같은 탄산음료를 마셔서가 아니라 게을러서 운동을 안 하기 때문'이라는 숨은 뜻이 깔려있다.[1] 실제로 2015

---

1   오마하Omaha의 현인賢人이라 불리는 투자의 귀재 워런 버핏Warren Buffet은 하루에 코카콜라를 대여섯 병 마셔도 건강하다고 무책임하게 떠벌린다. 그런데 그는 코카콜라 주식을 소유하고 있다. 오바마 대통령 부인으로서 아동 비만을 해소한다며 "움직이자Let's move" 캠페인을 벌인, 미셸 오바마Michelle Obama는 기업이 사회적 책임을 다한다는 취지의 "사회적 기업," 〈플레지 뉴트리션PLEZi Nutrition〉이라는 회사를 공동 창립해 "플레지PLEZi"라는 상표의 설탕물을 팔아먹으며 아이들의 코 묻은 돈을 뜯고 있다. 당분이 탄산음료나 과일주스의 절반인 기존의 "카프리 선Capri Sun"이나 "쿨에이드 재머스Kool-Aid Jammers" 등의 경쟁상품으로 출시된 "플레지"는 이 두 상품과 크게 다를 게 없으나 가격은 두 배가 넘는다. "플레지"에 들어있는 각종 과일 농축액은 아이들이 허기지게 만들어 열량을 과다 섭취하게 하고 건강을 해친다고 알려져 있다. 게다가 "천연 향미natural flavor"라고 적혀있는 성분은 화학물질이다. "전 대통령 부

년 코카콜라의 연구자금을 지원받은 '글로벌 에너지 균형 네트워크Global Energy Balance Network'라는 단체와 과학자들이 비만의 주된 원인은 탄산음료 같은 음식이 아니라 운동 부족이라고 발표한 사례도 있다. 종교와 거대 곡물/가공식품 업계가 의료 교육체계 안에서 의기투합하는 해괴망측한 광경이 펼쳐지고 있다. 사실상 전 세계적으로 시리얼 산업, 대두 산업, 합성고기(가짜 고기) 제조산업을 장악한 SDA는 이제 벤처캐피털과 실리콘밸리의 막강한 자금을 확보하면서 합성고기 소비를 부추기고 있다. [2]

채식/비건 식단은 가공식품업계에 황금 노다지다. SDA와 그들이 장악한 가공식품업체들이 주고받은 문건에 따르면, 그들은 밀레니얼세대가 에덴동산 비건 식단을 채택하면 수익이 25% 증가하리라고 전망하고 있다. 밀레니얼세대 중 몇 %나 비건이 구원받는 식단이라는 SDA의 믿음을 공유하는지는 모르지만, 그들이 동물복지와 동물권 보호, 지구환경 보호라는 이념을 토대로 에덴동산 비건 식단을 채택하는 비율은 그 어느 세대보다 높다.

현재 영미권과 영미권의 영향을 받는 나라들 정부가 발표하는 식단 권장지침은 탄수화물과 식물성 식품 위주다. 채식 위주의 식단과 건강 지침은 과학적 근거가 아니라 가공식품업계와 곡물 업계의 이권과 종교

부"라는 브랜드를 금전화해서 백악관에 입주하기 전보다 자산규모가 무려 100배 이상 폭증한 오바마 부부는 지구온난화로 해수면이 상승한다고 호들갑을 떨면서도 (그들의 논리에 따르면) 물에 잠길 하와이 해변에 으리으리한 저택도 지었다. 위선이 하늘을 찌르는 부창부수 천생연분 부부다.

2   합성고기를 최초로 발명한 인물이 존 하비 켈로그이고 중국으로부터 대두를 미국에 들여온 인물은 중국에 SDA 선교사로 파견된 해리 찰리 밀러Harry Charlie Miller다. 오늘날 대형 수퍼마켓 진열대에서 쉽게 볼 수 있는, 대두로 만든 신생아 분유를 적극적으로 홍보한 인물도 밀러다.

적 이념을 토대로 100년 넘게 영향력을 발휘해왔다. 고대 그리스 고전과 성경은 고기를 신의 음식이라고 묘사한다. 농부 가인이 수확한 채소는 제물로 받지 않은 하나님이 양치기 아벨이 바친 지방이 넉넉한 양고기는 제물로 받자 이를 시기한 가인이 아벨을 죽인 비극이 오늘날 채식주의자들이 육식하는 사람들에 대해 보이는 증오심과 반감의 전조가 되었는지도 모르겠다.

2] 미국 식단권장지침: 피라미드 사기

1977년 조지 맥거번George McGovern 상원 의원이 이끄는 미국 상원 특별위원회는 포화지방, 콜레스테롤, 설탕, 소금의 섭취를 줄이고 하루 총 열량 섭취의 55~60%를 탄수화물로 하는 식물성 식품 위주의 고탄수화물 저지방 식단을 국민에게 권장한다는 내용을 담은 보고서 "식단 목표Dietary Goals"를 발표했다. 저지방 식단을 하면 비만과 당뇨가 급증한다며 강력히 이의를 제기하는 과학자들이 있었지만 소용없었다.

이 보고서는 영양 분야의 지식이 전혀 없고 무작위배정 이중맹검 대조군 실험과 역학조사의 차이도 모르는 상원 보좌관 닉 모턴Nick Mottern이, 설탕 업계로부터 돈을 받고 업계에 유리한 연구논문을 쓴 하버드 공중보건대학원의 마크 헥스테드Mark Hegsted의 도움을 받아 작성했다. 환경과 윤리적 이유에서 육식에 반감을 지닌 채식주의자였던 모턴은 저지방 식단을 옹호하는 과학자들이 거대한 축산업 로비스트에 맞서는 의로운 이들이라고 생각했다. 거대 식품회사들의 로비와 영향력에 비하면 축산업계의 로비는 새 발의 피였는데 말이다. 한낱 비전문가인 애송이 보좌관의 개인적 신념과 이상주의와 산업계에 포섭된 비윤리적인 학자가 만든 이 보고서가 수십 년 동안 미국 국민, 나아가서 거의 전 세계인의 건강을 좌지우지한 "식단권장지침Dietary Guideline"의 초석이 되었다.

상원 특별위원회가 이 보고서를 발표한 후 미국 의회는 미국 농무부를 영양 정책을 주도할 정부 기관으로 지정했고 농무부 내에 신설된 영양정책국장으로는 상원의 보고서를 사실상 주도한 마크 헥스테드가 임명되었다. 1980년 마크 헥스테드는 미국 국민의 식단을 급진적으로 바꿔 포화지방 섭취를 극도로 제한하고 탄수화물 섭취를 급격히 늘린 "미국인을 위한 식단권장지침Dietary Guidelines for Americans"을 발표했고 이러한 지침이 농무부가 만든 권장 식품 피라미드의 토대가 되었다.

미국 농무부의 설립 목적은 첫째, 국민의 건강한 식생활에 필요한 정보제공, 둘째, 미국 농산물 산업의 성장 촉진이다. 이 두 목적이 늘 서로 부합하지는 않는다. 첫 번째 설립 목적에 충실하다면 미국 국민에게 밀, 옥수수, 설탕, 대두는 건강식품이 아니라고 알려야 하고 두 번째 설립 목적에 충실하다면 미국 최대 생산작물 다섯 가지 중에 네 가지를 먹지 말라고 할 수 없다. 그리고 농무부는 국민의 건강보다 농산물업계의 성장과 수익을 우선시한다.

1960년대와 70년대에 아주 완만하게 상승하던 비만과 당뇨는 식품 피라미드가 발표된 1980년을 기점으로 가파르게 증가했다. 식품에서 음식의 맛을 내는 지방을 제거하면 대신 뭘 집어넣어야 한다. 바로 정제 탄수화물, 당이다. 지방을 빼고 당을 추가한 무지방 가공식품이 폭증했다. 지방과 달리 당은 중독성이 있다. 미국심장협회American Heart Association, AHA도 당이 창출하는 수익의 밥상에 숟가락을 얹었다. AHA는 "건강에 유익하고 질병을 예방하는" 식물성 식품 위주의 식단을 발표하고 당분과 탄수화물 함량이 높은 가공식품 포장에 심혈관 건강에 좋다는 협회 인증마크를 박아주는 대가로 거금을 받았다. 1980년대와 90년대 미국의 잡지와 신문은 지방과 육류를 먹지 않고 건강하고 행복하게 사는 비결을 담은 내용으로 도배되었고 저지방 또는 무지방 식품들이 홍수를 이루게 되었다.

미국 농무부가 제시하는 식단권장지침은 전 세계적으로 막강한 영향력을 발휘하고 공신력을 인정받는다. 미국 내에서도 미국 전역의 모든 병원, 모든 의료진, 영양사들이 외래환자 진료와 병원 입원 환자 급식의 지침으로 이를 사용하는데 의료진과 영양사들은 이 지침에서 벗어나는 조언을 환자에게 하지 못한다. 또한 대규모 급식이 시행되는 각급 학교, 군대, 요양원 등에서도 이를 식단 지침으로 사용하며 모든 식품의 영양성분 표시에도 영향을 미친다.[3] 그러니 각 가정에서 이 지침을 따르지 않더라도 사실상 거의 모든 미국인이 이 식단권장지침의 영향에서 벗어나지 못한다. 미국 정부가 식단권장지침을 발표한 이후로 미국인이 보인 식품 소비 변화 추세를 보면 미국인은 지난 수십 년 동안 이 지침을 충실히 따라왔다. 정부에서 더 먹으라는 음식은 더 먹고 덜 먹으라는 음식은 덜 먹었다.[4]

미국 정부의 식단권장지침을 충실히 따르면 하루 총열량의 60%를

---

3 이 지침을 의사들은 환자의 치료에 식단으로 쓰고 있고 그런 의사의 진료를 받는 당뇨 환자는 하루에 곡물을 6회 제공량 섭취하게 된다. 학교에서 급식으로 아침, 또는 아침과 점심 두 끼를 해결하는, 빈곤층 아동들의 비만, 당뇨, 고혈압 비율도 심각한 수준이다. 17~24세의 미국 청년층 3,400만 명 가운데 71%인 2,400만 명이 신체 조건상 군 복무 자격 미달이고 미군이 병사를 모집할 때 지원자의 25%는 과체중으로 탈락한다. 미국 정부의 고탄수화물 식단 권장지침을 따르는 군 급식으로 인해 최적의 신체 상태를 유지해야 할 군인들 가운데 건강이 악화하고 체중이 느는 이들이 증가하고 있다. 현재 군 급식을 먹는 미국 현역 군인의 19%가 비만, 10%가 해외 배치 자격 미달이다. 최고의 체력을 지녀야 할 군대가 이 지경인데 이들이 이렇게 된 이유는 절대로 운동 부족이 아니다. 그리고 군인들의 체력 저하는 국가 안보와 직결된다.

4 총 권장 열량에서 차지하는 비율로 볼 때 1970년대부터 미국인은 채소, 과일, 식용유, 탄수화물 섭취는 각각 35, 20, 87, 30% 늘리고, 동물성 지방, 붉은 고기, 포화지방, 전유whole milk, 달걀, 버터 섭취는 각각 27, 28, 19, 79, 13, 9% 줄였다.

탄수화물, 전분, 당으로 섭취하게 된다. 이 지침을 만든 1980년대 이전까지만 해도 미국인은 대체로 건강했지만, 그 후로 비만, 당뇨, 심혈관질환, 만성 염증, 자가면역질환, 암 등 각종 질병이 가파른 상승세를 보였다. 현재 미국인 10명 중 9명이 건강하지 못하며, 75%가 과체중, 60%가 만성질환, 50%가 전당뇨pre-diabetic 또는 당뇨, 42%가 비만이다.

미국 농무부가 발표하는 식단권장지침을 만드는 위원회를 구성하는 20명 중 15명이 거대 식품/곡물/제약사와 관련이 있고 그들로부터 재정적 지원을 받는다. 가공식품 판매를 촉진하려는 의지가 확고한 인물들이 포진하고 있는 셈이다. 농산물업계와 식품 산업계를 관리 감독하고 규제해야 할 농무부가 규제대상과 유착한 이들에게 미국 국민이 "건강을 유지하고 질병을 예방하기 위해" 따라야 할 식단을 결정해달라고 위탁하는 셈이다.

그런데 한발 물러서서 살펴보면 이 위원회는 미국 농무부의 규정을 충실히 따르고 있다. 농무부 내에는 지난 수십 년 동안 식단권장지침 관련 업무를 담당해 온, 대규모 직원을 거느린 부서가 존재하는데, 바로 이들이 위원회가 식단권장지침을 만들 때 따라야 할 규정들을 만들고 마치 위원회가 최종적인 결정권자인 듯이 보이게 만든다. 위원회가 따라야 하는 규정 가운데는 절대 외부에서 행한 체계적 문헌고찰 연구는 참고하지 않는다는 규정이 있다. 따라서 1960년대와 70년대에 실시된, 과학적 증거로서 중요한 가치가 있는 대규모 임상실험과 그러한 임상 실험들을 분석한 체계적 분석 연구자료들은 완전히 무시되어왔다. 연구 결과들이 농무부와 위원회가 추구하는 지침에 들어맞지 않기 때문이다.

식물성 식품 위주의 저지방 식단을 널리 알리는 데 평생을 바친 과학자들은 미국 농무부와 보건복지부로부터 어마어마한 연구자금을 지원

받아왔다. 그러니 그들에게는 정부 지침과 학계의 주류 관점을 거스를 이유가 없고 거스르면 정부로부터 연구지원금이 끊기고 동료 학자들로부터 소외되고 학회에 초청받지도 못하게 된다. 미국 농무부의 식단권장지침은 건강한 사람의 질병을 예방하는 게 아니라 건강한 사람은 병들게 하고, 병든 사람은 병이 더 깊어지게 해서 평생 약에 의존하게 만드는 식단이다.

육류를 피하고 채식 위주의 식단을 해야 한다는 선동은 한창 자라는 아동을 대상으로 공격적으로 전개되고 있다. 미국은 모든 학교 급식에서 "비만을 유발하는" 전유whole milk 제공을 금지하는 법안을 통과시켰지만, 달콤한 맛이 첨가된 초코우유나 딸기우유, 설탕과 과당 범벅인 과일주스와 탄산음료는 여전히 허용한다. 뉴욕시는 공립학교들을 상대로 "고기 없는 월요일Meatless Monday"과 "비건 금요일Vegan Friday"을 지정했다. 한 학부모는 자신의 7살짜리 아들과 같은 반 아동들 가운데 30%가 비건이라고 말한다. 호주에는 비건 학교도 있는데, 점심 도시락에 고기를 싸가는 아동은 고기를 압수당하고 벌을 받는다. 일정량의 채소와 과일을 의무적으로 먹게 하고 일정량 이상의 고기는 못 먹게 하는 학교도 있다.

2017년 미국의 국립 과학과 의학 학술원National Academy of Sciences and Medicine은 외부자로서는 최초로 미국 식단권장지침을 검토한 후 식단권장지침을 만드는 절차가 투명하지 않고 과학적 검증이 부실하다고 밝혔다. 그리고 전 국민에게 일괄적으로 단 하나의 식단을 권장하는 방식은 대단히 잘못됐으며 저지방 식단은 효과가 없을 뿐 아니라 오히려 해롭고 비만과 질병의 폭증으로 이어졌다고 덧붙였다.

미국 식단권장지침위원회는 2020~2025년 식단권장지침을 발표하면서 "저탄수화물" 식단은 하루 열량의 최고 45%까지 탄수화물로 섭취하는 식단이라고 정의했는데 전문가들은 그 정도 탄수화물 섭취량도 저탄수화물 식단이라고 하기에는 지나치게 높다며 총열량의 10~25% 정도로 낮춰야 한다고 주장한다.

2021년 미국 명문 터프츠대학교Tufts University 프리드먼 영양학 정책대학원The Friedman School of Nutrition Science and Policy의 대리우쉬 모자페리언Dariush Mozaffarian 박사가 이끄는 연구팀은 음식에 점수를 매겨 건강에 유익한 음식과 건강에 해로운 음식을 구분하는 "객관적이고 과학적인" "식품 평가 척도Food Compass"를 발표했다. 평가 결과 70~100점을 받은 식품은 섭취 권장, 31~69점은 적당히 섭취, 0~30점은 섭취 최소화로 분류된다. 그들이 "첨단과학 기법"으로 개발했다는 이 척도로 측정한 결과 가공식품이 자연식품보다, 식물성 식품이 동물성 식품보다 높은 점수를 받았다. 각종 육류는 거의 낙제 점수다.

높은 점수를 받은 식품은 대부분 가공식품이거나 탄수화물 함량이 대단히 높다. 그리고 설탕과 곡물 등 탄수화물 덩어리인 시리얼과 합성 고기 등 더할 나위 없이 가공된 식품이 달걀, 각종 육류 등 자연식품보다 높은 점수를 받았다. 게다가 이 식품 평가척도는 섬유소와 단백질을 하나로, 신선육과 가공육을 하나로 분류하는 치명적인 결함이 있고 식품이 공복감, 포만감, 대사 기능에 주는 영향도 전혀 고려하지 않았다.

이 식품 평가척도는 동물성 자연식품에 대한 노골적인 반감을 드러낸, 가공식품업계에 대단히 호의적인 평가척도로서 거대 식품회사들이 자사 제품 홍보마케팅 수단으로 악용할 가능성이 크다. 유감스럽게도 이미 학교, 병원 등에서 이 평가척도를 단체 급식에 적용하기 시작했다. 병원에 입원한 당뇨환자가 설탕과 탄수화물 범벅인 통곡물 시리얼과 버터에 지진 달걀 중 어느 것을 먹는 게 건강회복에 도움이 될지 잘 생각해보라.

미국 연방정부에 자문도 하는 모자페리언 박사가 이끄는 이 대학원은 켈로그, 제너럴 밀즈, 포스트 등 미국 3대 시리얼 제조회사와 크래프트, 하인즈 등 거대 식품회사들로부터 어마어마한 연구비를 지원받는다. 이 대학원은 합성고기 제조사 비욘드 미트Beyond Meat와 플랜트파워 벤처스PlantPowerVentures를 회원으로 두고 있고, 미국 농무부로부터 "배양고기cultivated meat" 개발 연구비 1,000만 달러를 지원받았으며, "세계 식량 공급체계에서 동물성 식품을 제거하는" 목표를 추진하는 펠로우쉽 프로그램도 운영한다.

2010년 영양학과 응용영양학 학술원 주최로 열린 "지방에 관한 대토론"에서 당시 하버드 역학 전문가로서 떠오르는 샛별이었던 모자페리언 박사는 영양학자 수천 명이 모인 자리에서, 심장질환과 비만에 대해 현재까지 축적된 증거로 미루어볼 때 전문가들은 탄수화물에 집중해야 한다면서 "이제 포화지방에 집착하지 말아야 한다."라고 밝혔다. 그랬던 그가 터프츠대학 공중보건대학원 학장으로 취임한 뒤 발표한 위의 식단 평가척도는 탄수화물과 인공 고기를 가장 권장할만한 식품으로 제시하고 있다. 그가 이처럼 돌변한 이유는 뭘까.

2011년 미국 농무부는 권장 식품 피라미드를 포기하고 훨씬 단순한 "나의 접시My Plate"라는 그래픽을 채택했는데, 접시를 4등분해서 각각 과일, 채소, 곡물, 단백질이라고 명시하고 유제품이라고 쓴 흰 동그라미 하나를 덧붙여 그려놓았다. 그리고 식품 피라미드에서 아주 비좁은 맨 꼭대기로 유배당한 "지방과 기름"은 자취도 없이 사라졌다.

1970년대 초 미국 국립보건원National Institute of Health, NIH은 저지방 식단이 수명을 연장하는지 알아보는 연구를 여러 건 진행했고 그 결과는 1980년부터 1984년 사이에 발표되었는데 뜻밖에 낮은 콜레스테롤이 높은 암 발생 위험과 관련이 있다는 결과가 나왔다. 1980년대 무렵 암과 낮은 콜레스테롤의 연관성을 보여주는 연구 결과가 연속해서 나오기 시작했다. 특히 남성에게서 암과 낮은 콜레스테롤 연관성이 일관성 있게 나왔다. "프레이밍햄 연구Framingham Study"에서 총콜레스테롤(단위: mg/dL)이 190 이하인 남성이 대장암에 걸릴 확률이 220 이상인 남성보다 세 배 높았고, 어떤 암이든 걸릴 확률이 콜레스테롤 280 이상인 남성보다 두 배 높았다.

1970년대 초 미국 국립심장폐혈액연구소National Heart, Lung, Blood Institute, NHLBI는 이 논란을 해소하기 위해 두 가지 대규모 실험을 했다. 하나는 제러마이어 스탬러Jeremiah Stamler가 이끈 "다중위험요인 개입실험 Multiple Risk Factor Intervention Trial, MRFIT"인데, 362,000명의 중년 남성 가운데 콜레스테롤이 290 이상인 12,000명을 추려내 두 집단으로 나눠 실험군에는 금연을 권하고 필요하면 혈압강하제를 복용해 혈압을 낮추고, 저지방 저 콜레스테롤 식단(버터 대신 마가린, 전유 대신 저지방 우유, 달걀은 1주일에 1~2개 섭취하고, 붉은 고기, 케이크, 파이 등은 삼가라고 했다)을 권했고, 대조군은 평소 하던 대로 하라고 했다. 1982년 실험 결과가 발표되었는데 실험군의 사망률이 대조군보다 약간 높은 뜻밖의 결과가 나왔다. 1997년에는 실험군이 대조군보다 폐암 발생률이 높다는 후속 분석이 나왔다. 게다가 콜레스테롤이 160 이하인 집단에서는 콜레스테롤 수치가 낮을수록 수명이 단축되었다.

다른 하나는 1억 5천만 달러를 들여 바실 리프킨드Basil Lifkind와 대니얼 스타인버그Daniel Steinberg가 이끈 "지질연구 임상 심장병 일차예방 실험Lipid Research Clinics Coronary Primary Prevention Trial, LRC"인데, 50만 명의 중년 남성 가운데 심장병의 징후는 없으나 콜레스테롤이 265 이상인 이들을 추려 두 집단으로 나눈 다음 대조군은 달걀, 우유, 붉은 고기 섭취를 줄이라고 하고 날마다 위약 알약을 주고, 실험군은 대조군과 같은 식단에 콜레스테롤 강하제인 콜레스타이라민cholestyramine을 처방했다. 실험 결과 대조군은 71명이, 실험군은 69명이 사망했다. 다시 말해서 콜레스테롤 강하제의 수명 연장 효과는 겨우 0.2%였다는 뜻이다. 그런데도 두 실험 책임자는 콜레스테롤이 심혈관질환의 원인이라는 주장이 옳았고 콜레스테롤을 낮추면 생명을 구하게 된다고 결론을 내렸다.

1991년 국립보건원은 7억 달러를 들여 "여성 건강구상Women's Health Initiative, WHI" 실험에 착수했다. 50세~79세 여성 49,000명을 무작위로 두 집단으로 나눠 대조군은 평소 식단을 유지하고 영양과 관련해 전문가의 조언을 받지 않았고 실험군은 저지방 식단(채소와 과일, 통곡물 섭취)을 하고, 총열량은 대조군보다 평균 120kcal 적게 섭취했으며, 영양과 관련해 전문가들로부터 집중적인 교육을 받았다. 이 실험은 교란 변수가 너무 많다. 실험군이 대조군보다 긍정적인 결과가 나왔다면 그 원인이 지방 섭취를 줄여서인지, 채소와 과일 섭취를 늘려서인지, 총열량을 줄여서인지, 영양과 관련해 집중교육을 받아서인지 알 도리가 없다. 이 모든 교란 변수가 연구자들이 원하는 결과를 얻는 데 유리하도록 설계되었는데도 연구자들이 원하는 결과는 나오지 않았다. 실험군과 대조군 사이에 유방암 발생률은 차이가 없었다.

3) 더잇랜싯위원회가 권장하는 식단

"세계 최고 권위"를 자랑하는 과학 학술지 『랜싯Lancet』의 '더잇랜싯위원회The EAT Lancet Commission' [5]가 발표한, 채식 위주의 식단이 건강한 식생활이라는 내용을 담은 보고서는 종교적 이념과 식품업계의 이권이 손잡

---

5   위원회 구성원의 90%가 채식주의자/비건이다.

고 만든 의제에 객관적 과학적 증거라는 포장을 씌워 준다. 하지만 이 자료는 높은 수준의 과학적 증거를 토대로 한 권고사항이 전혀 아니다.

2019년 세계 영양학계에서 가장 막강한 영향력을 행사하는 월터 윌렛Walter Willett 하버드 대학교 공중보건대학원 교수를 필두로 37명의 학자가 작성한 이 보고서는 동물성 식품을 거의 배제한 식단을 권장하면서 이러한 식단이 건강도 증진하고 지구환경 보호에도 바람직하며 한 해에 100만 명 이상의 생명을 구한다고 주장한다. 이 보고서는 영국의 자선재단 웰컴 트러스트Wellcome Trust로부터 "후한" 재정적 지원을 받아 작성했는데 이 재단은 영국 제약사들의 이익을 증진하는 연구에 거액의 연구자금을 지원한다.

영양학계의 "권위자" 월터 윌렛 교수와 하버드 공중보건 대학원은 견과류 산업계, 육류 대체 단백질(가짜 고기) 제조업계, 비건/채식 상품 판매 기업과 비건 민간단체들로부터 어마어마한 연구비를 지원받지만, 윌렛 교수는 자신의 이름을 올린 수백 편의 논문에서 이러한 이해충돌을 공식적으로 밝힌 적이 단 한 번도 없다. 윌렛 교수는 유엔 환경보호 프로그램UNEP이 주최한 행사에서도 이 보고서 결과를 발표했는데 이 행사에는 윌렛의 주장에 반론을 제기하는 전문가는 단 한 명도 초청되지 않았다. 윌렛이 작성한 이 보고서는 세계경제포럼World Economic Forum, WEF에서도 채택되었다.

전 세계 주류언론이 떠들썩하게 호들갑을 떨며 대서특필한 이 보고서는 과학적 증거로서의 가치가 아주 낮은 역학연구다. 실제로 이러한 연구의 가설을 임상실험 해보면 80% 이상이 틀린 것으로 드러난다. 게다가 저자들은 자신의 주장과 상반되는 내용의 자료들은 제외하는 등 입맛에 맞는 자료만 취사선택했다.

'더잇랜싯위원회' 보고서는 "하루"에 달걀 한 알 섭취는 건강에 해롭지 않다는 증거를 언급하면서도 "일주일"에 한 알만 먹으라고 권장한다. 또한 이런 식단을 하면 비타민 B_{12}뿐 아니라 비타민 B_2, 철분, 칼슘, 오메가3 지방산 등 보충제를 복용해야 하고, 임신부, 유아, 성장기 아동과 10대 소녀, 근육량이 줄어드는 고령자에게 영양학적으로 부족하고 부적절하다고 인정하면서도 붉은 고기는 하루에 달랑 7g(엄지손가락 첫마디 크기)만 먹으라고 권장한다. 미국인 가운데 대사 기능에 문제가 없는 사람은 겨우 12%다. 그런데 이 보고서가 권장하는 탄수화물 섭취량은 하루 평균 330g으로 매우 높다. 인슐린 저항성이나 당뇨가 있는 사람에게는 매우 위험한 식단이다.

"지구 건강 식단planetary health diet"을 널리 전파한다는 이 보고서는 비건 식단, 채식, 보편적인 평균 식단, '더잇랜싯위원회'가 권장하는 식단 등 다양한 식단을 비교하면서 물 사용량, 공기의 질, 온실가스 배출량, 생물다양성 등에 미치는 영향을 언급한다. 그런데 식단에 따른 차이가 거의 없다. 항목에 따라서는 식물성 식품 위주의 식단이 보편적인 평균 식단보다 훨씬 부정적인 효과를 낳기도 한다. 예컨대 생물다양성 항목의 경우 단일품종 이랑재배 경작 방식은 곤충, 설치류, 토끼 등 작은 동물들에게 치명적이고 심각한 토양유실을 야기한다.

47쪽에 달하는 이 보고서는 영양과 건강 관련 내용은 겨우 11쪽이고 나머지는 지구환경 보호와 지속가능성에 할애하고 있다. 게다가 육류 소비 감소가 환경보호에 바람직하다는 내용과 관련한 자료는 대부분 예측 모델에 넣고 계산한 추정치에 불과하다. 그나마도 수질, 오염 등 수많은 환경요인은 육류 소비를 줄여도 변하지 않고 오로지 온실가스 배출만 약간 줄어드는 결과가 나온다.

이 보고서를 검토한 캘리포니아 주립대 데이비스 캠퍼스UC Davis의 프랭크 미틀로너Frank Mitloehner 교수가 이 보고서의 환경영향 관련 내용과 데이터의 결함을 트위터에 포스팅하고『랜싯』측에 서신을 보내 계산 방법에 문제가 있다며 어떤 예측 모델을 사용했는지 문의하자 '더잇랜싯위원회'의 과학 국장 파브리스 드클레르크Fabrice DeClerk 박사가 다음과 같은 답변을 보내왔다. "본 위원회의 육류 섭취 제한 권고는 환경영향을 고려해 작성한 게 아니라 오로지 건강을 고려한 권장 사항이다. 식단권장지침은 오로지 건강한 식생활이 목표이며 기후변화를 줄이는 게 목표가 아니다. 잘못된 식단으로 건강에 문제가 발생해 조기 사망할 위험을 줄이는 게 목표다." 미틀뢰너 교수는 드클레르크 박사에게 공개토론을 제안했지만, 답변을 얻지 못했다.

4) 채식과 비건 식단

우리가 먹는 음식을 편의상 1) 육류, 2) 해산물, 3) 알 종류, 4) 유제품, 5) 채소, 6) 과일, 7) 곡물과 콩류, 8) 견과류와 씨앗류로 나누어 보자. 1)~8)까지 모두 먹으면 잡식성omnivore, 2)~8)까지만 섭취하면 페스카테리언pescatarian(pesce(생선)+vegetarian), 3)~8)까지만 먹으면 락토-오보-베지테리언lacto(유제품)+ovo(달걀)+vegetarian, 5)~8)까지만 먹으면 비건vegan이라고 한다.

영국과 미국의 비건 비율을 성별, 나이 별로 살펴보면 아래 표와 같다. 두 나라 모두 남성보다 여성, 장년층보다는 청소년/청년층에 비건이 압도적으로 많다.

<영국과 미국의 성별/나이별 비건 비율>

	성별		나이별				
	남	여	16~24세	25~34세	35~44세	45~54세	55세 이상
영국	36	64	14	39	32	11	4
미국	22	78	36	44	11	7	2

단위: %

　사람들이 채식주의자나 비건이 되는 이유는 크게 세 가지다. 첫째, 전문가들이 건강식이라고 하고, 둘째, 동물을 해치지 않고, 셋째, 지구환경을 보호한다고 믿기 때문이다. 채식주의자는 어느 시점에 가서는 결국 비건 세계에 발을 들여놓게 된다. 눈코입이 있고 다리가 달린 동물을 해치지 않고 싶다는 바람은 모든 생명을 해치고 싶지 않다는 바람으로 확장되고, 소만 생명이 있나? 어선 갑판 위에서 펄떡거리는 생선도 생명 아닌가? 달걀도 잠재적 생명 아닌가? 라는 논리로 발전하기 때문이다.

　채식/비건 식단의 우월성을 입증하는 체계적 메타 분석은 존재하지 않는다. 그러나 채식과 비건 식단의 문제점을 입증하는 체계적 메타 분석 연구는 있다. 2021년 『영양학 평론Nutritional Review』에 발표된 "채식주의와 비건주의의 정신 건강과 인지적 결과 비교: 체계적 문헌고찰과 메타 분석Vegetarianism and veganism compared with mental heath and cognitive outcomes: a systemic review and meta-analysis"에 따르면 "비건이나 채식 식단은 우울증, 정서불안과 높은 연관성이 있다."

　2019년 같은 학술지에 발표된 "채식주의, 비건주의, 골밀도, 골절위험: 체계적 문헌고찰과 메타 분석Vegetarianism, veganism, bone mineral density, and fracture risk: a systemic review and meta-analysis"에 따르면 "잡식 식단과 비교해 채식과 비건 식단을 하는 사람은 대퇴골 경부와 요추의 골밀도가 낮고 골절 비율이 높다."

2013년 같은 학술지에 실린 "2형 당뇨를 관리하는 다양한 식단 접근 방법들의 체계적 문헌고찰과 메타 분석Systematic review and meta-analysis of different dietary approaches to the management of type 2 diabetes"은 6개월 넘는 기간 동안 저탄수화물 식단, 채식 식단, 비건 식단, 당지수Glycemic Index(특정 음식의 혈당 상승 속도와 정도를 측정하는 지표)가 낮은 식단, 고섬유소 식단, 지중해 식단, 고단백질 식단을 무작위배정 대조군 실험한 논문들을 분석한 결과 채식, 비건, 고섬유소 식단을 제외하고 다른 식단들은 모두 "혈당 조절의 뚜렷한 개선으로 이어졌다."라고 결론지었다.

5) 식물의 독성

동물은 천적이나 포식자로부터 달아날 수 있지만, 식물은 움직이지 못한다. 그렇다고 식물이 속수무책으로 포식자에게 당하고 살지만은 않는다. 식물은 동물을 상대로 단시간에 결판을 내는 기동전 대신 가랑비에 옷 젖듯 장기간에 걸쳐 서서히 상대방을 파괴하거나 사망시키는 생화학전을 전개한다. 코알라나 판다처럼 특정 식물의 특정한 생화학무기에 적응하는 능력을 개발해 그 식물만 주식으로 삼는 동물은 있지만, 모든 식물의 모든 생화학무기에 대해 전천후 방어 능력을 개발한 동물은 없다. 인간도 예외가 아니다.

식물이 동물을 상대로 방어기제로 쓰는 화학물질들은 헤아릴 수없이 많지만, 대표적으로 렉틴lectin, 시안배당체cyanogenic glycosides, 피트산염phytate, 태닌tannin, 옥살산염oxalate, 프로티에이즈 억제제protease Inhibitor, 고이트로젠goitrogen, 글라이코알칼로이드glycoalkaloid, 솔라닌solanine, 호르몬 교란 물질hormone disruptor, 광 민감성photo-sensitivity 유발물질, 살리실산염

salicylate 등이 있으며, 이들은 우리 몸에 해롭고 영양소 흡수를 방해하는 식물독소phytotoxin 또는 항영양소anti-nutrients이다. 수많은 종류의 식물 가운데 인간이 먹을 수 있는 식물은 아주 극소수에 불과하고 건강에 유익하다는 많은 식용 식물에도 위와 같은 화학물질들이 들어있다.

인간이 먹을 수 있는 식물 가운데 암유발인자로 알려진 물질이 60가지 이하로 포함된 것은 찾아보기 힘들다. 방울양배추와 흰 버섯에는 각각 136가지와 100가지의 암유발인자로 알려진 물질이 들어있다. 1980년대에 미국 정부가 독성이 있다는 이유로 살충제를 모두 금지하려는 움직임을 보이자 캘리포니아 주립대 버클리 캠퍼스UC Berkeley의 생화학/분자생물학자 브루스 N. 에임스Bruce N. Ames 박사는 식물에 함유된 천연 독소와 식물에 살포하는 살충제(사과에 뿌리는 알라alar)를 분석했는데, 무게를 기준으로 볼 때 식물에 함유된 천연 독소가 살충제의 10,000배이고 동물에게서 암을 일으킬 가능성도 살충제의 수십 배라는 결과가 나왔다. 게다가 에임스 박사는 우리가 섭취하는 살충제의 99.9%가 화학 살충제가 아니라 섭취한 식물에서 비롯된다는 놀라운 사실도 밝혀냈다.[6] 유전자변형생물Genetically Modified Organism, GMO은 특정 생물이 본래 지니지 않은 특성을 주입해 만든다. 예컨대 특정한 식물에 함유된 살충 독소를 그러한 독소가 없는 식물에 주입해 살충제 사용을 줄이고 병충해를 방지해 수확량을 늘리는데, 결과적으로 그 식물의 독성을 강화하는 셈이다.

식물의 생화학무기들은 인체에 어떤 영향을 미칠까. 가장 대표적인 식물독소인 렉틴은 인슐린 수용체에 들러붙어 인슐린 저항성과 고인슐린혈증을 일으켜 몸에 지방이 쌓이게 할 뿐만 아니라 포만감을 느끼게 하는

---

6   살충제가 무해하다는 뜻이 아니라 식물의 방어기제인 화학물질도 생각만큼 안전하지 않다는 뜻이다.

호르몬 렙틴leptin을 흡수하는 수용체에도 들러붙어 렙틴 저항성을 유발해 허기지게 하며, 장누수증후군intestinal permeability을 일으키고, 분자구조모방molecular mimicry을 통해 자가면역질환을 일으킨다. 30년 동안 인간에게 최적의 영양 섭취를 연구해 집대성한『음식과 질병의 관계The Relation between Alimentation and Disease』의 저자 제임스 H. 솔즈베리James H. Salisbury 박사는 이미 19세기에 각종 자가면역질환을 앓는 이들의 식단에서 식물성 식품을 제거하고 붉은 고기와 물만 먹어 류머티즘 관절염, 크론병Crohn's Disease, 궤양성 대장염Ulcerative Colitis 등을 고쳤다. 그의 이름을 딴 음식이 바로 (우리에게는 '함박스테이크'로 더 잘 알려진) 솔즈베리 스테이크다.

렉틴이 함유된 식물성 식품은 채소, 과일, 견과류, 곡류를 비롯한 씨앗류를 망라해 100여 가지가 넘는다.[7] 렉틴이라는 단백질에는 여러 종류가 있는데, 저마다 독특한 구조를 지니고 있으며 탄수화물에 들러붙는 성질이 있다. 인체를 구성하는 세포의 세포막에는 하나같이 당단백질glycoprotein 돌기가 있는데 렉틴은 이 돌기 끝부분의 절반을 이루고 있는 탄수화물에 들러붙는다. 즉, 렉틴은 인체의 세포에 들러붙는다는 뜻이다.

인체를 보면 구강에서 위, 소장, 대장을 거쳐 항문까지 텅 빈 관으로 연결되어 있다. 소장의 내벽은 우리 몸에 필요한 영양분은 흡수하고 해로운 독성물질은 통과하지 못하게 막는다. 소장의 내벽은 상피세포들epithelial cells이 빈틈없이 서로 촘촘히 연결된 밀착연접tight junction 구조를

---

7   렉틴 함량이 높은 식품:
1) 곡물: 보리. 메밀. 기장, 퀴노아, 카무트, 호밀, 밀, 귀리, 현미, 백미.
2) 콩류: 강낭콩, 병아리콩, 렌틸, 녹두, 완두, 땅콩, 대두.
3) 견과류와 씨앗: 카카오콩, 아몬드, 캐슈, 잣, 도토리, 해바라기 씨, 참깨.
4) 가짓과 식물: 가지, 고추, 단호박, 애호박, 토마토, 피망.
5) 식물성 기름: 카놀라유, 옥수수유, 미강유, 목화씨유, 포도씨유, 땅콩유, 홍화씨유, 해바라기씨유.

보이고 그 위를 미세융모micro villi가 덮고 있다. 미세융모 위에는 당질 피질glycocalyx이 덮여있는데, 렉틴은 바로 이 당질 피질에 들러붙는다. 렉틴은 소장 내벽을 덮고 있는 소화효소에 대한 저항성이 매우 강하며 아무런 영양적 가치가 없어 소화되지 않고 완전한 형태로 그대로 배출되는데 장을 통과하면서 내벽에 들러붙어 세포를 죽이는 등 내벽을 심각하게 손상한다. 렉틴의 일종인 밀배아응집소Wheat Germ Agglutinin, WGA는 소장 벽에 들러붙어 세포의 밀착연접 구조를 헐겁게 하고 헐거워진 틈새로 독소가 새 나가게 한다. 소장 내벽을 통과한 렉틴이 혈액으로 들어오면 각 렉틴의 특성에 따라 선호하는 각종 내장기관에 들러붙는다. 원인 불명의 불임을 겪는 여성을 대상으로 한 연구에서는 자궁내막에 대두 응집소 전자electron가 붙어있는 모습이 관찰되었다.

렉틴은 건강에 어떤 영향을 미칠까. 첫째, 비만이다. 렉틴이 지방저장을 촉진하는 인슐린 수용체에 들러붙어 인슐린 흡수를 방해해 인슐린 저항성을 유발하기 때문이다. 렉틴은 지방저장에 영향을 미치는 호르몬 렙틴leptin에도 영향을 준다. 렉틴은 렙틴 수용체에 들러붙어 포만감과 에너지 균형을 조절하는 렙틴 흡수를 방해해 렙틴 저항성을 유발하고 포만감을 못 느끼게 한다. 같은 동물을 두 집단으로 나눠 똑같은 열량의 먹이를 주고 한 집단의 식단에서만 렉틴을 제거했더니 식단에서 렉틴을 제거한 집단에서만 체중이 상당히 감소했다는 연구 결과도 있다.

둘째, 렉틴은 위산의 과다 분비를 자극해 위산이 식도로 역류해서 속이 쓰린 위산 역류도 일으키고 히스타민histamine(알레르기 반응이나 염증을 일으키는 화학물질) 분비에도 관여한다. 렉틴이 다량 함유된 곡물과 시리얼을 배제한 저탄수화물 식단을 한 지 엿새만에 식도의 산성이 대폭 감소했다는 연구 결과가 있다. 렉틴은 동물성 식품에도 들어있지만 식물성 식품에 함유된 렉틴이 문제를 일으킬 가능성이 훨씬 크다. 16가지 서로 다른 렉틴이 히스타민 분비를 촉진하는 정도를 측정한 연구를 보면 히스타민 분비를 가장 많이 촉진한 렉틴은 모두 식물성 렉틴이다.

셋째, 운동능력에 장애를 일으키는 파킨슨병Parkinson's disease을 일으킨다. 렉틴은 신경, 특히 미주신경vagus nerve을 따라 뇌까지 올라간다. 이론적으로 그 신경을 잘라버리면 렉틴이 뇌까지 가는 고속도로를 차단해 파킨슨병 위험을 줄일 수 있다. 실제로 신경을 잘라버린 사례도 있다. 덴마크에서 1977년부터 1995년까지의 기간 동안 이 수술을 받은 환자들을 살펴봤더니 파킨슨병을 일으킬 위험이 47% 줄었다. 렉틴이 도파민dopamine을 분비하는 뇌 신경에 걸터앉은 모습도 포착되었는데 이 또한 파킨슨병에서 문제가 된다.

넷째, 면역체계가 멀쩡한 세포를 외부침입자로 오인하고 공격하는 자가면역질환autoimmune disease을 일으킨다. 면역체계가 몸의 어느 부위를 공격하는지에 따라 병명이 달라진다. 각종 염증성 관절염, 악성빈혈, 1형 당뇨, 염증성 장 질환Inflammatory Bowel Disease, IBD, 루푸스lupus, 다발성 경화증multiple sclerosis, 건선psoriasis, 습진eczema, 여드름acne, 갑상선기능부전hypothyroidism, 갑상선기능항진hyperthyroidism, 갑상선염, 크론병Crohn's disease, 그레이브스병Graves' disease, 탈모증alopecia 등 수많은 질환이 자가면역질환이다.

자가면역질환의 가장 큰 특징은 자가항체auto-antibody다. 항체는 외부에서 침입한 병원체로부터 몸을 방어한다. 우리 몸이 세균에 감염되면 항체가 세균의 항원에 달라붙어 면역반응을 자극하고 결국 세균을 파괴하지만 건강한 세포의 항원에 대해서는 면역반응을 보이지 않아야 정상이다. 그런데 자가면역질환에 걸리면 항체가 건강한 세포에 달라붙어 건강한 조직을 파괴하기 시작한다. 이러한 항체 존재 여부로 자가면역질환을 진단하기도 하는데, 검사를 통해 존재 여부를 확인할 수 있는, 건강한 세포를 공격하는 항체는 100여 가지가 넘는다.

렉틴은 외부에서 침입한 이물질이므로 우리 몸은 렉틴을 겨냥한 항체를 만들어 렉틴의 항원에 달라붙는다. 그런데 렉틴의 항원은 건강한 세포의 항원과 똑같이 생겼다. 따라서 우리 몸이 렉틴에 대항하려고 만든 항체가 건강한 세포를 렉틴으로 오해하고 건강한 세포도 공격한다. 이를 분자 모방molecular mimicry이라고 하는데 바로 이 분자 모방 현상이 자가면역질환의 토대다.

그렇다면 왜 어떤 사람은 렉틴을 섭취하면 자가면역질환에 걸리고 어떤 사람은 렉틴을 섭취해도 멀쩡할까. 첫째, 부모에게서 물려받은 유전적 소인을 지녔고, 둘째, 장누수증후군이 있고, 셋째, 렉틴을 섭취하거나 항원을 자극하는 세균이 장내에 서식하는 등 세 가지 조건이 맞아떨어지면 자가면역질환에 걸리게 된다. 이 세 가지 조건을 다 충족하지 않는 한 아마 자가면역질환이 생기지 않을 가능성이 크다. 그러니 부모 잘못 만난 사람은 두 번째와 세 번째 조건이 충족되지 않도록 식단에 각별하게 신경을 쓰고 조심해야 한다.

렉틴을 피하면 자가면역질환 개선에 도움이 될까. 그렇다. 염증성 장 질환IBD은 다른 모든 자가면역질환의 중심에 있다. 평균 19년 동안 IBD를 앓은 환자 15명을 대상으로 한 연구가 있다. 환자의 식단에서 글루텐, 정제당, 곡물, 콩과 식물, 가짓과 식물, 견과류, 씨앗류 등 렉틴이 다량 함유된 음식뿐 아니라 달걀, 커피, 유제품, 알코올, 식품첨가제도 모조리 제외한 자가면역 완화 식단을 하게 했더니 15명 가운데 11명이 6주 동안 임상적 기준으로 증상 완화가 지속되었고 연구가 진행된 기간 내내 그 상태를 유지했다. 소규모 연구이므로 측정치가 통계적으로 유의미한 수준에 못 미치지만, 대변의 칼프로텍틴fecal calprotectin(장내 세균이 분해하지 못해 대변에 섞여 배출되는 물질을 측정하는 상당히 신뢰도 높은 염증 검사 지표) 수치가 471에서 112로 4분의 1 이하로 줄어드는 등 임상적으로 유의미한 결과가 나왔다.

밀에 함유된 단백질의 80%를 차지하는 글루텐gluten[8]도 장 누수를 일으키는 중요한 요인이다. 글루텐은 소장의 장벽도 심각하게 훼손한다. 복강병Celiac Disease 환자의 소장 내벽을 글루텐에 노출하면 15분 만에 장 누수가 증가하고 이 증상은 최고 일주일까지 지속된다. 건강한 복강 세포라도 글루텐에 노출되면 장벽의 기능이 상당히 손상된다.

『밀 똥배Wheat Belly』의 저자 윌리엄 데이비스William Davis 박사에 따르면 하얀 식빵에서 유기농 통곡물빵에 이르기까지 모든 밀에 함유된 글루텐을 구성하는 글리아딘 단백질은 장 누수를 일으키는 특징이 있다. 하버드 의과대학원의 알레시오 파사노Alessio Fasano 박사는 밀 글루텐을 구성하는 글리아딘이 장 누수 증후군을 일으키고 이로 인해 모든 자가면역질환을 비롯해 각종 질병이 발생하는 메커니즘을 규명했다. 2011년 그가 발표한 논문 "조눌린과 조눌린의 장벽 기능 조절Zonulin and it's regulation of intestinal barrier function"에 따르면, 글리아딘은 조눌린 분비를 자극해 장의 상피세포 간 밀착연접을 헐겁게 하고 그 사이로 비정상적 단백질이나 박테리아 등 이물질이 장에서 빠져나가 혈액으로 흘러 들어가면 간이 자가면역 반응을 일으킨다.[9]

---

[8]   글리아딘gliadin과 글루테닌glutenin이 결합해 만들어지는 불용성 단백질이다.

[9]   파사노 박사가 열거한, 조눌린 생체지표biomarker와 연관된 주요 질병들:

1) 자가면역질환: 강직성척추염Ankylosing spondylitis, 복강병, 크론병, 류머티즘 관절염Rheumatoid arthritis, 전신성 홍반성 루푸스Systemic lupus erythematosus, 1형 당뇨.

2) 신경계 질환: 만성염증성 탈수초성 다발신경병증Chronic inflammatory demyelinating polyneuropathy, 다발성경화증Multiple sclerosis, 정신분열증Schizophrenia.

3) 암: 뇌암Brain cancersgliomas(신경교종), 유방암Breast cancer, 폐선암종Lung adenocarcinoma, 난소암 Ovarian cancer, 췌장암Pancreatic cancer.

글루텐은 1형 당뇨와도 연관된다. 글루텐을 섭취하면 1형 당뇨, 갑상선염 등 각종 자가면역에 걸릴 위험이 상당히 증가한다. 덴마크에서 10만여 명의 임신부를 대상으로 글루텐을 섭취하면 아기가 1형 당뇨에 걸릴 위험을 분석해봤더니 임신부의 글루텐 섭취량이 증가할수록 태아의 1형 당뇨 발병 확률도 증가했다. 글루텐 섭취를 기준치에서 두 배로 늘리면 1형 당뇨에 걸릴 확률도 두 배로 증가했다. 1형 당뇨 진단이 내려진 직후 글루텐을 식단에서 제거하면 예후가 상당히 개선된다는 연구도 있다. 1형 당뇨 진단을 받은 6세 소년이 글루텐을 식단에서 완전히 제거했더니 인슐린 사용량이 급격히 줄고 혈당을 조절하기가 훨씬 수월해졌다는 연구 결과가 있는데 이 소년은 연구 결과가 발표되고 20개월이 지난 후에도 개선된 상태를 유지하고 있었다.

아동만 1형 당뇨에 걸린다고 생각하면 오산이다. 성인의 경우 1형 당뇨라고 부르지 않고 성인의 잠복성 자가면역 당뇨latent autoimmune diabetes in adults, LADA라고 일컫지만, 자가면역에서 비롯된다는 점에서 근본적으로 1형 당뇨와 같다. 2형 당뇨 진단을 받은 성인의 14%가 자가면역 특성을 띤다. 이처럼 성인 중에도 자가면역성 당뇨가 상당한 비율을 차지하는데도 성인이 자가면역 당뇨인지 검사를 하는 경우는 지극히 드물다. 과체중이나 다른 대사증후군 위험요인이 없는 성인이라도 여전히 자가면역성 성인 당뇨에 걸릴 가능성이 있다는 뜻이다.

다음은 옥살산염이라는 식물독소다. 옥살산염은 각종 채소, 과일, 견과류와 씨앗류, 곡류와 콩류, 허브와 향신료 등에 다량 들어있고,[10] 심

---

10   옥살산염 함량이 높은 식품:
1) 채소: 시금치, 오크라, 비트, 얌, 순무, 죽순, 샐러리, 고구마, 감자, 올리브.
2) 과일: 라즈베리, 오렌지, 자몽, 아보카도, 키위, 귤.

지어 고용량 비타민C에도 들어있는데 옥살산염의 황제는 단연코 시금치다. 옥살산염은 무기질, 특히 칼슘에 들러붙어 신장결석을 일으키고 염증도 유발하는데 신장결석의 80%는 옥살산염에서 비롯된다. 옥살산염은 칼슘과 결합해 바늘처럼 뾰족하고 날카로운 결정체를 형성하고 이 결정체는 내장기관과 세포를 찌른다. 칼슘-옥살산염 결정체는 보통 신장 내에서 형성되지만, 안구와 방광 등을 비롯해 인체 어느 부분에서도 형성될 수 있다.

또한 옥살산염은 당뇨, 비만, 비타민 B_6와 B_1 결핍, 낭포성 섬유종cystic fibrosis, 복강병, 지방간 등 간 질환, 섭취한 지방흡수 장애, 췌장 효소 저하, 궤양성 대장염, 장누수증후군 등과 관련이 있다. "전문가들"이 통곡물은 혈당을 천천히 올리고 비타민, 무기질과 섬유소가 풍부한 건강식품이라고 권장하는데, 옥살산염은 주로 껍질에 들어있으므로 통곡물에는 옥살산염도 풍부하게 들어있음을 유념하라.

태닌은 성장발육을 지연시키며 다량 섭취하면 신장을 훼손하거나 간 괴사를 유발할 수 있다. 태닌과 옥살산염은 각종 무기질에 들러붙어 무기질의 체내 흡수를 방해하고 각종 소화효소가 제 역할을 못 하게 방해한다. 셀러리를 수확하는 사람들은 셀러리에 함유된 광민감성 물질에 만성적으로 노출돼 피부가 부풀어 오르는 염증이 일어나기도 한다.

프로티에이즈 억제제는 대두 등 콩과 식물과 밀 등 곡물, 키위, 파인애플, 파파야, 바나나, 무화과, 사과 등 과일, 양배추, 감자, 토마토, 오이 등 채소에 함유된 식물독소로서 췌장에서 분비되는 단백질 분해 효소

---

3) 견과류와 씨앗류: 아몬드, 캐슈, 호두, 피칸, 피스타치오, 땅콩, 카카오콩, 호박씨.
4) 곡류와 콩류: 쌀겨, 메밀, 통밀, 밀, 현미. 옥수수, 기장, 쿠스쿠스, 강낭콩.
5) 가공식품: 시리얼, 토마토주스, 당근 주스, 차, 두부, 타히니tahini, 일본 된장 미소.

인 트립신trypsin 같은 효소의 활동을 방해하므로 성장발육을 저해한다. 밀에 함유된 단백질의 80%를 차지하는 글루텐은 인간이 전혀 단백질로 사용할 수 없고 그나마 생체 이용 가능한 나머지 단백질은 우리 몸이 이용하지 못하게 프로티에이즈 억제제가 방해한다. 또한 밀의 프로티에이즈 억제제는 톨유사수용체toll-like Receptor(균의 침입을 인지해 선천성 면역반응을 유도하는 세포막 수용체 단백질)를 자극해 염증을 일으킨다.

고추, 피망, 파프리카, 토마토, 가지, 감자, 담배 등 가짓과 식물에 들어있는 글라이코알칼로이드는 장누수증후군, 건선, 과민성대장증후군Irritable Bowel Syndrome, IBS 증상을 악화한다. 갑상선 기능을 방해하는 고이트로젠은 대두. 그리고 배추, 청경채, 케일, 겨자, 양배추, 루꼴라, 브로콜리, 컬리플라워 같은 십자화과cruciferous 식물에 많이 들어있다. 또 십자화과 식물에 들어있는 글루코라파닌glucoraphanin과 마이로시네이즈myrosinase는 따로 세포벽 안에 갇혀있다가 포식자의 공격을 받으면(사람이 씹거나 칼로 썰면) 세포벽이 허물어지면서 분출돼 설포라페인sulforaphane이라는 물질을 만든다. 설포라페인은 식물 세포에도 해로우므로 이를 만드는 두 물질이 따로 격리되어있는 것이다. 설포라페인은 구토, 가스, 복부 팽만감, 복통, 변비, 설사 등 소화기관에 문제를 일으킨다.

피트산염은 곡물, 씨앗류, 견과류, 콩과 식물에 들어있으며 무기질에 달라붙어 아연, 칼슘, 마그네슘, 철분 같은 무기질 흡수를 방해하므로 무기질 결핍으로 이어질 수 있다. 무기질이 결핍되면 심장병, 우울증, 불임, 불능, 면역체계 훼손 등 온갖 문제를 일으킨다. 시안배당체는 아몬드, 아마씨flaxseed, 아마인linseed, 리마콩, 카사바, 체리, 복숭아, 자두 등에 들어있다. 인체기 만성적으로 시안배당체에 노출되면 갑상선 기능 훼손, 신경장애 등과 같은 만성질환을 일으킨다. 살리실산염은 수많은 과일과 채소, 일부 향신료에 들어있는데, 천식, 장 염증, 설사 등을 일으킨다. 코코넛유에 들어있는 살리실산염은 일부 사람들에게서 발진, 소화불량, 두통, 붓기를 유발하기도 한다.

위와 같은 얘기를 장황하게 늘어놓은 이유는 식물성 식품을 먹으면 당장 죽는다고 공포를 조장하려는 게 아니다. 오늘날 식용 식물은 인간이 소화하기에 적합하게 교배하고 길들여 대부분은 적당히 섭취하면 건강에 크게 문제를 일으키지 않고, 해롭지 않은 정도의 식물독소와 항영양소 성분들이 인체에 적당한 자극과 스트레스를 주어 강하게 만드는 호미시스Hormesis 효과를 낳는다고 한다. 그러나 해롭지 않은 정도의 항영양소 섭취량이 어느 정도인지는 아무도 모른다.

식물성 식품에 들어있는 이른바 항산화제anti-oxidant는 우리 몸에 들어와 사실상 친산화제pro-oxidants로서 활동을 개시한다. 식물성 "항산화" 물질이 우리 몸에 들어와 산화 스트레스를 일으키면 이 물질을 "제거"하기 위해 항산화와 해독 경로인 핵인자적혈구2관련인자Nuclear factor erythroid-2-related factor 2, Nrf2가 활성화되고 강력한 항산화물질인 글루터사이온glutathione이 분비된다. 그리고 글루터사이온이 이 "항산화" 물질과 결합해 몸 밖으로 배출되어 세포손상을 막는데 이를 호미시스 효과라고 부른다. 식물이 우리 몸에 불을 지르면 화재진압은 우리 몸이 하는데 방화범을 소방수라고 치켜세우는 셈이다. 식물성 식품의 "항산화" 물질로 급격히 상승한 글루터사이온은 급격히 하락해 식물성 "항산화제"를 섭취하기 전의 기준선baseline 이하로 내려가기도 한다.

글루터사이온을 상승시키는 경로는 다양하다. 수은, 납, 비소 등 중금속과 담배 연기도 우리 몸에 들어오면 Nrf2 경로를 활성화하고 글루터사이온을 상승시키지만 이런 유해 물질을 항산화제라고 일컫거나 호미시스 효과라고 미화하지는 않는다. 냉수욕, 사우나, 운동 등 환경적 스트레스는 식물의 "항산화제"와는 달리 Nrf2 경로를 활성화하지 않고도 글루터사이온을 상승시킬 뿐만 아니라 상승한 상태가 상당 기간 지속되고 하락해도 환경적 스트레스를 받기 전보다 높은 상태에서 유지된다.

예전에는 우리가 사는 지역에서 나는 식물성 식품들을 제철에만 먹었으므로 우리 몸이 특정 식물독소를 해독하고 쉴 틈이 있었지만, 지금은 사시사철 식물성 식품을 먹는 데다가 자기가 사는 지역에서 나지 않는 식품은 수입까지 해서 본래 전통적으로 식물독소를 제거하는 복잡한 조리 과정을 생략한 채 그냥 먹고 그것도 모자라 건강에 좋으니 더 많이 먹겠다고 식물성 식품을 말려서 가루로 만들고 블렌더에 갈아서 식물독소를 농축해 효율적으로 몸에 들이붓는 지경에 이르렀다.

우리가 접하는 식물성 식품에 대한 정보는 대부분 특정 식물에 들어 있는 특정 성분의 장점만 강조한다. 유전적 소인이 있든, 장이 심각하게 훼손되었든, 무슨 이유에서든 미량의 식물독소를 해독하고 신체를 방어하는 적응력이 훼손되거나 오랜 세월 식물독소가 몸에 축적되어 건강이 망가지고 삶이 서서히 파괴되어가는 사람들이 적지 않다면 어쩔 텐가. 그런 사람들이 자신의 건강에 이상이 생긴 이유를 규명하고 치유하려면 식물성 식품에 함유된 이와 같은 식물독소와 항영양소에 대해서도 자세히 알려야 한다.

3. 동물성 식품 위주의 식단

"20세기 미국에서 양심적인 의사가 비만 환자는 설탕과 전분 섭취를
제한하는 게 바람직하다고 감히 주장하려면 평생 어렵게 쌓아온 전문가로서의
평판을 걸어야 한다는 현실이 믿기지 않는다."

-로버트 앳킨스Robert Atkins, 의사-

1) 육식의 기원

한마디로 인류의 역사 자체가 육식의 역사다. 350만 년 전 나무 위
에서 살던 오스트랄로피테쿠스 아프리카누스Australopithecus Africanus는 기
후변화로 서식지가 사바나 지대로 변하면서 서식할 나무가 없어지자 다
른 먹이를 찾아야 했고 동물 사냥으로 눈을 돌렸다. 처음에는 움직임이
굼뜬 대형 초식동물megafauna을 사냥했고, 사나운 포식자 육식동물이 사
냥하는 서늘한 밤을 피해 뜨거운 낮 동안 사냥하면서 체모가 빠지고 땀
을 많이 흘려 체온을 조절하는 기능을 얻었다.

그러다가 대형 초식동물의 개체 수가 줄면서 날렵하고 작은 동물을
사냥하게 되었다. 날렵한 동물을 추적하기 위해서는 단거리와 장거리를
달려야 했고, 여럿이 서로 협력하고 기지를 모아 동물을 한 곳으로 몰고
창 같은 도구를 멀리까지 던질 줄 알아야 했다. 이러한 과정을 거치면서
용량이 400ml에 불과했던 오스트랄로피테쿠스의 뇌는 호모 하빌리스,

호모 에렉투스, 네안데르탈, 현생 인류인 호모 사피엔스로 진화하면서 10만 년 전 1,500ml에 도달했는데, 뇌의 성장은 대부분 호모 사피엔스가 수렵 생활로 육식을 하면서 일어났다.

1923년 오스트랄로피테쿠스 아프리카누스를 최초로 발견한 해부학자이자 인류학자 레이먼드 다트Raymond Dart 박사는 이 고인류가 척수와 뇌가 만나는 접합점 대후두공foramen magnum이 수평이고 직립보행을 했다는 것을 근거로 최초의 원인原人이라고 주장했다. 전 세계가 그를 비웃었고 다트는 20년 동안 심한 우울증에 빠졌다. 하지만 세월이 흘러 결국 학계는 다트의 발견을 20세기의 가장 중요한 발견으로 손꼽게 되었다. 자기가 태어난 시대보다 너무 앞서간 과학자가 맞은 비극이다.

인류의 조상은 압도적으로 육식 위주의 식생활을 했다. 콜라젠은 인체에서 가장 흔한 단백질로서 인간이 사망하면 말라 버리지만, 여전히 변질되지 않고 수백만 년 동안 존재하므로 오랜 세월이 지나도 분석하기에 적당한 양을 추출할 수 있다. 안정 동위원소 분석stable isotope analysis이라는 기술로 세계 곳곳에서 발굴된 네안데르탈인과 인류 조상의 뼈와 근골격구조와 콜라젠을 분석하면 평생 정확히 무엇을 먹었는지 구체적으로는 특정한 동물의 종류까지 의문의 여지도 없이 밝혀낼 수 있다.

이렇게 얻은 자료는 최소한 인류가 현재의 형태로 존재하기 시작한 35만 년 전 식단의 80%는 주로 덩치가 큰 육상 초식 반추동물의 근육과 지방, 그리고 가끔 다른 동물들, 20%는 전분 함량이 아주 낮고 섬유질이 많은 구근류로 구성되었음을 보여준다. 그리고 이러한 질긴 구근류는 주식이 아니라 사냥에 실패했을 때 허기를 달래기 위해서 먹었을 가능성이 크다. 구근류의 질긴 섬유소를 장내 세균이 분해해 단쇄지방산short chain fatty acids을 만들어 에너지를 공급했기 때문이다. 따라서 배고픈 겨울이 오기 직전 베리 종류가 나는 아주 짧은 기간 동안 당을 섭취해 지방을 축적한 몇 주를 제외하면 인류의 식단은 연중 대부분 기간 100% 단백질과 지방으로만 구성되었다.

280만 년 전 호모 하빌리스Homo Habilis가 돌을 이용해 최초로 도구를 만들기 전, 인류 조상은 다른 포식자가 먹고 남긴 썩은 고기를 먹기도 했다고 과학자들은 추정한다. 그 증거는 위액의 산성이다. 썩은 음식에 들어있을 병원균들을 처리하기 위해서 인류의 위액은 강한 산성이었다는 뜻이다. 정상인의 위액은 pH 1.1~1.5의 매우 강한 산성으로, 하이에나나 콘도르 같이 썩은 고기를 먹는 동물들의 위액 산성도와 맞먹는다. 초식동물의 위액 산성도가 pH 4.0 정도이고 육식동물의 위액 산성도가 pH 2~3 정도다. 흥미롭게도 초식동물인 토끼의 위액도 인간만큼 강산성인데 그 이유는 아마도 토끼는 자기가 싼 똥을 먹기 때문으로 보인다.

고릴라, 침팬지, 오랑우탄 같은 다른 영장류와 양, 소, 말, 토끼 같은 초식동물은 섬유소가 많은 식물을 장내에서 발효해 지방산으로 만드는 과정이 이루어지는 대장과 맹장cecum이 매우 발달해있다. 하지만 인간의 대장과 맹장은 그러한 발효 기능이 매우 낮고, 위에서 내려보낸 영양소의 소화와 흡수는 주로 소장에서 이루어진다. 소화관에서 식물의 발효를 담당하는 부위의 비율(단위: %)은 양(83), 소(75), 말(69), 고릴라(65), 침팬지(60), 토끼(51), 인간(17), 고양이(16), 개(14) 순서다.

인류 역사에서 곡물, 채소, 과일 등 탄수화물이 식단에서 중요한 비중을 차지한 기간은 극히 짧다. 인류 역사를 1년으로 치면 섣달그믐 밤 11시에 가서야 인간은 곡물 등 탄수화물을 주식으로 먹기 시작한 셈이다. 수렵채집 생활한 인간은 농경 생활한 인간보다 훨씬 뼈가 튼튼했고 철분 결핍, 감염, 관절염 징후도 없었으며 치아도 고르고 충치도 거의 없었다. 그리고 인간은 농경 생활을 시작하면서 뇌의 크기와 체구도 작아졌다.

적어도 현생 인류가 출현한 후 35만 년 대부분 기간 그리고 아마도 수백만 년 전에도 탄수화물은 구하기 어려웠지만, 탄수화물을 섭취하지 않아도 인체는 지방산 분자의 중추인 글리세롤, 젖산염, 각종 아미노산을 이용해 간에서 포도당을 필요한 만큼 만들어낸다. 따라서 탄수화물을 반드시 섭취해야 한다는 주장은 전혀 과학적 근거가 없다.

천하무적 바이킹의 고향인 동토 아이슬란드는 인구 30만의 작은 나라이고 추운 기후 때문에 채소와 과일이 귀해 역사적으로 동물성 식품 위주의 식단을 해왔다. 아이슬란드는 세계 최강자The World's Strongest Man 선발대회에서 전 세계 모든 나라들 가운데 가장 많은 9명의 우승자를 배출했다. 그다음으로 많은 우승자를 배출한 나라가 미국인데 미국 인구는 아이슬란드 인구의 1,000배이다. 아이슬란드 여성은 지금까지 열두 차례 열린 세계 크로스핏CrossFit 대회에서 네 차례 우승을 차지했다. 아이슬란드는 100세 이상인 남성 비율이 가장 높은 나라로 손꼽히기도 한다. 인류는 빙하기를 견디고 살아남았다. 한때 우리 조상의 서식지는 채소와 과일이 지천으로 널린 온화한 천국이 아니라 꽁꽁 얼어붙은 동토였다는 뜻이다.

2) 육식 실험

점점 허리가 굵어져 '배 둘레 햄'이 되어가던 젊은 심장전문의 로버트 앳킨스Robert Atkins 박사는 1963년 위스콘신 의과대학원의 두 의사가 쓴 저탄수화물 식단 실험 자료를 발견하고 이를 자신과 환자들에게 적용했다. 그는 식품 피라미드의 맨 꼭대기로 유배당한 육류, 달걀, 유크림, 치즈가 가장 건강에 유익한 식품이라고 확신했고 자기가 진료하는 환자들에게 하루 탄수화물 섭취량을 5~20g으로 제한하고 총열량의 3분의 2는 지방, 3분의 1은 단백질로 채운 식단을 권장해 큰 성과를 거두었다.

그러나 미국 사회는 이미 포화지방 공포증에 사로잡힌 상태였고, 앳킨스 박사는 전문가들에게 자신의 성공적인 진료 기록을 제발 좀 검토해보라고 애원했지만, 그가 은퇴할 시기에 가까울 때까지 아무도 응하지 않았다. 사람을 대하는 기술이 무디고 과장이 심하고 퉁명스러운 앳킨스 박사의 성품도 도움이 되지는 않았다. 미국 영양학협회는 앳킨스의 식단을 "영양학자의 악몽"이라고 일컬었고 전문가들은 앳킨스 식단을 한때 반짝 유행하고 지나갈 다이어트로 폄훼했다.

2003년 72세의 앳킨스 박사는 맨해튼에 있는 자신의 진료실 근처에서 얼음에 미끄러져 머리를 보도에 찧어 의식불명 상태에 빠졌고 일주일 후 사망했다. 앳킨스 박사가 "심장마비"로 사망했고 사망하기 전 "비만"이었다는 거짓 소문이 퍼졌다. 사람들은 "저탄수화물 고지방 식단" 하면 앳킨스 박사를 떠올리지만, 그가 논란의 중심에 서기 훨씬 전에, 그리고 그가 세상을 떠난 후에도 이러한 식단을 환자 치료에 적용한 이들이 있었다.

19세기 중엽, 은퇴한 장의사 윌리엄 밴팅William Banting은 키 165cm에 몸무게가 90kg이 넘었고, 시력과 청력의 감퇴, 소화불량과 속쓰림, 무릎과 발목의 통증 등에 시달렸다. 덜 먹고 더 움직이라는 의사의 처방을 충실히 따랐으나 운동을 할수록 식욕만 왕성해졌고 덜 먹으니 늘 기력이 달렸다. 청력을 잃어가던 그는 이비인후과 전문의 윌리엄 하비William Harvey가 처방한 대로 하루 세끼 육류와 생선을 먹고 탄수화물 섭취를 삼갔다. 그 결과 밴팅은 1년 만에 체중을 21kg 줄였고 모든 질병이 사라졌다. 밴팅은 당시 영국의 평균 기대수명을 훌쩍 넘긴 81세에 세상을 떠났다.

1919년 뉴욕의 내과 의사 블레이크 도널슨Blake Donaldson은 비만 환자들에게 섭취 열량을 줄이라고 했으나 전혀 효과가 없자 답답하던 차에 북극지방의 이누이트Inuit는 지방 함량이 높은 고기만 먹는데도 질병에 걸리지 않고 건강하게 살았다는 정보를 접하고 자신의 환자들에게 지방이 넉넉한 고기를 주로 먹고 탄수화물을 먹지 말라는 처방을 내렸다. 도널슨의 처방을 따른 환자 17,000여 명이 체중을 줄이고 줄인 체중을 계속 유지했다.

더욱 놀라운 사실은 저탄수화물 고지방 식단을 한 환자들은 체중만 줄어드는 데 그치지 않고 1900년대 초 "비만 6종 세트Obesity sextette"[11]라 일컬었던 심장질환, 죽상동맥경화증, 고혈압, 골관절염, 담석, 당뇨를 비롯해 다른 건강상의 문제들도 사라졌다는 점이다. 탄수화물을 지방으로 대체하니 전반적으로 모든 게 개선되었다.

1944년 도널슨 박사가 이 식단에 대해 발표하는 자리에 대기업 듀폰DuPont사의 사내 의사 알프레드 페닝턴Alfred Pennington이 참석했다. 듀폰사의 의료 국장이자 직업 안전과 보건 부문의 개척자인 조지 거먼George Ghermann 밑에서 일하던 그는 사내 중년 남성 고위 간부들 사이에 만연한 심장질환으로 고민이 깊었다. 한 간부가 심장마비를 일으키자 과체중과 비만을 해소해 심장병 위험을 줄이기로 마음먹은 그는 상사인 거먼과 함께 과체중인 직원들에게 열량과 지방 섭취를 줄이고 운동량을 늘리라고 권했지만 아무런 효과가 없자 육식 식단을 해보기로 했다.

두 사람의 처방에 따라 고위 간부 20명은 하루 총열량은 "최소한" 2,400kcal, 평균 3,000kcal를 섭취했으며 섭취 총열량의 상한선은 없었다.

---

11   훗날 이러한 질병들을 한 데 묶어 'X 증후군syndrome X'이라 했고 현재는 이를 대사증후군이라고 일컫는다.

그들은 살코기와 지방을 주로 먹었고 탄수화물 섭취는 한 끼에 80kcal로 제한했다. 몇몇 사람의 경우 이 정도의 탄수화물조차 체중감소를 방해했고, 식단을 지방과 단백질로만 제한할수록 체중감소가 성공적이었다. 그들은 일주일에 평균 1kg씩 모두 4~24kg의 체중을 감량했고, 끼니와 끼니 사이에 허기를 느끼지 않았으며 체력이 늘고 정신이 맑아졌다.

듀폰 간부들의 식단에 대해『미국의학협회학술지Journal of American Medical Association, JAMA』는 "해괴망측한 식단Freak diet"이라는 제목의 사설에서 "고지방 식단은 체중을 늘려 비만을 초래하고 죽상동맥경화증 위험을 높인다."라고 비판했다. 영국의 학술지『랜싯』은 "열량 제한이 정상 체형을 회복하는 유일한 방법이며 이는 식단에서 지방을 제거하면 가장 쉽게 달성된다."라고 했다.

페닝턴은 환자의 성공적인 치료에 만족하지 않고 저탄수화물 식단이 효과가 있는 이유를 이해하려고 많은 자료를 찾고 비만에 대해 글을 썼다. 그는 1920~30년대에 비만은 과식이 아니라 호르몬 불균형과 대사장애에서 비롯된다고 주장한 독일-오스트리아 학자들의 자료를 섭렵했다. 이 학자들은 대사 기능에 장애가 생기면 지방을 배출해 에너지로 사용하는 길이 막히고 지방조직에 지방이 저장된다고 주장했다.

우리 몸의 지방조직은 아무런 활동도 하지 않는 비활성 지대가 아니라 대사활동과 호르몬 활동이 끊임없이 왕성하게 이루어지는 지대다. 입금과 출금이 끊임없이 이루어지는 현금인출기와 같다. 대사장애가 있는 사람은 입금 기능은 살아있는데 출금 기능이 망가져서 입금된 지방을 인출하지 못한다. 독일-오스트리아 학자들은 호르몬이 지방을 저장하는 역할을 한다고 확신했다. 뇌에서 호르몬을 조절하는 중추인 시상하부hypothalamus에 종양이 생긴 사람들 가운데 갑자기 체중이 엄청나게 증가하는 사례가 있다는 사실도 그 증거다.

1953년 패닝턴은 『뉴잉글랜드 의학 학술지New England Journal of Medicine, NEJM』에 "비만에 관한 재인식A Reorientation of Obesity"이라는 글을 실었다. 앤셀 키즈Ancel Keys라는 미국 생리학자가 동물성 포화지방을 심혈관질환의 주범으로 지목한 바로 그 해다. 패닝턴의 분석은 인체의 생물학적 체계에 대한 정교한 이해와 내분비학과 생화학적 증거들, 환자들을 치료한 임상 경험이 토대이지만 키즈의 주장은 입맛에 맞는 데이터만 취사선택해 상관관계만 보여준 어설픈 역학연구 통계가 토대였다. 지방이 비만의 원인이라는 주장은 지방의 1g당 열량이 가장 높으므로 지방을 많이 섭취하면 섭취 열량이 높아진다는 단순무식한 논리에서 비롯되었다. 영양학자와 심장 전문의들에게는 고등수학같이 복잡한 호르몬 장애 가설보다 초등학생 기초산수와 같은 섭취 열량의 덧셈 뺄셈이 더욱 설득력 있게 다가왔다.

전통 부족의 식생활을 연구한 학자들도 육식 위주의 저탄수화물 고지방 식단의 효과를 기록하고 있다. 20세기 초반 영양학계의 거두 로버트 매케리슨 경Sir Robert McCarrison은 인도 북부 지방의 시크Sikhs와 훈자Hunzas는 동물성 식품을 주로 섭취했지만 서구 국가들에 만연한 암, 소화기궤양, 맹장염, 충치 등이 없고 대체로 건강하게 장수했으며, 이와는 대조적으로 쌀을 주식으로 한 인도 남부 지방 사람들은 비만율이 매우 높다는 사실을 발견했다.

아이슬란드계 미국인으로 북극탐험가이자 인류학자 빌햐울뮈르 스테파운손Vihjalmur Stefansson 박사는 1905년부터 1917년까지 10여 년에 걸쳐 북극을 탐험하면서 이누이트족과 함께 생활했다. 그는 심장병, 당뇨, 비만 등 서구에서 발생하는 수많은 만성질환을 이누이트는 앓지 않았고 치아도 튼튼하다는 점을 발견했다. 이누이트의 주식은 고기와 지방이었다.

1928년 스테파운손 박사는 이누이트처럼 고기와 지방만 먹어도 병에 걸리지 않음을 입증하려고 동료 학자 카르스텐 안데르센Karsten Andersen 박사와 함께 자발적으로 뉴욕 벨뷰 병원Bellevue Hospital에 입원해 러셀 세이지 병리학 연구소의 관리 감독하에 1년 동안 고기만 먹는 실험에 착수했다.[12] 수많은 "전문가들"은 두 사람이 비타민C 결핍으로 괴혈병에 걸리고, 순환기 계통과 신장이 망가지고, 소장에 해로운 미생물이 번식하고, 각종 무기질과 비타민이 결핍될 것이라고 떠들어댔다. 그러나 두 사람은 실험 전보다도 더 건강해진 상태로 실험을 마쳤다.

스테파운손 박사는 실험이 끝난 후 건강한 식단을 재검토해야 한다고 주장했고, 벨뷰 실험 과정을 담은 고전 『빵만으로 살 수는 없다Not By Bread Alone』을 출간했다. 이 책의 "들어가는 말"에서 벨뷰 실험을 총괄한 유진 뒤 부아Eugene Du Bois 박사는 고기만 먹고도 건강할 수 있다는 증거는 충분하고 반박의 여지도 없다면서 교과서를 수정해야 한다는 결론을 내렸으나 교과서는 수정되지 않았다. 스테파운손 박사는 이 식단을 평생 대체로 유지하면서 건강하게 살다가 1962년 82세로 세상을 떠났다.

독일 의사 오토 셰퍼Otto Schaefer는 1951년 캐나다 북극지방을 찾아 지역 주민의 식생활을 살펴보았다. 서구지역의 식품을 수입하지 않고 고기와 지방 위주의 전통적 식단을 유지한 지역 주민은 비타민과 무기질 결핍증세도 없고 겨울에 햇빛이 부족해도 비타민D가 결핍되지도 않

12　두 사람은 익힌 소고기와 양고기를 하루에 평균 1kg, 총열량 2,600kcal, 지방 79%, 단백질 19%, 탄수화물 2%(약 50kcal)를 섭취했다. 탄수화물은 살코기에 들어있는 글라이코젠glycogen에서 비롯되었다. 두 사람의 건강을 염려한 병원 측에서 지방을 빼고 살코기만 준 일주일 동안 두 사람은 오히려 설사와 불편함에 시달렸고 지방이 넉넉한 스테이크와 베이컨, 지방에 튀긴 뇌 등을 먹고 나았다.

았으며 빈혈은 존재하지도 않았다. 천식, 궤양, 통풍, 암, 심혈관질환, 당뇨, 고혈압 등도 사실상 존재하지 않았다. 하지만, 밀가루, 비스킷, 차, 당밀 등 "문명 세계의 식품"을 수입해 탄수화물 섭취가 늘어난 지역 주민의 건강은 나빠졌다. 많은 여성과 아동이 빈혈에 시달렸고 캐나다 북극 지역에서는 본 적이 없는 당뇨, 만성 이염, 충치가 발견되었다.

정제 탄수화물과 동시에 등장한 질병이 암이다. 설탕과 밀가루를 섭취하는 인구에게서 예외 없이 암이 발병했다. 영국 언론인이자 역사학자인 J. 엘리스 바커J. Ellis Barker는 자신이 수집한 자료를 바탕으로 고립된 오지에 거주하는 주민에게는 발생하지 않던 암이 서구지역의 탄수화물 식품이 수입되면서 발병한다는 사실을 밝혔다. 서구지역에 만연한 각종 만성 질환들은 외딴 지역에 문명 세계의 탄수화물 식품이 도입되면서 한꺼번에 동시에 발생했다. 서구 문명 세계가 이러한 오지에 수출한 식품은 육류나 유제품처럼 상하기 쉬운 식품이 아니라 포장하고 보존하기 쉬운 정제 탄수화물 식품, 대표적으로 설탕, 당밀, 밀가루, 흰쌀이었다. 그리고 오지에는 이러한 식품과 더불어 문명 세계의 질병도 찾아왔다.

동물성 포화지방이 심혈관질환의 주범이라는 앤셀 키즈의 가설이 정설로 입지를 굳히던 1960년대 초 미국 밴더빌트 대학의 생화학자 조지 V. 만George V. Mann 박사는 자신의 연구팀을 이끌고 케냐로 건너가 마사이 족을 연구했다. 마사이 족 전사들은 하루에 두 차례 나눠 우유를 3~5리터 마셨고 건기에 우유가 부족해지면 우유를 소의 피와 섞어서 마셨다. 그들은 양, 염소, 소고기를 주로 먹었고 장이 서고 도축하는 특별한 날에는 한 사람당 지방이 두툼한 고기를 1.8kg~4.5kg 먹어치웠다. 지방은 하루 총열량의 60% 이상을 차지했고 모두 동물성 지방이었다. 마사이 족 전사들은 채소 등 식물성 식품을 전혀 먹지 않았는데 그들과 나이와 체격이 비슷한 미국인들보다 혈압과 체중이 낮았고 이는 나이가 들어도 변하지 않았다.

앞에 열거한 학자들은 과학적 연구기준을 준수하고 권위 있는 학술지에 논문을 싣는 존경받는 학자들이었으므로 그들의 주장을 밑도 끝도 없이 일축하기 어려웠지만, 바로 그 어려운 일이 지난 반세기 동안 버젓이 일어났다. 그들의 연구는 무시당하고 묻혀버렸고 동물성 포화지방이 심혈관질환, 비만, 암의 주범이라는 앤셀 키즈의 가설이 전문가들 사이에서 정설로 굳었다.

저탄수화물 고지방(저탄고지) 식단이 건강을 증진한다는 역사적 증거는 존재하지만, 오늘날 의학계 전문가들이 이를 수긍하려면 임상실험 결과가 필요했고 1990년대 말에 가서야 마침내 몇몇 학자들이 앳킨스 식단의 효과를 검증하기 시작했다. 듀크 대학의 의사이자 연구학자인 에릭 웨스트먼Eric Westman 박사는 자신이 진료하는 한 환자로부터 고기와 달걀만 먹었는데 콜레스테롤 수치가 개선됐다는 말을 듣고 직접 앳킨스 박사를 찾아갔고 앳킨스 박사가 환자를 치료한 자료를 검토한 후 깊은 인상을 받았다. 그러나 성공사례만으로는 미흡했고 무작위배정 대조군 실험으로 효과를 증명해야 했다. 웨스트먼 박사는 여러 동료 학자들과 함께 임상실험에 착수하기로 하고 국립보건원National Institute of Health, NIH에 연구비를 신청했다. 저탄고지 식단에 강한 거부감을 지닌 국립보건원이 이들에게 연구비를 지원하기로 한 건 기적이었다. 웨스트먼 박사 팀이 국립보건원 내의 대체의학 부서라는 "뒷문"을 통해 연구비 지원을 신청한 게 그 비결이었다.

웨스트먼 박사는 주로 과체중/비만과 연관된 2형 당뇨에 저탄고지 식단이 효과가 있는지에 관심이 있었다. 그는 탄수화물을 줄이고 이를 지방으로 대체한 식단이 매우 효과가 크다는 사실을 증명했다. 환자들은 당뇨가 더는 진전되지 않거나 역전되고 혈당과 인슐린이 정상 수치에 접근하면서 당뇨 약 복용을 중단하게 되었다. 이를 바탕으로 웨스트먼 박사와 동료 연구자들은 당뇨 환자에게 저지방 식단과 약물 복용을 병행하는 처방을 폐기하고 저탄고지 식단을 권장해야 한다고 강력히 주장한다.

그러나 국립보건원은 의사이자 영양 생화학자 스티븐 피니Stephen Phinney 박사에게는 뒷문조차 열어주지 않았다. 1980년대부터 저탄고지 식단을 파고든 피니 박사는 20여 년 동안 국립보건원에 끊임없이 연구비 지원 신청서를 제출했지만, 번번이 거절당했다. 피니 박사와 그의 동료 학자이자 스포츠 과학 전문가인 제프 볼렉Jeff Volek 박사 두 사람은 운동광으로서 저탄고지 식단을 체중감량과 만성질환 예방이 아니라 운동 수행 능력의 최적화라는 관점에서 접근했다.

역도 챔피언 출신인 볼렉 박사는 역도선수를 비롯해 운동선수들이 체지방을 줄이고 근육발달을 최대화하기 위해 탄수화물을 제한하고 고지방 고단백질 식단을 한다는 사실을 익히 알고 있었지만, 마라톤처럼 지구력이 필요한 운동 부문의 선수들은 경기 전날 탄수화물을 대량 섭취하는 게 상식으로 되어있었고 피니 박사와 볼렉 박사도 이 상식이 아마 맞으리라고 생각하고 실험에 임했다. 그러나 뜻밖에도 실험 대상인 선수들은 탄수화물을 식단에서 제거했을 때 가장 우수한 기량을 보였다. 두 학자는 앳킨스 박사의 저탄고지 식단이 심혈관 건강을 훼손하기는커녕 오히려 훼손을 역전시킨다는 사실도 입증했다.

위의 학자들은 실험을 계속했고 최적의 결과를 보인 식단은 이누이트와 마사이 족의 식단처럼 총열량의 60% 이상이 지방인 식단으로 나타났다. 저탄고지 식단을 제외하고 그 어떤 식단도 비만, 당뇨, 심혈관 질환 예방과 치료에 명명백백한 효과를 보인 식단은 없었다. 이처럼 위의 학자들은 일관성 있는 실험 결과들을 보여줬지만, 이들은 영양학계에서 이단아로 취급되고 무시와 조롱과 경멸의 대상이 된다. 이들은 실험할 연구비를 따내기가 하늘의 별 따기이고 실험 결과를 담은 논문을 권위 있는 학술지에 게재하기도 어려우며 주요 학회에 초청되는 경우도 드물다. 포화지방이 해롭다는 포화지방 공포증은 매우 깊고 널리 퍼져 있다. 저탄고지 식단이 건강에 가장 유익한 식단이라는 증거가 상당히 축적됐지만, 영양학계와 의료계 주류, 정부, 주류언론, 공중보건 관련 기구들은 여전히 이 식단을 "엉터리 사기"나 "반짝하는 유행"이라고 폄훼한다.

3) 동물성 식품 위주의 식단 종류

A. 키토제닉 식단Ketogenic Diet

하루 섭취 총열량에서 탄수화물이 차지하는 비율이 높은 식단부터 순서대로 나열해보면 채식/비건 식단, 일반적인 미국 식단, 이른바 "지중해 식단", 펠리오Paleo 식단, 키토제닉 식단, 육식 식단Carnivore Diet, 그리고 궁극적 제거 식단The Ultimate Elimination Diet 순이다. 저탄수화물 식단으로 분류되려면 탄수화물이 총열량에서 차지하는 비율이 30% 미만이어야 하는데 그 기준으로 보면 이른바 "지중해 식단"은 분명히 저탄수화물 식단이 아니고, 펠리오 식단은 저탄수화물 식단이기는 하나 탄수화물과 단백질이 총열량에서 차지하는 비율이 30%를 훌쩍 넘으므로 키토제닉 식단은 아니다. 동물성 식품만 섭취하는 순도 100% 육식을 해도 탄수화물 섭취 비율이 0%가 될 수는 없다. 포도당이 살코기 근육에 글라이코젠glycogen 형태로 저장되어있기 때문이다. 살코기와 달걀, 어패류와 갑각류 등 일부 해산물에도 글라이코젠과 탄수화물이 약간 들어있다.

탄수화물을 극도로 제한하고 주 에너지원으로 지방을 섭취하면 우리 몸은 지방을 연료로 쓴다. 지방을 태울 때 생성되는 키톤Ketone은 우리 몸과 뇌에 필요한 에너지를 충분히 공급한다. 그래서 탄수화물, 단백질, 지방의 섭취 비율을 엄격히 규정한 저탄수화물 고지방 식단으로 키톤을 생성한다는 뜻에서 키토제닉 식단이라고 부른다. 그리고 몸이 키톤을 생산하는 상태를 키토시스ketosis라고 한다.

키토제닉 식단의 경우 키토시스 상태에 머물려면 탄수화물과 단백질이 총열량에서 차지하는 비율은 30% 이하로, 지방 섭취 비율은 70% 이상으로 유지해야 한다. 단백질도 어느 정도 인슐린 분비를 자극하고 키톤 생성을 억제하므로 단백질 섭취율을 총열량의 30%로 한다면 탄수화물은 아예 섭취하지 말아야 한다. "체중 관리"가 목표라면 바람직한 키토제닉 식단의 3대 영양소 비율은 지방 70~75%, 단백질 15~20%, 탄수화물 5~10%이다. 키토제닉 식단으로 달성하려는 목표가 무엇인지, 자신의 대사 기능으로 감당할 수 있는 탄수화물 양이 얼만지, 체중감소 과정에서 어느 단계에 놓였는지 등에 따라 3대 영양소 섭취 비율은 약간 조정된다.

키토 적응성keto-adaptation이란 몸이 지방을 1차 연료로 사용하는 데 익숙해지는 과정이다. 이는 혈중 키톤 농도뿐 아니라 키톤 사용을 최적화하는 데 필요한 생리학적 변화로도 정의된다. 키토 적응성이 완성되려면 몇 주에서 몇 달이 걸리지만, 단 며칠 동안만 탄수화물을 많이 섭취해도 키토 적응성은 상실된다.

키톤 생성 여부는 호흡(아세톤acetone 측정), 소변(아세토아세트산acetoacetate 측정), 혈액(베타-하이드록시뷰티르산β-hydroxybutyrate, βHB 측정)을 통해 확인 가능한데 이 가운데 혈액으로 측정하는 방법이 가장 정확하다. 스티븐 피니 박사는 혈중 키톤 농도(단위: mmol/L)가 0.5일 때 키토시스가 시작되고, 1.5~3.0이 최적 구간이며, 10 이상이면 키톤산증

Ketoacidosis으로 분류하는데 키톤산증은 자가면역질환인 1형 당뇨환자가 보이는 합병증으로서 키토시스와는 다르다. 키톤산증의 경우 혈중 키톤 농도가 20~25mmol/L까지 치솟는데 이는 건강한 사람은 도저히 도달할 수 없는 수치다.

그동안 대부분 의사는 의과대학원 교육 과정에서 에너지원으로서 생리적으로 생성되는 키톤과 병리학적으로 일어나는 당뇨병성 키톤산증이 다르다는 교육을 받지 않았다. 지난 몇 년 동안 키톤체ketone body인 βHB에 대한 인식이 급격히 바뀌었고, 에너지원으로는 키톤이 포도당보다 훨씬 우월하고 인슐린 저항성을 개선하는 효과가 있으며, 산화 스트레스를 낮춰 노화와 염증을 억제하는, 호르몬 같은 기능을 한다는 사실이 인정받기 시작했다. 키톤은 지방세포의 대사율을 2~3배 증가시키는데 그 이유는 키톤이 지방을 연소해 에너지로 쓰이기 때문이 아니라 키톤이 지방세포에 뭔가 조치를 취하라고 신호를 보내기 때문이다. 뇌에 필요한 포도당은 소량이고, 당신생gluconeogenesis을 통해 필요한 만큼 간에서 만들어낸다. 그러나 뇌가 선호하는 에너지원은 단연코 키톤이다. 혈중 키톤 농도가 혈당의 절반이 채 안 된다고 해도 키톤이 뇌에 공급하는 에너지양은 포도당의 두 배에 달한다.

신생아가 엄마 젖을 먹고 한 시간 후면 혈중 키톤 농도가 2mmol/L 이상인 깊은 키토시스 상태에 빠진다. 성인이 20~24시간 동안 단식을 한 후에 도달하는 키토시스 수준보다 훨씬 깊다. 육상 동물 포유류 가운데 태어날 때 비만 상태이고 머리가 엄마의 산도産道보다 큰 동물은 인간이 유일하다. 포동포동하게 살찐 아기는 미친 듯이 키톤을 만들어 굶주린 뇌에 공급하고 성장을 촉진한다. 엄마의 조산으로 지방조직이 거의 없이 태어난 미숙아는 신경장애를 겪을 가능성이 훨씬 커지므로 가능한 한 빨리 통통하게 살찌워야 한다.

키톤체 βHB는 장에 매우 효과적인 연료다. 섬유소가 장에서 만드는 뷰티르산butyric acid과 βHB는 분자구조가 단 하나 다른데, 둘 다 장 점막에 좋은 연료이고 항염 효과가 있지만 βHB가 항염 효과가 훨씬 더 높다. 섬유소를 섭취하지 않는 순도 100% 육식 식단을 하는데 키톤 수치가 1.0 mmol/L에 불과한 사람이 과연 뇌, 심장, 장에서 필요한 만큼 βHB를 충분히 만들지 걱정할 필요도 없다. 간은 하루에 100g 정도 βHB를 만드는데 장이 하루에 필요한 뷰티르산이나 βHB는 겨우 5~10g이다. 따라서 뇌가 연료로 쓰기 충분한 양의 βHB가 남는다. βHB 100g을 만들려면 지방 50g만 있으면 된다.

전 세계 의과대학원에서 교재로 쓰는 아서 C. 가이튼Arthur C. Guyton과 존 E. 홀John E. Hall의 『의과 생리학 교본Textbook of Medical Physiology』에는 "인슐린 분비가 에너지 과잉과 관련이 있다... 근육에 글라이코젠으로 저장되지 못하는 잉여 탄수화물은 인슐린의 자극을 받아 지방으로 전환돼 지방조직에 저장된다."라고 버젓이 적혀 있다. 탄수화물을 섭취하면 인슐린이 분비되고 인슐린은 지방을 축적해 비만을 촉진하고 지방 배출을 억제한다. 따라서 인슐린 수위가 높으면 지방을 에너지로 쓰지 못하고 식욕 조절 중추에 배가 고프다는 신호를 보낸다. 즉, 탄수화물은 공복감을 유발한다. 따라서 비만은 뇌장애이기도 하다. 얼마나 먹고 얼마나 연소할지를 조절하는 뇌의 식욕 조절 중추의 기능이 망가진 병이기 때문이다.

케이크 100g은 혈당을 급격히 올리지만, 스테이크 100g은 혈당을 그리 올리지 않는다. 두 음식이 일으키는 호르몬 효과는 천양지차다. 비만을 해소하려면 음식의 열량보다 그 음식이 인체의 호르몬에 미치는 영향에 초점을 맞춰야 한다. 지방을 저장하는 호르몬인 인슐린 분비를 거의 촉진하지 않는 영양소는 지방뿐이다. 에너지원으로서 탄수화물이 아니라 지방을 태우는 몸으로 바꾸면 인슐린이 걸어 잠근 지방 저장고가 열리고 지방이 빠져나간다.

세계 최고의 특급 셰프를 초청해 뷔페 상차림을 하는 저녁 식사에 초대받아 간다고 치자. 산해진미가 총동원될 이 저녁 만찬을 최대한 만끽하려면 어떻게 해야 하는지 사람들에게 물으면 십중팔구는 만찬 전 며칠 동안 식사량을 줄이고 운동량을 늘려 최대한 허기진 상태를 만들어놓겠다고 말한다. 바로 이 대답에 지난 50여 년 동안 진리로 받아들여진, 덜 먹고 더 움직이는 체중감소 방법의 문제점이 담겨있다. 덜 먹고 더 움직이면 최대한 허기진 상태가 된다는 문제 말이다. 이러한 방법으로 처음에는 체중이 줄겠지만, 공복감을 이길 장사는 없다. 결국은 덜 먹고 더 움직이는 경로를 이탈해 과식과 폭식을 하게 되고, 본래 체중으로 돌아가는 데 그치지 않고 한술 더 떠 예전보다 체중이 더 는다.

지방세포의 크기를 줄이는 방법은 두 가지다. 첫째, 지방세포에 영양소 공급을 차단하면 크기가 쪼그라든다. 하지만 뇌가 점점 굶주리게 돼 결국은 허겁지겁 먹게 된다는 문제가 있다. 둘째, 인슐린 수치를 낮추면 된다. 인슐린 수위를 낮추면 지방세포가 지방을 분해해 배출하는 걸 막을 수 없다. 따라서 탄수화물 섭취를 극도로 제한하면, 식사량이 많고 여전히 지방을 섭취해도 지방이 분해되어 빠져나와 연소하는 속도를 따라잡지 못한다. 순전히 열량 측면에서 봐도, 인슐린 농도를 낮추면 대사율이 상대적으로 올라간다.

인슐린 저항성을 보이는 환자들을 두 집단으로 나눠 A 집단은 저탄수화물 고지방(저탄고지) 식단을, B 집단은 고탄수화물 저지방(고탄저지) 식단을 시켰다. 섭취한 열량은 두 집단이 똑같았다. 그랬더니 A 집단이 하루 400kcal를 더 연소했다. 운동하지 않고도 하루 400kcal 정도 더 소비했다는 뜻이다. 이는 덜 먹고 더 움직여야 체지방이 빠진다는 이론으로는 설명이 안 된다. 인슐린을 낮추는 데 초점을 맞추면 배를 곯지 않고도 체지방이 빠진다. 키토제닉 식단으로 몸이 키토시스 상태에 놓이면 키톤 일부는 호흡이나 소변을 통해 배출되는데, 사실상 열량을 적재한 키톤이라는 분자를 몸 바깥으로 배출해 열량을 소비하는 셈이다.

같은 열량을 섭취해도 고탄저지 식단을 하면 쉽게 허기져 더 많이 자주 먹고 열량을 덜 소비하는 반면 저탄고지 식단을 하면 포만감이 오래 유지되므로 덜 먹고 더 많은 열량을 소비하게 된다. 저탄고지 식단을 하면 공복감과 포만감을 느끼게 하는 호르몬 분비와 식욕 조절 기능이 정상적으로 작동하기 때문에 식욕을 억제하는 데 의지력과 정신력이 필요하지 않다. 자연스럽게 적정한 수준의 열량 섭취가 조절된다. 그러나 고탄저지 식단은 금방 허기지게 만들므로 열량을 과잉 섭취하지 않으려면 이를 악물고 "강인한 의지력"을 발휘해 먹지 말아야 하는데, 인간의 의지력은 호르몬을 절대로 이기지 못한다.

체중감소가 목표인데 체중이 줄지 않으면 체중이 문제가 아니라 그보다 더 큰 문제가 있다는 징후일지도 모른다. 체중계의 숫자에만 집착하고 대사의 정상적 기능을 회복하지 않으면 체중이 줄어도 삶의 질은 개선되지 않고 예전의 상태로 되돌아가게 된다. 체중만 줄면 건강과 삶의 질이 개선되고 만사가 해결되리라고 생각한다면 오산이다. 체중과 상관없는, 삶의 질을 훼손하는 수많은 다른 문제들이 있다.

키토제닉 식단을 하는 목적이 체지방(체중) 감량인데 체중이 줄지 않거나 줄다가 정체된다면 유제품과 견과류(아몬드 가루, 코코넛 가루 포함), 스티비아stevia, 나한과monk fruit, 알룰로스allulose 등 천연 감미료를 식단에서 제거해보는 게 한 방법이다. 유제품과 견과류는 중독성이 있어서 적당량 먹고 중단하기가 어렵고 과식하기 쉬우며 크게 포만감을 주지 않으면서도 열량은 매우 높다. 체중감소를 목표로 키토제닉 식단을 시작했는데 체중이 잘 줄지 않는 이들 가운데는 유제품과 견과류, 감미료를 식단에서 제거하고 나서 비로소 효과를 보는 사람들이 상당히 많다.

키토제닉 식단을 하는 사람들은 식품의 탄수화물 함량에서 섬유소를 뺀 순 탄수화물net carbs로 탄수화물 섭취량을 계산하는데 키토제닉 식단으로 비만과 당뇨환자를 치료하는 에릭 웨스트먼 박사는 그냥 총 탄수화물total carbs로 계산하는 게 덜 복잡하고 안전하다고 주장한다. 키토시스 효과를 연구하는 이사벨라 쿠퍼Isabella Cooper 박사는 사람에 따라 섬유소가 키토시스 상태 진입을 방해하기도 한다고 말한다. 시중에 판매되는 식품의 성분에는 섬유소로 표기했어도 그 뒤에 혈당을 올리는 탄수화물이 숨어있는 경우가 많기 때문이다. 그리고 1회 제공량당 함유율이 1% 미만인 성분은 식품 성분에 표시하지 않아도 된다는 사실도 유념해야 한다. 상품명에 "키토Keto"라는 단어가 쓰인 대량 생산 가공식품은 피하는 게 좋다. 가공식품을 멀리하고 대사 기능을 회복하기 위해 키토제닉 식단을 하는데 또 다른 가공식품의 덫에 빠지지 않는 게 좋다. 식품 명칭에 키토, 펠리오 등 앞에 어떤 접두사가 붙어도 가공식품은 가공식품일 뿐이다.

키토제닉 식단의 아킬레스건은 적절한 분량의 나트륨 섭취다. 저탄수화물 식단으로 키토시스 상태에 돌입하면 이뇨 작용이 활발해지고 소변과 더불어 전해질, 무기질도 배출되기 때문이다.[13] 나트륨[14]은 소금

---

13 포도당 분자 하나는 물 분자 세 개와 결합한다. 따라서 탄수화물을 극도로 줄인 식단을 하면 수분과 결합할 당이 없으므로 체내 수분이 대량 소변으로 배출되는데 이때 전해질도 함께 배출된다. 저탄수화물 식단 초기에 몸무게가 급격히 줄어드는 이유는 체지방이 아니라 수분이 빠져나가기 때문이다. 그러나 키토제닉 식단에 몸이 적응되면 전해질 불균형은 대부분 자연스럽게 해소된다.

14 영미권에서는 소듐sodium이라고 일컫는다.

과 동의어가 아니다. 소금NaCl은 40%가 나트륨Na이고, 나머지 60%는 염소Cl, 황산이온, 무기질 등이다. 키토제닉 식단을 하는 사람은 하루에 나트륨을 4~5g 섭취해야 한다. 소금으로 환산하면 나트륨의 2.5배인 10~12.5g을 섭취해야 한다는 뜻이다. 지난 40년 동안 사람들은 저염식이 건강에 바람직하다고 세뇌당해 왔으므로 탄수화물을 제한하는 식단을 하는 사람들은 나트륨도 제한하는 경향이 있다.

키토시스 상태에 돌입한 상태에서 나트륨을 제한하면 위험하다는 사실은 지난 40년 동안 익히 알려져 왔지만, 의료 전문가들은 이를 무시한다. 키토제닉 식단으로 신장에서 나트륨을 대량 배출해 나트륨이 고갈되면 저혈량증hypovolemia(순환 혈액량이 급감해 혈압이 낮아지는 증상)과 변비, 코티솔 스트레스cortisol stress, 두통, 피로, 현기증 등 이른바 "키토 플루keto flu" 현상이 나타나는데 "탄수화물 금단현상carbohydrate withdrawal"이 더 적합한 명칭이다. 이는 전해질과 나트륨 부족으로 나타나는 증상이므로, 저탄수화물 식단을 지속하는 한 하루에 소금을 10~12.5g 섭취하면 해결된다. 그리고 이런 증상이 나타날 때까지 기다리지 말고 키토제닉 식단 시작 첫날부터 나트륨 섭취에 신경을 써야 한다.

2014년 발표된 "나트륨 섭취 권장지침 재고Rethinking Sodium Guidelines"에 따르면, 17개국 102,000명을 대상으로 소변으로 배출되는 나트륨양을 측정한 후 3.7년 동안 추적해 어떤 이유로든 사망할 위험 승산 비율odds ratio[15]을 측정했더니, "하루에 소변에서 검출된 나트륨양/승산비"는 정부의 나트륨 섭취 권장량의 경우 "2.4g/1.6", 키토제닉 식단의 나트륨 권장량 하한선의 경우 "4.5g/1.0", 키토제닉 식단의 나트륨 권장량 상한

15 　어떤 사건(여기서는 사망)이 일어날 확률이 일어나지 않을 확률의 몇 배인지 보여주는 수치.

선의 경우 "8g/1.1"로 나타났다. 즉, 정부의 나트륨 권장량을 따른 집단이 사망할 위험이 가장 컸다는 뜻이다.

칼륨[16]은 인간에게 필수영양소이고 하루 3~4g 섭취해야 한다. 칼륨 섭취가 부족하면 근육 단백질 합성, 근육 기능, 체중이 감소하는 동안 근육을 유지하는 기능이 훼손된다. 나트륨 섭취를 제한하면 신장에서 칼륨 소모가 가속화 한다. 특히 영양 섭취 조절로 키토시스 상태에 놓여 있을 때 가속화 한다. 따라서 키토제닉 식단을 하는 사람은 나트륨과 칼륨 섭취를 함께 잘 관리해야 한다. 닭 뼈나 소뼈 사골 국물은 훌륭한 칼륨 공급원이다. 근육에 쥐가 나면 마그네슘 보충제가 도움이 된다. 잘 설계된 키토제닉 식단을 하면 종합비타민제가 필요 없다. 환자가 키토제닉 식단을 할 때는 전문가의 개별적인 지도가 필요하다.

B. 육식 식단Carnivore Diet

육식 식단은 식물성 식품을 완전히 배제하고 동물성 식품만 섭취하는 식단이다. 몸이 감당할 수 있다면 항영양소가 적은 향신료, 커피나 차, 살균처리 하지 않은 약간의 유제품[17]은 "허용"되나 "권장"되지는 않는다. 모든 육류, 가금류, 해산물, 난류가 육식 식단에 포함된다.[18] 육식 식단을 하고 체중이 급격히 감소하는 사람들이 있긴 하지만 이 식단의

---

16   영미권에서는 포타슘potassium이라고 일컫는다.

17   치즈는 가공치즈가 아니라 소금, 발효균만 넣고 오래 숙성시켜 탄수화물이 없는 천연 치즈를 권한다.

18   육식 식단을 한답시고 맵고 짜고 달콤한 양념에 잔뜩 버무린 돼지고기 두루치기, 제육 볶음, 양념치킨, 불고기, 갈비, 바비큐 소스를 듬뿍 발라 구운 고기, 튀김옷을 잔뜩 입힌 탕수육과 돈까스 등을 잔뜩 먹으면 안 된다. 육식 식단의 취지와 완전히 어긋난다. 가공육의 경우, 미국에서는 소금과 약간의 천연 향신료 외에 다른 화학 첨가물이 전혀 없는 가공육을 육식 식단에 포함하기도 하나 한국에서는 그런 가공육은 구하기 매우 어려우므로 피하는 게 좋다.

일차적 목표는 체중감량이 아니라 영양상태의 회복이다. 비만은 영양과 잉이 아니라 열량 과잉의 결과다. 비만인은 고열량 식사를 하지만 영양 소는 결핍되어있는 경우가 많다. 육식 식단은 이러한 영양 불균형을 바로 잡는 식단이다. 몸무게를 최적화해야[19] 건강해지는 게 아니라 영양 소 결핍을 바로 잡아야 건강해지고 건강해져야 몸무게가 최적화된다.

탄수화물 중독인 사람들은 탄수화물 섭취량을 극도로 줄인 키토제닉 식단을 하면서 탄수화물에 대한 갈망이 수그러들지 않아 힘들어하는 경우가 많다. 키토제닉 식단에서는 밀가루 대신 쓰는 견과류 가루와 코코넛 가루로 빵과 후식을 만들고, 밀가루나 설탕 같은 탄수화물과는 달리 혈당을 올리지도 않고 열량도 없는 에리스리톨erythritol, 알룰로스, 스티비아, 나한과 등과 같은 천연 감미료를 쓰지만 이러한 식품은 과잉 섭취하기가 쉽고 단맛은 여전히 뇌를 자극하기 때문이다.

음식을 섭취한 후 소화 과정은 두뇌 단계cephalic phase, 위 단계gastric phase, 장 단계intestinal phase 등 3단계로 나뉜다. 두뇌 단계 반응Cephalic Phase Response, CPR은 섭취한 음식을 처리하기 위해 몸이 보이는 타고난 그리고 학습된 생리적 반응이다. 뇌 단계에서는 음식을 입에 넣지 않고 눈으로 보거나 냄새를 맡기만 해도, 음식을 생각하거나 그 음식에 대한 기억을

19　나는 "살을 뺀다."라는 표현보다는 "체중을 최적화한다."라는 표현이 적합하다고 생각한다. 병적 비만이라면 지방과 더불어 살도 빼야 하겠지만 대부분 사람은 살이 아니라 체지방을 줄이는 게 목표다. "체중 최적화"는 심각한 저체중이라서 식단으로 몸무게를 늘리는 게 목표인 사람도 아우르는 표현이기도 하다. 체중계의 눈금에 너무 집착할 필요도 없다. 건강해져서 체지방은 줄고 근육과 골밀도가 증가하면 체중이 그대로이거나 늘지도 모른다. 단위 부피당 지방보다 근육과 뼈가 훨씬 무겁기 때문이다. 체지방과 근육의 비율을 측정하는 인바디 InBody 기계 수치도 맹신하지 말라. 체내의 수분이 배출되어 체중이 줄면 이를 근육 손실로 계산한다. 예전에 입던 옷이 낙낙해졌다면 체중이 크게 줄지 않았더라도 체형이 향상되었다는 바람직한 변화다.

떠올리기만 해도 자율신경계가 조절하는 침과 위산이 분비되는 소화 과정이 시작되고, 뇌와 구강인두_{oropharynx}(혀뿌리에서 후두와 식도로 나뉘는 부분)의 수용체에 영향을 미쳐 인슐린이 분비된다. 두뇌 단계에서 분비되는 인슐린양이 아주 적다고 해도 이처럼 분비된 인슐린은 우리 몸에 에너지를 축적하라고 신호를 보내므로 혈당, 지방산, 키톤 등 가용 에너지 총량이 줄어든다. 뇌는 필요한 에너지를 저장하는 능력이 없으므로 체내에서 에너지 감소를 감지하면 겁을 먹고 에너지가 부족하니 공급하라고(음식을 먹으라고) 신호를 보낸다.

키토제닉 식단에서 허용하는 천연 감미료와 밀가루 대체재인 견과류 가루로 만든 각종 키토식 디저트를 먹으면 단 음식이나 탄수화물에 대한 욕구가 충족되기는커녕 오히려 한층 더 강해지는 사람들, 그리고 폭식 장애를 겪은 사람들은 어쩌면 강력한 CPR 반응을 보이는 사람들인지도 모른다. 바로 이런 이유로 인해 키토제닉 식단에서 허용하는 탄수화물과 천연 감미료를 완전히 배제한 육식 식단을 하는 사람들이 상당히 많다. 알코올중독자가 술을 적당히 마시지 못하고 골초가 담배를 적당히 피우지 못하는 이유와 비슷하다. 단 음식이나 탄수화물을 적당히 먹기보다 아예 안 먹기가 훨씬 쉬운 사람들이다. 나도 그중 하나다.

육식 식단을 처음 시작할 때는 배가 고프면 참지 말고 회수에 상관없이 포만감을 느낄 때까지 먹으라고 권한다. 영양소가 부족한 몸이 치유되는 동안에는 체중이 늘기도 한다. 그러나 체중계 눈금의 변화에 일희일비하지 말고 멀리 내다봐야 한다. 시간이 지나면서 건강이 회복되면 식욕이 자연스럽게 조절되고 에너지가 일정 수준으로 유지되면서 자연스럽게 끼니를 거르게 되고 체중도 정상 수준으로 회복한다.

배가 고픈데 억지로 참는 의지력은 공복감이라는 생리적 심리적 현상을 이기지 못한다. 건강을 회복하면 체지방감량이나 만성질환 완화 등 나머지 목표들이 자연스럽게 뒤따라온다. 시간이 흐르고 건강해지면 식욕을 조절하기가 한결 수월해지고 음식에 예속된 노예 상태에서 벗어나게 된다. 식욕이 정상적으로 조절된 후에는 혈당이 떨어져 몸이 부들부들 떨리고 진땀이 흐르고 금방이라도 쓰러질 듯한 허기가 아니라 겨우 감지할 수 있을 정도로 미묘한 허기가 느껴진다.

육식 식단은 억지로 지방 섭취율을 높여 계속 키토시스 상태에 놓이는 게 목표가 아니지만, 육식 식단을 하는 사람들은 탄수화물을 전혀 먹지 않으므로 혈중 키톤 농도를 측정해보면 대부분 이론상으로 "영양 섭취를 통한 키토시스" 상태로 정의되는 0.5mmol/dL 이상을 보인다. 심각한 당뇨, 간질이나 암 등 질병을 치료할 때는 환자가 깊은 키토시스 상태에 머무르게 하고 키톤 생산을 방해할 요인들을 모두 차단해야 하는 절체절명의 이유가 있으므로 키톤 농도를 점검하고 신경을 써야 하겠지만 그렇지 않다면 키톤 수치나 체중계 수치 자체에 크게 신경을 쓸 필요가 없다.

육식을 하는 사람들 가운데 단백질을 많이 섭취하면 혈당이 오른다며 단백질 섭취를 줄이는 이들도 있는데 이는 바람직하지 않다. 근육량은 면역체계, 호르몬 체계, 대사 기능이 정상적으로 작동하게 하는 가장 중요한 요소이고 근육량 유지에 가장 중요한 요소는 단백질이다. 근육량은 부상의 위험을 줄이고, 질병을 예방하거나 병에 걸려도 빠르게 회복하는 능력을 향상하는 등 삶의 질을 최적화한다. 단백질 섭취량이 부족하면 뇌, 심혈관, 호르몬 분비 등 우리 몸의 모든 기능이 저하되고 나이가 들수록 근육량이 감소하는 근감소증sarcopenia에 취약해진다. 여성의 경우 폐경으로 근육량이 한층 더 줄고 체지방은 늘므로, 갱년기 여성에게 단백질은 더 많이 필요하다.

적정한 단백질 섭취량에 대해서는 여러 가지 주장이 있다. 단백질 섭취량은 체중 1kg당 2.2g, 또는 체지방을 제외한 근육량이나 현재의 체중이 아닌 목표체중을 기준으로 단백질 섭취량을 계산하기도 한다. 단백질 적정 섭취량은 성별, 연령, 활동량, 비만의 정도에 따라 다르고, 치유하려는 질병의 종류나 체지방감량의 과정에서 어느 단계에 있는지에 따라서도 다르다.

단백질을 탄수화물과 함께 섭취하면 탄수화물만 섭취했을 때보다 인슐린이 훨씬 더 많이 분비된다. 단백질이 탄수화물의 인슐린 분비 효과에 추가로 인슐린을 보태는 셈이다. 그런데 단백질을 지방과 함께 섭취하면 상대적으로 인슐린보다 더 많이 분비되는 글루카곤glucagon[20]이 인슐린 증가분이 일으키는 효과를 상쇄하고도 남는다. 따라서 탄수화물 섭취를 제한한 키토제닉 식단이나 육식 식단으로 건강을 회복하려는 이들은 단백질을 두려워할 필요가 없다. 지방은 인슐린 분비를 거의 촉진하지 않는다. 수천 칼로리에 달하는 양을 섭취하지 않는 한 말이다. 한 실험에 따르면, 300kcal에 달하는 지방을 섭취해도 인슐린 수치는 요지부동이었다.

키토제닉/육식 식단을 하면 인슐린 저항성이 생긴다는 주장은 틀리다. 탄수화물을 극도로 제한한 식단을 오랫동안 하면 췌장이 인슐린을 저장해 둘 필요가 없다. 혈당 검사를 할 때 포도당 농축액을 마시는데, 일반적 식단을 하는 사람이 농축액을 마시면 혈당은 완만하게 상승했다가 완만하게 하강한다. 그런데 예컨대 엄격한 육식 식단을 6개월 동안 지속한 사람은 췌장에 저장해둔 인슐린이 없다. 따라서 포도당 농축액이 갑자기 쏟아져 들어오면, 저장해놓은 인슐린을 재빨리 분비해 인

---

20   간에서 포도당이 분비되도록 하며, 지방조직이 지방을 혈액으로 방출하게 촉진하는 등 인슐린과 정반대되는 기능을 한다.

슐린 수위가 완만히 상승/하강하는 1차 국면을 놓치게 되고, 인슐린이 1차 국면보다 조금 더 높이 상승해 좀 더 오래 상승 상태에 머물렀다가 하강하는 2차 국면에 가서야 췌장의 베타 세포가 신호를 전달받고 새로 인슐린을 재빨리 만들기 시작한다. 혈당 검사에서 육식 식단을 한 사람이 혈당에 문제가 있는 듯이 보이는 이유는 단순히 1차 국면을 일시적으로 놓쳤기 때문이고 갑자기 포도당이 쏟아져 들어오면 포도당을 연료로 쓰는 상태로 전환하기까지 시간이 좀 걸릴 뿐이다.

달리 말하면, 고탄수화물 식단으로 주로 포도당에 의존하는 대사 경직성의 정반대 현상이 나타나는 셈이다. 인슐린 수치가 높은 상태에 머물러 있는 사람은 단식해도 지방을 태우지 못하고 포도당을 태우는 상태에 머무는 대사 경직성을 보인다. 반대로 육식 식단을 하는 사람은 인슐린 수위가 낮은 상태가 장기간 지속되므로 지방을 태우는 상태에 머무는 대사 경직성을 보인다. 지방에 의존하는 대사 경직성은 나쁜 게 아니다. 군이 양자택일한다면 지방을 태우는 상태에 머무는 게 낫다. 포도당과 키톤을 번갈아 에너지로 쓰는 능력을 대사 유연성이라고 하는데 대사 유연성을 유지하려고 일부러 탄수화물을 섭취할 필요가 없다. 탄수화물을 먹지 않아도 간이 단백질로 포도당을 만드는 당신생이 작동할 때 자연스럽게 키토시스 상태에서 벗어나기도 한다.

지방은 단순히 탄수화물을 대체하는 에너지원이 아니다. 지방은 우리 몸을 구성하는 수많은 물질을 만들어내는 생명의 영양소다. 단백질은 근육을 구성한다. 그런데 근육 부피가 커지면 세포막도 커져야 하는데 세포막은 지방이다. 지방 없이는 근육이 커지지 못한다. 근육 안에 아무리 단백질을 많이 집어넣어도 세포막을 늘리는 데 필요한 지방이 충분하지 않으면 소용없다. 자연에서도 단백질이 지방 없이 홀로 존재하는 경우는 없다. 지방을 섭취한 후 간이 만들어 쓸개에 저장해둔 쓸개즙이 흘러나오면 단백질 소화가 더 잘된다. 지방세포는 인체에서 갑상선thyroid gland과 부신adrenal gland에 버금가는 가장 활동적인 내분비 기관으로서 수많은 호르몬을 만들어낸다. 호르몬은 몸의 세포에 신호를 보내 에너지를 어떻게 써야 할지 명령을 내린다. 여성의 경우 포만감을 주는 렙틴을 분비하기에 충분한 지방세포가 없으면 뇌는 에너지가 부족하다고 여기고 임신을 허락하지 않는다.

육식 식단에서 단백질과 지방의 섭취 비율은 보통 무게로 따지면 1 대 1인데 총열량으로 따지면 대략 30% 대 70%가 된다. 단백질과 지방의 비율은 육식 식단으로 달성하려는 목표가 대사질환 치료인지, 신경정신질환이나 자가면역질환 치료인지, 체중 조절인지에 따라서 약간씩 다르다. 여러분 스스로 본인에게 적합한 단백질과 지방의 비율과 총섭취량을 시행착오를 통해 미세조정 하는 방법뿐이다.

C. 궁극적 제거 식단The Ultimate Elimination Diet

a) 궁극적 제거 식단이란?

오랜 세월 동안 장누수증후군, 과민성대장증후군IBS, 염증성 장 질환IBD, 소장세균과도증식Small Intestine Bacteria Overgrowth, SIBO 등 장 질환, 각종 자가면역질환과 만성 염증 등을 앓아온 사람들은 키토제닉 식단에서 허용하는 채소나 견과류, 향신료 등에 대해서도 민감한 반응을 보이고 육식 식단에서 허용하는 돼지고기, 닭고기, 유제품이나 달걀, 갑각류 등 해산물에 대해서조차 이상 반응을 일으킨다. 이런 사람들은 소, 양, 염소, 사슴venison, 엘크elk, 들소bison, 물소buffalo 등 반추동물ruminant animal의 고기, 물, 소금만 섭취하는 궁극적 제거식단으로 건강을 회복한다. 몸이 이상 반응을 보이지 않는다면 버터[21]나 기버터, 블랙커피 정도는 "허용"하지만 "권장"하지는 않는다.

궁극적 제거식단에서 섭취하는 음식을 되새김질하는 반추동물로 제한하는 이유는 반추동물 고기에 몸이 이상 반응을 일으키는 사람은 거의 없으며, 영양밀도도 다른 고기보다 훨씬 높으므로 극도로 제한된 이 식단을 하면서 영양소가 결핍될 가능성이 가장 작고 포만감을 주기 때문이다. 그리고 반추동물은 먹이가 4개의 위를 거치면서 장 누수를 일으키는 제초제이자 작물건조제 글라이포세이트glyphosate 등 각종 제초제와 살충제, 식물의 자기 방어기제인 식물독소 등 우리 몸에 해로운 물질들이 걸러지기 때문이다. 궁극적 제거식단에 소고기가 가장 널리 쓰이는 이유는 소고기가 가장 구하기 쉬운 반추동물이기 때문이다.

이 식단으로 증상이 완화하거나 질병이 완치되기까지 걸리는 기간은 질병에 따라 사람에 따라 천차만별이다. 몇 주면 효과가 나타나는 사람도 있고, 2~3개월이면 증상이 완전히 사라지는 사람도 있으며 몇 년이 걸리는 사람도 있다. 완치되고 나서 이 식단을 계속할 필요가 없는데도 이 식단이 체질에 맞아서 계속하는 사람도 있고 중단했던 음식을 다시 먹기 시작했더니 이상 반응이 생겨 다시 이 식단으로 돌아올 수밖에 없는 사람도 있다.

이 식단을 한 결과 치료하고자 했던 질병의 증상이 사라지거나 완치된 후에는 끊었던 식품을 식단에 다시 포함할 수 있다. 그럴 때는 섭취를 중단한 식품 여러 가지를 한꺼번에 동시에 다시 식단에 도입하지 말

21　버터는 "가공 버터" 말고 성분이 유크림 100%인 "천연 버터"를 먹어야 한다. 가공 버터는 식물성 기름, 유화제, 버터 향 등이 섞여 있다. 한국에서는 유크림 함유량이 80% 이상만 되면 "천연 버터"로 표기하도록 허용하므로 성분표시를 잘 살펴봐야 한다.

고 한 번에 하나씩 도입해야 한다. 그렇지 않으면 어느 식품이 문제를 일으키는지 알 도리가 없다. 그리고 금지했던 동물성 식품을 먼저 식단에 도입한 후 이상 반응이 없으면 서서히 식물성 식품을 도입하는 게 바람직하다. 치료하고자 하는 질병이 완치될 때까지는 끊었던 식품을 다시 식단에 도입하는 방법은 추천하지 않는다.

식단에 다시 도입하려는 식품을 소량 먹은 다음 몸이 어떤 반응을 보이는지 한동안 유심히 살펴보고 몸이 어떻게 반응하는지 객관적으로 기록해야 한다. 상당 기간 엄격한 궁극적 제거식단을 한 사람은 자신이 섭취하는 음식이 뇌와 몸에 어떤 영향을 미치는지를 예민하게 느끼게 된다. 그 식품이 안전한지 판단하려면 이러한 실험을 서너 차례 해봐야 한다. 몸이 잘 받아들이면 그다음에는 섭취량을 조금 늘려본다. 그런 식으로 자기 몸이 긍정적인 반응, 아니면 적어도 중립적인 반응을 보이는 식품들의 목록과 적정한 섭취량을 작성해 돌아가면서 섭취해본다. 그런데 문제는 어떤 음식에 대한 반응이 금방 나타나지 않고 꽤 시간이 지난 후에 나타나기도 한다는 사실이다. 그런 경우에는 뭐가 문제를 일으키는지 파악하기가 쉽지 않다.

b) 목초사육우와 곡물사육우

붉은 고기를 먹는 이들 사이에서는 목초 사육 육류와 곡물 사육 육류에 대한 논쟁도 활발하다. 목초 사육, 특히 자유 방목하는 반추동물은 토양 재생 효과가 있으므로 환경보호에 더 바람직하고 가축을 평생 목초지에 방목해 기르는 게 동물복지 측면에서도 훨씬 바람직하다. 그런데 곡물 사육으로 분류되는 소도 평생 가둬놓고 곡물만 먹인 소가 아니라, 풀을 먹이다가 도축 전 마지막 몇 개월 동안 비육장feedlot에서 곡물 사료를 먹여 살을 찌운GRASS-fed GRAIN-Finished(도축전 곡물사육우) 소다.

태어나서 젖을 뗀 후부터 도축 직전까지 100% 풀만 먹은 소GRASS-Fed GRASS-finished(평생 목초사육우)는 미국 소의 3%에 불과하다. 평생 목초사육우는 도축 전 일정한 중량에 도달하기까지 몇 달을 더 키워야 하므로 더 비싸다.

어떻게 키운 소든 아연, 철분, 단백질, 비타민 B군이 풍부하다. 평생 목초사육우가 도축전 곡물사육우에 비해 한 가지 매우 중요한 장점이 있다. 영양 성분상으로 평생 목초사육우가 공액리놀레산conjugated linoleic acid, CLA 비타민A, 비타민 K_2, 비타민E, 비타민D, 오메가3 지방산인 알파리놀렌산α-linolenic acid, ALA, DHA, EPA 함유량이 더 높다. 따라서 평생 목초사육우가 영양상으로 더 우수하다는 주장은 논리적으로 맞다.

도축전 곡물사육우는 곡물과 옥수수를 사료로 먹어 식물성 기름의 다중불포화지방산처럼 산화 스트레스와 염증을 일으키는 오메가6 지방산이 높으므로 반드시 피해야 하고 평생 목초사육우만 먹어야 한다고 주장하는 이들이 있는데 이 주장은 과학적으로 근거가 약하다. 평생 목초사육우든 도축전 곡물사육우든 함유된 오메가6 지방산의 절대량은 아주 낮으므로 문제를 일으킬 가능성이 희박하다. 그리고 오메가6 지방산 자체가 염증을 일으키는 게 아니라 식물성 기름에 다량 함유된 리놀레산처럼 산패했을 때 문제가 된다. 그리고 동물성 식품에 들어있는 아라키돈산arachidonic acid은 우리 뇌에 꼭 필요한 오메가6 지방산이다. 게다가 썩은 고기를 먹는 사람은 없다. 썩은 고기를 먹지 않는 한 산패한 지방을 섭취할 리가 없다.

평생 목초사육우를 주로 먹는 사람들과 도축전 곡물사육우를 주로 먹는 사람들 사이에 건강의 개선이나 질병 완화 등에서 임상적으로 유의미한 차이는 없다. 물론 둘 중 어느 쪽이 자신에게 더 잘 맞는다는 주장들은 존재하지만 둘 중 어느 쪽이 낫다는 결론을 내릴 정도의 과학적 증거 수준에는 못 미친다. 개인마다 차이가 있겠지만, 도축전 곡물사육우의 여러 부위와 지방을 섞어 갈아 만든 저렴한 다짐육만 섭취하고도 건강을 되찾은 사람도 있고 고기의 풍미 때문에 둘 중 어느 한쪽을 선호하는 사람들도 있다. 비싼 평생 목초사육우 비용을 감당할 경제적 여유가 없어서 이 식단을 포기할 필요는 없다는 뜻이다.

c) 항생제와 호르몬

목초로 사육하든 곡물로 사육하든 소가 아프면 그냥 내버려 둘 수는 없다. 축산농장주는 수의사의 처방에 따라 정부가 승인한 항생제를 주입하고 체내에서 항생제가 검출되지 않을 때까지는 도축하거나 우유를 짜지 않으며 도축하고 가공한 고기는 표본을 추출해 검사한다. 2018년에 검사한 모든 육류 표본 가운데 항생제가 검출된 표본은 전체의 0.5% 이하였다. 인체에 안전하지 않은 수준의 항생제가 들어있는 육류를 판매하는 행위는 불법이고 그런 육류는 승인을 받지 못하고 폐기된다. 미국이 자국에 수입해 판매하는 고기도 똑같은 검사 과정을 의무적으로 거치고 똑같은 안전기준을 통과해야 한다. 그리고 항생제는 비싸므로 이를 소에게 무차별적으로 투여하는 축산농장주는 없다.

호르몬도 논쟁의 대상이다. 육식에 반대하는 이들은 소에게 호르몬을 대량 주입해 살찌운다고 주장하는데 사실이 아니다. 비육장에서 소의 귀에 심는 임플란트는 도축 전에 소가 조금 더 체중이 늘도록 돕고 사료의 효율성을 높이는 성장 촉진제growth promotant가 들어있다. 동물성 식품에 든 스테로이드 호르몬 양을 정리한 아래 표를 보면, 임플란트한 소고기와 하지 않은 소고기의 스테로이드 호르몬 차이는 거의 나지 않는다. 그리고 임플란트한 소고기에 든 스테로이드 호르몬 양도 달걀, 버터 우유보다 훨씬 적다.

⟨동물성 식품 227g에 함유된 스테로이드 호르몬 양⟩

소(임플란트 o)	소(임플란트 x)	달걀	버터	우유
3	2	252	141	15

단위: ng(nanogram). 1ng = 0.000000001g

   그런데 같은 중량인 227g을 기준으로 식물성 식품에 함유된, 호르몬 교란 물질 파이토에스트로젠phytoestrogen[22] 양은 아래 표와 같이 어마어마 하다.

   참고로 인간이 하루에 생성하는 에스트로젠 호르몬 양은 임신부 19,600,000ng, 성인 여성 513,000ng, 성인 남성 136,000ng, 사춘기 전 아동 41,000ng이다.

⟨식물성 식품 227g에 함유된 파이토에스트로젠 양⟩

콩가루	두부	아마씨	핀토콩
342,468,000	51,483,600	861,192	408,240

대두	흰 식빵	땅콩	대두 단백질
235,898	136,080	45,560	20,066

단위: ng(nanogram). 1ng = 0.000000001g

   암 전문의는 호르몬을 주입한 붉은 고기는 호르몬을 교란하므로 섭 취를 삼가라고 유방암 환자에게 권하는데, 그 의사가 붉은 고기 대신 환 자에게 권하는 대두에 들어있는 호르몬 교란 물질 파이토에스트로젠의

---

22   'phyto-'는 그리스어로 식물을 뜻하는 접두사.

양은 앞에서 언급한 바와 같이 어마어마하다. 유방암 유전적 소인이 있는 사람은 대두 섭취를 삼가야 한다. 대두는 염소의 임신을 방해하고 정자 수를 줄이고 성호르몬을 교란한다는 연구 결과도 있다. 또한 대두의 파이토에스트로젠은 소이모핀soymorphine이라는 오피오이드 펩타이드opioid peptide를 통해 모핀, 헤로인, 엔도핀 같은 중독성 물질들을 받아들이는 오피오이드 수용체에 달라붙는다.

체격이 왜소하고 성욕과 체력이 저질이며 우리가 흔히 남성성이라고 일컫는 모든 특징이 사라진 남성, 스타벅스에서 우유 대신 두유를 넣은 라떼를 즐기고 두부와 콩이 듬뿍 들어간 채식과 비건 식단을 하는 남성을 "소이 보이soy boy(직역하면 콩식남, 의역하면 초식남)"라고 일컫는 데는 과학적 근거가 있다. 직업운동선수, 군인, 건강한 남성성을 유지하고 싶은 남성이라면 대두와 대두를 가공한 식품은 멀리하는 게 좋다. 전문용어로 여성형유방증gynecomastia, 쉬운 말로 "남자 젖man boobs"이 생기는 원인이 파이토에스트로젠이다.

자기가 개발한 컴퓨터 운영체제Operating System에 들끓는 바이러스도 퇴치하지 못하면서 각종 바이러스를 박멸하는 백신vaccine으로 인류를 구원하겠다며 온갖 거대제약사에 투자해 몇십 배 수익을 올리고 콩으로 가짜 고기를 제조하는 기업에 거액을 투자한, 이름만 대면 누구나 알 미국의 "기부 천사"가 티셔츠를 입고 찍은 전신사진을 보면 틀림없이 여성형유방증을 앓고 있는데, 아마도 그의 "남성성"도 마이크로micro하고 소프트soft하지 않을까 추측해 본다.

대두에는 미국 정부, 재계, 학계의 이해가 얽히고설켜 있다. 거대 곡물 기업들이 개발해 화학 제초제 저항력 등 여러 가지 특징들을 지닌 대두 품종들은 기업들이 출원한 특허권의 보호를 받는다. 미국 정부는 대두 재배에 어마어마한 보조금을 지급해 농부들이 다른 콩류보다 대두를 재배하도록 유인책을 제공한다. 농부들이 정부 보조금으로 과잉 생산한 대두는 대두를 원료로 사용하는 거대 가공식품 회사에 싼값에 팔린다.

2015년에 영양학계의 권위 있는 학술지에 실린 한 논문은 대두에 함유된 파이토에스트로젠 아이소플레이본isoflavone이 폐경기 여성의 뼈를 보존하는 효과가 있다고 주장했고 전체적으로 대두에 대해 아주 긍정적인 논조를 취했다. 이 논문의 저자 중 한 명은 대두로 에너지바를 만드는 회사의 자문위원회 위원이었고, 또 다른 저자 한 명은 대두 아이소플레이본과 관련한 특허권을 지니고 있었다. 이런 논문은 명문 하버드 대학교에서 발간하는 건강 관련 잡지에 "식단에 대두를 포함하라."라는 제목으로 기사 형식으로 실리고, 언론은 이러한 글을 대서특필해 확대 재생산한다.

1950년대와 60년대에 이미 대두가 종양, 갑상선종 등을 일으킨다는 연구논문들이 발표되었고, 2014년에 이 분야에 대한 연구논문들을 총체적으로 검토한 "대두 식품과 보조제: 통상적으로 인식되는 건강 효과와 위험 평가Soy foods and supplementation: a review of commonly perceived health benefits and risks"는 유방암, 남성의 호르몬과 불임 문제, 갑상선저하증, 항영양소, 가공과정에서 발생하는 유해 부산물, 갑상선 기능 저하 등의 위험을 언급하고 있다. 그러나 이런 연구자료들은 언론이 거들떠보지도 않는다.

곰팡이, 효모 등 균류에 들어있는 호르몬 교란 물질 마이코에스트로젠mycoestrogen[23]은 저장하고 가공하는 과정에서 곰팡이 포자가 형성되기 쉬운 곡물에 가장 많지만, 커피콩, 초콜릿 원료인 카카오콩 등도 포자형

---

23   "myco-"는 라틴어로 균을 뜻하는 접두사.

성에 취약하며, 시리얼, 옥수수, 대두에서도 오염물질로 발견된다. 거대한 곡물 저장고처럼 어둡고 서늘한 공간은 곰팡이가 피기 좋은 온상이다. 이처럼 오염된 곡물, 대두, 옥수수를 사료로 먹는 가축도 마이코에스트로젠의 위험에 노출된다. 현재까지 마이코에스트로젠 종류로 알려진 물질은 지랄레논zearalenone, ZEA 뿐이다. 이제는 ZEA에 독성이 있다는 사실이 비교적 널리 알려졌지만 2012년까지만 해도 일부 학자들은 ZEA를 폐경기 여성의 호르몬대체요법Hormone Replacement Therapy, HRT으로 사용해야 한다고 주장했다.

플라스틱 제품도 호르몬 교란을 일으킨다. 요새는 비스피놀 ABisphenol-A, BPA라는 물질의 유해성이 잘 알려지면서 "BPA-free"라고 표기된 플라스틱 제품을 찾는 이들이 늘었는데, "BPA-free"라는 표기도 사실상 무의미하다. BPA의 유해성이 알려지자 기업들은 BPA를 약간 변형한 BPS, BPAF, BPB, BPF 등으로 제품을 생산하는데, 이러한 제품들은 BPA와 마찬가지로, 아니면 오히려 더 건강에 해롭다. 플라스틱 용기나 비닐에 담긴 것은 뭐든지 피하는 게 상책이다. 통조림 깡통의 안쪽에도 BPA가 코팅되어있다.

장내미생물의 정상적 활동을 방해하고 장 누수, 호르몬 교란을 일으킨다고 알려진 제초제 겸 작물건조제 글라이포세이트glyphosates[24]에 이어 미국에서 두 번째로 많이 쓰이는 제초제 애트라진atrazine은 미국 환경보호청이 허용하는 수치에 훨씬 못 미치는 극히 미량에 노출된 수컷 개구리 27마리 중 20마리를 화학적으로 거세하고 7마리를 암컷으로 성전환시킨다는 연구 결과가 있는데, 둘 다 유럽에서는 사용이 금지되어있다.

---

24   시리얼, 맥주, 포도주에서도 검출된다.

비누와 각종 세정제, 화장품과 향수, 식용색소 등에도 호르몬 교란 물질이 들어있다.

인체에는 다른 어떤 호르몬 수용체보다도 에스트로겐 수용체가 훨씬 많다. 사실상 인체의 거의 모든 세포에는 에스트로겐 수용체가 있다고 해도 과언이 아니다. 외부에서 인체에 들어와 호르몬을 교란하는 위와 같은 물질들은 에스트로겐 수용체에 들러붙어 뇌, 지방, 근육, 생식기관 등을 구성하는 세포를 변질시키고 우울증, 비만, 불임, 면역기능 훼손, 혈전, 암 등 우리 몸 전체에서 각종 문제를 일으킨다.

더 심각한 문제는 이러한 호르몬 교란 물질로 인해 생기는 불임, 비만, 암 등 각종 질환은 자손에게 유전되기도 한다는 사실이다. 후성유전학Epigenetics은 후천적으로 DNA에 각인되는 지문인 후성유전인자epi-gene를 연구하는 학문이다. 여러분은 여러분이 부모에게서 물려받은 유전자뿐 아니라 여러분이 살면서 획득해 DNA에 각인된 후성 유전인자도 여러분 자손에게 물려준다. 즉, 호르몬을 교란하는 가짜 에스트로겐이 여러분 유전자에 각인하는 지문을 여러분 자녀에게 물려주게 되고 자녀도 여러분과 비슷한 환경에 노출되면 그러한 유전형질이 일으키는 건강 문제는 세대를 거듭할수록 증폭된다는 뜻이다.

d) 궁극적 제거식단으로 질병을 치료하는 의료기관

헝가리의 신경생물학자이자 영양을 통한 질병 치료와 뇌 임상 연구자인 소피아 클레멘스Zsófia Clemens 박사는 2013년 의사들과 함께 국제영양치료의료원-펠리오메디시나International Center for Medical Nutritional Intervention-Paleomedicina, ICMNI라는 의료기관을 설립해 약물을 쓰지 않고 식단만으로 당뇨, 암, 자가면역질환 환자들을 치료해 표준적인 의료 방법보다 월등한 놀라운 결과를 얻고 있다. 현재 ICMNI에서는 키토제닉 식단과 육식 식단으로도 해결되지 않는 문제가 있는 이들이 치료를 받고 있으며 외국인의 경우 원격진료도 하고 있는데 외국인으로는 미국인 환자가 가장 많다.

ICMNI는 이 치료 방법을 "구석기식 키토제닉 식단Paleolithic Ketogenic Diet, PKD"이라고 일컫고 있지만, 선사시대의 육식 식생활을 따른다는 의미에서 구석기식, 육식만으로 키토시스 상태에 진입한다는 의미에서 키토제닉이라고 일컬을 뿐, 현재 구석기 식단이라고도 불리는 펠리오 식단과 키토제닉 식단에서 허용하는 채소와 견과류, 향신료 등 식물성 식품과 육식 식단에서 허용하는 유제품, 달걀, 해산물을 모두 배제하고 오로지 붉은 육류와 내장, 동물성 지방만으로 구성된 궁극적 제거식단으로 환자를 치료한다.

클레멘스 박사는 PKD로 환자를 치료할 때 평생 목초사육우와 도축전 곡물사육우를 모두 사용하는데 임상적으로 효능에 별 차이가 없으며, 항생제와 호르몬을 쓴 이력이 있는 소고기보다 쓰지 않은 소고기가 바람직하겠지만 임상적으로 큰 차이는 없다고 말한다. 그리고 나라마다 축산환경도 다르고 가축의 종류에 따라 사육 방법이 다르므로 일괄적으로 특정 육류를 추천할 수 없다고 한다. 예컨대 헝가리에서는 방목해 좋은 먹이를 먹고 자란 양질의 돼지고기를 구할 수 있으므로 헝가리인 환자의 식단에 돼지고기를 포함하지만, 미국인 환자에게는 돼지고기를 추천하지 않고 소고기와 양고기를 추천한다.

ICMNI에 따르면, 질병의 종류나 경중에 따라, 또 치료 시작 직후 적응기나 완치 후에 다른 식품을 일부 허용하는 경우는 있지만, 집중적으로 치료하는 동안은 붉은 육류와 내장과 동물성 지방만 허용한다. 당뇨 같은 대사질환의 경우 탄수화물 섭취를 줄이고 키토시스 상태를 유지하는 키토제닉 식단 같은 방법만으로 충분하지만, 암과 자가면역질환은 식단을 훨씬 엄격하게 제한해야 한다. 환자의 식단은 하루 두 끼, 총 열량의 80%는 지방, 20%는 단백질로 구성되고, 환자의 혈당은 80mg/dL 이하, 혈중 키톤 농도는 2mmol/L 정도를 유지하도록 하며, 환자가 키토시스 상태에서 벗어나지 않도록 해야 한다. 클레멘스 박사는 그동안 환자들을 치료하면서 얻은 자료들을 바탕으로 볼 때 혈중 키톤 농도가 2mmol/L를 초과해도 추가적인 이득은 없다고 말한다.

교모세포종Glioblastoma Multiforme, GBM은 진행이 매우 빠르고 치사율이 높은 악성 뇌종양으로 진단 후 기대수명이 평균 석 달밖에 되지 않으므로 암의 진행을 중단시키기만 해도 대단한 성과다. 그런데 GBM 환자에게 PKD를 적용하면 암의 진행이 멈춘다. 표준적인 화학요법으로는 이런 성과가 나오지 않는다. 게다가 뇌종양 환자는 결국 간질 발작을 일으키게 되는데 이 또한 PKD로 멈출 수 있다. GBM 환자는 수면의 질이 나쁘고 쉽게 피로를 느끼는데 이러한 증상도 PKD로 호전되어 환자는 뇌종양의 크기가 줄어들지 않아도 정상적인 생활로 돌아갈 수 있다. 물론 계속해서 식단을 엄격하게 지킨다는 전제하에서 말이다.

GBM 환자는 상태가 호전되어도 다른 식품을 식단에 포함하는 이러저러한 시도를 할 여지가 없다. PKD 식단에서 벗어나면 종양은 다시 자라므로 평생 엄수해야 하는 식단이다. 물론 수술로 종양을 제거할 수 있게 되면 수술도 바람직하다. 이 식단을 하면 종양을 둘러싼 주변 조직으로부터 종양이 분리돼 수술로 제거하기가 가능해진다. PKD에 매우 신속하게 반응하고 결국 종양이 완전히 사라지는 종류의 암은 주류 의학계와 일반 대중이 붉은 육류 섭취가 원인이라고 잘못 알고 있는 대장암과 직장암이다.

클레멘스 박사와 ICMNI는 알츠하이머병이나 파킨슨병, 다발성경화증 같은 신경 퇴행성 질환도 PKD로 치료하고 있는데 뇌에 문제가 있는 질병은 PKD로 치료하기가 가장 어렵지만 그래도 분명히 인지기능, 운동기능, 심리상태가 눈에 띄게 개선되는 효과가 있다. 다발성경화증으로 20년 동안 휠체어 신세를 졌던 한 여성이 PKD로 치료를 받은 지 6개월 만에 혼자 힘으로 일어선 사례가 있다. 알츠하이머병 환자를 식단으로 치료하려면 주변의 가족이나 돌보는 사람에게 크게 의존해야 하므로 그들의 적극적인 협조가 없으면 환자를 치료하기가 매우 어렵다. 알츠하이머병 환자인 모친을 돌보는 한 여성은 PKD로 모친이 키토시스 상태일 때와 PKD가 허용하지 않는 식품을 먹고 키토시스에서 벗어난 상태일 때 정신 상태가 하늘과 땅 차이라고 말한다.

자가면역질환 등 장 누수에서 비롯되는 질병들은 PKD로 가장 빠른 기간에 가장 큰 효과를 보인다. ICMNI는 프로바이오틱스probiotics, 프리바이오틱스prebiotics, 초유colostrum, 건강인의 변을 환자의 장에 이식하는 대변 이식fecal transplantation, 포드맵FODMAP[25] 식단, 펠리오 식단 등도 시도해봤지만 손상된 장벽을 복구하는 효과가 없었다고 말한다. 자가면역질환의 일종인 크론병은 대부분 경우 PKD로 완치가 가능하고 류머티즘 관절염도 회복이 매우 빠르다. 20여 년 전만 해도 성인에게만 나타나던 류머티즘 관절염은 이제 10대에서도 발생하고 있다. 클레멘스 박사가 치료한 류머티즘 관절염 환자 가운데 가장 어린 환자는 겨우 3살이었다. 주류 의료계에서는 이런 환자들에게 부작용이 심하고 비싼 약물

---

25   소화되지 않은 당분을 장내미생물이 발효시키면서 생기는 가스가 복통과 복부 팽만감, 더부룩함, 방귀, 설사를 일으키는 과민성대장증후군을 앓는 환자가 피해야 할 식품들로서 발효되기 쉬운 식품Fermentable, 올리고당류Oligosaccharides, 이당류Disaccharides, 단당류Monosaccharides, 그리고And 폴리올Polyols의 첫 자를 딴 명칭이다. 요거트, 아이스크림, 된장, 양배추, 마늘, 양파, 콩류와 렌틸, 시리얼과 빵, 크래커, 사과, 수박, 체리, 배, 복숭아, 코코아, 커피, 꿀, 과일주스, 탄산음료, 합성 감미료, 치즈 등이 피해야 할 음식들이다.

만 처방해준다.

클레멘스 박사는 의약품이나 건강보조제는 약의 흡수율을 높이기 위해서 장 누수를 유발하고 하나의 자가면역질환은 또 다른 자가면역질환으로 이어지는 경향이 있다고 말한다. 예컨대, 어렸을 때의 습진은 성장하면서 알레르기로, 알레르기는 천식으로, 천식은 크론병으로, 크론병은 성인이 되어서 1형 당뇨로 이어지는 경우가 흔하다.

대표적인 자가면역질환인 1형 당뇨는 기존의 의학계에서는 불치병으로 여겨 인슐린이나 처방하고, 저탄고지 식단은 혈당을 조절하고 인슐린 사용량을 줄이고 저혈당을 방지하는 정도의 효과에 그친다. 그러나 ICMNI의 PKD는 저탄고지 식단의 효과 외에도 염증을 억제하고 장기적인 합병증을 예방하는 효과가 있으며, 1형 당뇨 초기인 환자의 경우 PKD 치료를 받고 인슐린 사용을 중단하고 스스로 인슐린을 생산하는 기능을 회복한 사례도 있다. 물론 이 환자는 완치 후에도 평생 PKD 식단을 철저히 지켜야 한다. 성인으로 1형 당뇨 진단을 받고 처음에는 표준적인 치료를 받다가 PKD 식단을 하면서 서서히 인슐린 사용량을 줄이다가 마침내 인슐린 사용을 중단하고 2년째 건강을 유지하는 사례도 있다.

클레멘스 박사와 ICMNI가 치료한 환자들은 환자의 건강 상태가 눈에 띄게 호전된 모습을 본 주치의가 그저 상태가 호전됐다는 데 만족할 뿐 그 비결이 뭔지 전혀 호기심을 보이지도 않고 알려고 하지도 않는다면서, PKD에 대해 노골적으로 적대적인 반감을 보이지 않으면 그나마 다행이라고 말한다. 클레멘스 박사가 오랜 시간 공들여 애써 치료한 환자가 다시 주치의의 진료를 받기 시작하면서 상태가 악화한 사례도 드물지 않다. 아직도 이 식단으로 콜레스테롤 수치가 높아졌다며 호들갑 떠는 심장 전문의들을 보면 한숨이 나온다고 클레멘스 박사는 말한다.

클레멘스 박사를 비롯해 ICMNI의 의사들 또한 스스로 PKD를 실천하는, 말과 행동이 일치하는 과학자들이다. 클레멘스 박사는 환자를 식단으로 치료하기 위해서는 의사 스스로 그 식단을 실천하고 직접 체험해야 한다고 말한다. 클레멘스 박사는 본인의 가족 친지 가운데 의사들이 많은데 그들은 PKD 식단을 따르지 않지만, 자신의 가까운 친구들은 모두 PKD를 실천한다며 기존의 의료체계의 한계에서 벗어나지 못하는 "전문가"인 가족을 설득하기가 가장 어렵다고 말한다.

클레멘스 박사 팀은 3개월 시한부인 뇌종양 환자가 6년 넘게 생존해 정상적인 생활을 하는 사례 등 지난 10년 동안 환자들을 치료한 성공사례를 논문으로 작성해 제출했지만 실어주는 학술지가 없어서 애를 먹었다. 2014년에는 초기 단계인 1형 당뇨를 완치시킨 환자의 사례를 학술지에 실으려고 애썼지만, 담당자로부터 1형 당뇨는 불치병인데 무슨 뚱딴지같은 소리냐며 단호하게 거절하는 내용의 이메일을 받았다.

클레멘스 박사는 약이나 처방하고 정기적으로 진료나 하는 기존의 방법이 아니라 이처럼 식단으로 병을 치료하는 방법은 의사와 환자 양쪽 모두 대단한 노력과 성의와 의지가 필요하고 환자와 의사 간의 빈번한 접촉과 소통이 뒷받침되어야 한다면서, 적어도 환자에게 기존의 방법으로 치료를 받을지, 이처럼 식단을 바꾸는 방법으로 치료를 할지 선택할 기회는 주어야 한다고 강조한다.

4) 염증을 일으키는 동물성 식품

육식 식단을 하는 이들 사이에서 유제품 섭취 여부를 놓고 논쟁이 활발하다. 특히 A1 단백질과 A2 단백질에 대한 논쟁이다. 육식 식단으로 전환하고 유제품을 먹는 사람들 가운데 변비나 유제품에 대한 중독 증세를 털어놓는 이들이 있다. 유제품에서 문제를 일으키는 물질은 케이신casein, 케소모핀casomorphine, 그리고 우유를 치즈로 가공하는 과정에서 나오는 부산물인 유청단백질whey protein이다. A1 유제품 단백질의 80%를 차지하는 케이신이 분해되면 마약처럼 중독성이 있고 변비를 유발하는 케소모핀casomorphine을 형성하는데, 아편 유사 효과opiate type effect를 지닌 이 물질은 뇌의 아편 수용체에 달라붙어 인지기능을 훼손하거나 장염증을 유발할 가능성도 있다.

의과대학원 학생들은 한 손으로 모핀morphine 처방전을 쓰면 다른 한 손으로는 설사를 일으키는 완하제laxative 처방전을 쓰라고 배우는데 그 이유는 모핀같이 아편 효과가 있는 약물이 변비를 일으키기 때문이다. 케이신보다 정도는 덜하지만, 유청단백질도 문제를 일으킨다. 자가면역질환의 유전적 소인이 있는 사람들은 (버터를 포함해) 유제품 섭취에 신중해야 한다. 버터에서 문제를 일으키는 성분인 극소량의 단백질과 탄수화물을 제거한 기버터에도 염증 반응을 일으키는 민감한 사람들도 있다.

1931년에 발표된 "영양 연구: 아프리카 두 부족의 체격과 건강Studies of Nutrition: The Physique and Health of Two African Tribes"은 아키쿠유 족와 마사이 족을 비교 분석하고 있다. 이 두 부족의 영토는 서로 이웃하고 있고 두 부족 구성원들 간에 결혼도 흔하므로 유전자가 서로 섞여서 유전적 특성은 유사하다. 따라서 두 부족에서 나타나는 차이는 선천적인(유전적인) 요인이 아니라 후천적인(식습관 등 생활 환경적) 요인 때문이다. 아키쿠유는 주로 채식을 하고 마사이는 주로 고기와 우유, 피를 섭취한다.

어떤 척도로 측정을 하든 고기와 우유를 주로 섭취하는 마사이 족 남성이 채식을 주로 하는 아키쿠유 족 남성보다 월등하게 건강했다. 마사이 족이 키가 12.7cm 더 크고 체중이 10.4kg (주로 근육) 더 나갔으며 악력계로 측정한 근력은 50% 더 강했다. 1917년 예비군 복무를 신청한 아키쿠유 남성 60%가 의학적 이유로 복무를 거절당했다는 기록도 있다. 그리고 관절 기형, 충치, 빈혈, 폐 질환, 열대성 궤양, 혈액 질병 등은 아키쿠유 부족 사이에서 훨씬 빈번했다. 다만 장 정체intestinal stasis, 즉 변비와 자가면역성 관절염에는 마사이 족이 좀 더 취약했는데 그 원인은 우유로 추정된다. 마사이 족이 마시는 우유는 수퍼마켓에서 파는 우유처럼 살균, 동질화 등 가공을 거치지 않은 생우유raw milk인데도 자가면역 문제를 일으킨다는 뜻이다.

A1 단백질을 제거한 유제품인 A2 우유를 선호하는 이들이 많다. A1과 A2를 비교한 연구에서 A1 단백질을 제거했더니 염증이 줄고 인지기능이 향상되는 등 여러 가지 효과가 일어나기는 했다. 하지만 유념해야 할 점은 A1와 마찬가지로 A2도 여전히 경미한 수준의 염증 반응을 일으켜 알레르기, 천식 등과 같은 증상으로 이어질 가능성이 있다는 사실이다. 따라서 자가면역질환이 있거나 그러한 질환을 일으킬 유전적 소인을 지닌 사람은 A1이든 A2든 유제품 섭취를 삼가야 한다.

수없이 많은 종류의 자가면역질환이 있지만, 그 원인은 매우 유사하다. 자가면역질환들을 바큇살이라고 한다면 그 바큇살들을 한데 묶는 바퀴 축은 염증성 장 질환IBD이다. 즉, 염증성 장 질환이 있는 사람은 다른 모든 자가면역질환을 일으킬 확률이 커진다는 뜻이다. 따라서 일단 한 가지 자가면역질환에 걸리면 점점 더 많은 다른 자가면역질환에 취약해지고, 반대로 원인을 규명해 치료하면 동시에 앓고 있는 여러 가지 자가면역질환이 한꺼번에 완화된다. 물론 장 문제가 자가면역질환의 유일한 원인은 아니다. 유전적 소인도 있고 환경적 요인도 있다. 유전적 소인은 총알이 장전된 총이라고 한다면 식생활, 염증, 스트레스, 환경오염물질, 감염 등 환경적 요인은 방아쇠다. 그리고 환자의 힘으로 조절할 여지가 가장 높은 환경적 요인이 식단이기 때문에 식단 변화가 매우 중요하다.

음식 항원antigen에 대한 면역반응이 항진되면서 식도 점막에 백혈구의 한 형태인 호산구가 과도하게 증식하는 질병이 호산구성 식도염eosinophilic esophagitis인데 이는 크론병이나 궤양성 대장염 같은 염증성 장질환보다 훨씬 관찰하기가 쉽다. 호산구성 식도염 환자들의 식단에서 여섯 가지 식품을 제거했더니 73%가 증상이 완화되었고 완화된 상태가 장기간 유지되었다는 임상실험 결과가 있다. 그 여섯 가지 식품은 유제품, 커피를 비롯한 씨앗류, 견과류, 생선, 해산물, 달걀 등이다. 육식 식단으로 전환한 사람들은 이 여섯 가지 식품 가운데 적어도 한 가지는 섭취하는데 자가면역질환 환자가 육식 식단으로도 증상이 호전되지 않는다면 이 여섯 가지 식품 가운데 하나가 염증을 유발할 가능성이 크고 따라서 이 식품들까지 식단에서 모두 제거하는 궁극적 제거식단을 해야 한다.

자가면역질환으로 생긴 항체는 수명이 매우 길다. 염증을 유발하는 식품 섭취를 중단한 뒤 자가면역질환 증상이 사라졌다고 해도 완치된 게 아니다. 예컨대 복강병을 일으키는 항체는 혈액 내에서 18개월까지 산다. 따라서 식단을 바꾸고 더는 새로운 항체를 생산하지 않게 된 후에도 12개월 이상은 이미 만들어진 항체들이 여전히 자가면역반응을 일으킬 가능성이 있으므로 이 항체들이 완전히 제거될 때까지 염증 유발 가능성이 있는 식품 섭취를 삼가는 게 좋다.

II

정설과 이설

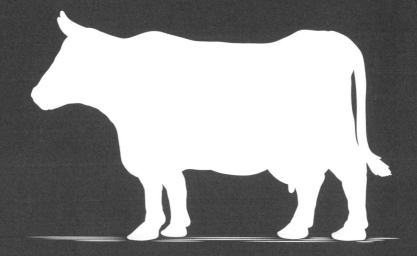

"그대가 아무리 명성이 자자해도, 아무리 똑똑해도, 아무리 대단한 직함을
달고 있어도, 그대와 생각이 같은 이들이 아무리 많아도, 그대와 같은 편이
아무리 많은 논문을 발표했어도, 그대의 예측이 틀리다면
그대의 가설도 틀리다. 더 토 달 필요가 없다."
-리처드 파인먼Richard Feynman, 이론물리학자-

"아름다운 가설을 추악한 사실이 살해하는 게 과학의 가장 큰 비극이다."
-토머스 헨리 헉슬리Thomas Henry Huxley, 생물학자-

"어떤 쟁점에 대해 자기 편 주장만 아는 사람은 아는 게 거의 없다.
그가 상대편의 주장을 반박하지 못한다면, 그리고 상대편의 주장이 뭔지 알지도
못한다면, 그는 어느 입장도 취할 근거가 없다. 상대편의 주장과 그에 대한 반박을
자기 스승을 통해 습득해도 안 된다. 실제로 그 주장을 하는 상대편으로부터
가장 개연성 있고 설득력 있는 형태로 직접 들어야 한다."
-존 스튜어트 밀John Stuart Mill, 사회학자, 철학자, 정치경제학자-

"그대가 어떤 이론에 집착하는 순간 지적인 자식이 태어나고 중립을 유지하기
어려워진다. 그대의 생각은 그 이론을 뒷받침하는 사실에 안주하고
그렇지 않은 사실을 외면한다."
-T. C. 체임벌린T. C. Chamberlain, 지질학자-

사회학자이자 경제학자 소스타인 베블런Thorstein Veblen은 과학자들이
사용하는 전문용어는 다른 분야의 전문가들이 자기 분야에 간섭 못 하
게 하는 기능을 한다고 했다. 특정 분야의 전문용어에 익숙하지 않으면
그 분야의 이론이 무슨 소린지 알아듣지 못해 이론을 제대로 비판하고
반박하기가 어렵기 때문이다. 같은 과학자들도 분야가 다르면 반박하기

어려운데 하물며 우리 같은 비전문가는 말할 필요도 없다.

　이제부터 여러분이 읽게 될 내용에는 과학 전문용어가 많이 등장한다. 그게 이 책을 이해하는 데 걸림돌이 될지도 모르겠다. 뭘 먹고 뭘 먹지 말아야 하는지를 다룬 책에 전문용어가 왜 이리 많냐고 할지 모르겠지만, 지난 수십 년 동안 과학자들이 오히려 과학을 지나치게 단순화해서 잘못된 개념, 틀린 추론을 양산해왔다. "고체인 포화지방을 먹으면 혈관에 기름이 쌓여 막히고 뚱뚱해진다."라는 주장은 직관적으로 이해하기 쉽다. 그러나 과학적 진실은 직관에 반하는 게 많다. 이처럼 직관적으로 이해하기 쉽지만 틀린 주장에 대한 반론을 제시하려면 어느 정도 복잡한 수준에서 과학을 논하지 않고서는 불가능하다.

　이미 확정된 사실을 정설이라고 한다. 우리 모두 반박의 여지가 없는 사실이라고 생각하는 게 정설이다. 이설은 보편적으로 통용되는 사실과는 다른 주장을 뜻한다. 정설은 사람들이 당연하게 여기므로 따로 설명할 필요가 없다. 따라서 이 책에서는 정설을 반박하고 반론을 제시하는 이설을 집중적으로 살펴보겠다. 정설은 정말로 탄탄한 과학적 증거를 토대로 구축된 사실일까? 우리는 우리 자신이 얼마나 무지한지 깨닫는 데만도 상당한 지식이 필요하다. 마음의 문을 열고 이설의 논리를 한번 들여다보자. 리처드 파인먼이 말한 대로 우리가 알고 있다고 생각하는 모든 것에 의문을 품는 지성인이 한번 되어보자.

1. 정설: 채식만으로 필수영양소 섭취가 가능하다.
이설: 육식만으로 필수영양소 섭취가 가능하다.

벨기에에서 한 아기가 정상 체중의 거의 절반인 저체중으로 사망했다. 그 아기의 장기는 정상 크기의 절반으로 쪼그라들어있었다. 판사는 이 아기에게 비건 식단을 시킨 부모에게 유죄판결을 내렸다. 벨기에 정부는 비타민 보조제와 정기적인 혈액검사를 비롯해 의료 전문가의 면밀한 감독 없이 비건 식단을 자녀에게 시키는 부모는 2년 형에 처하는 법을 만들었다. 비건인 부모가 아기를 엄격한 식물성 식품 위주의 식단으로 키워 뇌가 심하게 손상되거나 영양실조로 뼈가 부러진 사례도 있다.

그렇게 건강에 좋다는 비건/채식이 아이들에게 이런 결과를 초래하는 이유는 영양소가 부족하기 때문이다. 채식하면 결핍되는 가장 대표적인 영양소는 B_{12}다. B_{12}가 함유된 식물성 식품은 없다. B_{12} 결핍은 목숨을 위협한다는 사실은 잘 알려져 있다. 비타민 B_{12} 결핍으로 생기는 치명적인 악성빈혈은 1925년 간에서 B_{12}를 추출해 쓰는 치료법이 발명되면서 비로소 완화되었다. 그리고 비타민 B_{12}를 합성하게 된 1972년에 가서야 비로소 이론상으로나마 비건/채식이 가능해졌다.

육식에 반대하는 가장 흔한 논리가 인간은 고기를 먹도록 진화하지 않았다는 주장이다. 그런 주장을 하는 이에게 비타민 B_{12}는 1972년에 합성이 가능해졌는데 그전에는 어디서 비타민 B_{12}를 구했느냐고 반박하면 농경시대 이전에 인간은 우발적으로 흙과 똥거름을 섭취해 비타민 B_{12}를 보충했다고 대꾸한다. 과학적으로 비판할 가치도 없는 황당한 주장이다. 비타민 B_{12}는 식물성 식품에 없다는 사실이 이제 널리 알려졌고 비타민 B_{12} 보조제는 저렴한 가격에 쉽게 구할 수 있는데도 여전히 비건/채식을 하는 사람들은 비타민 B_{12}가 심각하게 결핍된다. 채식주의자 가운데 비타민 B_{12}가 결핍인 사람의 비율은 임신부가 62%, 아동이 86%, 노인은 90%에 달한다.

동물성 식품에는 우리가 반드시 음식을 통해 섭취해야 하는 필수아미노산들이 "모두" 들어있는 데다가 각 필수아미노산의 상대적인 비율도 우리 몸에 필요한 비율로 최적화되어있다. 컬럼비아 대학교 인류학자 마빈 해리스Marvin Harris 박사에 따르면, 밀에도 필수아미노산이 모두 들어있지만, 체중 80kg인 남성이 하루에 필요한 양의 필수아미노산을 밀로 섭취하려면 하루에 통밀빵을 1.5kg이나 입에 구겨 넣어야 한다. 밀로써 필수아미노산을 충족하려면 열량과 탄수화물과 식물독소까지 대량 섭취해야 한다는 뜻이다. 그러나 탄수화물도 식물독소도 없는 고기는 340g이면 필수아미노산 필요량이 충족된다.

동물성 식품은 필수 비타민 13가지 가운데 12가지가 풍부하다. (〈부록〉 표 1 참조) 붉은 고기는 특히 비타민A, E, B군 전체가 매우 풍부하고 비타민D와 B_{12}는 "오로지" 동물성 식품에만 들어있다. 비타민D는 피부에서 합성되는데 그러려면 의료계와 채식/비건 식단에서 질색하는 콜레스테롤이 필요하다. 탄수화물을 섭취하면 체내 비타민 B군이 고갈되고 비타민C 수치가 낮아진다. 즉, 탄수화물과 당류를 많이 섭취할수록 비타민이 더 많이 필요하다.

붉은 고기는 신체 건강뿐 아니라 정신건강에도 도움이 된다. 농경 생활 시작 후 인간의 뇌 용량은 4만 년 전보다 10% 감소했다. 목초사육우에는 가장 중요한 오메가3 지방산인 DHA가 들어있다. 뇌의 지방 가운데 20%를 차지하는 DHA는 뇌의 발달에 매우 중요하다. EPA는 쉽게 DHA로 전환되고 염증과 혈액 응고를 조절하는 등 중요한 기능을 한다.

식물에는 오메가3 지방산인 EPA/DHA가 없다. 아마씨flaxseed, 들깨, 치아씨chia seed, 호두 등에 들어있는 식물성 오메가3 지방산인 알파리놀렌산ALA은 EPA/DHA로 전환되어야 우리가 흡수할 수 있는데 전환율이 2%로 형편없다. ALA 보조제는 DHA 수치를 높이지 않는다는 실험 결과도 있다. 한 무작위배정 이중맹검 대조군 실험에서 임신/모유 수유 여성들을 두 집단으로 나눠 각각 DHA가 들어있는 대구간유와 DHA가 결핍된 옥수수유를 섭취하게 한 뒤 아기가 4세가 되었을 때 지능을 측정하는 여러 가지 검사를 했더니 대구간유를 섭취한 엄마의 아기가 옥수수유를 섭취한 엄마의 아기보다 훨씬 높은 검사 결과가 나왔다. 생후 초기에 뇌의 발달을 최적화하는 DHA의 효과는 평생 지속될 가능성이 크다. 식물성 식품 위주의 식단이 초래하는 부정적 결과는 영구적이라는 뜻이다.

아미노산에서 파생되는 크리아틴creatine은 오직 육류와 해산물에서만 발견된다. 인체는 하루에 1g 정도 크리아틴을 만들지만, 필요한 최적량에는 턱없이 못 미친다. 한 무작위배정 이중맹검 대조군 실험에서 비건/채식주의자들을 두 집단으로 나눠, 한 집단은 6주 크리아틴 투여-6주 세정기간[1]-6주 위약 투여, 다른 한 집단은 6주 위약 투여-6주 세정기간-6주 크리아틴 투여하는 교차crossover 실험을 하고 실험이 진행되는 기간에 인지검사를 했더니 두 집단 모두 크리아틴을 투여한 기간에 인지검사 결과가 월등히 높았다.

소고기에는 철분iron이 풍부하다. 철분 결핍은 유아의 정신적 신체적 발달을 저해한다. 저체중으로 태어난 유아에게 철분을 보충해주면 행동

---

1   세정기간washout-period이란 교차실험에서 먼저 한 처치가 나중에 한 처치에 영향을 주지 않도록 먼저 한 처치의 효과가 사라질 때까지 기다리는 기간.

문제 발생이 현저히 줄었고, 7년 후 후속 조사를 했더니 철분 보충의 혜택이 지속되었다. 유아기에 철분이 부족하면 장기적으로 행동장애가 발생할 수 있다는 뜻이다. 청소년에게도 철분은 중요하다. 철분 결핍인 여아 81명을 대상으로 한 연구에서 구강 철분제를 8주 동안 복용하게 했더니 언어학습과 기억이 상당히 향상되었다. 이 두 연구는 모두 무작위 배정 이중맹검 대조군 실험이다.

철분은 성인의 뇌 기능에도 중요하다. 신경전달물질 생성에도 철분은 중요한 역할을 한다. 철분은 도파민dopamine을 생성하는 타이로신 하이드록실레이즈tyrosine hydroxylase와 세로토닌serotonin을 생성하는 트립토판 하이드록실레이즈tryptophan hydroxylase라는 두 효소의 활동에도 관여한다. 철분이 부족하면 세로토닌과 도파민이 결핍된다는 뜻이다. 18세부터 35세 사이의 여성을 대상으로 한 무작위배정 대조군 실험에서 철분 결핍인 여성들을 두 집단으로 나눠 한 집단에게만 철분을 보충해주었더니 철분을 보충한 집단이 보충하지 않은 집단보다 인지기능이 5~7배 향상되었다.

세계보건기구WHO와 제휴해 공중보건 증진에 힘쓴다고 자부하는 검색업체 구글Google에서 철분이 풍부한 식품을 검색해보면 견과류, 말린 과일, 통곡물 파스타와 빵, 콩류(렌틸, 병아리콩 등), 짙은 녹색 잎채소(시금치, 실버 비트, 브로콜리), 귀리, 두부 등 온통 식물성 식품뿐이고 붉은 고기는 눈을 씻고 찾아봐도 없다. 어처구니없다. 구글이 검색 결과를 노골적으로 조작하거나 검열한다는 뜻이다.

철분은 두 가지 형태다. 힘 아이언heme iron과 넌-힘 아이언non-heme iron이다. 전자는 인체에 흡수되는 비율인 생체이용률bioavailability이 훨씬 높고 육류나 해산물에서만 발견된다. 후자는 시금치 등 식물성 식품에 들어있는데 생체이용률은 겨우 2~20%다. 비타민C가 넌-힘 아이언 흡수를 개선한다는 주장과 달리 실제로는 전혀 도움이 되지 않는다. 흔히 소비되는 5가지 콩류의 철분 생체이용률도 겨우 1~2%에 그친다. 비건/채식주의자들이 일반 인구보다 철분 결핍 비율이 3~4배 높은 이유는 식물성 식품의 철분 생체이용률이 이처럼 형편없기 때문이다. 세계에서 가장 결핍이 흔한 영양소는 철분으로서 약 20억 명이 철분 결핍이라는 사실로 미루어볼 때 식물성 식품을 훌륭한 철분 공급원이라고 선동하는 행위는 인류에 대한 범죄다.

식물성 식품에 들어있는, 비타민A의 전구물질 베타카로틴β-Carotene 의 생체이용률은 동물성 식품에 함유된 비타민A의 전구물질 레티놀 retinol의 생체이용률의 12분의 1에 불과하다. 즉 당근 등 채소와 과일에 풍부한 베타카로틴이 비타민A로 전환되는 비율은 8% 남짓하다는 뜻이다. 동물성 식품의 비타민D_3의 생체이용률도 식물성 식품의 비타민D_2 보다 2~3배 높다. 그 밖에도 식물성 식품에 들어있는 각종 식물독소와 항영양소가 영양소 흡수를 방해한다는 사실까지 고려하면 실제로 식물성 식품의 영양소 생체이용률은 더욱 낮아진다.

결론은 다음과 같다. 첫째, 우리 몸이 만들지 못하므로 반드시 음식으로 섭취해야 하는 영양소를 필수영양소라고 하는데, 식물성 식품에는 있지만, 동물성 식품에는 없는 필수영양소는 없다. 그러나 동물성 식품에는 있지만, 식물성 식품에는 없는 필수영양소는 있다. 둘째, 같은 영양소라도 식물성 식품의 영양소 생체이용률이 동물성 식품의 영양소 생체이용률보다 훨씬 낮다. 셋째, 동물성 식품만 먹어도 필수영양소를 모두 섭취할 수 있다. 넷째, 식물성 식품만 먹으면 각종 영양보조제를 반드시 먹어야 한다.

2. **정설:** 식물 단백질은 동물단백질만큼 우수하다.
이설: 식물 단백질은 동물단백질보다 열등하다.

1) 식물 단백질 vs. 동물단백질

모든 단백질의 질이 같지는 않다. 세계적으로 10억 인구가 영양실조다. 단백질과 열량이 부족한 영양실조는 가장 치명적인 형태의 영양실조이고 아동이 가장 두드러진 희생자다. 세계적으로 5세 이하 아동 중 절반이 건강한 발달에 필수적인 무기질과 비타민 등 미량영양소 결핍이고, 거의 4분의 1이 발육부진이다. 성장기에 영양실조와 발육부진을 겪으면 평생 그 여파를 겪는다. 과체중이나 비만은 영양과잉이 아니라 열량 과잉이고 영양실조다. 과체중이나 비만인 인구 22억까지 합하면 영양실조 인구 비율은 훨씬 높다.

같은 열량을 제공한다고 해도 동물성 식품과 식물성 식품은 대사 과정이 다르다. 식물성 식품의 열량은 대부분 당, 전분에서 비롯되고 동물성 식품의 열량은 대부분 단백질, 지방에서 비롯된다. 같은 양의 단백질과 무기질을 함유한 동물성 식품과 식물성 식품도 대사 과정이 다르다. 비타민 필요량은 열량과 단백질이 동물성과 식물성 중 어느 식품에서 비롯되는지에 따라 결정된다. 그런데 인간이 하루에 필요한 열량과 무기질과 비타민 필요량을 계산할 때 이 같은 사항이 고려되지 않는다.

2) 조단백질Crude Protein VS. 진단백질True Protein

조단백질은 진짜 단백질이 아니다. 단백질은 16%가 질소로 구성되어 있고 측정 대상인 표본에 함유된 질소가 모두 단백질이라는 가정하에 표본에 함유된 질소nitrogen 비율에 6.25를 곱해서 추산한다. 그러나 단백질 질소 함유량과 비단백질 질소 함유량은 단백질 종류에 따라 다르다. 예컨대 감자에 들어있다고 측정된 단백질의 4분의 1은 비단백질 질소에서 비롯된다. 그리고 인간을 비롯해 위가 하나뿐인 동물은 이런 비단백질 질소를 사용하지 못한다.

조단백질과 진단백질의 차이는 식물성 식품에서 훨씬 두드러진다. 동물성 식품에 함유된 진단백질이 필수영양소인 아미노산 함량이 훨씬 높다. 식물성 식품의 성분표시에 1회 제공량당 들어있다고 적혀있는 단백질의 양이 다 단백질은 아니다.

조금 더 깊이 들어가 보자. 단백질 일일권장량Recommended Daily Allowance, RDA은 목표량이 아니라 "최저한도"이고 섭취하는 단백질이 "준거 단백질reference protein"이라는 가정하에 측정한 권장량이며, 그 "준거 단백질"은 달걀, 육류, 우유, 생선 등 소화흡수율이 높은 고급 단백질을 뜻한다. 따라서 식물 단백질로 단백질 필요량을 충족하려면 일일권장량보다 훨씬 많이 단백질을 섭취해야 한다.

단백질과 섬유소가 풍부하고 콜레스테롤을 낮춘다고 알려진 콩과 식물과 곡물을 살펴보자. 콩 1컵에는 6~8g의 단백질이 들어있지만, 필수아미노산은 일부만 포함되어 있다. 따라서 필수아미노산을 모두 섭취하려면 콩을 다른 곡물과 짝지어 섭취해야 하는데, 그렇게 되면 탄수화물 섭취량이 상당히 늘어난다. 그런데 콩과 식물에 함유된 항영양소는 단백질 흡수뿐 아니라 무기질과 비타민 등 미량영양소의 흡수도 방해한다. 게다가 식물성 식품의 단백질은 질이 떨어지는 조단백질이다. 육류는 필수아미노산이 모두 함유된 완전 단백질이고 흡수를 방해하는 항영양소도 없으므로 미량영양소와 단백질의 생체이용률이 매우 높다.

콩과 식물이 육류보다 소화하기 쉽다는 주장도 사실무근이다. 콩과 식물은 식물독소(또는 항영양소)를 함유하고 있고 이러한 식물독소들은 인체에 여러 가지 문제를 일으킨다. 이러한 식물독소들 가운데 일부는 물에 불리거나, 고열과 압력을 가해 익히거나, 발효하면 상당히 줄기는 하지만 완전히 제거되지는 않는다. 예컨대 콩을 발효한 일본 된장 미소는 항영양소인 옥살산염 함량이 매우 높다.[2]

콩과 식물이 육류 못지않은 철분 공급원이라는 주장 또한 근거가 없다. 콩과 식물에 함유된 넌-힘 아이언non-heme iron의 흡수율은 겨우 2~20%에 불과하다. 콩과 식물이 식단에서 상당히 높은 비중을 차지하는 나라에서는 철분 결핍으로 인한 빈혈이 매우 흔하다.

---

[2]   단백질이 풍부한 콩과 식물인 땅콩으로 만든 땅콩버터를 보자. 미국은 해마다 땅콩버터를 3억kg 넘게 소비하는데 이는 세계적 관광명소 그랜드 캐년Grand Canyon의 표면적을 너끈히 다 바를 정도의 양이다. 땅콩에는 장 기능을 훼손하는 옥살산염, 피트산염, 렉틴과 같은 식물독소가 다량 함유되어 있으므로 장누수증후군과 변비, 복부팽만, 염증, 설사 등 각종 소화장애를 일으킨다. 땅콩버터 1회 제공량(32g)에는 단백질이 겨우 7g 들어있다. 단백질 25g을 섭취하려면 땅콩버터 112g(열량: 665kcal)을 먹어야 한다. 수퍼푸드 곡물이라는 퀴노아quinoa에서 단백질 25g을 섭취하려면 날것 기준으로 177g(열량: 651kcal)을 먹어야 하는데 퀴노아에는 항영양소인 피트산염과 사포닌도 다량 함유되어 있다. 그러나 소고기(플랭크 스테이크flank steak 기준)는 113g(열량: 181kcal)만 먹으면 단백질 25g이 충족되고 항영양소도 없다.

3) 단백질 공급의 현황과 미래 수요

유엔 산하 식량농업기구FAO가 대륙별로 1961년과 2013년 1인당 식물 단백질과 동물단백질 공급량을 비교한 자료를 아래 표에 정리했다. 지역마다 큰 차이가 있지만 1961년에 비해 2013년에 단백질 총공급량이 늘어난 점은 바람직하다.

〈대륙별 1인당 일일 단백질 공급량〉

		아프리카	아메리카	아시아	유럽	오세아니아	세계 평균
1961	식물 단백질	42	35	40	51	36	42
	동물단백질	11	42	7	40	64	20
	총 단백질	53	77	47	91	100	62
2013	식물 단백질	53	41	51	44	35	40
	동물단백질	16	52	27	58	66	32
	총 단백질	69	93	73	102	101	72

단위: g

체중 70kg인 성인의 단백질 일일권장량을 체중 kg당 0.8g으로 계산해 56g이라고 한다면 전 세계 모든 대륙이 1인당 단백질 공급량이 일일권장량을 넘지만, 이중 조단백질이 상당한 비율을 차지하므로 성인 건강의 최적 상태에 필요한 1일 단백질 섭취량은 체중 1kg당 "최소한" 1.2~1.6g은 되어야 한다. 즉, 체중 70kg인 성인은 하루에 단백질을 "최소한" 84~112g 섭취해야 한다는 뜻이다. 필수아미노산 충족률, 생체이용률, 식물에 함유된 항영양소 등 여러 요인까지 고려하면 1인당 하루 단백질 섭취량이 필요량을 충족하는 나라는 103개국 가운데 하나도 없다는 또 다른 연구 결과도 있다. 체중 1kg당 하루 단백질 섭취 권장량 "하한선"인 0.8g을 기준으로 보아도, 미국인의 40% 이상이 단백질 섭취량이 부족하다는 연구 결과도 있다. 특히 남성은 9~30세와 71세 이상, 여성은 9세 이상 모든 연령대에서 단백질 섭취가 부족한 사람의 비율이 40%가 넘는다.

전 세계 단백질 총공급량에서 각 단백질원이 차지하는 비율을 추산해보면, 동물단백질이 38%, 식물 단백질이 62%다. 동물단백질에서 각 단백질원이 차지하는 비율(단위: %)은 (버터를 제외한) 유제품 10, 돼지 7, 생선과 해산물 6, 소와 들소 4, 달걀 3, 양과 염소 1, 그 밖의 동물 1 순이다. 식물 단백질에서 각 단백질원이 차지하는 비율은 곡물과 시리얼 41, 채소 6, 콩류 5, 그 외 다른 식물 4, 유지작물oilcrops 3, 전분 구근류 3 순이다. 평균적으로 전 세계가 이미 식물 단백질 위주의 식단을 하고 있고 조단백질 최대 공급원은 밀이다. 단백질 섭취 목표량은 단백질이 하루 총열량에서 차지하는 비율이 아니라 개인의 상황에 따라 고품질인 진단백질 섭취량을 토대로 해야 한다. 그리고 조단백질은 식물 단백질에 포함된 단백질량을 과대평가한다는 사실도 명심해야 한다.

4) 식물 단백질과 동물단백질의 필수아미노산

지금까지 단백질 아미노산은 크게 필수아미노산, 비필수아미노산, 그리고 조건부 필수아미노산으로 분류되어왔는데[3] 한 세기 넘게 쓰인

---

3 단백질은 다음과 같이 분류된다.
1) 필수아미노산Essential Amino Acid, EAA: 아지닌Arginine, 시스티인Cysteine, 히스티딘Histidine, 이솔루신Isoleucine, 루신Leucine, 라이신Lysine, 메사이어닌Methionine, 페닐알라닌Phenylalanine, 스레오닌

이러한 전통적 분류 방법이 적절한지 의문이 제기되고 있다. 가축과 동물들을 연구한 자료에 따르면 동물의 건강과 복지뿐 아니라 성장, 번식, 수유와 관련된 유전적 잠재력을 최대한 발현하기 위해 비필수아미노산도 섭취할 필요가 있다는 증거가 점점 축적되고 있기 때문이다. 인체에서 일부 아미노산을 합성한다고 해서 충분한 양이 합성된다는 뜻은 아니다. 따라서 "비필수아미노산"이라는 용어는 이제 영양학에서 쓰이면 안 된다.

동물은 사료에 단 하나의 필수아미노산만 결핍되어도 다른 아미노산들을 효과적으로 이용하지 못하고 더 많은 양의 질소를 몸 밖으로 배출하게 되며 이는 환경문제로 이어진다. 사슬의 강도는 가장 약한 고리가 결정하듯이, 결핍되는 아미노산이 다른 모든 아미노산의 흡수율을 결정한다. 이는 축산업에서 매우 중요한 사항이다. 돼지는 라이신이 결핍되면 피하지방이 19%, 근육 내 지방(마블링)이 89% 증가하고 최장근 longissimus 부위가 8% 작아지는데 이를 축산 전문가들은 대사증후군이라 부른다.

단백질의 생체이용률을 측정하는 "단백질 소화율 보정 아미노산 점수Protein Digestibility Corrected Amino Acid Score, PDCAAS"는 조단백질만을 기준으로 사용하고 조단백질을 진단백질로 보정하는 기능이 없으며 100이 넘는 점수는 잘리므로 조단백질의 소화율은 과대평가하고 진단백질 소

Threonine, 트립토판Tryptophan, 타이로신Tyrosine, 발린Valine

2) 비필수아미노산Non-Essential Amino Acid, NEAA: 알라닌Alanine, 아스패러진Asparagine, 아스파테이트Aspartate, 세린Serine

3) 조건부 필수아미노산Conditionally Essential Amino Acid, CEAA: 글루타민Glutamine, 글루타메이트Glutamate, 글라이신Glycine, 프롤린Proline.

화율은 과소평가하는 단점이 있어서 생체이용률을 추산하는 데 한계가 있다. 2013년 세계 보건 전문가들은 PDCAAS의 단점을 모두 보완한 "소화 가능 필수아미노산 점수Digestible Indispensable Amino Acid Score, DIAAS"를 사용하라고 권고했다.

PDCAAS와 DIAAS가 실제로 적용되는 사례를 살펴보자. 아몬드, 해바라기 씨, 땅콩버터, 강낭콩, 렌틸, 병아리콩, 두부는 단백질이 풍부한 식물성 식품으로 알려져 있다. 그런데 PDCAAS로 측정해도 아몬드, 해바라기 씨, 땅콩버터는 훌륭한 단백질원으로서 자격 미달이고, DIAAS로 측정하면 유일하게 병아리콩이 자격을 충족한다. 조단백질은 진단백질보다 등급에 따라 영양 가치가 들쭉날쭉하다. 대두의 조단백질 가치는 평균 수치를 기준으로 변동 폭이 평균치 밑으로 20%, 평균치 위로 20%에 달한다. 개별적 아미노산은 평균 수치를 기준으로 변동 폭이 평균치 밑으로 45%, 평균치 위로 45%에 달한다. 인류의 단백질원으로 1위를 차지하는 밀도 조단백질 함량이 평균치를 기준으로 등급에 따라 9~15% 변한다. 그렇다고 생산지와 생산연도, 등급에 따라 영양성분을 달리 표시하는 것도 아니다.

밀은 인간의 단백질원으로는 형편없는 식품이다. DIAAS로 측정했을 때, 밀을 유일한 단백질원으로 삼으면 생후 6개월까지의 단백질 필요량은 37%, 6개월부터 3세까지의 단백질 필요량은 45%, 3세를 초과하는 나이의 단백질 필요량은 54%밖에 충족하지 못한다. 밀을 가공하면 단백질 충족률은 더 떨어져서 빵은 20%, 시리얼은 1%로 급락한다. 차라리 생밀을 그냥 씹어먹는 게 낫다.

세계보건기구WHO가 발표한 자료에서도 생후 6~23개월 유아에게 최고품질 영양소 공급원은 동물성 식품이라고 인정하고 있는데, 이렇게 중요한 내용을 본문에 넣지 않고 잘 보이지도 않는 각주로 달아놓았다.

유엔아동기금UNICEF에 따르면, 생후 6~23개월 유아의 59%가 달걀, 유제품, 생선, 육류를 공급받지 못한다. 나라별로 생후 0~59개월 아동의 발육부진 비율이 높을수록 연간 1인당 각종 육류 소비율이 낮다. 물론 이는 상관관계일 뿐 인과관계는 아니지만, 붉은 고기를 하루에 엄지손가락 한 마디 크기만큼만 먹으라는 '더잇랜싯위원회' 보고서 같은 쓰레기 자료는 고기 구울 불쏘시개로나 쓰는 게 현명하다.

발육부진은 단순히 체격이 정상 수준에 못 미친다는 뜻만이 아니다. 인간으로서 지닌 잠재력을 최대한 발휘할 기회를 박탈당한다는 뜻이다. 발육부진은 동물성 식품이 부족해서뿐 아니라 부실한 여건에서 수확하고 저장한 곡물과 견과류가 생성하는 발암성 독소인 애플라톡신aflatoxin에서도 비롯된다. 취학연령 아동에게 그들이 사는 지역의 전통적 식단에다가 하루 달걀 한 개만 더 추가해도 아동의 인지능력과 학습 능력이 향상된다는 많은 연구 결과도 있다. 그리고 장년과 노년은 20~30대 청년보다 고품질 단백질이 더 많이 필요하다.

3. 정설: 당뇨[4]는 약으로 진행을 늦출 수 있을 뿐 못 고친다.
이설: 당뇨는 식단으로 고칠 수 있다.

1) 인슐린 저항성, 전당뇨, 당뇨

인슐린은 포도당을 세포 안으로 운반해 에너지로 쓰게 하고, 근육에 글라이코젠 형태로 저장하고, 그래도 남은 포도당은 지방으로 저장하는 호르몬이다. 인체의 거의 모든 세포는 인슐린 수용체가 있을 정도로 인슐린은 인체의 거의 모든 기관에 영향을 미치고 생명 유지에 꼭 필요한 호르몬이지만, 혈중 인슐린 농도가 장기간 높은 상태에 머물면 건강에 전혀 이롭지 않다.

인슐린 저항성insulin resistance이란 당뇨로 발전하기 전 단계인 전당뇨 pre-diabetes의 전 단계라고 보면 된다. 인슐린 저항성이 있는 사람은 혈액 속의 포도당을 세포 안으로 들여보내지 못한다. 세포가 과도한 포도당으로부터 세포 자신을 보호하기 위해서 포도당을 세포에 들여보내는 인슐린에 반기를 들기 때문이다. 음식을 섭취한 후 혈당이 세포 안으로 들어가지 못하고 혈액을 타고 돌아다니며 방황한다면 뭘 먹기만 하면 당뇨 위기에 놓이게 된다. 인슐린 저항성이 생기면 시간이 흐를수록 같은 양의 혈당을 세포 안으로 운반하는 데 점점 더 많은 인슐린이 필요해진다. 췌장이 과로해가면서 인슐린을 미친 듯이 분비하는 동안 혈당은 정상 수치를 유지하겠지만 결국은 아무리 인슐린을 분비해도 혈당을 정상

---

4   여기서 말하는 당뇨는 2형 당뇨를 뜻하지만, 1형 당뇨도 앞으로 다룰 저탄수화물 식단을 하면 인슐린 주입 양도 줄고 혈당 관리가 훨씬 수월해진다.

범위로 유지하지 못하는 지경에 도달해 혈당이 오르기 시작하는 게 바로 당뇨다.

인슐린은 혈관을 확장하는 역할도 한다. 인슐린은 혈관 세포에 붙어 산화질소nitric oxide의 생산을 유도하는데 이 산화질소가 혈관 확장의 달인이다. 가슴 통증을 호소하는 사람에게 나이트로글리세린nitroglycerin을 주는 이유는 이 물질이 산화질소 생성을 자극해 혈관을 확장하기 때문이다. 혈관이 인슐린 저항성을 보이면 인슐린이 혈관을 확장하려 해도 수축 상태에 머문다. 그런 상태에서 혈류량이 증가하면 혈관 내 압력이 높아지고 고혈압이 된다.

혈당은 정상 수치지만 인슐린 분비 수위가 높아진 상태에서 우리 몸은 소리 없이 비명을 지르기 시작하고 우리는 이 비명을 듣지 못한 채 수년 혹은 수십 년이 흐르고 나서야 전당뇨 혹은 당뇨 진단을 받게 되는데, 그 시점에서는 췌장에서 인슐린을 분비하는 베타 세포β-cell 절반이 이미 과로사한 상태다. 오늘날 미국 성인의 50% 이상이 2형 당뇨 또는 전당뇨이고 체중이 정상인 성인의 30% 또한 인슐린 저항성이 있다고 추정된다. 인슐린 저항성이 높아지면 2형 당뇨로 발전할 위험이 증가한다. 게다가 인슐린은 허기지게 만들며 섭취하는 음식을 지방으로 저장할 확률을 높인다.

탄수화물, 단백질, 지방이 혈당과 인슐린 수위에 미치는 영향은 매우 다르다. 탄수화물을 섭취하면 혈당과 인슐린이 급격히 오르내리고 오르내리는 폭도 크다. 단백질의 경우 혈당과 인슐린 상승 폭은 탄수화물보다 훨씬 낮고 훨씬 더 완만히 상승해 완만히 하락한다. 지방의 경우 혈당과 인슐린은 거의 변화가 없다. 따라서 탄수화물을 배 터지도록 먹어도 대량 분비된 인슐린이 허기지게 만들기 때문에 돌아서면 금방 배가 고파진다. 인슐린 저항성으로 인슐린 수위가 높아진 상태에 머물면 항상 허기가 진다. 탄수화물을 섭취하면 혈당이 올라가고 혈당을 세포로 운반하기 위해 인슐린이 다량 분비되고 그러면 다시 허기가 지고 포도당이 지방으로 저장되는 악순환이 계속된다. 혈당이 늘 높은 상태에 머물고 늘 인슐린을 다량 분비하고 인슐린이 간에서 그 당을 중성지방Triglyceride, TG으로 전환하면 지방간이 생긴다.

물 밖으로 나와 있는 빙산 봉우리를 죽상동맥경화증atherosclerosis 등 심혈관질환, 이상지질혈증dyslipidemia, 고혈압, 비만, 통풍, 2형 당뇨라고 한다면 물 밑에 잠겨있는 거대한 빙산 뿌리는 인슐린 저항성이다. 이 모든 질병의 근원은 인슐린 저항성이라는 뜻이다. 인슐린 저항성은 유전적 소인도 있다. 유전적 소인이 있는 사람이 계속 탄수화물을 다량 섭취하면 아무리 활동적이어도 나이가 들어 결국 병에 걸리게 된다.

인슐린 저항성을 유발하는 환경적 요인은 크게 세 가지다. 첫째, 만성 스트레스로 코티솔cortisol과 아드레날린adrenaline 호르몬이 늘 높은 수준에 머물거나, 둘째, 자가면역질환이나 만성 염증 등으로 면역체계가 늘 활성화되어있거나, 셋째, 탄수화물 과다섭취로 인슐린이 만성적으로 높은 상태에 머물러 있으면 인슐린 저항성이 생긴다. 첫째와 둘째 요인의 경우는 직장 부적응, 가정불화, 수면 부족, 운동 과잉, 수많은 다양한 자가면역질환과 다양한 원인에 의한 감염 등 사람마다 그 이유가 제각각이라서 일괄적인 해결책을 마련하기가 어렵다. 그러나 세 번째 요인은 저탄수화물 고지방 식단으로 단기간에 상당히 해소할 수 있다.

인슐린 저항성은 성기능 장애도 일으킨다. 남성불임 현상인 발기부전은 음경의 혈관을 확장하지 못해 생기는데 바로 인슐린의 신호전달 기능이 훼손되어 일어난다. 발기부전을 테스토스테론 수치가 낮은 징후로 보는 시각은 완전히 빗나갔다. 과학자들은 남성의 경우 인슐린 저항성을 보이는 첫 번째 징후가 발기부전이라는 주장을 오래전부터 해왔다. 따라서 발기부전인 남성은 대사 건강, 즉 인슐린 수치와 인슐린 저항성을 점검해 볼 필요가 있다. 한 환자는 혈당을 겨우 10mg/dL 정도 낮추었는데도 발기가 수월해졌다고 한다.[5]

여성불임 현상인 다낭성 난소 증후군polycystic ovary syndrome, PCOS은 고인슐린혈증hyperinsulinemia이 더 문제다. 난소 내에 테스토스테론을 에스트로젠으로(모든 에스트로젠은 한때 테스토스테론이었다) 신속히 전환하는 세포가 있는데, 인슐린은 이러한 전환을 방해한다. 여성은 인슐린 수치가 높은 상태에 머무르면 이러한 전환이 제대로 이뤄지지 않아서 테스토스테론 수위는 너무 높고 에스트로젠 수위는 너무 낮아 PCOS가 생긴다. 성호르몬 합성에 관여하는 콜레스테롤이 체내에 아무리 많아도 고인슐린혈증이 있으면 체내에 에스트로젠이 충분히 생성되지 않는다.

2007년 발표된 연구논문 "근골격 인슐린 저항성에서 나타나는, 간에서 탄수화물로부터 합성되는 지방De Novo Hepatic Lipogenesis from carbohydrate in skeletal muscle insulin resistance"에서는 체격이 날렵하고 건강한 25세 청년들을 인슐린 저항성이 높은 집단과 인슐린 민감성이 높은 집단으로 나눠 "오전 10시/오후 2시 30분" 두 차례에 걸쳐 탄수화물을 섭취하고 2시간 후 혈당, 혈중 인슐린 농도, 혈중 중성지방 농도, 간에서 생성된 지방의 양을 측정하도록 했다. 그 결과는 아래 표와 같다. 식후 혈당은 두 집단 간에 크게 차이가 나지 않았으나 혈중 인슐린 농도, 혈중 중성지방 농

---

5   발기부전으로 고통받는 남성들이여, 암컷을 여러 마리 거느리는 물개의 정력을 내림 받자와 애꿎은 수컷 물개 생식기를 구해 먹거나 비싼 기적의 파란 알약 바이애그라Viagra에 의존하지 말고 탄수화물 섭취를 확 줄여라. 실제로 육식이나 궁극적 제거식단을 한 남성들 가운데 테스토스테론 수치가 급격히 증가한 사례가 많다.

도, 간에서 생성된 지방의 양은 인슐린 저항성 집단이 인슐린 민감성 집단보다 훨씬 높았다.

⟨인슐린 저항성 집단과 인슐린 민감성 집단의 탄수화물 섭취 후 반응 비교⟩

	측정 시간	혈당	혈중인슐린농도	혈중중성지방농도	지방 간
인슐린 저항성 집단	12:00	130	175	130	7~26
	16:30	120	190	140	
인슐린 민감성 집단	12:00	128	110	65	3~13
	16:30	110	98	95	

단위: 혈당/중성지방/지방 간 측정 단위는 mg/dL, 인슐린 측정 단위는 μg/mL

위의 표에서 인슐린 저항성이 높은 청년들은 현재의 식후 혈당만 보면 지극히 정상이지만 향후 20년 동안 날마다 탄수화물을 다량 섭취하면 결국 당뇨로 발전하게 된다. 사람은 저마다 대사 기능이 차이가 난다. 탄수화물 불내증/인슐린 저항성이 높은 사람이 고탄수화물 식단을 하면 당뇨와 지방간이 생긴다.

2) 인슐린 저항성, 전당뇨, 당뇨에 적합한 식단

그렇다면 인슐린 저항성, 전당뇨, 당뇨를 앓는 사람들은 식단을 어떻게 구성해야 할까. 2형 당뇨를 예로 들어보자. 통상적으로 전문가들은 2형 당뇨 환자에게 한 끼에 탄수화물을 40~65g 섭취하고[6] 혈당이 정

6   정상인의 혈액에 들어있는 포도당의 양은 4g에 불과하다. 1작은술에 못 미치는 양이다. 그런데 한 끼에 몇십 g, 하루에 몇백 g씩 탄수화물을 몸속에 들이부으면 몸이 온전하겠는가.

상 범위 이하로 떨어지지 않게 간식까지 섭취하라고 권장한다. 애초에 문제를 일으킨 음식을 먹으라고 권장하는 셈이다. 근본적으로 당뇨는 탄수화물 중독인데 단기적으로는 혈당을 세포로 운반하지 못하는 문제를 일으키고 장기적으로는 더 심각한 문제를 낳는다. 그리고 인슐린 저항성은 사실상 몸이 탄수화물을 감당하지 못해 저항하는 상태로서 이는 세포를 과도한 당분으로부터 보호하려는 정상적인 현상이다. 인슐린 저항성 자체가 질병을 일으키는 게 아니라 고탄수화물 식단이 일으킨다. 인슐린 저항성이 있어도 탄수화물을 제한하면 건강한 삶을 누릴 수 있다. 인슐린 저항성이 있는 사람들에게는 인슐린 분비를 최소화하는 저탄수화물 식단이 "균형 잡힌 식단"이다.

미국당뇨협회American Diabetes Association, ADA는 그동안 하루 총열량의 4분의 3이 탄수화물로 구성되고 단백질은 살코기에 지방은 거의 없다시피 한 식단을 권장해왔는데 이는 비만과 당뇨를 악화하는 식단이다. 지방을 식단에서 제거하면 대신 뭔가로 채워야 하는데 그 뭔가는 보통 탄수화물이다. 애초에 탄수화물 과다섭취로 병든 사람에게 탄수화물 섭취를 권하고, 혈당이 올라가면 인슐린을 주입해 낮추고, 인슐린을 주입하니 체중이 느는 악순환이 계속된다. 고탄수화물 식단으로 혈당이 급격히 오르내리면 허기가 져서 세 끼 말고도 중간중간 간식까지 하루 대여섯 차례 뭔가를 먹게 된다.

그런데 도대체 왜 당뇨 환자들에게 계속 탄수화물을 섭취하라고 권장할까. 미국당뇨협회는 탄수화물 제한을 권고할만한 결정적인 증거가 없다고 주장하는 동시에 탄수화물이 혈당을 높이는 가장 큰 요인이므로 약물 복용이 필요하다는 모순된 주장을 한다. 게다가 미국당뇨협회는 당뇨 약을 먹으면 혈당이 너무 낮아지므로 탄수화물을 섭취해야 한다고 한다. 이 무슨 정신 나간 소리인가. 탄수화물 섭취로 혈당이 오르니 약을 먹어 혈당을 낮추고 약이 혈당을 너무 떨어뜨리니 탄수화물을 섭취하라고? 당뇨환자를 다람쥐 쳇바퀴 돌려 과로사하게 만드는 셈이다.

2형 당뇨는 고칠 수 있다. 탄수화물을 끊으면 된다. 인체에 꼭 필요하지만 몸에서 만들지 못하므로 섭취해야 하는 영양소가 필수영양소인데 탄수화물은 필수영양소가 아니다. 단백질에서 얻는 필수아미노산, 지방에서 얻는 필수지방산은 있지만, 탄수화물에서 얻는 필수 당은 없다. 미국 국립과학학술원에 따르면 인간의 식단에서 필요한 탄수화물의 최저한도는 0이다. 탄수화물의 일일권장량은 0이다. 탄수화물을 섭취하지 않아도 우리 몸은 필요한 만큼 간에서 포도당을 만드는데 이를 당신생gluconeogenesis이라고 한다. 단백질과 지방 결핍으로 생기는 병은 있어도 탄수화물 결핍으로 생기는 질병은 없다.

권위 있는 인류학 학술지에 인류 조상이 탄수화물을 많이 섭취한 덕에 뇌가 발달했다면서 뇌는 포도당을 주로 에너지로 소비하므로 탄수화물 섭취가 꼭 필요하다는 논문이 실린 적이 있다. 소가 웃을 개소리다. 혈당의 최저한이 어느 정도인지도 밝혀지지 않았다. 혈당이 20mg/dL라면 의식을 잃거나 죽는다는 게 일반적인 견해다. 그런데 생리학자 조지 F. 케이힐 주니어George F. Cahill Jr.는 장기간 단식해 키톤 생성에 적응한 사람들의 혈당을 20mg/dL까지 낮췄지만, 그들의 인지능력에는 전혀 문제가 없었다.

비만이나 당뇨환자는 탄수화물 섭취량을 대폭 줄여야 한다. 탄수화물 섭취량을 줄이면 혈당이 내려가고 인슐린 필요량도 줄어들기에 혈중 인슐린 수위도 낮아진다. 미국 보건 영양 조사 설문 자료National Health and Nutrition Examination Survey Data를 보면, 심혈관질환의 가장 큰 위험요인은 인슐린 저항성으로서 심장마비의 42%가 인슐린 저항성이 원인이다.

저탄수화물 식단의 효과는 매우 빨리 나타난다. 거의 20년 동안 2형 당뇨를 앓은 한 젊은 여성은 날마다 거의 300유닛unit에 달하는 양의 인슐린을 몸에 주입하고 여러 가지 약물을 복용하는데도 혈당이 조절되지 않다가 저탄고지 식단을 한 지 넉 달 만에 체중이 줄고 인슐린을 비롯해 당뇨 약을 모두 끊었으며 혈당은 늘 정상 범위에 머무르게 되었다. 그 여성은 다시 탄수화물을 섭취하지 않는 한 그 상태를 유지할 수 있다.

3) 저탄수화물 고지방 식단의 효과

위의 젊은 여성의 사례는 아주 이례적이고 우발적인 경우가 아니다. 당뇨, 심혈관질환, 비만 환자들을 상대로 저탄수화물 고지방(저탄고지) 식단으로 무작위배정 대조군 실험을 하면 일관성 있게 효과가 나타난다. 저탄고지 식단은 염증 지표들도 개선해주고, 암을 비롯해 만성 염증 질환을 앓는 이들에게도 희소식이다.

2005년 발표된 논문, "저탄수화물 식단이 2형 당뇨 비만 환자의 식욕, 혈당, 인슐린 저항성에 미치는 효과Effect of a low carbohydrate diet on appetite, blood glucose levels and insulin resistance in obese patients with type-2 diabetes"에 따르면, 체질량지수Bio Mass Index, BMI[7]가 33~52로 비만인 2형 당뇨환자 10명을 입원시켜 탄수화물 21g 이하의 저탄수화물 식단을 뷔페 형식으로 제공하고 섭취 음식의 중량을 모두 기록하는 한편 섭취하는 총열량은 제한하지 않는데, 공복혈당(단위: mg/dL)은 135에서 113으로, 또 다른 혈당 지표인 당화혈색소(단위: %)는 7.3에서 6.8로 하락하고, 인슐린

---

7   몸무게(kg)를 키(m)의 제곱으로 나눈 값으로서, 비만 정도를 평가하는 지수다.

민감성은 75% 향상했으며, 모든 당뇨약 복용량이 줄었고, 중성지방은 35%, 체중은 2kg, 하루 총열량 섭취(단위: kcal)는 3,100에서 2,100으로 1,000이 줄었다.[8]

2009년에 발표된 "탄수화물 제한식이 저지방 식단보다 대사증후군에 훨씬 긍정적인 효과가 있다Carbohydrate restriction has a more favorable impact on metabolic syndrome than low fat diet"에 따르면, 체질량 지수가 25 이상인 과체중 남성 40명을 무작위로 두 집단으로 나눠 12주 동안 총열량은 1,500kcal로 같게 하고 가공식품을 배제하고 한 집단은 저탄수화물 키토제닉 식단Low-carb ketogenic diet, LCKD, 다른 집단은 저지방 식단Low-fat diet, LFD[9]을 하게 한 결과, LCKD 집단은 10kg, LFD 집단은 5kg 몸무게가 줄었고 두 집단 간 감량 차이 분인 5kg 가운데 수분 배출이 차지하는 중량은 1kg뿐이고 나머지 4kg은 체지방 감량분이었다.

그런데 몸무게보다 더 극적인 변화는 대사증후군 지표에서 일어났다. 체질량지수BMI, 복부지방, 중성지방TG, 고밀도지질단백질HDL, ApoB/ApoA-1 비율, 혈당, 인슐린, HOMA-IRHomeostatic Model Assessment for Insulin Resistance(인슐린 저항성을 측정하는 지표), 포만감을 주는 호르몬 렙틴 등 대사증후군을 진단하는 "모든" 지표에서 LCKD 집단이 LFD 집단보다 "압도적으로 월등히" 좋은 점수를 받았다. 심지어 LCKD 집단은 LFD 집단보다 포화지방을 세 배 섭취했는데도 포화지방산의 혈청 농도가 LFD 집단보다 두 배 이상 하락했다. LCKD 식단을 하면 지방을 연

---

8   혈당을 낮추는 당뇨약을 복용하고 있는 환자에게 저탄수화물 식단을 시키면 저혈당이 올지도 모르기 때문에 이러한 실험은 의료진의 관리 감독하에 실시해야 한다.

9   LCKD 집단은, 지방 60%(포화지방 36g), 단백질 28%, 탄수화물 12%, LFD 집단은 탄수화물 56%, 단백질 20%, 지방 24%(포화지방 12g)를 섭취했다.

료로 사용하는 상태에 적응해 지방을 연소하는 능력이 향상되기 때문으로 보인다.

염증을 진단하는 14개 지표 가운데 IL-6, IL-8, TNF-a, MCP-1, I-CAM, E-Selectin, PAI-1 등 7개 지표의 경우 LCKD 집단은 17%~35% 급격히 하락해 극적으로 개선됐지만, LFD 집단은 오히려 3%~10% 상승했다. WBC, CRP, VEGF, IL-1b, EGF, VCAM, P-selectin 등 나머지 7개 지표에서는 두 집단 간 차이가 없었다.

2016년 인디애나 대학병원의 당뇨 클리닉 버타 헬스Virta Health는 2형 당뇨환자 262명에게[10] LCKD 식단을 시키고, 인근 지역 당뇨 클리닉에서 통상적인 표준 당뇨 치료를 받는, 인구학적 특징이 버타 헬스의 실험집단과 유사한 환자 86명(이들의 평균 BMI는 36으로 버타 헬스 환자들 평균치보다 낮았다)과 비교했다. LCKD 집단은 하루 섭취 총열량을 제한하지 않고 포만감을 느낄 때까지 먹고 탄수화물 섭취량은 30g 이하로 제한했다. 버타 헬스는 LCKD 집단을 다시 두 집단으로 나눠 절반은 당시 개발 중인 애플리케이션으로 원격 관리하고 나머지 절반은 실험 첫해에 25회 대면 진료를 했다.

LCKD 집단은 치료 방법을 충실히 지키고 실험 참여를 지속한 비율이 첫해에 83%, 두 번째 해에 74%로 매우 높았다. 혈중 키톤 농도(단위: mmol/L)는 실험 시작 후 8개월 시점까지 0.8~0.5, 그 후 1년이 되는 시점까지는 0.4 수준을 유지했다. 당화혈색소(단위: %)는 실험 시작 당시 7.5에서 실험 종료 시점인 2년째 되는 때에 6.6으로 0.9 줄었다. 반면 인근 클리닉에서 통상적인 표준 치료를 받은 집단의 당화혈색소는 같은

---

10   이 실험집단은 평균연령 54세, 평균 체질량지수 41, 평균 체중 약 116kg, 2형 당뇨 평균 지속 기간 8.4년이고 여성 67%/남성 33%로 구성되었다.

기간 동안 7.75에서 8.4로 오히려 나빠졌다. 또 LCKD 집단의 평균 몸무게(단위: kg)는 115에서 102로 13이 줄어든 반면, 클리닉 환자는 평균 105에서 111로 오히려 6이 늘었다.

LCKD 집단에서 HOMA-IR은 32% 줄었고, 당뇨 역전율은 55%에 달했다. 실험 시작 시점에서 인슐린을 처방받은 환자들은 실험 종료 시점에 인슐린 사용량을 평균 81% 줄였고 인슐린 사용량을 줄이거나(29%) 완전히 중단한 환자(62%)는 합해서 91%에 달했다. 실험을 시작하고 겨우 두 달 만에 대부분 약물이 더는 필요하지 않게 되었다. LCKD 집단은 심혈관질환 위험을 측정하는 거의 모든 지표가 실험 시작 후 1년이 되는 시점에서 개선되었고 10년 죽상동맥경화증 위험 수치는 12% 개선되었다. 특히 미세한 염증 반응도 검출해내는 고감도 C-반응 단백질high sensitivity C-Reactive Protein, hsCRP 수치가 무려 평균 40% 가까이 개선되었다. 반면 인근 클리닉 환자들은 거의 모든 지표가 변화가 없거나 더 나빠졌다.[11]

앞서 언급한, 2009년에 발표된 연구 결과(실험 기간 3개월)에서는 실험집단의 염증 지표 14개 가운데 7개가 개선되는 데 그쳤지만, 이 연구에서는 LCKD 집단 전원이 16개 염증 지표 가운데 14개가 개선되었다. 나머지 2개 지표의 결과는 통계적으로 유의미하지 않은 수치. 이상지질혈증과 고지혈증에 널리 사용되는 약물 스타틴을 1년 이상 복용하면 CRP는 평균 25% 줄지만 다른 염증 지표들은 전혀 개선되지 않는다는 사실로 미루어볼 때 스타틴보다 LCKD가 훨씬 더 큰 효과를 낳는다.

---

11   LCKD 집단에서 유일하게 악화한 수치는 LDL(10% 증가)인데 죽상동맥경화성 작은 고밀도 지질단백질 입자atherogenic small & dense LDL-P 수치는 20% 개선되었다는 점을 고려하면 악화했다고 해석하기 어렵다.

버타 헬스 클리닉의 LCKD 식단을 실천한 2형 당뇨 환자들은 대사 기능이 개선됐을 뿐 아니라 당뇨 약을 끊으면서 의료비도 어마어마하게 줄어 환자 1인당 1년에 무려 2,000달러를 절약했다. LCKD 집단은 당뇨가 개선돼 필요한 약의 양이 줄었지만, 당뇨는 원인을 제거하지 않는 한 점점 악화하는 질병이기 때문에 미국당뇨협회의 표준적인 치료 지침을 따르는 집단은 시간이 흐를수록 점점 더 많은 양의 약이 필요하다. 인슐린은 비싸다. 미국 당뇨환자의 인슐린 약값이 한 달에 평균 900달러다. 미국은 한 해에 2,500억 달러를 당뇨병 약값에 쏟아부으면서 질병 치료disease cure가 아니라 질병 관리disease management를 하고 있다. 2형 당뇨 완치는 미국 정부와 미국당뇨협회가 권장하는 식단 지침을 무시하는 데서 출발한다.

　　이처럼 효과적이고 의료비용을 대폭 절감하는 저탄고지 식단이라는 치료 방법이 있는데 왜 의사와 병원들이 앞다퉈 이를 실천하지 않을까. 첫째, 현상 유지다. 기존의 틀에서 벗어나기가 어렵다. 수십 년 전부터 저지방 식단이 바람직하다는 주장이 정설로 굳었다. (그러나 지방을 식단에서 제거하는 게 바람직하다는 결과를 보이는 무작위배정 대조군 실험을 바탕으로 한 과학적 증거는 없다.) 게다가 식단에서 지방이 쫓겨난 자리를 탄수화물이 차지했다. 고탄수화물 저지방 식단은 미국의 수억 명, 전 세계 수십억 명을 상대로 한 대규모 임상실험이고 처참히 실패하고 있다. 둘째, 돈이다. 환자가 늘수록 어마어마하게 돈을 버는 이들이 있다. 식단권장지침 설계에 참여하는 "전문가"들은 대부분 거대 식품 기업과 곡물 생산업체들, 거대제약사들로부터 연구비 등 재정적 지원을 받는다. 명백한 이해 충돌이다. 당뇨는 음식으로 생긴 병인데 약으로 고치려 하니 결과가 형편없다. 병을 일으킨 근본 원인이 탄수화물이면 탄수화물을 끊거나 적어도 대폭 줄여야 한다.

저탄수화물 식단이란 고단백질 식단이 아니다. 탄수화물을 식단에서 빼면 그 자리는 지방으로 채워야 한다. 그것도 많이. 지방은 음식에 맛을 더해주고 포만감을 느끼게 하는 호르몬 렙틴 분비를 촉진하며 혈당과 인슐린 수위를 낮춘다. 저탄고지 식단에서 지켜야 할 사항들이 있다. 첫째, 저지방, 무지방 식품을 보면 10m 길이의 장대로도 건드리지 말라. 식품에서 지방을 제거하면 탄수화물과 온갖 화학물질을 첨가해서 맛나게 만들어야 한다. 둘째, 진짜 음식을 먹어라. 상자에 담겼거나 포장이나 용기의 식품성분표에 단편소설 분량의 외계어 같은 단어들이 깨알처럼 인쇄되어있는 건 음식이 아니다. 셋째, 배고프면 먹고 배가 안 고프면 먹지 말라. 끼니때가 됐기 때문에, 또는 하루 세 끼 꼬박 챙겨 먹어야 한다는 생각을 버려라. 넷째, (정제 곡물이든 통곡물이든 상관없이) 곡물, (백설탕, 흑설탕, 비정제 유기농 원당, 매실청, 조청, 도라지청, 꿀, 액상과당, 인공감미료, 올리고당 등등 상관없이) 당, (비저항성 전분이든 저항성 전분이든 상관없이) 전분 섭취를 극도로 제한하든가 끊어라. 무설탕 무열량 감미료들도 천연이든 인공이든 탄수화물에 중독된 사람이 단맛에 대한 욕구를 극복하지 못하게 방해하는 장애물이다.[12]

---

12   하루 탄수화물 섭취량이 130g 이하인 식단은 안전하지 않다고 주장해온 미국당뇨협회는 2019년 저탄수화물 식단을 2형 당뇨에 효과적인 치료 방법으로 추가했지만, 여전히 저지방 식단이 치료 표준standard of care이라는 입장을 포기하지 않고 있다.

4. 정설: 포화지방에 들어있는 콜레스테롤이 심혈관 질환의 원흉이다.
이설: 혈관 내벽 훼손과 혈전 파열이 심혈관질환의 원흉이다.

1) 식이 콜레스테롤-심혈관질환 가설 vs. 혈전 생성 가설

콜레스테롤이 많이 함유된 동물성 포화지방을 섭취하면 이른바 "나쁜 콜레스테롤"인 저밀도 지질단백질Low Density Lipoprotein, LDL 농도가 높아지고 콜레스테롤이 혈관 벽에 쌓여 심혈관질환이 발생한다는 식이 콜레스테롤-심혈관질환 가설Dietary Cholesterol-Cardiovascular Disease Hypothesis은 수십 년 전 의학계에서 정설로 자리 잡았다. 정말로 우리가 음식을 통해 섭취한 포화지방의 콜레스테롤이 혈관 벽에 쌓이고 LDL 수치는 심혈관질환 위험을 예측하는 타당한 지표일까?

우리가 섭취한 지방과 콜레스테롤이 소장으로 이동하면 간이 만들어 쓸개에 저장해둔 쓸개즙염bile salt이 분비되고 이 쓸개즙염에 지방산이 달라붙어 장벽에 흡수된다. 그러면 장에서 합성된 카일로마이크론chylomicron이라는 매우 큰 지질단백질이 지방산과 콜레스테롤을 싣고 가슴관thoracic duct을 거쳐 혈관을 타고 돌아다니면서 지방조직adipose tissue에 지방산과 콜레스테롤을 배달한 후 크기가 줄어들어 다시 간에 흡수되어 분해된다.

한편 우리가 섭취한 탄수화물은 장에서 포도당, 과당 등 단당류로 분해되어 소장에 흡수된 후 혈액을 통해 모두 일차적으로 간으로 이동하고 간은 이를 글라이코겐 형태로 근육에 저장할지, 서서히 혈액으로 내보낼지, 지방으로 전환할지 그 운명을 결정한다. 탄수화물을 대량 섭취해 혈당이 오르면 간은 적정한 혈당 수준을 유지하려고 애쓰지만, 간이 글라이코젠 형태로 저장할 수 있는 당의 최대치는 약 500kcal 분량이다. 그 이상인 당을 간은 중성지방Triglyceride, TG으로 전환하는데 이 경로를 지방신생de novo lipogenesis이라고 한다.

LDL을 흔히 "나쁜 콜레스테롤"이라고 부르는데 LDL은 콜레스테롤이 아니다. LDL은 중성지방과 콜레스테롤을 세포에 운반하는 역할을 하는 배달부다. 콜레스테롤은 혈액 속을 자유로이 헤엄쳐 돌아다니지 못한다. 기름과 물이 섞이지 않듯이 지방인 콜레스테롤과 수분함량이 높은 혈액은 섞이지 않는다. 따라서 표면이 친수성親水性인 동그란 공 모양의 LDL이 중성지방과 콜레스테롤을 실어나른다.

위와 같이 간이 글라이코젠으로 저장하고 남은 포도당을 중성지방으로 전환하고 이를 초저밀도[13] 지질단백질Very Low Density Lipoprotein, VLDL에 실어 간 밖으로 내보내면, VLDL은 몸속을 돌아다니며 세포에 중성지방과 콜레스테롤을 배달하면서 점점 크기가 줄어들어 중밀도 지질단백질Intermediate Density Lipoprotein, IDL을 거쳐 LDL이 되고 배달을 마친 LDL은 다시 간에 흡수된다. 중성지방 함량이 50% 이상인 VLDL이 중성지방을 배달하고 남은 게 LDL이므로 LDL은 VLDL보다 콜레스테롤 함량 비율이 훨씬 높다. 소장에서 만들어지는 고밀도 지질단백질High Density Lipoprotein, HDL은 우리 몸 조직에 배달된 후 사용되지 않은 콜레스테롤을 다시 받아서 간으로 운반해 체외로 배출시

---

13   밀도는 단백질의 절대량이 아니라 비율의 변화를 뜻한다. 즉 단백질의 양은 같지만, VLDL에서 IDL, LDL로 갈수록 우선 중성지방 비율부터 줄기 때문에 상대적으로 콜레스테롤 비율과 단백질 비율이 증가한다.

키므로 "좋은 콜레스테롤"이라고 불린다. 말하자면 반품을 수거하는 배달부인 셈이다.[14]

배달할 물건(지방산, 콜레스테롤)을 가득 싣고 물류창고(간)를 출발한 트럭(VLDL)이 배달을 다 마치고 빈 트럭(LDL)으로 다시 물류창고(간)에 돌아가는 격이다. 배달을 마치고 간에 흡수된 LDL은 간에서 새로 합성된 중성지방과 콜레스테롤을 싣고 VLDL이 되어 다시 간 밖으로 배달을 나가고 배달이 끝나면 다시 간에 흡수되는 과정을 반복하면서 재활용된다.[15]

요약하면, 우리가 음식으로 섭취하는 지방은 소장에서 간을 거치지 않고 곧바로 지방조직으로 가 중성지방 형태로 저장되므로 LDL은 우리가 섭취한 지방의 흡수, 운반, 저장과 무관하다. LDL은 오로지 VLDL에서 비롯되고 VLDL은 간에서 만들어지며, VLDL은 탄수화물 섭취 때문에 증가한다. 관상동맥질환으로 입원한 환자 136,505명 가운데 75%가 LDL이 정상 수준이었다는 2009년 연구 결과도 있고 LDL 수치가 높을수록 장수하는 경향이 있다는 연구 결과도 있다. 식이 콜레스테롤-심혈관질환 가설을 주장하는 전문가들에게 사람이 섭취한 포화지방이 어떤 생리적인 경로를 통해 콜레스테롤/LDL 수치를 높이는지 물어보면 대답하지 못한다.

고지방 저탄수화물 식단을 하면 앞서 언급한 지방신생 경로가 하향 조정되고 간이 지방 합성을 줄이므로 VLDL 수치가 하락한다. 그런

14　카일로마이크론의 크기를 커다란 비치볼에 비유한다면, VLDL은 농구공, IDL은 핸드볼, LDL은 골프공, HDL은 완두콩 정도다.

15　VLDL은 혈액에 진입하면 최고 1시간 동안 세포에 중성지방을 배달하고 크기가 줄어 IDL이 된다. IDL은 30분 안에 LDL로 전환되고 LDL은 2~4일 동안 혈액 내에 머문다.

데 고탄수화물 저지방 식단을 하면 지방신생 경로가 상향 조정되고 간이 지방 합성을 늘리므로 VLDL 수치가 증가한다. 탄수화물이 VLDL의 수치를 높인다면 VLDL에서 비롯되는 LDL 수치도 높아져야 하는데 LDL 수치는 왜 크게 늘지 않나? 그 이유는 LDL 수치가 증가하면 LDL 수치를 늘 예의주시하는 간이 혈액 속의 과도한 LDL를 제거해 항상성homeostasis을 유지하려고 하기 때문이다.

그렇다면 혈관 내벽이 훼손되어 혈전이 생기고 갑자기 파열된 혈전이 혈관을 막아 심혈관질환이 발생한다는 혈관생성가설은 어떻게 작동할까. 혈관 내벽은 서로 촘촘히 연결돼 비집고 들어갈 틈이 없는 혈관내피세포endothelial cell로 덮여있고 그 위에 당질피질glycocalyx 점막이 덮여있다. 혈관 내벽의 특정 부위가 당화glycation나 산화 스트레스oxidative stress 등 여러 가지 이유로 손상되면[16] 지질단백질(a)Lipoprotein(a), Lp(a)가 상처 부위의 단백질과 결합해 출혈을 막고, 파이브리노젠fibrinogen 단백질이 끈적끈적하고 긴 거미줄 같은 파이브린fibrin을 만들어 상처 부위를 단단히 감싼다. 혈관의 상처 부위가 봉합되고 혈전이 생성되면 혈전이 혈관

---

16   그 밖에도 혈관 내벽이 손상되는 이유는 많다. 한 아동이 오른쪽 다리에 혈액이 공급되지 않아 괴저gangrene가 발생해 다리를 절단했다. 이 아동은 적혈구가 낫 모양으로 뾰족한 형태를 띠는 유전질환인 낫적혈구병Sickle cell disease이 있었다. 낫처럼 끝이 뾰족한 적혈구가 혈관내피를 손상해 혈전과 플라크가 생성되고 파열된 플라크가 혈관을 막아 혈액 공급을 차단한다. 낫적혈구병은 심혈관질환 위험을 50,000% 높인다. LDL을 비롯해 다른 어떤 요인도 필요 없이 혈관 내벽 손상이 독자적으로 심혈관질환을 일으키는 충분조건임을 낫적혈구병이 보여준다. 비정상적으로 높은 호모시스테인homocysteine 수치도 독자적인 심혈관질환 위험요인이다. 그 외에도 만성 스트레스, 비타민C 결핍, 자가면역질환 치료제인 스테로이드, 정신질환, 치주염/치은염 등도 혈관을 훼손해 심혈관질환 위험을 높이는데 모두 LDL과 무관하다. 잇몸병이 심혈관질환과 무슨 연관인가 의아하겠지만, 치주염/치은염으로 잇몸에 염증이 생기면 세균이 혈액에 침투하고 세균이 만들어낸 외독소exotoxin가 당질피질과 혈관 내벽을 훼손해 심혈관질환의 위험이 커진다.

을 막지 않게 다시 분해해야 하는데, 혈전은 플라스미노젠plasminogen 단백질을 끌어들여 플라스민plasmin을 만들고 이 플라스민이 혈전을 대부분 분해한 후 남은 혈전은 혈관 내벽으로 흡수된다.

인체의 망가진 세포들을 청소하는 대식세포macrophage도 손상된 혈관 복구과정에 개입한다. 대식세포는 상처가 난 혈관 부위의 바이러스나 박테리아를 제거하기 위해 초과산화물superoxide을 분출해 소독하고 찌꺼기를 먹어 치운 후 분해된 뒤 혈액을 통해 체외로 배출된다. 혈전이 분해 처리되고 나면 혈관내피 전구세포endothelial progenitor cell가 혈관 내피를 새로 만들어 상처 부위를 덮는다.

그런데 똑같은 부위에 반복해 상처가 나거나 훼손된 혈관을 복구하는 과정에 장애가 생기면 혈전이 축적되고 축적된 혈전이 갑자기 파열되면 혈관을 막아 심혈관질환이 발생한다. 다시 말하면 동맥 플라크는 혈관 벽에 상처가 나고 아무는 과정이 되풀이되면서 생긴 혈전이다. 동맥에 플라크가 축적돼 동맥이 점점 좁아져 피가 제대로 흐르지 못하게 되면 새로운 혈관이 형성되어 좁아진 혈관을 우회해 혈행을 원활하게 한다. 그러나 새로운 혈관이 생길 겨를도 없이, 동맥에 축적된 플라크가 갑자기 파열되어 떨어져나온 덩어리가 혈관을 완전히 막아버리면 심장마비가 발생한다. 쌀알만큼 작은 크기의 파열된 혈전이 뇌나 심장의 혈관을 막아 심각한 문제를 일으킨다.

혈관 벽에 생성된 플라크에서 콜레스테롤 결정체가 발견된다는 이유로 "나쁜 콜레스테롤 LDL"이 심혈관질환의 원흉이라고 하는데 플라크에서는 콜레스테롤뿐만 아니라 Lp(a), 백혈구, 적혈구, 혈액을 응고하는 혈소판, 파이브린 등 혈액에서 발견되는 온갖 물질들이 발견된다. Lp(a)는 혈관 벽에 상처가 나면 지혈을 하려고 가장 먼저 달려오는 응급치료사인데, 아포지단백AApolipoproteinA, ApoA라는 단백질 분자가 하나 더 붙어있다는 점을 제외하고 LDL과 구조가 똑같다. 따라서 플라크에서 발견된 콜레스테롤 결정체가 LDL에서 비롯됐다고 특정할 수 없다.

게다가 콜레스테롤 결정체가 되려면 순수한 유리 콜레스테롤pure free cholesterol이 필요하다. 그러나 LDL에 들어있는 콜레스테롤은 지방산과 결합해 콜레스테롤 에스터cholesterol ester 형태로 존재하므로 콜레스테롤 결정체를 형성하지 못한다. 반면 적혈구에는 유리 콜레스테롤이 듬뿍 들어있다. 즉, 플라크에서 발견되는 콜레스테롤은 LDL이 아니라 적혈구에서 비롯될 가능성이 크다는 뜻이다.

콜레스테롤이 심혈관질환의 범인이라는 주장은 범행 현장에서 음식 배달원, 응급요원, 가사도우미, 도시가스 검침원, 우편집배원 등의 DNA가 발견됐다는 이유만으로 그중 하나를 자의적으로 범인으로 지목하는 셈이다. 범행 현장에서 어떤 이의 DNA가 발견되었다고 해서 그 사람이 범인이라고 단정할 수 없다. 화재 현장에서 소방수가 목격됐다고 해서 화재를 진압하러 온 소방수를 방화범이라고 단정할 수 없듯이 말이다.

식이 콜레스테롤-심혈관질환 가설을 주장하는 전문가들에게, 정맥도 동맥과 똑같은 농도의 LDL에 노출되는데 왜 정맥에서는 플라크가 발견되지 않는지 물어보면 대답을 못 한다. 흥미롭게도 관상동맥 우회수술을 할 때 인체 다른 부위의 정맥을 동맥이 막힌 부분에 이식하면 이식한 정맥에 플라크가 생긴다. 즉 정맥은 동맥이 하는 역할을 하면 플라크가 생긴다는 뜻이다. 동맥은 정맥보다 혈압이 높고 혈행이 빠르다. 그리고 혈액이 흐르는 방향이 갑자기 바뀌는 부분, 즉 동맥이 나뭇가지처럼 갈라지면서 혈행의 방향이 꺾이는 부분에서 특히 플라크가 발견된다. 물살이 세고 굽이치는 강 유역이 침식되듯이 혈행이 빠르고 진행 방향이 바뀌는 혈관 부위에 상처가 나기 쉽다는 말이다.

혈액 응고는 출혈이 생기면 지혈을 하는 중요한 기능이지만 비정상적인 혈액 응고 성향도 죽상동맥경화증 위험을 높인다. 심장질환과 관련된 지질 요인이 혈액 응고 촉진 경향pro-coagulant tendency과 어떻게 연관될까? 중성지방TG 수치가 높고 HDL 수치가 낮을수록 심혈관질환의 위험이 크다고 알려져 있다. 그렇다면 이 지표들은 혈전 위험과 연관이 있을까? 연관이 없다면 혈전이 심혈관질환의 원인이라는 가설은 무너진다. 지질 지표들과 혈전의 관계를 보여주는 수십 건의 연구자료가 존재한다. TG는 혈액 응고의 핵심적 요소인 제7 혈액응고인자factor VII의 활동과 관련이 있다. HDL은 혈액 응고를 주도하는 혈소판이 뭉치지 못하게 방해하는데 HDL이 낮으면 혈전 형성을 제어하는 기능이 약해진다. 반면 (정상적인 LDL 말고) 산화해 훼손된 LDL은 혈소판 뭉침을 촉진하고 혈액 응고를 가장 강력하게 촉진하는 조직 인자tissue factor의 분비를 촉진한다. 심혈관질환의 위험요인은 LDL이 아니라 혈전증thrombosis이라는 뜻이다. 결론적으로 높은 TG와 낮은 HDL은 혈전 위험요인이다.[17]

그렇다면 무엇이 파열에 취약한 플라크를 만들어낼까? 그 해답의 하나가 거품세포foam cell다. 거품세포는 산화한 LDL을 먹어 치운 대식세포를 뜻한다. 혈액 내에서 면역을 담당하는 대식세포는 건강한 LDL은 흡수하지 않고 산화해 훼손된 LDL만 먹어 치운다. 이 같은 산화 LDL을 흡수한 대식세포는 파열 위험이 큰 플라크를 덮고 있는 섬유막을 파괴하는 효소인 매트릭스 메탈로프로티네이즈 9Matrix metalloproteinase 9, MMP9

---

17   TG/HDL의 비율이 낮을수록 심혈관질환 위험도 낮다. TG/HDL은 1.0 이하가 최적이고 1.5 이하면 안전한 범위다.

를 분비한다. 높은 MMP9은 심장병 사망을 독자적으로 예측하는 요인이라고 알려져 있다. TG와 HDL 수치도 MMP9과 연관이 있다. 산화한 LDL이 높을수록 TG가 높고 HDL은 낮으며 플라크를 불안정화하는 MMP9 활동이 촉진된다.

혈관 내피를 손상해 혈전을 형성하는 핵심 요인은 더 있다. 그중 가장 중요한 게 혈관 내피세포를 덮고 있는 당질피질glycocalyx의 손상이다.[18] 당질피질은 혈관을 최전선에서 보호하는 가장 중요한 방어막일 뿐만 아니라 항트롬빈 3antithrombin 3이라는 물질을 분비해 동맥 내벽에 비정상적인 혈전이 형성되지 않게 막는다. 또 당질피질은 자연계에서 단연 가장 강력한 혈액 응고 방지 물질이자 혈관을 확장하는 산화질소 nitric oxide 생성을 촉진한다. 간단히 말하면 당질피질은 혈액 응고와 혈전 형성을 효과적으로 막는 역할을 한다.

산화 스트레스도 심혈관질환의 중요한 원인이다. 흡연, 매연, 대기 오염, 산화 LDL 등에서 비롯되는 각종 혈중 산화물이 당질피질을 훼손하기 때문이다. 산화로 훼손된 LDL은 우리 몸속에 존재하므로 외부에서 비롯되는 다른 산화 스트레스보다도 훨씬 강력한 산화 스트레스 유발 요인이다. 산화로 LDL이 훼손되면 크기가 작아지고 밀도가 높아진다. 심장마비를 일으킨 사람의 LDL 수치는 건강인과 차이가 없지만, 산화로 훼손되어 작고 밀도가 높은 LDL 수치는 건강인보다 훨씬 높다.[19] 따라서 산화 LDL이 당질피질을 훼손하면 혈전 생성과 죽상동맥

---

18   1960년대에 실시된 한 잔인한 실험에서, 돼지들의 동맥 내벽을 긁어내고 봉합한 후 1~3주가 지나 해부해보니 긁어낸 부위에서 플라크가 발견되었다. 담배회사에서 한 실험도 있다. 심장병 이력이 없는 건강한 자원자에게 담배 딱 한 대를 피우게 한 후 혈액검사를 했더니 혈관 내피세포가 죽을 때 분비하는 미세입자micro particle가 혈액에서 발견되었다.

19   지질학lipidology 계의 거두 로널드 M. 크라우스Ronald M. Krauss 박사는 고지방 식단이 아

경화증의 위험이 급격히 증가한다.

산화 스트레스는 동맥 석회화의 원인이기도 하다. 산화 스트레스로 DNA가 훼손되면 이를 치유하기 위해 폴리 (ADP-리보스) 폴리머레이즈 Poly (ADP-ribose) Polymerase라는 물질이 발현하는데 이 물질은 동맥의 벽에 칼슘을 축적한다. 관상동맥석회화Coronary Artery Calcification, CAC는 플라크, 심장발작과 연관이 있고 CAC 수치는 심혈관질환의 위험을 측정하는 훌륭한 지표다.

니라 고탄수화물 식단이 죽상동맥경화성 이상지질혈증을 일으킨다는 사실을 발견한 인슐린 저항성의 아버지 제럴드 M. 리븐Gerald M. Reaven 박사의 이론이 옳음을 최초로 증명했다. 크라우스 박사는 LDL이 심장질환 위험을 예측하는 신뢰할만한 지표라고 생각하지 않는다. 그가 진료한 환자 가운데는 LDL 콜레스테롤 수치를 낮추었거나 LDL 수치가 이미 "정상" 범위에 있는데도 심장마비를 일으킨 사람도 있다. 크라우스 박사에 따르면, LDL이 가볍고 폭신폭신한 종류라면 문제가 되지 않지만, LDL이 작고 밀도가 높은 종류라면 위험신호다. 크라우스 박사의 이러한 발견으로 미국심장협회, 국립보건원, 노벨상을 받은 과학자들이 주장해온 LDL 가설의 심혈관질환 예측 능력이 형편없다는 사실이 드러났다.

크라우스 박사는 또한 탄수화물 대신 지방과 포화지방을 많이 섭취하면 가볍고 폭신폭신한 LDL은 증가하고 작고 밀도 높은 LDL은 하락한다는 사실도 밝혀냈다. 포화지방이 좋은 LDL을 증가시키고 게다가 HDL도 증가시키므로 포화지방은 해롭기는커녕 오히려 유익하다는 뜻이다. 미국심장협회에 오랜 세월 동안 관여해온 크라우스 박사는 협회 소속 영양 위원회 회장을 맡게 되면서 협회의 식단권장지침에서 포화지방 제한을 완화하려고 무던히도 애썼지만, LDL 수치가 심혈관질환 위험의 중요한 지표라고 맹신하는 주류 학자들의 반대에 부딪혀 번번이 실패했다.

2000년 크라우스 박사는 포화지방이 심장질환의 주범이라는 명백한 증거라고 주류 학자들이 제시하는 연구자료들을 모조리 검토해 마침내 논문을 썼지만, 그의 논문을 싣겠다는 학술지를 찾지 못해 애를 먹다가 2010년에 가서야 논문이 세상의 빛을 보았다. 첫 번째 논문에서 크라우스 박사와 동료 학자들은 "포화지방은 심장질환이나 심장마비 위험 증가와 관련이 없다."라고 결론을 내렸다. 두 번째 논문에서는 사실상 포화지방이 탄수화물보다 건강에 유익하다는 결론을 내렸다.

높은 혈당도 당질피질과 혈관 내피를 훼손한다.[20] 건강한 사람에게 포도당을 주입하면 당질피질이 금방 얇아졌다가 다시 원상 복구되는 모습이 관찰된다. 그러니 탄수화물을 날마다 대량 꾸준히 섭취하면 당질피질이 어떻게 되겠는가. 당뇨가 심장질환과 뇌졸중의 위험을 몇 배 높이는 게 놀랍지 않다. 1962년에 발표된 한 논문에 따르면, 심장발작 환자의 73%가 혈당이 비정상적으로 높았다. 혈당이 높은 경우와 혈당이 급격히 오르내리는 경우 모두 세포 내의 에너지 공장인 마이토콘드리아에서 산화 스트레스를 일으키고 고혈당은 동맥 내에서 MMP9 분비도 촉진한다.

2010년 발표된 논문 "포화지방과 심혈관질환의 연관성을 평가한 코호트 연구논문들의 메타 분석Meta-analysis of prospective cohorts studies evaluating

---

20   만성 스트레스, 자가면역질환 치료제인 스테로이드 등도 혈당을 높여 심혈관질환의 위험이 증가한다. 흔히 스트레스 호르몬이라 불리는 코티솔cortisol은 부신피질adrenal cortex에서 분비되는 호르몬으로서 스테로이드가 뼈대이므로 코티코스테로이드corticosteroid라고도 불리고, 혈당을 올리므로 글루코코티코이드glucocorticoid라고도 불린다. 코티솔은 간의 당 신생과 분비를 촉진하고, 단백질을 분해해 당 합성을 촉진하고, 피하지방을 분해해 혈중 유리 지방산 농도를 높이고 이 유리 지방산이 간에서 키톤체로 분해되도록 촉진하는 등, 가용 에너지를 총동원한다.

그런데 만성 스트레스로 코티솔 수위가 높은 상태가 장기간 지속되면 피하지방과 근육에서 동원해 혈액에 내보낸 지방산과 포도당이 에너지로 사용되지 않고 복부에 내장지방으로 축적되어 인슐린 저항성을 유발한다. 코티솔은 혈관을 확장하는 효과가 있는 산화질소nitric oxide 합성을 억누르므로 혈압을 올리고, 혈당을 높여 당질피질과 혈관 내벽에도 악영향을 끼치며, 간에서 혈액응고인자의 생성을 촉진해 몸이 혈액 응고에 친화적인 상태에 놓이게 한다.

이처럼 과다한 코티솔은 대사 기능에 장애를 일으키는데 각종 자가면역질환에 코티코스테로이드를 처방하는 이유는 코티솔과 코티솔을 바탕으로 한 스테로이드 제제에 면역억제 기능이 있기 때문이다. 그런데 스테로이드는 면역체계의 기능을 억제하므로 스테로이드제를 쓰는 사람은 각종 질병과 감염에 취약해지고 당뇨에 걸리고 혈압이 높아지므로 심혈관질환의 위험이 증가한다.

the association of saturated fat with cardiovascular disease"에 따르면, "347,747명을 5~23년 추적하는 동안 11,006명이 심혈관질환이나 심장마비를 일으켰는데 나이와 성별을 불문하고 포화지방 섭취는 심혈관질환 위험 증가와 연관성이 없었다."

2014년 발표된 "관상동맥 플라크의 칼슘 밀도와 심혈관 사건 발생 위험Calcium density of coronary artery plaque and risk of incident cardiovascular events"에 따르면, 관상동맥석회화CAC 점수가 높은 집단일수록, 그리고 혈중 콜레스테롤 농도가 가장 낮은 집단이 심혈관질환 사건 발생 위험이 가장 컸다.

2011년 발표된 "생애 최초로 심근경색을 일으킨 환자들에게 나타난 관상동맥성 심장질환 위험요인의 수와 사망Number of coronary heart disease risk factors and mortality in patients with first myocardial infarction"에 따르면, 환자 542,008명을 분석한 결과 혈중 콜레스테롤 농도가 "정상"인 환자가 72%였고, 과체중이 79%, 고혈압이 52%였다. 과체중은 인슐린 저항성이 있는 사람이 고탄수화물 식단을 한다는 지표이고 고혈압은 대사증후군과 인슐린 저항성에서 비롯된다. 결론적으로 앞에 언급한 거의 모든 관상동맥성 심장질환 위험요인들은 탄수화물과 관련이 있다는 뜻이다.

모두가 콜레스테롤cholesterol[21]을 기피 대상으로 멀리하지만, 콜레스테롤은 인간의 생존과 건강 유지에 꼭 필요한 중요한 물질이고 간과 뇌 등 체내에서 합성도 된다. 간은 날마다 약 5g의 콜레스테롤을 만들어낸다.[22] 콜레스테롤은 지용성 비타민A, E, K, 등과 같은 영양소를 운반하고, 피부에서 햇빛과 결합해 비타민D[23]를 만들어낸다. 콜레스테롤은 테스토스테

---

21   콜레스테롤은 그리스어로 쓸개즙chole과 고체stereos의 합성어다.

22   5g은 달걀노른자 20개에 함유된 양만큼의 콜레스테롤이다.

23   비타민이라고 불리지만 사실 호르몬이다.

론, 에스트로젠, 프로제스테론 등 성호르몬, 코티솔과 알도스테론 등 각종 호르몬을 만들어낸다. 콜레스테롤은 세포막을 구성하고 세포가 제 기능을 하도록 한다. 콜레스테롤 농도가 가장 높은 신체 부위는 뇌의 신경세포neuron들 사이에 신호를 전달하는 신경세포접합부synapse다. 콜레스테롤 없이는 뇌가 제 기능을 하지 못한다. 동물들도 콜레스테롤이 있으므로 인간이 고기를 먹으면 당연히 콜레스테롤을 섭취하게 된다.

과학자는 가설을 제시하면 가장 먼저 그 가설로 설명할 수 없는 현상이 존재하는지 확인해야 한다. A 때문에 B가 발생한다는 가설이 있다고 치자. A가 아닌 다른 이유로 B가 발생하거나 A가 존재하는데도 B가 발생하지 않는 사례들이 한둘이 아니라면 그 가설은 틀릴 확률이 높다. 식이 콜레스테롤-심혈관질환 가설로는 LDL 수치가 정상 범위인데도 심혈관질환이 발생하거나 LDL 수치가 높은데도 심혈관질환이 발생하지 않는 현상이 설명되지 않는다. 그리고 그런 사례들은 너무 많다. 그러나 여러 가지 다양한 이유로 혈관이 훼손되고 상처 난 혈관 부위에 혈전이 생기고 파열된 혈전이 혈관을 막아서 심혈관질환이 생긴다는 혈전 생성 가설로는 LDL 수치가 정상인데도 심혈관질환이 발생하는 사례들이 대부분 설명된다.

앞으로 이 장의 "6) 포화지방 공포증의 기원"에서 자세히 다루게 되겠지만, 동물성 포화지방에 풍부한 콜레스테롤이 심혈관질환의 원흉이라는 가설은 우리 몸이 지방을 처리하는 기전이 과학적으로 규명되기도 전에, 지방 대사 과정을 알지도 못하는 한 학자가 자기 입맛에 맞는 데이터만 취사선택해 날조한 역학조사를 토대로 한 엉터리 이론이다.

LDL은 지방이 아니라 탄수화물 대사 과정에서 생성되므로 동물성 포화지방은 LDL과 관계가 없다. 또 LDL은 심혈관질환과 인과관계가 없을 뿐만 아니라 상관관계마저도 겨우 1.4배 정도다. 앞서 언급했듯이

2배 이하인 상관관계는 무의미하다. 따라서 LDL은 심혈관질환의 위험을 측정하기에는 형편없는 대리 지표다. 그러나 흡연을 하거나, 비만, 고혈압, 대사질환, 2형 당뇨가 있으면 심혈관질환이 발생할 위험이 각각 3.9배, 4.3배, 4.6배, 6배, 10배 높아진다. 크고 폭신폭신한 정상적인 LDL과 달리 말썽을 부릴 소지가 있는 작고 밀도 높은 LDL도 탄수화물 과다섭취에서 비롯된다. 심혈관질환의 위험을 낮추려면 동물성 포화지방이 아니라 탄수화물 섭취를 줄여야 한다는 뜻이다.

식이 콜레스테롤이 심혈관질환을 일으키고 LDL이 심혈관질환의 위험을 측정하는 지표라는 정설을 고수하는 전문가들이 콜레스테롤을 범인으로 지목해 종신형을 선고하고 교도소에 가둔 지 70년이 넘은 지금에 와서 콜레스테롤은 무죄였다고 인정할 가능성은 희박하다. 그러는 사이 진짜 범인은 여전히 바깥에서 자유롭게 활개 치고 다니면서 생명을 해친다.

2) 가족성 고콜레스테롤혈증: 유전형genotype

가족성 고콜레스테롤혈증Familial Hypercholesterolemia, FH는 유전적 소인으로 LDL 수용체LDL-receptor에 이상이 있어서 LDL이 간에 흡수되지 못하므로 혈중 LDL 수치가 매우 높은 증상을 말한다. 20세기 초반 젊은 나이에 심혈관질환으로 사망한 이들의 동맥에서 콜레스테롤이 발견되자 전문가들은 혈중 콜레스테롤이 혈관 벽에 침착되어 혈관이 막혔다는 단순한 결론을 내렸다. 그리고 FH이 있는 사람은 조기에 사망할 위험이 크므로 약으로 LDL을 낮춰 사망률을 줄여야 한다는 결론에 도달하게 되었다.

2014년에 발표된 "FH 환자의 사망률: 1992~2010년 노르웨이 등록자료 기반연구Mortality among patients with familial hypercholesterolemia: A registrybased study in Norway, 1992-2010"는 FH 환자들의 사망률을 연령대별로 살펴봤는데, 70대를 제외하고 모든 연령대에서 FH 환자와 일반 인구 사이에 모든 원인에 의한 사망률all cause mortality, ACM이 통계적으로 유의미한 차이가 없었다. 70대인 FH 환자는 오히려 일반 인구보다 사망률이 40% 낮았다. 고콜레스테롤은 수명에 부정적인 영향을 미치지 않는다는 뜻이다. 왜일까. 콜레스테롤은 우리 몸의 면역체계 일부분이기 때문이다. 70대 FH 환자는 심혈관질환 발병률은 일반 인구와 비슷하지만, 암과 만성 염증으로 인한 발병률은 일반 인구보다 낮았다. 이는 FH 환자뿐 아니라 일반 인구에도 적용된다.

2016년에 발표된 "고령층에서 LDL 콜레스테롤과 사망률 간의 연관성 부재: 체계적 문헌고찰Lack of an association between LDL cholesterol and mortality: a systematic review"은 60대 이상 고령자들 가운데 LDL이 높은 사람의 수명이 LDL이 낮은 사람의 수명과 같거나 더 길다면서 콜레스테롤이 심혈관질환 위험을 높이고 수명을 단축한다는 가설의 타당성에 의문을 제기하고 있다.

2018년 발표된 "최적의 지질 강하 요법이 FH 환자의 심혈관질환 위험에 미치는 효과Cardiovascular risk in patients with FH using optimal lipid-lowering therapy"에 따르면 생애 최초로 심장마비를 일으킨 후 스태틴 처방을 받은 FH 환자들 가운데 두 번째 심장마비를 일으킨 사람들과 두 번째 심장마비를 일으키지 않은 사람들 간에 LDL 수치 차이가 거의 없었다. 그리고 두 번째 심장마비를 일으킨 FH 환자는 두 번째 심장마비를 일으키지 않은 FH 환자보다 흡연 비율이 세 배 넘게 높았다. 알다시피 흡연은 매우 중요한 심혈관질환 위험요인이다. 25년에 걸쳐 심혈관질환을 일으키지 않고 생존할 가능성은 흡연하는 FH 환자는 40%, 비흡연 FH 환자는 80%였다.

2018년 발표된 "지질 강하 표준 치료법을 받는 FH 환자의 관상동맥 석회화와 심혈관질환 발생Coronary artery calcium and cardiovascular events in patients with FH receiving standard lipid-lowering therapy"에 따르면, 콜레스테롤 강하제를 복용하는 FH 환자들 가운데 심장마비를 겪은 이들과 심장마비를 겪지 않은 이들 간에 LDL 수치는 차이가 없지만, 심장마비를 일으킨 FH 환자의 CAC 수치는 심장마비를 일으키지 않은 FH 환자에 비해 어마어마하게 높았다. 또 다른 차이는 공복혈당이다. 심장마비를 일으킨 FH 환자의 공복혈당(단위: mg/dL)은 124, 심장마비를 일으키지 않은 FH 환자의 공복혈당은 100 이하였다. 관상동맥 석회화 수치와 공복혈당이 심혈관질환 위험을 높인다는 사실은 일반 인구에게도 적용된다.

2005년에 발표된 "가족성 고콜레스테롤혈증에서 심혈관질환 위험에 영향을 미치는 유전적 결정인자Genetic determinants of cardiovascular disease risk in FH"에 따르면, 심장마비를 일으킨 FH 환자와 일으키지 않은 FH 환자 사이에 총콜레스테롤, LDL, TG, HDL 수치의 차이는 그리 크지 않았지만, 프로스롬빈prothrombin이라는 단백질 수치는 크게 차이가 났다. 프로스롬빈은 혈액을 응고해 혈전을 일으키는 요인으로서 FH 환자뿐 아니라 일반 인구 중에도 프로스롬빈이 높은 유전적 소인을 지닌 이들은 심혈관질환 위험이 크다.

2018년 발표된 "가족성 고콜레스테롤혈증에서 높은 LDL-콜레스테롤 수치보다 선천성 혈액 응고 요인이 훨씬 중요한 심혈관질환 위험 요인이다Inborn coagulation factors are more important cardiovascular risk factors than high LDL-cholesterol in FH"도 젊어서 심혈관질환을 겪는 FH 환자의 경우 핵심적인 요인은 혈액 응고 장애coagulopathy라고 결론을 내린다.

3) 근육질 과도반응자: 표현형_{phenotype}

엔지니어인 데이브 펠드먼Dave Feldman은 2015년부터 키토제닉 식단을 해왔다. 그런데 함께 키토제닉 식단을 시작한 아버지와 누이는 LDL이 정상 범위인데 데이브만 LDL 수치가 급증했다. 그는 소셜미디어를 통해 자신과 같은 처지에 있는 이들이 꽤 있다는 사실을 발견하고 그들과 의견을 주고받다가 이 문제를 깊이 파고들기로 하고 저명한 지질학자들lipidologist에게 도움을 요청했지만 아무도 관심을 보이지 않았고 국립보건원 같은 정부 기관과 제약업계도 외면했다. 펠드먼은 시민과학재단citizenscience.org이라는 비영리단체를 만들어 크라우드 펀딩을 한 다음 연구비가 충분히 모이자 몇몇 학자들과 함께 연구에 착수했다.

연구 결과는 다음과 같다. 키토제닉 식단을 하는 이들 가운데는 LDL 수치(단위: mg/dL)가 200 이상으로 치솟는 이들이 있다. 그런 이들의 공통점은 체질량지수BMI가 매우 낮고 체격이 날렵한 근육질이고, 대사 기능이 건강하며, 심혈관질환의 위험을 예측하는 지표인 중성지방이 70 이하, HDL이 80 이상, CAC 수치가 매우 낮아 모두 정상이지만, LDL 수치만 200 이상으로 매우 높다. 그리고 BMI가 낮을수록 LDL 수치가 높은 역 상관관계가 존재한다. 이들을 근육질 과도반응자-표현형Lean Mass Hyper Responder-Phenotype, LMHR이라 일컫는다. 이 연구는 자발적으로 저탄고지 식단을 선택한 후 LDL 수치가 정상 범위 이상으로 높아진 사람들을 대상으로 한 관찰연구라는 한계가 있다.

LMHR은 FH와 다르다. LMHR은 지방과 탄수화물을 모두 섭취하는 복합식단에서 정상적인 LDL 수치를 보이다가 저탄고지 식단으로 바꾼 후 LDL 수치가 높아진 표현형Phenotype이지만, FH는 식단과 관계없이 평생 높은 LDL 수치를 보여온 유전형genotype이다. 또 LMHR은 BMI

와 LDL이 역 상관관계가 있으며, HDL은 80 이상, TG는 70 이하이고, 이들의 심혈관질환 위험에 관한 연구는 진행 중이다. 한편 FH는 복합 식단에서도 LDL 수치가 높고 LDL 수치는 BMI와 무관하며 HDL과 중성지방 수치는 일정치 않다.

2023년 12월 UCLA의 매튜 부도프Mathew Budoff 박사 외 다수는 키토제닉 식단(탄수화물 섭취 하루 30g 미만)을 하는 LMHR과 "마이애미 심장질환 연구The Miami Heart Study"를 비교 분석한 결과를 발표했다. LDL 190 이상, HDL 60 이상, 중성지방 80 이하인 LMHR 80명을 키토제닉 식단 실험군으로 삼고 이들과 나이, 성별, 인종, 당뇨, 고지혈증, 고혈압, 과거 흡연 여부가 1대1로 상응하고 심혈관질환 징후가 없는 피험자를 "마이애미 심장질환 연구"에서 80명 추려 키토제닉 식단을 하지 않은 대조군으로 삼았다. 실험군의 키토제닉 식단 이전과 이후의 평균 LDL(단위: mg/dL)은 각각 122과 272(최고 591)이었고, 키토제닉 식단을 한 기간은 평균 4.7년이었다. 대조군의 평균 LDL은 123이었다.

두 집단의 심혈관질환 지표를 비교해보았더니 CAC 점수, 고해상도 관상동맥 컴퓨터 단층촬영 조영술Coronary Computed Tomography Angiography, CCTA 점수, 총 플라크 점수Total Plaque Score, TPS, 협착 총 점수Total Stenosis Score, TSS, 죽상경화반이 있는 관상동맥 분절 점수Segment Involvement Score, SIS 모두 두 집단에서 차이가 없었고 LDL 수치 상승과 플라크 생성 위험도 관계가 없었다.

2024년 저탄고지 키토제닉 식단과 관련해 무작위배정 대조군 실험인 41개 연구논문을 메타 분석한 한 결과가 『미국 임상 영양 학술지American Journal of Clinical Nutrition』에 실렸다. 분석 결과 BMI가 낮을수록 LDL 수치가 높았다. BMI가 낮은 사람들은 LDL 수치가 눈에 띄게 증가하는데 BMI가 높은 사람은 LDL 수치가 변화가 없거나 낮아졌다. 즉,

저탄수화물 식단을 하는 경우 BMI와 LDL 수치의 변화 사이에는 역 상관관계가 있었다.

왜일까? 위의 연구자들은 이를 지질 에너지 가설Lipid Energy Model로 설명한다. 즉, 체내, 특히 간에 저장된 탄수화물인 글라이코젠이 고갈되면 에너지 수요가 탄수화물 연소에서 지방 연소로 전환되기 때문이다. 탄수화물 섭취를 제한하면 지방세포의 분해가 증가한다. 지방세포가 분해되어 유리 지방산free fatty acid이 되면 이는 간에서 중성지방으로 재합성된다. 간에서 재합성된 중성지방은 VLDL에 실려 간 밖으로 배출된다. 간에서 배출하는 VLDL이 높아지고 지방조직과 근육조직에서 이러한 VLDL의 회전율도 증가하는 현상이 복합적으로 작용해 중성지방은 낮고 HDL은 높고 LDL은 매우 높은 LMHR의 특징이 나타난다. 결론적으로 LMHR 표현형의 높은 LDL 수치는 버터나 지방이 잔뜩 낀 스테이크가 아니라 식스팩 복근과 관련되었을 가능성이 크다는 의미다.

4) 기적의 약물(?) 스태틴

현재 많은 미국 중년 남성이 육류 섭취를 줄이고 스태틴Statin(고지혈증 치료제)을 복용하는 데 지대한 공헌을 한 장본인은 미국 국립보건원 산하 국립심장폐혈액연구소National Heart, Lung and Blood Institute, NHLBI이다. 1984년 NHLBI는 전 국민을 대상으로 특정 식단과 약물 복용을 권장하려면 이에 대한 과학계의 합의가 존재한다는 구색을 갖춰야 한다고 판단하고 600여 명의 의사와 학자들을 불러 모아 겨우 이틀 반 시간을 주고 산더미처럼 쌓인 식단과 질병 관련 자료들을 검토한 후 모든 연령대의 남녀에게 권장할 콜레스테롤 목표치에 합의하라고 했다. 식이 콜레스테롤-심혈관질환 가설의 아버지 앤셀 키즈를 신봉하는 학자들이 주도

한 이 회의는 "2세 이상"인 모든 미국인은 "지방과 포화지방 섭취를 낮추면 의심의 여지 없이 심장질환을 예방할 수 있다."라고 발표했다.

이 회의를 통해 국립보건원이 신설한 행정부서 전미 콜레스테롤 교육 프로그램National Cholesterol Education Program, NCEP은 콜레스테롤을 낮추면 어떤 이득이 있는지 미국 국민에게 널리 알리고 위험군 환자를 정의하고 규명하는 방법에 대해 의사에게 조언하는 업무를 맡게 되었다. NCEP의 전문가 패널은 거대제약사의 지원을 받는 연구자들로 채워졌고 이들은 콜레스테롤 목표치를 점점 낮춰서 더 많은 미국인을 스태틴을 복용해야 할 위험군으로 분류했다.

이 회의를 계기로 앤설 키즈의 가설에 이의를 제기하던 학자들은 입에 재갈이 물렸고, 과학계의 엘리트 계층에 합류하려면 저지방 식단을 지지해야 했다. 에드워드 H. "피트" 아렌스 주니어Edward H. "Pete" Ahrens, Jr. 박사는 그 가설에 맞섰다.[24] 자기 분야의 최고 권위자였던 아렌스 박사는 콜레스테롤에 대한 "과학적 합의"가 이뤄진 이후 연구비 지원이 끊겼다. "합의에 도달한" 과학계 주류에 맞선 데 따른 대가였다. 그는 훗날 이렇게 말했다. "대중은 국립보건원과 미국심장협회에 속고 있다. 그들은 자신들이 선행을 베푼다고 생각하고 그들이 하는 일이 옳기를 기도한다. 하지만 그들은 과학적 증거를 토대로 행동하지 않는다. 개연성은 있으나 입증되지 않은 개념을 토대로 행동한다."

---

24   아렌스 박사는 임상실험 증거가 없는 상태에서 공중보건 지침을 만드는 데 강력히 반대한 학자였다. 그는 지방의 효과는 포화성, 즉 지방 분자가 화학적으로 수소 원자와 결합할 능력과 연관이 있다는 사실을 발견했다. 버터, 쇠기름 같은 포화지방은 다른 원자와 결합할 수 없지만, 다중/단일불포화지방은 다른 원자와 결합할 수 있다. 그는 불포화지방을 섭취하면 콜레스테롤을 합성하고 분비하고 각 신체 기관에 할당하는 인체의 복잡한 기전이 혈중 콜레스테롤을 낮추는 쪽으로 기울지만, 포화지방은 정 반대 효과가 있다는 사실을 밝혀냈다. 아렌스 박사의 식단과 대사 관련 연구는 선구자적이고 반박의 여지 없이 정밀하다고 정평이 나 있다.

의약품 가운데 역대 최고 매출을 자랑하는 스태틴은 제약사들의 금고를 끊임없이 채워주는 화수분이다. 콜레스테롤 수치가 높은 100명을 상대로 한 연구에서 스태틴이 효과를 보인 사람은 달랑 1명이다. 이 약물이 심장마비 이력이 없는 이들이 최초로 심장발작을 겪지 않도록 하는 1차 예방 효과가 있다는 설득력 있는 증거도 없다. 이미 심장질환을 앓고 있거나 심장마비를 겪은 이들에게 재발을 방지하는 2차 효과의 경우 중성지방과 HDL이 정상 범위인 사람들에게는 거의 이득이 없다. 과거에 심장마비를 일으킨 후 저탄수화물 식단을 통해 중성지방은 낮추고 HDL은 높이는 등 지표가 개선되는 추세를 보이는 사람이 스태틴 섭취에서 2차 효과를 얻는다는 증거도 없다. 게다가 심혈관질환 위험을 진단하는 지표인 관상동맥석회화CAC 수치는 스태틴을 복용하면 오히려 증가하는 결과가 나왔다.

2003년 "세계 최고 권위의 학술지" 『랜싯』에 스태틴 계열의 약품 리피토Lipitor가 심장마비 위험을 무려 36% 줄인다는 논문이 실렸다. 이 논문 덕분에 리피토는 거대제약사 화이자Pfizer에 황금알을 낳아주는 거위가 되었다. 스태틴이 36% 효과가 있다는 근거는 뭘까? 가공하지 않은 날것의 임상실험 자료를 보면, 위약 대조군과 리피토를 복용한 실험군 모두 치명적 심혈관질환을 일으키지 않은 사람 비율이 각각 97%와 98.1%로 거의 100%에 육박한다. 심혈관질환을 일으킨 비율은 대조군에서 3%, 실험군에서 1.9%로 두 집단 사이에 겨우 1.1% 차이밖에 나지 않는다. 간단히 말하면 리피토가 심장마비 위험을 줄이는 효과는 36%가 아니라 겨우 1.1%라는 뜻이다. 대조군의 발병률 3에서 실험군 1.9로 1.1이 줄었으니 36%(=(1.1÷3)x100) 효과가 있다고 부풀린 셈이다. 이처럼 "절대적 위험absolute risk"이 아닌 "상대적 위험relative risk"으로 약물의 효과를 한껏 부풀려 과장 광고하는 수법은 제약사들이 툭하면 써먹는 꼼수다.

스태틴 계열의 약품 크레스토Crestor도 임상실험 자료를 보면 크레스토가 심장마비 위험을 54% 줄인다고 결론을 내리고 있다. 그런데 이 자료를 자세히 들여다보면 크레스토는 아무런 효과도 없다. 54%라는 숫자는 어디서 나왔을까? 여기서 또 그 마법의 상대적 위험으로 약효를 부풀리는 수법이 등장한다. 위약 대조군은 8,901명 중 68명, 즉 0.76%(=(68÷8,901)x100)가 심장마비를 일으켰고 실험군은 8,901명 중 31명, 즉 0.35%(=(31÷8,901)x100)가 심장마비를 일으켰다. 두 집단의 심장마비 위험률 차이는 겨우 0.41%(=0.76%-0.35%)이므로 이 약의 효과는 겨우 0.41%다. 그런데 상대적 위험으로 계산하면 0.41%는 0.76%의 54%(=(0.41÷0.76)x100)이므로 54% 효과가 있다고 어마어마하게 부풀려진다.

문제는 스태틴이 효과만 없는 게 아니라 심각한 부작용을 동반한다는 사실인데 의료계는 이를 쉬쉬해왔다. 동료 전문가들의 엄격한 심사peer-review를 통과한 논문들을 게재하는 권위 있는 학술지에 실린 60개 연구논문을 분석한 한 연구에 따르면, 스태틴은 20여 가지의 부작용을 일으킨다. 가장 두드러지는 부작용은 2형 당뇨. 핀란드 정부가 지원한 한 연구에 따르면, 위약 대조군의 경우 당뇨 발병률은 5%, 스태틴 복용 실험군의 당뇨 발병률은 11%로 대조군 보다 두 배 이상 높았다.

스태틴은 대사 기능도 방해한다. 스태틴 복용자는 쉽게 피로해지고 기운이 달린다고 호소한다. 스태틴 복용자는 근육통, 골다공증, 신장병, 근육 위축, 신장질환에도 취약해지고 심각한 인지장애도 일으킨다. 치매 진단을 받은 노인들의 스태틴 복용을 중단시켰더니 치매가 사라졌다가 다시 스태틴을 복용하게 하자 치매가 재발했다. 스태틴을 복용하는 남성 상당수가 부작용으로 분노조절장애, 공격성, 우울증, 발기부전/테스토스테론 저하 등을 겪는다. 이런 사실을 아는 의사들은 자신이 진료하는 환자의 스태틴 복용을 중단시키고 싶어도 표준 진료지침에 어긋난다는 이유로 징계를 받을까 두려워 망설인다. 심지어 환자가 스태틴 복용을 중단하겠다고 하면 진료를 거부하는 의사도 있다.

스태틴 효과에 대한 임상실험은 보통 4년 정도 지속되는데 당뇨나 암 같은 부작용이 장기적으로 볼 때 어느 정도나 심각해질지, 심장질환 예방 효과를 상쇄하고도 남을 정도로 부작용이 큰지는 장기간 임상실험을 하지 않는 한 알 수 없다. 특히 노인들의 경우는 이런 질병이 발병하면 급속도로 악화한다.

1984년 콜레스테롤 수치에 대한 "과학계의 합의" 성명이 발표된 후 NHLBI와 미국심장협회는 모든 아동에게 저지방 식단을 처방하라고 미국소아과학회American Academy of Pediatrics, AAP에 압력을 넣었지만, 학회 소속 영양 위원회는 생애 첫 20년 동안 그러한 제한식을 하면 성장발육을 저해한다며 거부했다. 그러나 AAP는 여론전에서 밀리고 있었고, 저지방 식단이 건강에 이롭다는 정보의 홍수에 빠진 부모들은 자녀들에게 줄 전유를 저지방 우유로 바꾸고 달걀 소비를 줄였다. 1970년부터 1997년까지의 기간 동안 전유 소비량은 1인당 97kg에서 33kg으로 급락했고 저지방 우유와 탈지유 소비는 6kg에서 56kg으로 폭등했다. AAP 구성원들도 저지방 도그마에 세뇌된 이들로 세대가 교체되면서 1998년 AAP는 2세 이상의 모든 아동에게 포화지방과 총지방을 각각 하루 총열량의 10%와 20~30%로 제한한 식단을 권장한다고 발표했다.

성인에게 스태틴을 팔아 삼지창으로 추풍낙엽 긁듯이 돈을 긁어모으는 제약사들은 이제 아동용 스태틴을 개발하고 있다. 인간의 뇌는 거의 60%가 지방이고 그 지방의 60%가 콜레스테롤이다. 콜레스테롤은 성호르몬을 비롯해 각종 스테로이드 호르몬 생성에도 관여한다. 인간의 뇌는 5세 무렵 거의 다 자라지만 20세 후반까지도 여전히 발달한다.

각종 무기질과 비타민을 흡수하려면 지방을 섭취해야 한다. 그리고 사춘기가 되면 성호르몬 분비가 왕성해지고 2차 성징이 발현한다. 그런데 아직 뇌가 자라고 있고 성인이 되면 가족을 꾸리고 자녀를 두어야 할, 앞길이 구만리 같은 아이들에게 콜레스테롤이 풍부한 포화지방을 더 먹이지는 못할망정 스태틴으로 콜레스테롤을 억제해 뇌 발달을 방해하고 사실상 화학적으로 거세하다니 제정신이 아니다.

5) 스태틴보다 효과가 큰 오레오 쿠키

옥스퍼드 대학교에서 박사학위를 딴 후 2003년 현재 하버드 의과대학원에 3년째 재학 중인 닉 노위츠Nick Norwitz는 2019년부터 키토제닉 식단을 해 오랫동안 앓아온 궤양성 대장염을 치유하고 수년째 같은 식단을 유지하고 있다. 그는 지질 에너지 가설을 함께 연구하는 공동 연구자이자 같은 LMHR인 데이브 펠드먼이 스스로 자기 몸에 한 실험에서 영감을 받아 한 가지 기발한 실험을 했다.

그는 키토제닉 식단과 운동량 등을 그대로 유지한 채 16일 동안 하루에 오레오 쿠키 12개(탄수화물 100g)를 섭취하면서 LDL 수치 변화를 측정했다. 그리고 나서 세정기간 석 달 동안 본래 BMI와 LDL 수준을 회복한 후 6주 동안 하루에 스태틴 20mg을 복용하는 고강도 스태틴 치료를 하면서 LDL 수치 변화를 측정했다. 그는 실험 조작 논란을 없애기 위해 주치의와 심장전문의의 감독하에 이 실험을 진행했고 지질학자lipidologist 윌리엄 C. 크롬웰William C. Cromwell 박사도 실험에 관여했다. 이 사례 연구 결과는 2024년 학술지 『대사산물Metabolites』에 실렸다.

실험 결과는 턱이 땅에 닿을 정도로 놀라웠다 오레오 쿠키를 섭취한 지 16일 만에 LDL(단위: mg/dL)이 384에서 111로 71% 감소했다. 반면 스태틴은 복용하고 4주가 되어서야 LDL이 421에서 284로 32.5% 감소했고 그 시점부터 6주가 될 때까지 다시 완만하게 상승했다. 다시 말해서 오레오 쿠키가 스태틴보다 훨씬 짧은 기간 만에 LDL을 훨씬 크게 낮췄다는 뜻이다. 물론 표본이 하나인 사례 연구이긴 하지만 지질 에너지 가설이 예측한 대로 BMI가 높을수록 LDL은 낮은 역 상관관계가 드러났다.

"좋은" 탄수화물 식품도 많은데 왜 하필이면 "나쁜" 탄수화물 식품인 오레오 쿠키를 선택했냐고? 도발적인 연구로 지질 에너지 가설에 관한 관심을 높이고 연구를 활성화하기 위해서다. 물론 오레오 쿠키를 생산하는 크래프트 푸드의 모회사 나비스코의 후원은 받지 않았다. 미국심장학회가 심장 건강에 좋다는 식품에 찍어주는 빨간 하트 모양의 인증 마크가 오레오 쿠키에 찍히는 일도 없어야 하고, LDL을 낮추려면 오레오 쿠키를 먹으라는 권고도 절대로 아니므로 집에서 따라 하면 안 된다.

한편 키토제닉 식단을 한 LMHR 사례자의 혈관을 검사해보니 플라크가 발생했다는 사례 연구 결과가 "최고 권위"를 자랑하는 학술지에 실렸고 미국심장협회는 회의를 개최해 이 사례 연구의 연구자에게 발표할 기회를 주었다. 그런데 이 연구 내용을 살펴보면, 피실험자는 LMHR의 조건을 충족시키지 않는다. 게다가 심혈관질환 발병 이력이 있고 발병 후 2년 동안 스태틴을 복용해온 사람이다. 키토제닉 식단을 했다고는 하지만 이 식단을 언제부터 시작했고 언제까지 했는지, 어떤 식품을 어떤 비율로 섭취했는지 전혀 알 수가 없다. 수십 년 동안 고탄수화물 식단을 하다가 일주일 동안 삼겹살을 집중적으로 먹고 나서 혈관이 막히자 이를 삼겹살 때문이라고 하는 격이다.

이런 걸 사례 연구라고 학술지에 싣고 회의를 열어 떠들썩하게 발표하는 게 미국심장학회의 현주소다. 하지만 세계적으로 "권위 있는" 학술지에 실리고 "권위 있는" 미국심장학회가 회의까지 열어서 저자의 발표를 경청한 논문이니 각국 주류언론이 또 뭐라고 기사 제목을 뽑아 대서 특필할지 눈에 선하다. "저탄고지 키토제닉 식단은 심혈관질환 위험을 높인다."라고 하겠지.

6) 포화지방 공포증의 기원

도대체 포화지방은 왜 만병의 근원이라는 누명을 쓰게 됐을까. 미국에서 1960년대와 70년대에 10% 남짓한 수준을 꾸준히 유지하던 20~74세 성인의 비만, 당뇨 등 식단과 관련된 만성질환이 1980년대를 기점으로 가파르게 상승하기 시작했다. 1900년만 해도 거의 존재하지 않던 심장질환 발병률이 1955년에는 인구 10만 명 당 거의 1,000명에 육박하게 되었고 사망원인 1위의 질병이 되었다. 그리고 1955년 아이젠하워 대통령이 심장마비를 일으키면서 온 나라가 심장질환의 원인에 지대한 관심을 보이게 되었다.

그리고 그 원인에 대해 여러 가지 가설이 제기되었지만 미네소타 대학의 생리학자 앤셀 키즈Ancel Keys가 제시한 식이 콜레스테롤-심혈관질환 가설을 폴 더들리 화이트Paul Dudley White 등 아이젠하워의 주치의들과 미국심장협회 등 전문가들이 받아들이면서 정설로 굳었다. 지방이 축적돼 막힌 혈관을 차가운 금속파이프에 녹은 기름을 들이부어 파이프 벽에 덕지덕지 식은 기름이 들러붙은 모습에 비유한 이 주장은 직관적으로 설득력이 있었다.

앤셀 키즈는 콜레스테롤 섭취를 줄이려면 붉은 고기, 유제품, 달걀, 버터 등 콜레스테롤이 다량 함유된 동물성 포화지방을 멀리하고 이를 다중불포화지방이 풍부한 종자유 등 식물성 기름으로 대체하라고 권고했다. 그는 "미스터 콜레스테롤Mr. Cholesterol"로 불리면서『타임Time』지 표지를 장식했고, 1961년 미국심장협회를 설득해 포화지방과 콜레스테롤을 제한하라는 내용의 연구서를 채택하도록 했으며 그 후 모든 공중보건 관련 기관들이 이 이론을 받아들였다. 그러나 『타임』에 실린 기사에 따르면, 정작 앤셀 키즈는 말과 행동이 달랐다. 감미로운 브람스의 음악이 흐르는 가운데 촛불 아래서 오붓하게 부인과 함께하는 그의 저녁 식탁에는 일주일에 세 번 붉은 고기가 올라갔다. 그가 점심때 스크램블드에그와 베이컨을 넉넉히 즐기는 장면이 목격되기도 했다.

제2차 세계대전이 한창이던 1944년 페미칸pemmican[25]을 군인의 배급 식량으로 쓸지를 두고 설전이 벌어졌다. 육군 소속 생리학자들은 페미칸이 지방 함량이 너무 많다고 반대했고 이누이트의 식생활을 연구한 인류학자 스테파운손 박사는 페미칸이 휴대가 간편하고 보존성과 영양가가 높아 긴급 식량으로 적합하다고 주장했다. 앤셀 키즈는 스테파운손 박사에게 서신을 보내 "페미칸에 소고기와 소 지방 말고 아무것도 들어있지 않다면 총열량의 86%가 지방에서 비롯되어도 괜찮다."라고 했다. 그랬던 앤셀 키즈가 10여 년 후 180도 돌변해 동물성 포화지방 저격수로 부상했고 스테파운손 박사는 그의 돌변에 어리둥절했다.

그렇다면 앤셀 키즈의 가설을 뒷받침하는 과학적 증거는 무엇일까. 미국, 핀란드, 네덜란드, 유고슬라비아, 이탈리아, 그리스, 일본 7개국의 남성을 대상으로 한 "7개국 연구The Seven Countries Studies"가 유일한 증거다. 그는 이 연구로 포화지방 섭취량이 많을수록 심장병으로 인한 사망률도 높다는 자신의 가설을 뒷받침했다. 그런데 이 연구에는 심각한

---

25 들소bison 생고기를 말려서 빻은 가루와 녹인 들소 지방을 섞어 만든 휴대용 고열량 음식으로 최초의 에너지바라고 할 수 있다. 북미지역 원주민과 북미에서 사냥해 모피 무역을 한 상인들이 비상식량으로 먹었다.

결함이 있다. 이탈리아, 그리스, 유고슬라비아 등은 전쟁의 여파로 식품 공급에 심각한 차질이 생겨서 육류와 유제품을 구하기가 어려웠고 심혈 관질환 발병률이 매우 낮다는 사실을 앤셀 키즈는 알고 있었다. 그는 독일, 스위스, 프랑스, 노르웨이, 스웨덴 등 심혈관질환 발병률은 낮지만, 포화지방 섭취량은 매우 높은 나라는 연구대상에서 제외했다. 연구 대상인 나라를 무작위로 추출한 게 아니라 처음부터 자신의 가설을 뒷받침할 나라만 취사선택해 조작한 연구였다는 뜻이다. 그리고 그나마도 인과관계가 아니라 상관관계만을 보여주는 연구였다.

그런데 앤셀 키즈는 인간을 대상으로 콜레스테롤 실험을 여러 차례 한 후 식이 콜레스테롤은 인체에 아무런 해를 끼치지 않는다는 결론을 내린 적이 있었고, 1954년 미국 국립과학학술원 주최로 열린 과학 심포지엄에서 본인 입으로 "실험과 현장 조사를 통해 얻은 증거로 미루어 볼 때 섭취하는 콜레스테롤 자체는 인체의 콜레스테롤 수위나 죽상동맥경화증에 영향을 미치지 않는다."라고 발표했다. 게다가 지방과 콜레스테롤 합성, 그리고 이 두 물질이 체내에서 대사되는 과정은 키즈가 식이 콜레스테롤-심혈관질환 가설을 제시하고 한참 후인 1960년대에 가서 비로소 밝혀졌다. 즉, 키즈는 지방 대사가 어떻게 이루어지는지 알지도 못하면서 식이 콜레스테롤-심혈관질환 가설을 제기했다는 뜻이다.

앤셀 키즈의 "7개국 연구"를 비롯해 심혈관질환과 콜레스테롤의 연관성을 조사한 연구는 대부분 인과관계가 아니라 상관관계만을 보여주는 역학조사이거나 관찰조사다. "7개국 연구" 가운데 오늘날 건강 식단으로 추앙받는 이른바 지중해 식단의 근거가 된 앤셀 키즈의 그리스 관련 데이터에는 크레타섬 주민들이 48일 동안 모든 동물성 식품 섭취를 중단하는 그리스정교 행사인 사순절Lent 기간에 수집한 자료가 포함되어 있다. 사순절 기간에는 크레타섬 주민의 포화지방 섭취량이 평상시의 절반으로 줄므로 이 기간에 수집한 자료는 주민들이 통상적인 식생활을 대표하지 못한다.

1960년대 초, 키즈의 가설을 입증하는 과학적 증거가 미약하다는 사실을 인지한 과학계는 정부의 재정적 지원을 받아 인과관계 존재 여부를 밝혀줄 무작위배정 대조군 실험을 했다. 병원에 입원한 환자 등, 실험자가 피실험자의 식단을 엄격히 통제할 수 있는 67,000명이 사망할 마지막 순간까지 장기간 추적하는 대규모 연구 조사였다. 그런데 앤셀 키즈의 가설과는 달리 포화지방이 심혈관질환이나 총 사망률에 미치는 영향이 전혀 없다는 결과가 나왔다. 게다가 포화지방을 다중불포화지방으로 대체한 실험군에서는 암으로 인한 사망률이 대조군보다 훨씬 높게 나왔다. 미국 국립보건원은 고위급 회의를 여러 차례 열어 왜 이런 결과가 나왔는지 논의한 후 다음과 같은 결론을 내렸다. "다중불포화지방산을 섭취한 집단에서 암 발병률이 높게 나온 현상은 그저 '부작용'일 뿐이고 전체 인구 차원에서 콜레스테롤을 낮춰 심장질환을 예방하는 게 훨씬 중요하므로 감내해야 할 현상이다."

1950년대부터 1970년대 초까지만 해도 포화지방과 콜레스테롤이 심장질환의 원인이라는 주류 가설과 탄수화물 및 당이 그 원인이라는 대체 가설이 팽팽히 맞섰다. 영국 런던 대학교 퀸 엘리자베스 칼리지의 생리학자 존 여드킨John Yudkin 박사가 대체 가설을 주장하는 대표적인 학자였다. 여드킨 박사의 저서『순수하고 하얗고 치명적인Pure, White and Deadly』은 설탕의 치명성을 경고한 고전이다. 앤셀 키즈는 당이 심혈관질환의 원인이라는 논문을 발표한 여드킨 박사를 수단과 방법을 가리지 않고 공격하고 그를 학계에서 매장했다.

설탕 제조업계도 지방을 원흉으로 지목하는 데 가담했다. 1965년 설탕 제조업계로부터 거액의 뇌물을 받은 하버드 공중보건대학원의 마크 헥스테드Mark Hegsted 박사 등 여러 학자는 설탕이 아니라 지방이 심혈관 질환의 원흉이라는 논문을 썼다. 앤셀 키즈의 이론을 답습한 주치의 화이트 박사의 조언에 따라 포화지방과 콜레스테롤 섭취를 끊고 버터를 다중불포화지방산이 풍부한 종자유로 만든 마가린으로 바꾸는 등 "심장 건강에 유익한 식단"을 한 아이젠하워 대통령[26]은 1969년에 울혈성 심부전으로 사망했다.

1999년, 앤셀 키즈의 "7개국 연구"에 관여한 이탈리아 학자 알레산드로 메노티Alessandro Menotti는 이 연구자료를 다시 검토하고 흥미로운 사실을 발견했다. 심장질환 사망과 가장 상관관계가 높은 음식은 동물성 식품이 아니라 설탕이 들어간 음식과 페이스트리 등 달콤한 음식이었다. 단 음식과 따로 분류된 초콜릿, 아이스크림, 탄산음료까지 단 음식에 포함했다면 당과 심장질환 사망의 상관관계는 더 높았을 게 틀림없다. 게다가 연구에서 식물성 기름으로 만든 마가린을 동물성 식품으로 분류했는데 마가린을 동물성 식품으로 분류하지 않았다면 동물성 식품과 심장질환 사망의 상관관계는 더 낮았을 것이다.

한 때 앤셀 키즈의 가설을 반박했던 저명한 과학자들은 1980년대 말 무렵 대부분 학계에서 사라졌다. 그중 한 인물이 덴마크에서 태어나 스웨덴에서 활동한 의사 우페 라븐스코프Uffe Ravnskov다. 그는 일주일 동안 달걀 섭취량을 하루 한 개에서 여덟 개로 늘렸는데 혈중 콜레스테롤이 오히려 하락했다는 뜻밖의 결과를 얻었고 콜레스테롤에 대한 자신의 연구 내용을 담은 『콜레스테롤 낭설The Cholesterol Myths』[27]을 출간했다. 2005년 코펜하겐에서 열린 영양학 부문 권위자들이 모인 회의에서 그는 공

---

26   아이젠하워 대통령은 하루에 담배를 몇 갑씩 피우는 골초였다.

27   이 책의 PDF 파일은 인터넷에서 무료로 다운로드할 수 있다.

개적으로 다음과 같은 질문을 했다. "섭취한 콜레스테롤이 혈중 콜레스테롤로 전환되는 경로가 실제로 증명됐나?" 그러자 100여 명의 과학자는 단체로 고개를 가로저으며 "쯧쯧쯧" 혀를 찼고, 진행자는 짜증스럽게 "다음 질문!"이라고 외쳤다.

1960년대부터 과학계의 정설을 넘어 일반 대중 사이에 보편적 상식으로 자리 잡은 식이 콜레스테롤-심혈관질환 가설을 반박한 학자들은 묵살 당하거나, 학자로서의 경력에 종지부를 찍었다. 앤셀 키즈의 가설이 널리 퍼지고 막강한 공공기관과 단체들이 그의 가설을 받아들이면서 그 가설에 맞선 학자들은, 자기 분야의 최고 권위자로 손꼽히는 이들이라고 해도, 학문적 투쟁을 이어갈 수 없었다. 많은 이들이 일자리를 잃고, 연구비 지원과 강연 요청이 끊기고, 학회에 초대받지 못하고, 권위있는 학술지에 논문도 싣지 못하게 되었다. 정설을 반박하는 결과가 나온 연구자료에 대한 공방과 토론은 사라졌고 그런 연구를 발표한 학자는 라븐스코프처럼 무시당하고 인신공격과 조롱의 대상이 되었다.

이누이트의 식단을 연구한 스테파운손 박사의 연구 실적은 1962년 그가 사망하면서 주류 영양학계에서 더는 논의되지 않았고 동물성 식품만 섭취하는 마사이 족 연구로 명성을 얻은 조지 V. 만George V. Mann 박사는 앤셀 키즈의 무자비한 공격의 표적이 되었다. 만 박사는 미국 국립보건원이 지원한 "프레이밍햄 심장질환 연구Framingham Heart Study"에 참여했는데, 매사추세츠주 프레이밍햄 거주자들을 대상으로 사망시점까지 3대에 걸쳐 현재까지 진행 중인 이 대규모 연구는 처음에는 총콜레스테롤 수치가 심장질환을 예측하는 신뢰성 있는 지표라고 발표했지만 30년 후 이루어진 후속 연구에서 총콜레스테롤의 심장질환 예측력은 연구초기에 생각했던 만큼 크지 않다는 사실이 드러났다. 또한 혈중 콜레스테롤 농도가 1% 하락할 때마다 심장질환 사망을 비롯해 모든 원인에 의

한 총사망률은 11% 증가하는 충격적인 사실도 드러났다.

그러나 앤셀 키즈의 가설을 정면으로 반박하는 이러한 연구 결과에 대한 국립보건원의 반응은 싸늘했고 만 박사의 연구자료는 거의 10년 넘게 국립보건원 지하실 창고에 처박히게 되었다. 학자로서 성공하던 만 박사는 정설로 굳은 앤셀 키즈의 가설을 공개적으로 반박하면서 철퇴를 맞았다. 그의 논문을 실어줄 학술지를 찾기가 점점 어려워졌고 미국심장학회의 각종 학술지에는 사실상 논문을 싣지 못하게 되었다. 앤셀 키즈가 막강한 영향력을 행사하는 국립보건원으로부터의 연구비 지원도 취소되었다. 만 박사는 학자 경력의 막바지에 다다른 1978년에 다음과 같이 밝혔다. "심장질환 마피아가 도그마를 지지했고 연구비를 독차지했다. 한 세대 동안 이뤄진 심장질환 연구는 과학이 아니라 정치였다."

앤셀 키즈의 가설을 검증하는 연구 족족 그의 가설이 틀렸다는 결과가 나왔는데도 키즈의 가설을 추종하는 이들은 그러한 연구 결과들을 합리화, 왜곡, 축소했고 키즈의 가설은 막강한 제도권의 정설로 굳었다. 이같이 과학이 정치화하면서 키즈의 가설을 무너뜨린 임상 실험들은 알려지지 않게 되었다. 국립보건원, 농무부, 미국심장협회 등 미국에서 가장 중요한 공중보건 기관들은 이미 앤셀 키즈의 가설을 굳게 믿었고 1980년 무렵 국립보건원과 농무부는 이 가설을 토대로 식단권장지침을 발표했다.

1968년부터 1973년까지 국립보건원의 재정적 지원을 받아 실시한 최대 규모의 심장질환 임상실험이 있다. "미네소타 관상동맥질환 실험 Minnesota Coronary Experiment, MCE"이다. 미네소타주의 5개 정신병원을 비롯해 여러 병원에 입원한 9,000여 명을 대상으로 한 실험에서 실험군은 식단에 포화지방을 18%를 포함하고, 대조군은 포화지방 9%에 두유, 저지방 치즈, 인공 고기 등을 제공한 결과 두 집단 간에 심장질환 위험 정도에는 아무런 차이가 없었다. 앤셀 키즈가 프로젝트 총책임자의 한 명으로 참여한 이 연구는 국립보건원이 국민 세금으로 연구비를 지원한, 과학적 증거로서의 가치가 매우 높은 대규모 무작위배정 대조군 실험 연구였지만 세상의 빛을 보지 못하다가 17년 만에 마침내 공개되긴 했지만, 영양학자들이 읽어볼 가능성이 아주 희박한 별 볼 일 없는 한 학술지에 실렸다.

한 언론인이 이 연구의 총책임자의 한 명인 아이반 프랜츠Ivan Frantz 박사에게 연구 결과를 오랫동안 공개하지 않은 이유를 묻자 그는 "연구에는 아무런 하자가 없지만, 연구 결과에 너무 실망해서다."라고 답변했다. 연구 결과가 자신의 가설을 뒷받침하지 않는다고 그 연구를 공개하지 않고 묻어버리는 행위는 과학 사기다. "미네소타 관상동맥질환 실험"은 지금은 연구 윤리규정에 어긋난다는 이유로 재현하기 어렵지만, 무작위배정 대조군 실험이라는 점에서 과학적 증거로서의 가치가 높다. 실험대상이 정신병원에 입원한 환자였으므로 실험대상이 섭취하는 음식을 연구자가 완전히 통제할 수 있었기 때문이다.

그로부터 40년이 흐른 2015년, 이 연구의 원본 데이터를 입수한 연구자들이 자료를 다시 분석해서『영국의학학술지British Medical Journal, BMJ』에 "전통적 식단-심장병 가설의 재평가: 미네소타 관상동맥질환 실험 발굴자료 분석Re-evaluation of the traditional diet-heart hypothesis: analysis of recovered data from Minnesota Coronary Experiment(1968-73)"이라는 제목으로 게재했다. "미네소타 관상동맥질환 실험" 연구의 저자로 참여한 이의 혈육이 저자가 사망한 후 자택 지하실에서 이 연구자료를 발견해 다시 분석한 결과 세상의 빛을 보게 된 것이다. 이 논문은 "포화지방을 리놀레산(다중불포화지방)으로 대체하면 콜레스테롤을 낮추는 효과가 있지만, 이 효과가 심혈관질환이나 모든 원인에 의한 사망 위험을 낮춘다는 가설을 뒷받침하지는 않는다. 오히려 콜레스테롤 섭취가 낮을수록 심혈관질환 사망 위험은 커진다."라는 결론을 내렸다.

원하는 바와 상반된 결과가 나온 과학적 증거를 묻어버리는 관행은 여전히 일어나고 있다. "여성 건강구상Women's Health Initiative, WHI"은 미국 국립보건원이 1977년에 도입된 저지방 고탄수화물 식단권장지침이 건강에 유익하다는 주장을 증명하기 위해 7억 달러 이상을 지원해 실시한 연구로서 1993년에 시작되어 2005년에 종결되었고 이 연구에서 축적된 데이터는 2019년까지 계속 분석되었다. 이 연구를 총지휘한 남아프리카공화국 출신 자크 러소Jaques Rossouw 박사는 LDL이 심혈관질환의 위험을 높이는 원인이라고 주장하는 인물이다. 그는 "미국심장협회가 권장하는 채식과 이른바 '지중해 식단'은 체중 관리에 효과적이고 안전하다는 게 오랜 세월에 걸쳐 경험으로 증명되었지만, 저탄고지 식단은 그에 견줄 만큼 장기간에 걸쳐 축적된 경험적 증거가 부족하다. 따라서 환자에게 '무엇보다도 우선 해를 끼치지 말라Primum non nocere.'라는 히포크라테스의 충고를 저탄고지 식단에 적용해야 한다."라고 말했다. 그러나 채식과 "지중해 식단"이 체중 관리에 미치는 영향 연구들은 대부분 체중 관리 효과만 볼 뿐 "안전성" 측면을 살펴보지 않았으며 장기간이 아니라 보통 2년밖에 지속되지 않았다. 이와는 달리 장기간 지속된 저탄고지 키토제닉 식단 연구자료는 상당히 많이 존재한다.

"여성 건강구상"은 폐경기 여성 48,836명을 무작위로 두 집단으로 나눠 실험군은 저지방 식단을, 대조군은 본인이 하던 식단을 그대로 계속하게 했다. 실험군은 지방에서 얻는 열량을 20%(포화지방 열량 7%)로 제한하고, 채소와 과일을 최소한 하루 5회 제공량, 곡물을 최소한 하루 6회 제공량으로 섭취량을 높였으며, 실험이 시작되고 18개월 동안 한 달에 한 번 연구자와 면담을 했다. 대조군에는 미국 식단권장지침 자료와 그 밖에 건강 관련 자료를 제공했지만, 연구자가 식단에 개입하지는 않았다. 연구자는 실험대상들을 8.1년 동안 추적했고 연구가 종결된 후 추가로 5년 더 추적했다.

2006년 "여성 건강구상" 연구팀은 "폐경기 여성의 식단에서 총지방 섭취를 줄여도 직장암, 심장병, 심장마비 위험이 유의미하게 줄지 않았고 심혈관질환 위험 개선에는 미미한 효과만 있다. 위험요인을 개선하고 심혈관질환 위험을 줄이려면 보다 집중적인 식단과 생활 습관 변화가 필요하다."라고 결론내렸다. 7억 달러 들인 연구에서 원하는 결과가 안 나왔는데 그 이유는 지방을 더 줄이지 않았기 때문이라는 뜻이다. 엄청나게 빙빙 에둘러 결론을 내렸지만 한 마디로 저지방 식단은 질병 위험을 줄이는 데 효과가 없다는 뜻이다. 실험군은 8년에 걸쳐 체중이 0.4kg 줄었는데 이와 관련해서는 "저지방 식단은 폐경기 여성의 체중 증가로 이어지지 않는다."라고 에둘러 결론을 내리는데 한마디로 저지방 식단은 체중감소에 효과가 없다는 뜻이다. 진정한 과학자라면 자신이 오랫동안 지녀온 신념을 부정하는 연구 결과가 나오면 자신이 틀렸다고 인정해야 하지만 러소 박사는 그럴 역량이 없다.

"여성 건강구상" 연구에서 실험군에 배정된 여성들 가운데 폐경기 여성 중 심혈관질환 발병 이력이 있는 하위집단은 심혈관질환 합병증을 일으킬 위험이 오히려 26% 증가했다. 이게 바로 이 보고서에서 유일무이하게 중요한 결과였고 충분히 예측 가능한 결과였다. 대사 기능이 취약한 사람은 인슐린 저항성이 있으므로 고탄수화물 식단은 고인슐린혈증, 고혈당, 고지혈증을 유발하기 때문이다. 남아프리카공화국 케이프타운 대학교의 티모시 녹스Timothy Noakes 교수가 이 점을 지적하자 연구를 총지휘한 러소 박사는 "연구의 총체적인 결과가 훨씬 신뢰성이 높고 실험군의 일부인 하위집단 분석은 신뢰성이 떨어진다. 그다지 신뢰할만한 게 아니다."라고 반박했다.

그런데 하위집단 분석이 신뢰성이 떨어진다던 러소 박사는 2017년 하위집단 분석을 도입해 실험군을 정상 혈압 여성, 고혈압 여성, 심혈관 질환 병력이 있는 여성 등 세 집단으로 나누어 분석하고 "폐경기 여성의 심혈관질환 위험은 '건강한 여성의 경우' 관상동맥성 심장질환과 심혈관 질환 위험이 개선되는 등 저지방 식단 변화에 민감하게 반응하는 것으로 보인다."라는 결론을 내리고 "심혈관질환 발병 이력이 있는 여성에게서 나타난 결과는 해석 불가능하다."라고 덧붙인다. 그는 이런 무의미한 해석으로 심혈관질환 병력이 있는 폐경기 여성에게 저지방 식단은 해롭다는 연구 결과를 여전히 은폐하고 있다.

"여성 건강구상" 연구팀은 2019년에 발표한 자료에서 연구자들이 원하는 결과를 도출하는 데 방해가 된, 심혈관질환 병력이 있는 폐경기 여성들을 실험집단에서 배제하고 정상 혈압 여성과 고혈압 여성만을 대상으로 분석한다. 어떻게든 저지방 식단이 심혈관 건강에 도움이 된다는 결과를 도출하기 위한 처절하고 절박한 시도다. 그리고 연구팀은 "하위집단 분석에서 폐경기 여성 중 일부 집단은 '심장 건강에 유익한' 저지방 식단을 하면 미약하나마 도움이 되는 것으로 나타난다."라고 두루뭉술한 결론을 내린다.

그러나 7억 달러의 세금을 들여 장기간에 걸쳐 실시한 이 연구에서 가장 중요한 결론은 그게 아니다. "관상동맥성 심장질환 병력이 있는 폐경기 여성에게 저지방 식단은 해롭다."가 가장 중요한 결과다. 그 외에는 전부 관심을 딴 데로 돌리기 위한 장식물에 불과하다. 심장질환 병력이 있는 여성이 저지방 식단으로 바꾸기 전보다 바꾼 후에 질병 위험이 증가했다면 저지방 식단은 러소 박사가 인용한 "우선 해를 끼치지 말라."라는 히포크라테스의 선서를 어기는 셈이다.

앤셀 키스의 가설이 나온 후 무시당했던, 포화지방-심혈관질환 가설을 반박하는 수많은 임상실험 연구를 메타 분석한 자료들 가운데 특히 주목할 연구논문은『미국 심장학 학회 학술지Journal of American College of Cardiology』에 실린 "포화지방과 건강: 식품 권장의 재평가와 제안Saturated Fat and Health: A Reassessment and Proposal for Food-based Recommendations"으로서 논문 저자들은 잘못을 인정하고 콜레스테롤 섭취량을 계속 제한할 근거가 없다는 결론을 내렸다. 심장 전문의들은 역사적으로 포화지방에 대해 매우 부정적인 견해를 지녀왔고 미국 식단권장지침 위원회 소속이었던 3명이 이 연구의 저자로 참가했다는 점에서 이 논문이 주는 의미가 크다.

미국심장협회와 미국당뇨협회는 다중불포화지방산이 듬뿍 든 식물성 기름과 탄수화물이 듬뿍 든 식품을 팔아 수익을 올리는 가공식품 회사, 거대 곡물 기업, 대형 수퍼마켓 체인, 패스트푸드 체인, 그리고 그런 음식을 먹고 만성질환을 얻은 사람들에게 약을 팔아 수익을 올리는 거대제약사들로부터 재정적 지원을 받는다. 몬산토, 콘애그라, 켈로그, 펩시, 퀘이커, 다농, 서브웨이, 월그린, 월마트, 코스트코, 호울푸즈, CVS, 화이자, 머크, 일라이 릴리, 노바티스, P&G, 얀센, 베링거잉겔하임, 사노피, 글락소스미스클라인, 바이엘 등 그들에게 거금을 투척하는 대기업들은 수없이 많다. 미국심장협회와 당뇨협회 이 두 단체는 국민의 건강을 염려하는 조직이 아니라 업계의 이익을 위해 불철주야 봉사하는, 거대 기업의 로비스트이자 홍보대사다.

부분적으로 식단권장지침에 변화가 일어나고 있기는 하다. 50년 동안 달걀, 새우 같은 식품이 콜레스테롤이 높아 위험하다고 주장해온 미국심장협회는 2015년 슬그머니 콜레스테롤 섭취를 제한하라는 조항을 삭제하고 콜레스테롤은 더는 우려하지 않아도 되는 영양소라고 입장을 바꿨다. 그러나 여전히 거대 식품기업과 제약사들로부터 재정적 지원을 받는 미국심장협회는 그래도 포화지방이 심혈관질환의 원인이고 식물성 기름이 심장 건강에 유익하다는 주장을 버리지 않고 있다.

2015년 미국 농무부와 보건복지부도 식이 콜레스테롤과 혈청 콜레스테롤 농도 사이에 뚜렷한 관계가 있다는 증거가 불충분하다며 콜레스테롤 섭취 상한선을 폐기했다. 농무부는 "저지방 식단은 효과가 없다."라면서 "총 지방 섭취량을 줄여도 심혈관질환 위험은 낮아지지 않으며 오히려 심장질환 위험을 높일지도 모른다. 저지방 식단은 일반적으로 고지혈증과 HDL 감소 등 이상지질혈증과 연관되기 때문이다."라고 밝혔다.

2015년 미국 식단권장지침 위원회는 저지방 식단권장을 폐기한 이유는 심장질환 위험을 가늠하는 지표인 중성지방과 HDL의 수치가 악화하는 경향이 있기 때문이라고 했다. 수십 년 동안 국민에게 권장한 식단 지침이 심혈관질환 위험을 높이는 식단이었다는 사실을 인정한 셈이다. 위원회는 또한 "지방" 섭취가 건강에 해롭다는 증거가 없음을 인정하고 지방 섭취 한도를 삭제했지만, 여전히 "포화지방" 섭취를 제한해야 한다고 주장하고 있고 저탄수화물 고지방 식단을 인정하지도 않고 있다.

저지방 고탄수화물 식단은 비만, 심혈관질환, 당뇨, 그 어떤 종류의 암 예방이나 개선에도 효과가 없다는 대규모 임상실험 결과들이 줄줄이 나오면서 미국 정부도 이제 저지방 식단을 권장하지 않게 됐지만 이러한 정책적 변화를 적극적으로 알리지도 않고, 주류언론은 정말로 대서특필할 가치가 있는 이런 내용은 기사화하지 않는다. 거대 식품회사와 제약사들의 광고비가 수익의 원천이기 때문이다.

동물성 포화지방과 콜레스테롤이 건강에 해롭고 심혈관질환의 주범이라는 가설은 영양학 역사상 가장 철저하게 사실이 아님이 끊임없이 되풀이 입증되어 온, 진즉에 폐기되었어야 마땅한 낭설이다. 그런데도 미국 농무부와 세계 대부분 나라 정부들은 여전히 하루 총열량에서 탄수화물이 50% 이상을 차지하고 포화지방을 종자유 등 식물성 기름으로 대체한 "고탄수화물/다중불포화지방" 식단을 권장하고 있고 1980년대에 도입돼 수십 년 동안 비만, 당뇨, 심혈관질환, 자가면역질환, 암 등 각종 만성질환을 가파르게 상승시킨 이러한 식단권장지침에서 크게 벗어나지 않고 있다.

---

28   지방을 논하기에 앞서 우선 지방산의 종류에 대해 간략하게 짚고 넘어가자. 지방을 구성하는 지방산들 가운데 이 책에서 주로 다루는 지방산들은 다음과 같이 분류된다.

1. 포화지방산 Saturated Fatty Acid

1) 단쇄지방산Short Chain Fatty Acid: 아세트산acetic acid, C2:0, 뷰티르산butyric acid, C4:0

2) 중쇄지방산Medium Chain Fatty Acid: 카프릴산caprylic acid, C8:0, 카프르산capric acid, C10:0, 로르산lauric acid, C12:0

3) 장쇄지방산Long Chain Fatty Acid: 팔미트산palmitic acid, C16:0, 스테아르산stearic acid, C18:0

2. 불포화지방산 Unsaturated Fatty Acid

1) 단일불포화지방산Monounsaturated Fatty Acid

오메가9 지방산: 올레산oleic acid, C18:1

2) 다중불포화지방산Polyunsaturated Fatty Acid

오메가3 지방산: 알파리놀렌산α-linolenic acid, C18:3, EPAC20:5, DHAC22:6

오메가6 지방산: 리놀레산linoleic acid, C18:2, 아라키돈산arachidonic acid, C20:4

위에서 영문명 뒤의 숫자 가운데 앞의 숫자는 각 지방산을 구성하는 탄소 원자의 수, 뒤의 숫자는 탄소와 탄소의 이중결합 구조(c=c)의 수를 나타낸다. 지방산은 탄소 원자의 수에 따라 단쇄(탄소 원자 5개 이하), 중쇄(6~12개), 장쇄(14개 이상)로 분류되고 탄소의 이중결합 구조가 없으면 포화, 하나면 단일, 두 개 이상이면 다중불포화지방산이다. 그리고 이중결합 구조가 하나씩 늘어날 때마다 기하급수적으로 산화/산패에 취약해진다. 오메가3 지방산과 오메가6 지방산은 필수지방산인데 알파리놀렌산은 EPA/DHA로, 리놀레산은 아라키돈산으로 전환된 후에 우리 몸에 흡수된다. 체지방은 지방산 3개tri와 글리세롤glycerol이 결합한 중성지방triglyceride 형태로 존재한다.

7) 종자유seed oils를 비롯한 식물성 기름[28]

옥수수유, 대두유, 포도씨유, 카놀라유, 홍화씨유, 해바라기씨유, 목화씨유, 미강유 등등 종자유를 비롯한 식물성 기름에 다량 함유된, 다중불포화지방산Polyunsaturated fatty acid, PUFA으로서 오메가6 지방산의 일종인 리놀레산linoleic acid[29]은 산화하기 쉬운 매우 불안정한 구조로 식품점 진열대 위에 그냥 놔둬도 산화한다. 들기름, 아마씨유, 호두 기름 등에 풍부한 오메가3 지방산인 알파리놀렌산도 오메가6 지방산인 리놀레산 못지않게 산화에 취약하고 생체이용률도 형편없다. 오메가3 지방산 보조제로 인기 있는 캡슐형 생선 기름도 산패한 제품이 많으므로 주의해야 한다. 산화한 기름을 섭취하면 혈중 산화물이 증가한다. 당뇨환자의 경우 산화한 기름으로 인한 혈중 산화물 수준이 혈당 정상인보다 약 다섯 배 높고, 혈중 산화물이 체내에 머무는 시간도 8시간인 정상인의 무려 아홉 배에 달하는 사흘이다. 이러한 산화물이 혈액 내에서 산화 스트레스를 일으키면 죽상동맥경화증의 원인인 혈전증을 촉발한다.

종자유는 본래 식용이 아니라 기계 윤활유로 쓰기 위해 생산되었다. 무차별적인 고래사냥으로 고래기름을 구하기가 어려워지자 그 대안으로 목화씨에서 기름을 짜내 기계 윤활유로 사용했다. 그러다가 1948년 거대 식품회사 프록터앤갬블Procter&Gamble이 종자유를 표백하고 탈취해서 돼지기름처럼 고체로 만드는 방법을 개발해 "크리스코Crisco"라는 상품명으로 출시했고 이를 소비자들에게 돼지기름 대용으로 팔았다. "크리스코"라는

---

29   **리놀레산 함량(단위:%):** 홍화씨유(78), 포도씨유(73), 해바라기씨유(68), 옥수수유(59), 대두유(51) 목화씨유(54), 참기름(45), 미강유(39), 피스타치오유(33), 땅콩유(32), 카놀라유(21), 아보카도유(13~21), 올리브유(12~21), 들기름(15), 팜유(10).

명칭은 "결정화된 목화씨기름Crystallized Cottonseed oil"에서 비롯되었다. 크리스코는 종자유를 대량 생산해 식품으로 판매하기 시작한 출발점이다.

미국 아이젠하워 대통령의 주치의 폴 더들리 화이트Paul Dudley White 박사를 비롯한 심장전문의 6명이 1924년에 창립한 미국심장협회American Heart Association, AHA는 창립 후 20여 년 동안 이렇다 할 수입도 없고 가까스로 근근이 유지되는 보잘것없는 존재였다. 그러다가 1948년 프록터앤갬블이 한 라디오 프로그램에서 전국적으로 기금을 모아 AHA에 기부하면서 AHA는 돈방석에 앉았다. 하룻밤 새 174만 달러(오늘날 액수로 1,700만 달러 이상)가 쏟아져 들어오면서 금고가 두둑해진 AHA는 전국에 지부를 설립하기 시작했다.

1955년 아이젠하워 대통령이 심장마비를 일으켰다가 백악관 업무에 복귀하자 AHA에 들어온 기부금이 그 전 해보다 40% 폭등했다. 1960년 무렵 AHA는 미국 전역에 300개의 지부를 거느리고 연간 3,000만 달러를 벌어들이게 되었다. 프록터앤갬블을 비롯한 거대 식품회사들의 지속적인 지원에 힘입어 AHA는 미국에서 가장 규모가 큰 비영리단체로 자리 잡았다. 포화지방을 미국 국민의 식단에서 몰아낸 장본인 앤셀 키즈가 침투한 AHA 산하 영양 위원회는 포화지방 대신 PUFA인 종자유를 섭취해야 심장 건강에 유익하다고 권장했고 이 영양 위원회가 발표하는 식단권장지침은 미국뿐 아니라 전 세계에 영향을 미쳐왔다.

지난 100년 동안 PUFA 섭취가 폭증하면서 동시에 비만, 당뇨, 심장병, 암, 심혈관질환, 자가면역질환도 폭증했다. 이 모든 질병의 근본적인 원인은 만성 염증인데 그렇다면 PUFA가 유일한 원흉은 아닐지도 모른다. 지난 100년 동안 환경오염, 스트레스, 생활방식 등도 많이 바뀌었고 이러한 변수들도 영향을 미쳤을지 모른다. 그러나 PUFA와 앞서 언급한 만성 질환들은 매우 강력한 상관관계가 있다. 인체의 적혈구 내에 있는 오메가6 지방산과 오메가3 지방산의 비율을 살펴보니 오메가6 비율이 높은 사람들이 각종 자가면역질환, 염증성 질환, 심혈관질환을 진단하는 여러 가지 지표에서 훨씬 나쁜 성적이 나왔다는 연구가 있다. 이 연구는 오메가6 지방산과 염증 간에 인과관계를 증명하지는 못하지만 강력한 상관관계가 있음은 분명하다.

PUFA가 다량 함유된 종자유가 인체에 해로운 핵심적인 이유는 첫째, 염증을 일으키는 두 가지 경로를 상향 조정하기 때문이다. 둘째, PUFA는 화학적 구조상 산패하기 쉽다.[30] 우리는 종자유를 비롯한 식물성 기름이 산화하면서 만들어내는 수백 가지 산화물을 음식을 통해 섭취하게 되는데 이러한 산화물들은 혈뇌장벽Blood Brain Barrier, BBB[31]을 통과한다. 산패한 기름을 섭취하면 산화물과 결합한 LDL이 인체 내에서 산화물을 운반하는 매개체가 되어 혈관을 손상하고 염증을 일으킨다.

셋째, 종자유의 원료들을 보라. 아주 작은 씨앗들이다. 그런 씨앗에서 억지로 기름을 쥐어 짜내야 한다. 대부분 식물성 기름은 51.67°C가 넘으면 산패하는데 종자유는 가공과정에서 무려 여섯 차례나 41.6~251.67°C의 고열에 노출되고 화학 용매 헥산hexane, 수산화나트륨sodium hydroxide, 탄산염carbonate, 탈취제, 표백제 등 여러 가지 화학물질을 첨가하는 복잡한 가공과정을 거치면서 고도로 산화한다. 산화한 기름을

---

30   단일불포화지방산monounsaturated fatty acid이 풍부해 건강에 유익하다고 알려진 올리브유와 아보카도유도 종자유보다 훨씬 덜하긴 하나 빛과 열, 산패에 취약하다. 시중에 판매되는 엑스트라 버진 올리브유의 69%가 "엑스트라 버진extra virgin" 조건을 충족하지 못하고, 올리브유와 아보카도유의 80%가 산패했거나 카놀라유 등 다른 식물성 기름이 섞여 있다는 보도도 있었다.

31   혈액으로부터 뇌에 필요한 영양분들은 통과시키고 위험물질은 통과시키지 않는 관문.

섭취하면 몸 전체에 염증을 유발하는 유리기free radical[32]를 만들어내 심장병과 암을 유발한다. PUFA 섭취를 권장하는 식단에서 항산화제 섭취도 권장하는 까닭은 정제 식물성 기름의 유리기 때문이다.

식당에서는 종자유를 비롯한 식물성 기름을 여러 번 사용해 음식을 튀긴다. 암을 일으키는 데 그보다 더 적합한 조리 방법은 없다. 식물성 기름으로 튀긴 음식에서 독성이 있는 알데하이드 성분들이 검출된다. 알데하이드는 유전자 돌연변이를 일으키고 RNA와 DNA를 변형시키며 어마어마한 염증을 유발한다. 가공식품과 패스트푸드를 피해야 하는 이유는 여러 가지이지만 그 가운데 하나가 바로 정제된 종자유와 식물성 기름이 들어있기 때문이다. 종이상자, 플라스틱 용기, 비닐봉지에 들어있는 가공식품과 시리얼, 과자, 마요네즈와 각종 샐러드드레싱, 유아식품, 심지어 분유에도 종자유와 식물성 기름이 들어있다.

넷째, 종자유를 비롯한 식물성 기름에 다량 함유된 오메가6 지방산은 뇌를 비롯해 인체의 모든 세포막의 아주 중요한 부분을 차지하기 위해 오메가3 지방산과 서로 경쟁한다. 따라서 체내의 오메가6 지방산이 증가하면 오메가3 지방산은 감소하는 역 상관관계가 있다. 항염증anti-inflammatory 성질이 있는 오메가3 지방산의 공급은 지난 20세기 동안 비교적 변하지 않고 안정적으로 유지되어왔지만 오메가6 지방산은 식물성 기름의 섭취와 더불어 쓰나미처럼 인체에 쏟아져 들어와 오메가3 지방산을 압도했다. 지난 수십 년 동안 실시된 많은 연구를 통해 체내의 과도한 오메가6 지방산은 우울증 등 정신질환과도 관련이 있다고 나타

32　원자/이온/분자에서는 회전 방향이 반대인 전자 2개가 짝지어 안정적인 형태로 존재하지만, 유리기에는 짝을 짓지 못한 불안정한 전자가 있다. 이 불안정한 전자는 다른 분자/원자의 전자를 빼앗아 자기를 안정화하려고 하므로 문제를 일으킨다.

난다. 식물성 기름의 경우 LDL을 낮춘다는 사실 외에 그 안정성은 검증된 적이 없다.[33]

다섯째, 식물성 기름에 함유된 파이토스테롤Phytosterol은 LDL을 낮춰 건강에 좋다는 이유로 널리 권장되지만, 건강에 유익하다는 주장을 뒷받침하는 증거는 전혀 없다. 오히려 건강에 해롭다는 증거는 많다. 쉽게 말하면 파이토스테롤은 콜레스테롤인 척하는 가짜 콜레스테롤로서 진짜 콜레스테롤의 정상적인 기능을 방해한다. 간이 VLDL을 만들려면 지방산과 콜레스테롤이 필요하다. 그런데 콜레스테롤 섭취를 줄이면 간은 VLDL을 만들기 위해서 혈액 속에 있는 LDL을 더 많이 흡수하므로 혈중 LDL 수치가 하락한다. 즉, 포화지방을 식물성 기름으로 대체하면 LDL 수치가 하락하는 이유는 포화지방 섭취를 줄여서가 아니라 파이토스테롤 때문이다. 파이토스테롤은 콜레스테롤과 구조가 아주 비슷하다. 다행히 인체는 몸에 침입한 파이토스테롤을 대부분 거부하고 섭취한 양의 1%밖에 흡수하지 않는다. 하지만 파이토스테롤을 15~60%까지 흡수하는 파이토스테롤혈증phytosterolemia 증상이 있는 사람들도 있는데 이들은 대부분 조기 중증 죽상동맥경화증에 걸린다.

인체에서 파이토스테롤을 흡수하는 조직 가운데 하나가 동맥이다. 조기 중증 죽상동맥경화증을 앓는 33세 남성의 동맥 조직검사를 했더니 파이토스테롤이 발견되었다. 파이토스테롤은 죽상동맥경화 플라크에서 발견되는 콜레스테롤 결정체에서도 발견된다. 파이토스테롤이 형

33　오메가 6 지방산인 리놀레산의 반감기half life는 4년이다. 즉 체내에 있는 라놀레산이 50% 줄어드는 데 4년이 걸리고 나머지 50%가 25%로 주는 데 4년, 남은 25%가 12.5%로 주는 데 4년이 걸린다. 오늘 당장 식물성 기름 섭취를 중단한다고 해도 체내에 있는 리놀레산이 배출되려면 오랜 세월이 걸린다는 뜻이다.

성한 콜레스테롤 결정체는 진짜 콜레스테롤이 형성한 결정체와 구분하기 어렵다. 그러나 대식세포는 콜레스테롤 방출은 꺼리지만, 파이토스테롤은 기꺼이 토해내므로 플라크에서 발견되는 콜레스테롤 결정체 형성에는 진짜 콜레스테롤보다 파이토스테롤이 훨씬 더 큰 역할을 할 가능성이 크다. 파이스테롤은 적혈구가 쉽게 운반하는데 식물성 기름을 섭취하면 적혈구가 (콜레스테롤을 제치고) 파이토스테롤을 세포막에 축적한다는 연구 결과가 한두 건이 아니다. 어쩌면 인체에 산화 스트레스를 일으키고 파이토스테롤을 축적하는 식물성 기름이 탄수화물과 당분 못지않게 중요한, 현대 만성질환의 원인일지도 모른다.

파이토스테롤은 키토제닉 식단에서 권장하는 올리브유, 아보카도유, 코코넛유에도 들어있다.[34] 버터, 코코넛유, 올리브유가 혈중 LDL에 미치는 영향을 조사한 한 연구에서 식물성 기름인 코코넛유와 올리브유만 혈중 LDL을 낮추는 결과가 나왔다. 코코넛유는 94%가 포화지방인데도 LDL을 낮추는 결과가 나왔는데 이는 포화지방이 LDL 수치를 높인다는 주장을 무색하게 할 뿐만 아니라 올리브유와 코코넛유가 정말로 건강에 "이로운지" 아니면 다른 식물성 기름보다 "덜 해로울" 뿐인지 다시 생각하게 만든다.

무작위배정 대조군 실험에서는 식물성 기름 섭취와 심혈관질환의 인과관계도 증명된다. 1965년 발표된 한 연구에 따르면, 심장발작을 일으킨 환자들을 무작위로 세 집단으로 나누어 실험군 두 집단은 각각 올리브유와 옥수수유를 섭취하고 포화지방 섭취를 줄이고 대조군은 정상

---

34   **각 식물성 기름에 함유된 파이토스테롤(단위: mg/100g):** 미강유(1,891), 옥수수유(990), 카놀라유(893), 참기름(637), 아마씨유(466), 모란씨유(367), 콩기름(355), 땅콩유(319), 아보카도유(339), 올리브유(288), 들기름(265), 코코넛유(80).

적인 식단을 하게 했다. 2년 후 대조군에서는 심장발작이 재발하지 않은 비율이 75%에 달했지만, 올리브유와 옥수수유를 섭취하고 포화지방 섭취를 줄인 두 실험군은 심장발작이 재발하지 않은 비율이 각각 57%와 52%에 그쳤다. 심혈관질환 예방에 올리브유와 옥수수유가 도움이 된다는 주장을 무색하게 하는 결과다. 식물성 기름 섭취량이 총열량의 6%를 초과하는 식단은 고탄수화물 식단보다도 훨씬 더 사망률을 높인다는 결과도 나왔다.

지방이 함유된 모든 자연식품에는 포화지방산, 단일불포화지방산, 다중불포화지방산이 모두 들어있다. 비율만 다를 뿐이다. 소 지방, 올리브유, 그리고 아보카도유의 100g당 지방산의 비율은 아래 표와 같다.

〈100g당 지방산 비율〉

	포화지방산	단일불포화지방산	다중불포화지방산
소 지방	50	45	5
올리브유	19	68	13
아보카도유	29	56	15

단위: %

위의 표를 보면 건강에 유익하다는 올리브유와 아보카도유는 산패하기 쉬운 다중불포화지방산비율이 소의 지방보다 훨씬 높다. 생산지나 품종에 따라서 다중불포화지방산 비율이 20%가 넘는 올리브유와 아보카도유도 있다. 게다가 소 지방의 다중불포화지방산 5%에는 오메가3 지방산과 공익리놀레산 등도 포함되므로 오메가6 지방산의 비율은 그보다 훨씬 낮다. 그러나 올리브유와 아보카도유의 다중불포화지방산은 거의 전부 산패에 취약한 오메가6 지방산인 리놀레산이다. 도축 전 곡물사육우는 평생 목초사육우보다 오메가6 지방산 함량이 훨씬 높으므로 먹지 말라는 사람들이 올리브유와 아보카도유 섭취는 적극적으로 권장한다. 도대체 논리적으로 앞뒤가 맞지 않는다.

5. 정설: "지중해 식단"은 건강에 유익하다.
이설: 이른바 "지중해 식단"은 허구다.[35]

이른바 "지중해 식단The Mediterranean Diet"은 영양학 전문가들이 가공하고 전 세계 과학자와 정부 기관들이 한목소리로 승인하기 전까지는 존재하지 않은 개념이다. 1980년대에 이 개념을 개발하기 시작한 두 인물이 있다. 그리스 아테네 의과대학 안토니아 트리코풀루Antonia Trichopoulou 교수와 이탈리아 로마에 있는 국립영양연구소 연구국장 안나 페로-루찌Anna Ferro-Luzzi다.

콜레스테롤 수치가 높은 환자들에게 각종 종자유를 권하던 트리코

---

[35]   이른바 "블루존Blue Zone" 식단도 허구다. 일본 오키나와현의 누오로, 이탈리아의 사르데냐, 코스타리카의 니코야 반도, 그리스의 이카리아 등을 블루존이라고 일컫는데 블루존 주민이 고기를 멀리하고 식물성 식품이 90% 이상인 채식 위주의 식단을 하므로 장수한다는 주장도 새빨간 거짓말이다. 넷플릭스Netflix가 제작한 블루존에 관한 다큐멘터리는 블루존 주민들이 주로 채식 위주의 식생활을 하므로 장수한다고 주장한다. 구글에서 블루존을 검색해도 그 지역 주민들은 일주일에 딱 한 번, 카드 한 벌의 크기를 넘지 않는 양의 붉은 고기를 먹고, 베이컨이나 소시지 같은 가공육은 먹지 않는다고 한다.

그러나 블루존 사르데냐를 직접 방문해 그들의 식생활을 관찰한 인류학자 빌 쉰들러Bill Schindler 박사에 따르면, 그들은 날마다 직접 만든 살라미, 프로슈토, 판체타, 관찰레 등 가공육과 치즈를 먹고, 일주일에 한 번 온 가족이 모여 양 반 마리를 통째로 구워 양껏 즐긴다. 쉰들러 박사가 마을 주민들에게 "당신들은 일주일에 딱 한 번 고기를 먹는다고 알려져 있는데 어떻게 된 거냐?"라고 묻자, 주민들은 "맞다. 우리는 이렇게 일주일에 한 번 모두 모여 고기를 통째로 구워 먹는다."라고 답했다. 즉, 날마다 먹는 가공육은 고기로 치지도 않는다는 뜻이다. 물론 이들이 직접 만들어 먹는 가공육은 대량 생산되는 가공육처럼 각종 식품첨가제와 보존제와 설탕, 메이플시럽, 액상과당 등이 들어가지 않은 깨끗한 가공육이다.

또 다른 블루존 이카리아를 방문한 영양학자인 메리 러딕Mary Ruddick 박사에 따르면, 이카리아 주민들은 날마다 유제품과 육류를 먹는다. 시역 식당의 메뉴를 봐도 전채요리appetizer 조차 모두 돼지고기, 닭고기, 유제품 등 동물성 식품이고 주메뉴도 대부분 육류와 생선이다.

풀루는 미국이 주도하는 영양 정책이 전 세계를 휩쓸면서 그리스에서 종자유에 밀린 올리브유 소비가 추락해 올리브나무가 잘려 나가고 패스트푸드 소비가 급증하자 그리스의 전통적 식생활을 보존할 방법을 고심하던 차에 앤셀 키즈의 "7개국 연구"에 포함된 그리스 데이터를 접하고 이를 계기로 그리스의 지중해 식단에 대한 학술회의를 개최하게 되었고 이러한 회의를 통해 지중해 식단에 대한 여러 논문들이 등장했다.

트리코풀루와 마찬가지로 페로-루찌도 패스트푸드 섭취가 증가하면서 사라질 위기에 처한 이탈리아의 전통적 식생활을 보존하고 싶었다. 페로-루찌는 우선 지중해 식단을 정의하는 작업에 착수했다. 그러나 지중해 연안 국가들은 식생활이 나라마다 천차만별이었고 심지어 같은 나라 안에서도 지역에 따라 식생활이 하늘과 땅 차이였다. 1989년 페로-루찌는 지중해 식단을 규정하기는 불가능하고 과학 문헌에서 지중해 식단이라는 용어는 쓰면 안 된다고 결론내렸다.

그런데 페로-루찌와 신경전을 벌이던 트리코풀루가 기선을 제압하게 되었다. 미국 영양학계의 두 거물을 자기 편으로 포섭했기 때문이다. 바로 매사추세츠주 케임브리지에 있는 '전통 방식 보존과 교류 기금Oldways Preservation and Exchange Trust, OPET' 창립회원인 그레그 드레서Greg Drescher와 하버드 공중보건대학원 월터 윌렛Walter Willet 교수다. 앤셀 키즈가 저지방 식단으로 명성을 얻었듯이 윌렛 교수는 이른바 "지중해 식단"으로 명성을 얻었다.

1980년대 말 드레서와 윌렛은 각각 아테네를 방문해 윌렛의 하버드대학 동료 교수인 트리코풀루의 남편과 트리코풀루의 극진한 접대를 받으며 그리스의 산해진미를 맛보았다. 드레서와 윌렛은 결국 의기투합했고 심장 건강에 좋은 올리브유를 넉넉히 섭취하는 식단을 이탈리아와 그리스의 온화한 기후와 절경으로 포장하면 미국인들이 매료되리라는 결론을 내렸다.

그런데 지중해 식단을 어떻게 규정할지가 관건이었다. 여기서 월렛은 앤셀 키즈처럼 자기 가설을 뒷받침하는 데이터는 취하고 그렇지 않은 데이터는 제외하는 꼼수를 썼다. 월렛은 지중해 연안인 프랑스, 포르투갈, 스페인, 이탈리아 북부는 제외하고 크레타섬과 이탈리아 남부만으로 "지중해 식단" 지역을 축소 규정했다. 트리코풀루가 앤셀 키즈의 연구자료를 바탕으로 계산한 하루 지방 섭취량도 지방이 상온에서 고체가 아니고 액체인 한 크게 문제 삼지 않는 월렛에게 설득력이 있었다.

1993년 유럽과 미국의 영양전문가 150여 명이 모인 가운데 매사추세츠주 케임브리지에서 처음으로 지중해 식단 회의가 개최되었다. 그러나 외계어 같은 과학 전문용어와 그래프가 빼곡한 딱딱하고 지루한 자료가 아니라 그리스와 이탈리아의 그림 같은 풍광을 배경으로 한 전원생활과 올리브유에 관한 전설이 흘러넘치는 감성에 호소하는 회의였다. 회의 사흘째 되는 날 월렛은 지중해 식단 피라미드를 공개했다. 미국 농무부가 만든 식단 피라미드에서 귀퉁이를 겨우 차지한 붉은 고기 섭취 권장량을 확 줄이고 올리브유와 올리브 섭취를 총열량의 35~40%까지 넉넉히 권장한 피라미드였다. 농무부 피라미드와 마찬가지로 월렛의 피라미드도 각 식품군의 권장 비율을 뒷받침하는 그 어떤 과학적 근거도 없었다. 월렛이 이 피라미드를 구축한 근거를 담은 논문과 1993년 회의 자료는 『미국 임상 영양 학술지 American Journal of Clinical Nutrition』 특별호에 실렸고 올리브유 산업계가 재정적 지원을 했다.

그 후 드레서와 월렛은 지중해 식단을 널리 보급하는 노력에 박차를 가했다. 영양사, 언론인, 학자, 요리책 저자, 유명 셰프, 관련 분야 공직자들을 주최 측의 경비 전액 부담으로 이탈리아와 그리스 등에 초청해 전망 좋은 호텔에 투숙시키고 산해진미를 대접해 지상낙원을 맛보게 해주었다. 월렛은 하버드라는 이름으로 이러한 행사에 권위를 부여했고 비용은 드레서가 이끄는 OPET가 부담했으며 OPET는 1993년부터 2004년까지 이러한 회의를 50차례 주관했다. 그러나 실제로 비용을 부담한 주체는 세계 올리브유 협의회International Olive Oil Council, IOOC였다. IOOC가 OPET를 통해 세탁한 돈으로 치른 행사였고 당연히 이런 행사에서 올리브유는 홍수 후에 불어난 강물처럼 넘쳐흘렀다. 이 행사를 극찬하는 기사를 쓰지 않은 언론인들은 다시는 이 행사에 초대받지 못했다.

30여 년 동안 정부가 권장하는 저지방 식단을 따라 지방 섭취를 자제해온 미국인들에게 지중해 식단과 올리브유는 가뭄에 내린 단비였다. 지중해 식단이 공개된 후 올리브유 소비는 폭증했고 현재 1인당 올리브유 소비량은 1990년대의 세 배로 늘었다. 그런데 정말로 올리브유가 건강을 지켜주는 묘약일까?

1980년대 초 앤셀 키즈가 자문으로 참여한 가운데 페로-루찌가 실시한 연구는 지방은 오로지 올리브유만 섭취하는 마을 주민들을 하루 네 차례 방문해 그들이 섭취하는 음식을 저울로 측정하고 기록해 분석했는데, 마을 주민들이 지방 공급원을 올리브유에서 버터로 바꾸자 "나쁜 콜레스테롤" LDL이 평균 19% 증가했다면서 이를 근거로 올리브유는 심장 건강에 좋은 지방이라는 결론을 내렸다. 하지만 주민들이 지방 공급원을 버터로 바꾼 후 "좋은 콜레스테롤" HDL도 증가했고 증가율이 특히 여성들에게서 두드러졌는데 이 점은 강조되지 않았다.

올리브유가 건강에 유익하다는 근거로 자주 인용되는 "기념비적" 연구는 트리코풀루가 2003년 28,000명 이상의 자원자들을 대상으로 한 연구인데 그녀는 이 연구에서 "올리브유를 다량 섭취하는 전통적인 지중해 식단은 총 사망률을 상당히 줄인다."라고 결론을 내린다. 하지만 그녀는 연구대상들이 섭취한 올리브유 양을 직접 측정하지도 않았고 식품 섭취 빈도를 묻는 설문(과학적 증거로서의 가치가 가장 낮은 조사 방법임을 기억하라)에도 올리브유 항목은 없다. 그녀는 설문에 포함된 요리를 바탕으로 그 요리를 조리할 때 들어가는 올리브유 양을 추정했을 뿐이다. 게다가 그리스를 비롯해 9개 유럽 국가의 74,600명의 남녀 고령자들을 살펴보면 지중해 식단은 심장질환 위험을 줄이는 효과가 없다고 나타난다.

그래도 올리브유를 수천 년 전부터 사용해왔다는 역사적 사실이 올리브유가 건강에 유익하다는 증거 아닐까? 그리스 문호 호메로스가 『오디세이아』에서 올리브유를 "액체 황금Liquid gold"이라고 하지 않았는가 말이다. 하지만 호메로스는 "황금 병에 든 올리브유olive oil in gold flask"라고 했을 뿐이다. 그리고 『오디세이아』의 주인공 오디세우스는 올리브유를 마신 게 아니라 몸에 부었을 뿐이다. 고대 그리스 문헌에는 올리브유가 종교의식에서 기름 부음 예식을 하는 데 쓰이거나 운동경기에서 선수들이 몸에 발라 육체적 아름다움을 돋보이게 하는 용도로 쓰였다는 기록이 있을 뿐 사람들이 음식으로 섭취했다는 내용은 없다.

크레타섬에서도 올리브유는 근대 전까지 식단에서 전혀 중요한 위치를 차지하지 않았다. 중세에 평균적인 크레타섬 주민은 올리브유를 구하기가 어려웠고, 17세기 중반 산업계에서 비누 생산 용도로 올리브유의 수요가 증가하면서 베네치아의 통치자들이 올리브유 생산을 독려하자 생산이 늘어났다. 다른 지중해 연안 국가들에서도 중세에 와서야 올리브유가 식용으로 쓰이기 시작했지만, 식단에서 크게 중요한 위치를 차지하지 않았다. 고대부터 지중해 지역에서 귀족과 평민을 막론하고 요리 용으로 훨씬 널리 쓰인 지방은 돼지기름lard이었다.

2008년 이스라엘에서 하버드 공중보건대학원 마이어 스탬퍼Meir Stampfer 교수가 참여한 매우 잘 설계된 임상실험이 진행됐다. 중간 정도 비만 중년 322명을 선정해 세 집단으로 나누고 2년 동안 각각 고탄저지 식단(섭취한 탄수화물은 주류 영양학계에서 "좋은" 탄수화물이라고 찬양하는 "복합 탄수화물"), 지중해 식단, 저탄고지 식단을 먹였다. 처음 설계에서는 저탄고지 식단이 없었지만, 이스라엘 측의 연구자 아이리스 샤이Iris Shai가 미국 에릭 웨스트먼 박사의 앳킨스 식단 연구 결과를 접하고 저탄고지 식단을 실험대상에 추가했다.

연구를 실행한 기간 내내 지중해 식단군이 고탄저지 식단군보다 중성지방, LDL, C반응단백질C-Reactive Protein, CRP(만성질환 지표), 인슐린 등은 낮고 HDL은 더 높았으며, 따라서 심장질환 위험도 더 낮다고 나타났다. 또한 2년 동안 지중해 식단군은 몸무게가 평균 4.53kg 줄었지만 고탄저지 식단군은 평균 3.17kg 주는 데 그쳤다. 연구자들은 이러한 결과만 강조하면서 지중해 식단의 유익함을 홍보했지만 정작 가장 건강한 집단은 저탄고지 식단군이었다. 저탄고지 식단군은 몸무게가 평균 5.44kg 줄고 세 집단 중 중성지방은 가장 낮았으며 HDL은 가장 높았다. LDL만 지중해 식단 집단이 더 낮았다. 이 연구는 지중해 식단이 고탄저지 식단보다는 낮지만, 최적의 식단은 아니며, 세 식단 중 최적의 식단은 저탄고지 식단이라는 결과만 확인했을 뿐이다.

1960년대에 앤셀 키즈가 실시한 "7개국 연구"에서 크레타섬과 코르푸섬 연구는 겨우 각각 33명과 34명을 대상으로 모은 데이터다. 당시 그리스 인구 약 837만과 크레타섬 인구 약 44만을 대표하기에는 턱없이 부족한 표본 크기다. 키즈가 이 연구 결과를 발표하고 20여 년이 지난 1980년대에, 7개국 연구에 참여했던 학자들은 1960년대 당시에 섬을 방문할 때마다 식단에 대해 수집한 자료의 편차가 너무 커서 식단에 대해 어떤 결론도 내리기 어려웠다는 사실을 털어놓았다. 앤셀 키즈가 만든 모래성 위에 월터 월렛은 지중해 식단 피라미드를 쌓아 올린 셈이다.

월렛이 부실 공사로 쌓아 올린 피라미드의 또 한 가지 허구는 붉은 고기다. 크레타섬 주민들은 염소, 소, 양 등 붉은 고기를 선호한다. 코르푸섬 주민들은 주로 소고기와 송아지 고기를 먹는다. 이탈리아, 그리스, 스페인의 역사적 문헌이나 요리책에는 이 지역 주민들이 가금류보다 양, 염소, 소고기를 선호했다는 사실을 적시하지 않은 문헌을 찾기가 힘들다. 하지만 월렛은 이러한 역사적 사실을 무시하고 지중해 식단 피라미드에서 가금류를 일주일에 여러 차례 섭취하라고 권장하고 있고 붉은 고기 권장량을 미국 농무부의 식단 피라미드보다 한층 더 줄여서 한 달에 1~2회 섭취하라고 권장한다.

제2차 세계대전이 끝나고 경제 사정이 윤택해지면서 이탈리아와 그리스는 거의 채식에 가까웠던 식단을 뒤로하고 붉은 고기 섭취를 늘리기 시작했다. 1960년부터 1990년까지 이탈리아 남성의 평균 고기 소비량은 10배 이상 증가하면서 이탈리아 역사상 가장 급격한 식단의 변화를 보였지만 심장질환 발생률은 오히려 감소했다. 스페인도 같은 기간 동안 붉은 고기와 지방 소비는 폭증했지만, 심장질환 사망률은 오히려 폭락했으며 프랑스와 스위스에서도 같은 추세가 나타났다.

앤셀 키즈의 "7개국 연구" 그리스 부분에 참여한 크리스토스 아라바니스Christos Aravanis는 20년이 지난 1980년 다시 크레타섬을 찾았고 지역 농부들의 포화지방 섭취율이 54% 이상 폭등했으나 심장마비 발생률은 대단히 낮다는 사실을 발견했다. 전쟁의 여파로 불가피하게 저지방 식단을 했던 시기에 앤셀 키즈가 자기 입맛에 맞는 자료만을 바탕으로 날조한 식이 콜레스테롤-심혈관질환 가설은 그 후 수십 년 동안 과학적 증거로서의 가치가 수천 배 부풀려지면서 세계의 식단을 지배하게 되었다. 크레타섬과 남부 이탈리아 작은 마을 주민들은 전쟁 후 허리띠를 졸라매야 했던 절박하고 가난한 시절에 자신들이 목숨을 연명하기 위해

했던 초근목피 식단을 세계에서 가장 부유한 할리우드 유명인사들과 뉴욕 사교계의 부유층이 따라 하려고 안달한다는 사실을 알면 어처구니없다고 하지 않을까.

붉은 고기와 포화지방을 넉넉히 섭취한 크레타섬 주민들이 심장질환 발생률이 낮은 모순을 어떻게 설명해야 할까. 크레타섬 주민들은 제철에 나는 약간의 과일 말고는 따로 후식을 먹지 않는다. 케이크는 가뭄에 콩 나듯 먹고 페이스트리는 전혀 먹지 않는다. "7개국 연구"에서도 달콤한 음식이 그 어떤 다른 음식보다도 심장질환과 상관관계가 월등히 높았다. 단 음식을 많이 먹는 핀란드와 네덜란드가 심장질환 발생률이 가장 높았다. 그러나 페이스트리를 거의 먹지 않는 유고슬라비아, 그리스, 일본은 심장질환 발생률이 낮았다. 세월이 흘러도 이러한 결과는 변하지 않았다. 1960년부터 1990년까지의 기간 동안 육류 소비가 폭증한 스페인은 설탕과 탄수화물 섭취량과 심장질환 발생률이 동반 폭락했다. 어쩌면 이른바 "지중해 식단"이 건강에 유익한 이유는 포화지방과 붉은 고기 섭취량이 아니라 당과 탄수화물 섭취량이 적기 때문은 아닐까.

이처럼 올리브유는 딱히 심장질환을 예방한다는 과학적 증거도 없고 오래전부터 건강한 지방으로 섭취했다는 추측을 뒷받침할 역사적 증거도 부실하기 짝이 없다. 상온에서 고체인 동물성 지방은 안정적이고 쉽게 산패하지 않으며 인류가 문자를 발명해 역사를 기록하기 전부터 먹어왔다. 단일불포화지방인 올리브유는 다중불포화지방인 종자유보다 산화물을 덜 생성하지만, 산화물을 가장 적게 생성하는 지방은 쇠기름, 돼지기름, 버터, 코코넛유 같은 포화지방이다. 포화지방은 유일하게 HDL을 높인다고 알려진 식품이고 HDL은 LDL보다 훨씬 더 신뢰할만한 심혈관질환 예측 지표다.

자기 모국의 전통적 생활방식을 보존하려는 두 여성 학자의 갸륵한 마음을 화창하고 온화하고 그림 같은 지중해 지역의 기후와 풍광이라는 낭만적인 정서로 포장하고, 거기에 올리브유 업계가 기름을 칠하고, 하버드의 권위 있는 학자의 후광으로 리본 장식까지 한, 아무런 과학적 역사적 근거도 없는 정체불명의 "지중해 식단"은 세계인이 선망하고 우러르고 좇아야 하는 건강 식단으로 자리매김하게 되었다.

"지중해 식단" 피라미드 부실 공사로 영양 학계의 총아로 떠오른 월터 월렛은 입맛에 맞는 데이터만 취사선택하고, 상관관계를 인과관계로 둔갑시키고, 툭하면 언론에 등장해 카리스마로 대중의 마음을 사로잡고, 권위 있는 학술지들과의 친밀한 관계를 통해 명성을 얻는 데는 도가 튼 앤젤 키스가 창시한 사기詐欺 과학의 전통을 이어가고 있다.

6. 정설: 과일은 건강에 매우 이롭다.
이설: 과일은 건강에 득보다 실이 더 많다.

1) 과일이 건강에 이롭다는 가설의 기원

우리는 잘못된 식생활로 인해 점점 뚱뚱해지고 병들어가고 있는데 과일은 이 맥락에서 어떤 위치를 점할까. 과일은 "전문가"들이 주장하는 만큼 건강에 도움이 되지는 않는다. 과일 섭취 권장도 지난 수십 년 동안 식품 업계가 성공한 마케팅 홍보였다. 과연 과일은 우리의 친구일까 적일까. 언제부터 채소와 과일은 배트맨과 로빈, 셜록 홈즈과 존 H. 왓슨처럼 한쌍으로 엮여 우리를 질병에서 구원하는 건강식품으로 축복을 받게 됐을까.

겨울잠을 자는 동물은 먹이를 구하기 힘든 겨울이 오기 전인 가을에 평소보다 더 많이 먹고 지방을 축적해 체중을 늘린다. 예컨대 겨울이 오기 전 곰은 숲으로 들어가 당분이 많은 열매 등을 미친 듯이 먹어 치우는데 이때 하루에 체중이 무려 4kg 이상 늘고 인슐린 저항성이 생겨 당이 지방으로 전환되고 지방이 축적된다. 철새도 장거리 여행을 떠나기 전에 이러한 과정을 거친다. 동물들이 이처럼 인슐린 저항성을 높여 지방 축적 스위치를 작동시키는 현상은 생존 메커니즘이다. 인간의 조상도 마찬가지였다.

수백만 년 전 조상의 생활방식을 아직도 기억하는 인간의 몸은 과당을 섭취하면 식량이 귀한 겨울이 다가온다는 신호로 받아들이고 지방을 축적한다. 오늘날 인간에게는 계절적으로는 겨울이 닥쳐도 생리적으로는 결코 겨울이 오지 않는다. 지금처럼 과일을 비롯한 먹거리가 사시사철 풍부한 환경에 사는 인간은 겨울을 대비해 지방을 축적할 이유가 사라졌지만, 과일의 유혹을 여전히 뿌리치지 못한다. 그런데 이러한 지방 축적 생존 메커니즘이 일년내내 만성적으로 작동하면 대사증후군이라는 질병으로 이어진다.

식물이 과일의 씨앗을 퍼뜨려 번식하려면 동물이 과일을 많이 먹어줄수록 좋지만, 유감스럽게도 인간이 과일을 먹고 배설하는 씨앗은 땅에 뿌려져 번식하는 대신 양변기에서 물과 함께 하수구로 쓸려 내려가니 과일은 제 한 몸 바쳐 번식이라는 목적을 달성하는 데도 실패하는 셈이다. 대형 수퍼마켓에 가면 온갖 다양한 색깔의 과일들이 사시사철 눈길을 끈다. 오늘날 과일은 자연산과는 거리가 멀다. 사람이 인위적으로 당도를 높인 가공식품에 가깝다.

비만인은 과일 섭취를 삼가라는 권고사항은 19세기부터 꾸준히 존재해왔고 20세기 중반까지만 해도 과일은 여전히 제철에만 먹을 수 있었다. 1991년 미국 국립암연구소National Cancer Institute는 과일이 암 예방에 어느 정도 효과가 있다는 소규모 연구자료를 보고 과일 섭취를 권장했지만, 이 연구는 암 예방 효과가 아니라 사회경제적 효과와 관련된 내용이었다. 국립암연구소는 식품업계의 40개 주요 기업들과 의기투합해 암 예방 차원에서 채소/과일 섭취를 촉진하는 '건강증진 농산물재단Produce for Better Health Foundation'을 합작투자로 설립했고 식품업계는 채소/과일이 암 예방에 효과적이라는 홍보마케팅에 착수했다. 이들은 대중의 건강이 아니라 과일채소 판매를 촉진하는 '채소와 과일 섭취 증가가 중요하다Fruits and Veggies More Matters'라는 단체를 결성했다. 바로 이 1991년이 육류와 채소에서 채소와 과일로 권장 식품 목록이 바뀐 원년이다.

현재 이 단체는 켈로그, 네슬레, 펩시코, 몬산토 등 300개 이상의 내로라 하는 거대 식품/곡물 업체들이 재정적으로 뒷받침하고 있다. 사실상 식품업계의 이익을 대변하는 미국 농무부가 1992년 발표한 권장 식품 피라미드를 보면 곡물에 이어 채소/과일을 두 번째로 많이 섭취하라고 권하는데 이를 뒷받침하는 과학적 근거는 없다. 2005년 '건강증진 농산물재단'은 제휴 상대를 미국 보건복지부 산하 질병통제예방센터Center for Disease Control and Prevention, CDC로 교체하면서 채소/과일은 암뿐만 아니라 모든 질병 예방에 효과가 있다고 홍보하기 시작했다. 유감스럽게도 그러한 주장을 뒷받침하는 과학적 근거는 어디에도 없다.

1991년 채소와 과일 섭취를 권장하는 대대적인 홍보마케팅이 시작된 이후 지금까지 과연 건강은 증진됐을까. 1991년 40만 명 이상의 유럽인을 상대로 시작한 대규모 암 연구 "디 에픽 스터디The Epic Study"의 연구 결과가 2010년 발표됐는데 채소와 과일 섭취가 암 발병률에 영향을 미쳤다는 아무런 결정적인 증거도 드러나지 않았다. 1970년부터 2014년까지 45년 동안 사람들은 정부가 권고하는 대로 채소/과일 섭취를 늘렸지만 같은 기간 동안 건강은 오히려 점점 나빠졌고, 비만, 당뇨, 심혈관질환, 치매, 암 등 만성질환은 폭증했다. 그 원인은 여러 가지가 있겠지만 과일 섭취 증가가 해법이 아니라는 점은 분명하다.

2) 과당

단당류인 과당fructose은 과일, 설탕(또는 자당), 액상과당, 꿀, 아가베시럽 등에 듬뿍 들어있다. 과당은 알코올과 마찬가지로 오로지 간에서 처리되는데, 섭취한 과당 중 소량은 글라이코겐으로 전환돼 근육에 저장되고 나머지는 지방으로 전환된다. 최근 아동을 비롯해 술은 입에도 대지 않는 사람들 사이에서 비알콜성 지방간이 폭증하고 있는데 이는 과당, 특히 거의 모든 가공식품에 들어있는 액상과당 그리고 과당이 농축된 과일주스 때문이다.

과당은 근육과 간에서 인슐린 저항성을 유발한다. 과당은 렙틴leptin
(포만감을 느끼게 해 식욕을 억제하는 호르몬으로 주로 지방에 의해 분비된다)의 분
비를 방해하고 그렐린Ghrelin(허기를 느끼게 하는 호르몬으로 주로 탄수화물에 의
해 분비된다) 분비를 촉진한다. 먹거리가 부족한 겨울이 다가오니 많이 먹
어서 지방을 축적하라는 신호다. 먹으면 먹을수록 허기지게 해서 더 많
이 먹게 만드는 한편 에너지 대사를 낮추고 운동할 기운이 없게 해서 갈
수록 더 살이 찌게 만드는 게 과당이다.

세포 내의 에너지 공장인 마이토콘드리아는 우리가 섭취한 음식을
이용해 아데노신 3인산기Adenosine Tri-Phosphate, ATP라는 에너지를 만들어낸
다. 우리는 섭취한 음식을 분해하고 흡수하기 위해 에너지를 일부 소비하
는데 과당을 섭취할 때도 마찬가지다. 그런데 과당을 대사할 때는 다른 음
식을 대사할 때보다 훨씬 많은 30%에 달하는 ATP를 소비하고 아데노신
1인산기Adenosine Mono-Phosphate, AMP를 만들어낸다. 세포의 AMP:ATP 비
율이 높아지면 그 세포의 에너지 상태가 훼손됐다는 신호이므로 AMP
를 제거하게 되는데 그 과정에서 요산uric acid이 생성된다. 요산을 생성하
는 음식은 주로 알코올(특히 맥주와 막걸리 등 곡주), 퓨린purine, 과당이다.
퓨린은 육류의 내장, 갑각류, 멸치, 정어리, 청어 등에 들어있다. 그러나
요산을 압도적으로 많이 생성하는 주범은 단연 과당이다.

요산은 ATP를 많이 소비할 뿐 아니라 ATP를 만드는 마이토콘드리
아로 진입해 산화 스트레스를 일으키고 마이토콘드리아의 ATP 생성도
억제해 섭취한 열량 중 더 큰 비율을 지방으로 저장하게 만든다. 그리고
이 과정이 반복적으로 일어나면 마이토콘드리아 기능이 점점 저하되어
만성적으로 기력이 달리고 피곤하고 노화한다. 그렇게 되면 우리 몸의
세포는 에너지가 부족해지므로 열량은 더 섭취하고 에너지 소비는 줄이

라고 우리 몸에 신호를 보낸다.

요약하면, 과당은 대사 과정에서 에너지 ATP를 많이 소모할 뿐 아니라 ATP 생산도 방해하는 이중 타격을 세포에 가한다. 게다가 과당은 지방을 생성하는 경로를 개방하는 동시에 지방 연소를 막으므로 지방 축적을 촉진한다. 즉, 지방을 에너지로 연소하지도 못하는 상태에서 세포는 여전히 에너지가 모자라므로 허기져 계속 음식을 섭취하게 된다.

주로 과당의 대사 과정에서 생기는 요산uric acid이라는 폐기물은 산화질소nitric oxide에도 영향을 준다. 산화질소는 혈액순환에 중요한 역할을 하는데 요산은 산화질소 생성을 방해한다. 산화질소에는 뇌에 혈액을 공급하는 기능을 유지하는 신경세포neuronal 산화질소, 혈관 확장에 관여하는 내벽endothelial 산화질소, 백혈구 운반에 관여하는 유도inducible 산화질소 등 세 가지 형태가 있다. 요산이 이러한 산화질소의 기능을 방해하면, 뇌에 혈액 공급량이 줄어 치매와 정신질환이 일어나고, 산화질소 결핍으로 혈관 확장 기능이 떨어져 혈압이 올라가고, 백혈구가 제 기능을 못 해 면역력이 약해지며, 감염에 취약해지고 암세포가 증식한다.

요산은 염증을 유발하고 염증을 통해 인슐린 저항성을 촉진한다. 키토제닉 식단을 하면 흔히 염증 지표는 개선되지만 요산 수치는 오히려 약간 높아지는 이들도 있다. 요산 수치가 높아지면 염증도 악화해야 하는데 이런 모순이 발생하는 이유는 뭘까. 키톤이 항염 효과를 충분히 발휘하므로 요산이 일으키는 부작용을 상쇄하기 때문이다. 요산 수치가 높다고 반드시 통풍gout에 걸리지는 않는다.

과당은 장 내벽 세포들의 밀착연접tight junction이 헐거워지는 장누수증후군도 일으킨다. 장누수증후군으로 인해 장내의 병원체가 혈류로 흘러 들어가면 내독소혈증endotoxemia을 일으킨다. 장누수증후군으로 인해 간이 염증 유발성 병원체에 더 많이 노출되면 간세포 괴사와 염증이 동반된 지방간염steatohepatitis, 간 섬유화liver fibrosis 등 간에 여러 가지 문제가 일어난다.

과일에는 당분 말고도 영양소가 풍부하므로 건강에 좋을까. "전문가들"은 보통 과일에는 항산화제, 비타민, 무기질, 섬유소 등이 풍부하다며 섭취를 권장한다. 과일을 섭취하면 포도당과 과당의 산화작용으로 몸에 불(염증)을 지르고 항산화제로 불을 끄는 셈이다. 애초에 불을 지르지 않으면 불을 끌 필요도 없다. 차라리 블랙커피를 한 잔 마시는 게 낫다. 커피에 함유된 항산화제는 과일(1.8mmol/L)의 여섯 배 이상(11.1mmol/L)이다. 그리고 각종 수용성 비타민과 무기질과 섬유소는 과일보다 녹황색 잎채소 등에 훨씬 많이 들어있다.

그러나 과일처럼 포도당과 과당이 듬뿍 들어있지도 않고 채소처럼 항영양소도 들어있지 않은 항산화제 식품도 있다. 바로 동물성 식품이다. 연어알과 연어[36]에는 아스타잔틴Astaxanthin(항산화 효과가 비타민 C보다 훨씬 크다), 굴에는 3,5 디하이드록시-4-메톡시벤질3,5 dihydroxy-4-methoxybenzyl, 소, 돼지, 양, 닭에는 카노신carnosine 등 항산화제가 들어있고, 돼지, 닭, 칠면조, 달걀, 연어알에는 비타민 B_2, 참치, 멸치, 굴, 정어리에는 셀레늄selenium, 소, 돼지, 양, 닭, 달걀, 연어, 정어리에는 토린taurine 등 항산화제 역할을 하는 물질이 들어있다.

잘 익은 포도, 바나나, 사과, 그리고 딸기는 100g당 15%, 14%, 11%, 6%가 당분이고, 바나나는 전분까지 합하면 탄수화물 함량이 23%에 달한다. 말린 과일은 당이 농축되어있을 뿐만 아니라 화학물질까지 첨가되어있다. 그나마 당 흡수 속도를 늦추는 섬유소마저 제거한 과일주

36　양식 언어는 피하고 자연산 연어를 먹을 것. 자연산 연어의 오메가3는 자연산 먹이인 조류algae에서 비롯되는데 양식 언어는 사료와 생선기름fish oil을 먹여 오메가3 함량을 높인다.

스는 당분 덩어리다. 시중에서 판매하는 생과일주스의 당분 함유량은 100g당 무려 31g이나 된다. 오늘날 대형 수퍼마켓에서 현란한 색상을 과시하는 과일은 나무에 열리는 사탕이다. 굳이 과일을 섭취하려면 당분 함량이 낮은 과일로 가끔 소량만 섭취해야 한다. 그리고 그나마 당의 흡수를 지연시키는 섬유소와 요산의 배출을 돕는 비타민C가 들어있는 과일이 착즙기로 짠 신선한 과일주스보다는 훨씬 낫다.[37]

이당류인 설탕은 포도당과 과당이 연결된 구조지만 액상과당은 포도당과 과당이 따로 존재하므로 분해될 필요가 없어 훨씬 흡수가 빠르다. 동물 실험에서 한 집단은 설탕을, 다른 한 집단은 액상과당을 먹였더니 액상과당을 먹인 동물에게 훨씬 심각한 지방간이 생겼다. 과당 대사 기능이 있는 정상적인 동물과 포도당 대사와 인슐린 분비는 하지만 과당은 대사하지 못하게 유전자 조작한 동물에게 액상과당을 먹였더니 전자와 달리 후자의 경우는 지방간이 생기지 않았고 체중도 크게 늘지 않았다. 과당이 인슐린보다 훨씬 더 비만을 일으키는 주범이라는 연구 결과다. 대부분 영양사와 의사는 과당은 인슐린 분비를 자극하지 않고 혈당도 올리지 않기 때문에 당뇨 환자들이 안심하고 먹어도 된다고 잘못 알고 있다.

그럼 단당류나 이당류가 아닌 각종 곡물, 감자에 함유된 "저항성 전분" 같은 복합 탄수화물은 안전할까? 복합 탄수화물은 분해하는 데 상대적으로 오래 걸리고 천천히 흡수되므로 단당류나 이당류보다 "덜 나쁘기는" 하다. 그런데 과당을 섭취하지 않아도 우리 몸은 포도당을 과당으로 전환하기도 한다. 복합 탄수화물은 여러 개의 당이 연결된 구조로서

---

37   제발 병원에 문병 갈 때 과일주스 좀 사 들고 가지 말자.

우리 몸 안에서 결국 포도당으로 분해되고 그중 일부가 과당으로 전환되면 더 많은 지방을 저장해 비만, 지방간, 당뇨로 이어진다. 단순 당이든 복합 당이든 당은 당일뿐이다.

3) 과당과 당지수

당지수Glycemic Index, GI는 포도당액을 마셨을 때의 혈당수치와 특정 탄수화물 식품을 섭취했을 때의 혈당수치를 비교한 지표다. 과당은 말그대로 과일에 많이 들어있다. 예컨대 사과에 들어있는 당분인 과당, 설탕(과당+포도당), 포도당은 사과 100g당 각각 6, 4, 1%이다. 설탕은 밀가루나 전분보다 당지수가 낮은데 그 이유는 포도당보다 과당이 더 많기 때문이다.

이처럼 과당은 혈당수치에 거의 영향을 미치지 않으며 당지수에 반영되지 않으므로 마치 당뇨 환자에게 안성맞춤이고, 건강한 사람에게도 과당은 충치를 유발한다는 점 말고는 문제를 일으키지 않는 듯이 보인다. 게다가 과당은 건강에 좋다는 과일에 들어있으니 건강에 유익한 듯이 보인다.

그러나 포도당은 혈액에 진입해 세포와 장기에 흡수되고 30~40%만 간으로 이동하지만 과당은 소장에서 곧바로 간으로 이동하고 간에서만 대사된다. 간은 과당을 중성지방으로 전환한 다음 지질단백질에 실어 간 밖으로 내보내 저장한다. 따라서 과당을 많이 섭취할수록 혈중 중성지방 농도도 증가하기 때문에 과당은 지방생성 성향이 가장 높은 탄수화물이다.

당지수를 기준으로 특정 탄수화물 식품이 건강에 좋은지 나쁜지를 판단하면 과당이 간 건강에 미치는 효과를 간과하게 된다. 과당은 간의 포도당 대사와 포도당의 글라이코겐 전환 둘 다 방해한다. 따라서 췌장은 간에서 일어난 포도당 교통체증을 해소하기 위해 인슐린을 더 많이 분비하고 그 결과 근육은 인슐린 저항성이 더 높아진다.

우리 몸 조직과 세포 안에 있는 단백질들이 서로 엉겨서 생기는 최종당화산물Advanced Glycation End-products, AGE에 과당이 미치는 영향도 우려스럽다. 단백질들을 서로 엉기게 해 AGE를 생성하는 성향은 과당이 포도당보다 10배 크다. 또한 과당은 LDL 입자의 산화도 눈에 띄게 증가시킨다.

여드킨Yudkin 박사가 설탕을 비판한 책을 쓴 후 조롱을 당하고, 식품의약국이 설탕이 해롭다는 결정적인 증거는 없다며 설탕에 면죄부를 준 이후로 설탕 소비가 충치와 비만 말고도 건강을 해칠 가능성에 대해 생각이라도 해볼 의향이 있는 연구자들은 씨가 말랐다. 공중보건 당국자들은 지방은 아주 애매한 정황 증거밖에 없어도 유죄를 단정하면서 탄수화물은 정황 증거 이상의 증거가 있어도 빼도 박도 못할 결정적 증거가 없으면 무죄라는 판결을 내린다.

7. 정설: 고기만 먹으면 비타민C 결핍으로 괴혈병에 걸린다.
이설: 고기는 괴혈병을 예방하고 치료한다.

콜라젠Collagen은 콘크리트 건물의 철근처럼 우리 몸을 지탱하는 중요한 역할을 한다. 콜라젠 합성에 관여하는 비타민C가 부족하면 혈관에 균열이 생기고 새기 시작하는데, 가장 먼저 잇몸에 피가 나고 이가 빠지는 증상이 나타나며 심하면 관절과 근육이 분해되면서 목숨을 위협한다. 탐험의 시대가 개막되면서 괴혈병은 탐험가들을 괴롭혔다. 16세기에 배를 타고 세계 일주를 떠난 마젤란 탐험대를 비롯해 북극과 남극을 탐험한 많은 이들이 괴혈병으로 목숨을 잃었다. 18세기 말 제임스 쿡James Cook 선장은 기나긴 항해를 하는 동안 채소와 과일로 괴혈병을 예방하고 치료했다고 해서 유명해졌고 의료 전문 서적들은 그를 괴혈병 치료의 개척자로 일컫기도 했다. 지난 수 세기 동안 의사들은 괴혈병을 예방하고 치료하려면 비타민C가 풍부한 채소와 과일을 꼭 먹어야 한다는 믿음을 굳히게 되었다. 그러한 믿음을 반박하는 증거들이 차고 넘치는데도 말이다.

1801년 프랑스 나폴레옹의 군대가 이집트 알렉산드리아를 포위했을 때 말고기를 먹고 괴혈병 팬데믹을 효과적으로 제압했다. 1876년 북극 탐험을 마치고 영국으로 돌아온 조지 나레스 경Sir George Nares은 괴혈병으로 겪은 고충을 털어놓으면서 신선한 고기를 먹었더라면 선원들의 목숨을 구했으리라는 안타까운 심정을 털어놓았다. 그러나 의료계는 각종 억측으로 채소와 과일이 괴혈병을 예방한다는 그들의 믿음을 결사 옹호했다. 나레스 경이 싣고 간 라임즙이 산도가 부족했다느니, 대원들이 라임즙을 충분히 섭취하지 않았기 때문이라느니, 햇빛을 쐬지 못해서, 거주공간의 환기가 안 되어서, 오락거리와 운동이 부족해서, 주거 환경이 비위생적이고 청결하지 않아서 등등 온갖 핑계를 늘어놓았다.

1895년 프레드릭 얄마르 요한센Fredrik Hjalmar Johansen과 프리티오프 베델-얄스베르그 난센Fridtjof Wedel-Jarlsberg Nansen은 북극해의 프란츠 조셉 군도Franz Josef Islands에서 겨울을 났다. 두 사람은 돌과 바다코끼리 가죽으로 만든, 환기가 안 되는 막사에서 살면서 운동은 거의 하지 않았고 목욕은커녕 세수도 가뭄에 콩 나듯 했으며 몇 달 동안 햇빛은 한줄기도 쐬지 못했다. 두 사람은 오로지 바다코끼리의 살코기와 지방만 먹었다. 그런데도 두 사람은 겨우내 더할 나위 없이 건강했고 북극에서 겨울을 난 그 누구보다도 건강한 몸으로 귀환했다. 언론은 난센의 탐험기를 대서특필했고 그의 저서는 수많은 언어로 번역되어 베스트셀러가 되었다. 그런데도 의사와 영양사들은 눈과 귀를 막고 고기만 먹으면 괴혈병에 걸린다며 채소와 과일을 처방했다.

그 후 20년 동안 난센의 경험은 로버트 팰컨 스캇Robert Falcon Scott, 어니스트 헨리 섀클턴Earnest Henry Shackleton, 그리고 빌햐울뮈르 스테파운손에 의해 반복해서 증명되었다. 1902년 스캇 탐험대는 남극 탐험을 떠나면서 정통 의료계의 권고를 따라 라임 주스와 채소, 과일, 곡물, 마아말레이드와 잼, 통조림 고기를 잔뜩 장만했고 탐험대원들이 운동하고 햇빛을 쐬고 잘 씻고 신선한 공기를 마시게 했다. 그런데도 괴혈병이 발생했다. 탐험대는 싣고 간 식량이 넉넉했으므로 현지에서 사냥으로 신선한 고기를 구할 생각도 하지 않았다.

섀클턴 탐험대는 스캇 탐험대처럼 든든한 지원과 의료계의 전문적인 자문을 받지도 못했고, 절박한 상황에서 피치 못해 현지에서 펭귄과 바다표범을 사냥해 먹었다. 섀클턴 탐험대는 어쩌면 의료계의 자문을 받지 못한 덕분에 전화위복으로 스캇 탐험대보다 대원들의 건강을 훨씬 잘 유지했는지 모른다. 섀클턴은 비록 남극점을 180km 남겨둔 지점에서 발길을 돌려야 했지만, 섀클턴 대원들은 괴혈병에 걸리지 않고 체력을 온전히 유지했으며 전원이 무사히 귀환하는 위대한 업적을 달성했다.

스캇은 첫 탐험을 한 지 10년이 채 지나지 않은 1911년 두 번째 탐험을 떠났다. 이번에도 그는 내로라하는 의료계 전문가들로부터 채소와 과일을 먹고 청결, 환기, 위생, 운동에 신경 쓰라는 조언을 받았다. 이번에는 첫 탐험 때보다 동물성 식품을 많이 먹었지만, 저장 식량이 풍부했으므로 현지에서 사냥으로 신선한 고기를 조달할 이유가 없었다. 첫 탐험이 실망스러웠다면 두 번째 탐험은 비극적이었다. 대원들은 남극점에 도달한 후 귀환하는 길에 괴혈병으로 체력이 급속히 고갈되었고 스캇을 비롯한 일부 대원들은 비극적 최후를 맞았다. 영국은 그의 업적에 괴혈병이라는 오점이 남지 않게 괴혈병 언급을 금기시하고 그의 탐험을 미화했다. 이 사실은 훗날 스캇 탐험대의 2인자 에드워드 R.G.R 에반스 Edward R. G. R. Evans가 자신도 괴혈병에 걸렸었다며 사실을 털어놓아 알려졌다. 이 비극에서 비난을 받아야 할 사람이 있다면 스캇이 아니라 그에게 조언한 의사들이다.

인류학자이자 북극탐험가 빌햐울뮈르 스테파운손의 세 번째 북극탐험 중 주로 신선한 고기를 먹으라는 탐험대장의 지시를 무시하고 저장된 식량에 의존한 여러 명이 괴혈병에 걸렸다. 그들은 온몸의 관절이 쑤시고 잇몸이 치즈처럼 물렁물렁해졌으며 손으로 약간만 잡아당겨도 이가 쑥 뽑혔다. 그들은 기운이 없어서 걷기도 힘들었다. 북극해 한가운데 얼음 위에 있던 그들은 서둘러 섬으로 향했고 순록을 사냥해 먹고 나흘 만에 괴혈병이 깨끗이 나았다. 탐험대원들은 이누이트처럼 내장, 안심, 넓적다리와 우둔살은 모두 개에게 주고 지방이 넉넉한 머리, 가슴,

갈비, 골반, 척수를 먹었다. 그들은 삶은 고기를 먹었고 가끔 약간 언 생고기도 먹었다.

고기는 날것으로 먹어야 하고 간 같은 내장도 먹어야 괴혈병을 막는다는 주장도 사실이 아니다. 스테파운손에 따르면, 이누이트는[38] 날고기만 먹는다는 편견과 달리 아주 가끔 날고기를 먹었다. 북미에서 동물을 사냥해 모피 무역을 하던 이들은 소금에 절인 고기와 빵에 의존하고 몇 달 동안 신선한 고기를 못 먹으면 여지없이 괴혈병에 걸렸지만 말린 육포나 페미칸을 먹으면 괴혈병이 거의 걸리지 않은 사실로 미루어볼때 말린 고기도 괴혈병을 예방하는 효과가 있다.

이누이트는 순록을 사냥하면 심장과 콩팥을 빼고 비타민의 보고라고 알려진 간을 비롯해 모든 내장은 개에게 주었다. 콩팥은 주로 아이들에게 간식으로 주었다. 그들은 기근이 발생하면 비로소 순록의 내장까지 먹었다. 그들은 내장을 먹지 않고 미디엄 정도로 구운 붉은 고기나 신선한 생선만 먹고도 괴혈병에 걸리지 않았고 필수 비타민과 무기질도 결핍되지 않고 건강을 유지했다. 하버드 대학교 치과대학원의 박물관 큐레이터인 애들버트 퍼날드Adelbert Fernald 박사에 따르면, 서구 문명의 영향을 받기 전의 이누이트는 치약, 칫솔을 사용하지 않고 구강세척제도 쓰지 않았지만, 충치도 없고 더할 나위 없이 건강하고 고른 치아와 구강 상태를 유지했다.

육류만 섭취하면 혈압이 오르고, 통풍이 생기고, 괴혈병에 걸리고,

---

38 스테파운손은 "에스키모"라는 단어를 썼지만, 에스키모는 날고기를 먹는 사람이라는 뜻으로 그들을 비하하는 표현이라는 주장이 힘을 얻어 지금은 이누이트라 일컫는다. 나는 이누이트가 정말 날고기를 주로 먹는다면 그들을 에스키모라고 일컫는다고 해도 비하하는 표현이라고 생각하지 않지만, 사실과도 부합하지 않는 명칭이므로 여기서는 이누이트로 표기했다.

단백질 과다섭취로 신장병에 걸린다고들 하는데 이를 뒷받침하는 설득력 있는 증거는 없다. 이 주장의 근거는 루이스 뉴버그Louis Newburgh 박사의 실험이다. 그가 나무껍질과 새싹을 먹는 초식동물인 토끼에게 콩, 달걀흰자, 소고기 단백질을 억지로 대량 먹여 얻은 결과로서 과학적 가치가 없는 실험이다.

2013년 미국 농무부가 발표한 영양 데이터에 따르면 소고기에는 비타민C가 없다. 그런데 이 데이터를 만들 때 비타민C 수준을 실제로 측정한 게 아니라 널리 퍼진 고정관념을 바탕으로 육류에 비타민C가 없다고 가정했을 뿐이다. 그러나 2006년에 발표된, 목초 사육우와 곡물 사육우의 신선육 항산화물질을 분석한 자료에 따르면, 소고기에는 실제로 비타민C가 들어있다.

비타민C의 입자는 포도당과 분자구조가 매우 비슷하다. 그리고 포도당을 세포 내로 운반하는 포도당 수송체 4형Glucose Transporter Type 4, GLUT4은 비타민C를 혈액에서 세포로 운반하고 콜라젠 형성을 돕는 기능도 한다. 즉, 포도당과 비타민C는 세포라는 목적지까지 가는 운송 수단을 두고 서로 경쟁한다는 뜻이다. 도로변에서 두 사람이 택시를 먼저 잡으려고 경쟁하는 격이다. 탄수화물을 많이 섭취하면 혈당이 비타민C의 혈중농도보다 항상 높을 수 밖에 없다. 그러면 수적으로 압도적 우위인 포도당이 세포 내에 더 많이 들어가게 되고, 포도당이 비타민C의 세포 진입을 방해한다. 세포가 비타민C를 얼마나 흡수할지를 포도당이 좌지우지한다는 뜻이다. 포도당은 신장의 비타민C 흡수도 방해하므로 혈당이 높을수록 소변으로 비타민C가 더 많이 배출된다.

우리 세포와 조직의 비타민C 농도를 결정하는 핵심적인 요인은 식단을 통해 비타민C를 얼마나 섭취하느냐 보다, 우리가 섭취한 탄수화물이 비타민C를 얼마나 배출시키고 흡수된 비타민C 사용을 얼마나 방해하느냐가 더욱 중요한지도 모른다. 괴혈병은 채소와 과일을 섭취하지 않아서 발생하는 게 아니라 탄수화물을 과다 섭취하므로 생긴다. 육식 식단을 하는 사람은 탄수화물을 섭취하지 않으므로 필요한 비타민C의 양은 미량에 불과하고 이는 고기만 먹어도 충족된다.

육식 식단을 하면 비타민C가 크게 필요하지 않은 또 다른 이유는 육류에 다량 함유된 카니틴Carnitine 덕분이다. 비타민C는 신체의 모든 조직에 들어있는 콜라겐 합성을 돕는다. 카니틴을 많이 섭취하면 콜라겐을 합성할 필요가 줄어들고 따라서 비타민C 필요량이 줄어든다. 비타민C가 콜라겐 합성을 돕는 과정에는 프롤린proline과 라이신lysine이라는 아미노산이 수산화해 형성되는 하이드록시프롤린과 하이드록시라이신이 관여한다. 육류를 섭취하면 이러한 분자들이 이미 수산화한 형태로 흡수되므로 비타민C 필요량이 훨씬 적어진다.

육류에 풍부한 카노신carnosine은 산화 스트레스를 줄이고 노화를 촉진하는 최종산화물 형성을 막는 가장 강력한 물질이다. 2016년 발표된 논문 "말초 혈액 단핵세포 텔로미어 길이와 식단의 관계: 붉은 고기가 지닌 뜻밖의 효과The Relationship between peripheral blood mononuclear cell telomere length and diet: Unexpected effect of red meat"에 따르면, 텔로미어telomere(DNA 끝부분으로서 그 길이로 세포의 노화를 측정한다)의 길이와 건강 및 기대수명은 연관성이 있는데 텔로미어에 긍정적인 효과를 미치는 유일한 음식이 붉은 고기였다.

1974년 이후로 비타민C 일일권장량은 두 배로 증가했지만, 그 이유가 뭔지에 대해 정부 당국은 논리적으로 타당한 설명을 한 적이 없다. 추측하건대 탄수화물 섭취량과 당뇨가 급증했기 때문이 아닌가 싶다. 비타민C의 일일권장량은 정부의 식단권장지침에 따라 하루 필요 총열량의 60~65%를 탄수화물로 섭취한다는 가정하에 책정된 수치다. 따라서 고탄수화물 식단을 한다면 괴혈병을 방지하기 위해 비타민C가 필요하지만, 하루에 필요한 비타민C의 양은 식단에 따라 매우 다르고 탄수화물 섭취량이 극히 적은 육식 위주 식단을 하는 사람들은 고탄수화물 식단이나 표준 권장 식단을 따르는 사람들보다 훨씬 적은 양의 비타민C가 필요하다.

육식을 하는 사람들은 비타민C 섭취를 위해 간[39] 등 내장을 섭취해야 한다는 주장도 있지만, 근육과 지방만 섭취해도 충분하다는 주장도 있으며 수년 심지어 십수 년 넘게 지방과 근육 부위만 섭취하고도 괴혈병에 걸리지 않은 이들도 많다. 북극에서 거의 육식만 해온 이누이트가 채소 과일을 먹지 않아 괴혈병에 걸린 사례는 없으며, 육상과 해양 동물 살코기와 지방만 먹고도 하루에 필요한 비타민C를 충분히 섭취한다.

비타민C는 실제로 강력한 항산화제이고 충분히 섭취하면 산화를 억제한다. 그러나 저탄수화물 식단을 하면 우리 몸의 항산화제 생성 기능이 상향 조정되므로 외부에서 비타민C 같은 항산화제를 대량 투입할 필요가 없다. 탄수화물을 다량 섭취하고 그로 인한 산화 스트레스를 상쇄하기 위해 비타민C를 또 다량 복용하느니 애초에 저탄수화물 식단을 하는 게 훨씬 바람직하다.

---

39   간을 너무 많이 먹으면 비타민과다증hypervitaminosis과 구리 중독 가능성이 있으므로 일주일에 한두 차례 소량 섭취하는 게 바람직하다.

8. **정설:** 저염식이 건강에 좋다.
   이설: 저염식은 건강을 해친다.

아무런 과학적 근거 없이 포화지방이 "나쁜 콜레스테롤" LDL 수치와 심혈관질환으로 인한 사망률을 높인다는 누명을 썼듯이 1977년 식단권장지침이 수립되면서 아무런 과학적 근거 없이 소금도 건강을 해치는 악마라는 누명을 쓰고 저염식이 권장되었다.

그러나 10만 명을 대상으로 한 연구에서 소금 섭취가 가장 낮은 사람들이 심혈관질환의 위험이 가장 크고 그 밖에 다른 모든 질병에서도 조기 사망의 위험이 가장 큰 것으로 나타났다. 미국에서는 혈중 나트륨 저농도가 전해질 이상을 일으키는 가장 흔한 원인으로서 600만 명이 전해질 이상을 보인다. 앉아있다가 일어날 때 현기증이 나고 어지러운 경우 대부분 소금이 부족해서다.

몸에서 나트륨이 고갈되는 이유는 여러 가지가 있다. 카페인이 함유된 커피 4컵, 또는 카페인이 함유된 음료수나 술을 마시면 나트륨 1/2작은술이 소변으로 빠져나간다. 따라서 이를 보충해주지 않으면 서서히 나트륨이 고갈된다. 미국심장협회가 권하는 대로 하루 60분 운동하면 평균 1/2작은술의 나트륨이 소실된다. 그런데 바로 그 협회는 소금 섭취를 1작은술 이하로 줄이라고 권한다. 운동량, 이뇨 작용이 있는 기호식품을 섭취하는 식생활 등 여러 가지 변수들을 고려하지 않고 무작정 소금 섭취를 제한하라고 권하는 셈이다.

소금NaCl은 나트륨Natrium과 염소Chloride의 화합물이고 그중 나트륨이 차지하는 비중은 40%이다. 따라서 하루 나트륨 적정 섭취량을 4~6g이라고 한다면 소금 섭취량은 하루 나트륨 섭취량의 2.5배, 즉 10~15g이

돼야 한다. 소금 섭취를 줄이면 염소 섭취도 줄어들고 염소가 부족하면 심혈관질환 사망률을 비롯해 모든 원인 사망률이 높아진다.

지난 1만 년을 돌이켜보면 고대 로마인은 현재 우리의 소금 섭취량의 2.5배에 해당하는 25g을 섭취했다. 음식을 저장할 냉장 시설이 없었으므로 뭐든 소금에 절였다. 여러 나라의 소금 섭취량과 기대수명의 관계를 살펴본 연구에서도 소금 섭취량이 많은 나라일수록 평균수명이 길다. 예컨대 선진국들 가운데 일본은 소금 섭취량이 압도적으로 높은데 기대수명 또한 압도적으로 높다. 진화론적인 관점에서 볼 때 인류는 어디서 소금을 구했을까. 인류는 동물을 사냥하면 피도 마시고 내장도 먹고 머리에서 꼬리까지 모조리 먹었다. 동물의 혈액에만도 1리터당 나트륨이 3,200mg이 들어있다.

저염식을 하면 우리 몸은 뼈에서 나트륨을 빼내 체내 나트륨 수위를 정상적으로 유지하려 할 뿐 아니라 뼈에서 마그네슘, 칼슘도 빼낸다. 따라서 저염식은 마그네슘과 칼슘의 균형을 깬다. 몸에 나트륨이 모자라면 인슐린 저항성을 조장해 인슐린을 분비하게 만들어 신장이 나트륨을 유지하게 한다. 따라서 저염식을 하면 만성적인 고혈당 못지않게 건강에 해로운 당불내성glucose intolerance이 40%까지 증가한다. 게다가 인슐린을 분해하는 간으로 들어가는 혈액순환을 원활하게 하려면 나트륨이 필요한데, 혈액이 부족한 간이 인슐린을 분해하지 못하니 인슐린 수치가 증가한다. 나트륨이 부족하면 근육으로 가는 혈액순환도 저하돼 근육이 포도당을 흡수하지 못하면서 인슐린 수치가 올라간다.

의사는 중년 환자의 콜레스테롤과 혈압 수치가 정상보다 약간 높다는 결과가 나오면, 가장 먼저 스태틴을 처방한다. 스태틴은 남성과 여성의 당뇨 위험을 각각 40%와 72% 높인다. 두 번째로 의사가 하는 일이 저염식 처방이다. 앞서 말한 대로 저염식을 하면 여러 경로를 통해서 인슐린 저항성이 생긴다. 의사가 사실상 당뇨라는 목적지로 가는 쌍두마차에 환자를 태우고 그것도 모자라 말 엉덩이에 힘껏 박차를 가하는 셈이다.

나트륨은 혈압을 유지하는 중요한 기능을 한다. 사람들은 혈압과 콜레스테롤을 입에 올리기만 해도 기겁하는데 적정 수준의 혈압과 콜레스테롤은 필수다. 저염식으로 혈액량이 줄고 혈액순환이 원활하지 못하면 몸의 곳곳으로 혈액을 보내기 위해 심장은 평균 다섯 배 더 열심히 일해야 하므로 혈압과 심장박동수가 급격하게 증가한다. 소금이 피의 흐름을 조절하므로 소금이 부족하면 생식기로 들어가는 혈액이 부족해져 발기부전 등 성기능 장애가 생긴다.

나트륨은 장의 비타민C 흡수를 돕고 비타민C를 뇌로 실어나른다. 아스코르브산ascorbic acid(비타민C의 별칭) 하나를 뇌에 들여보내려면 나트륨 이온 두 개가 필요하다. 게다가 나트륨은 비타민C를 피부와 뼈에도 들여보낸다. 비타민C는 뇌에 매우 좋은 항산화제인데 저염식을 하면 뇌로 가는 혈류가 줄어 인지기능이 저하되고 수면의 질도 나빠져 불면증이 생긴다.

소금은 운동 수행 능력을 눈에 띄게 향상한다. 뜨거운 날씨에 야외에서 운동하기 반 시간 전에 물 600ml에 소금 1작은술을 타서 마시면 순환 혈액량이 10% 증가하고 증가한 혈액량이 근육으로 전달돼 21분 더 오래 운동을 지속하게 해주며, 순환하는 혈액량이 늘어나므로 체온을 족히 1도 낮춰준다.

나트륨이 부족하면 뇌의 보상체계가 과도하게 활성화하는데 소금으로 이를 충족해주지 않으면 그 보상체계를 설탕이나 약물 남용으로 만족시키려 하게 된다. 한 동물 연구에서 소금이 부족해지면 마약성 약물과 설탕에 강력하게 반응하는 것으로 나타났다. 실제로 달콤한 음식에 대한 욕구는 소금 섭취를 늘리면 누그러진다. 음식에 소금을 첨가하면 설탕 사용량을 줄일 수 있다.

소금이 부족하면 면역기능도 저하된다. 면역세포는 소금에 들어있는 염소를 이용해 외부에서 침입한 세균을 죽인다. 염소는 수소와 함께 위산을 만들어 소화를 돕는다. 따라서 저염식은 음식을 소화하는 능력을 훼손해 위산 역류 같은 증상으로 이어지기도 한다. 소금은 체내의 각종 무기질을 조절하고 관리하므로 저염식을 하면 무기질 흡수에도 문제가 생길 수 있다.

소금 과다섭취가 문제가 될까. 소금에 민감한 사람이 아니라면, 그리고 신장이 건강하고 제 기능을 한다면, 평균 섭취량을 훨씬 넘은 양의 나트륨을 섭취해도 혈압이 전혀 오르지 않는다. 게다가 나트륨은 필수 무기질이므로 뇌의 시상하부hypothalamus에 이를 조절하는 통제본부가 있다. 물을 충분히 마시면 자연스럽게 갈증이 가시듯이 소금 섭취가 과다하면 뇌가 이를 인식해 소금 섭취량을 조절해준다. 정제 소금이나 가공식품으로 소금을 섭취하는 경우가 아닌 한 말이다.

혈압은 나트륨이 아니라 체내의 나트륨양을 조절하는 인슐린 수위가 결정한다. 인슐린은 신장이 나트륨을 움켜쥐게 하기 때문이다. 혈중 인슐린 농도가 매우 높으면 신장이 더 많은 양의 나트륨을 움켜쥐게 된다. 따라서 인슐린 분비를 촉진하지 않는 키토제닉 식단이나 육식 식단을 하면 나트륨을 더 많이 손실하게 되므로 나트륨 섭취량을 오히려 늘려야 한다. 반대로 탄수화물을 과다 섭취하면 인슐린 수치가 높아지고 몸이 소금을 움켜쥐고 놓지 않으려 한다.

1970년대 말, 하버드 의과대학원 내분비학자 루이스 랜스버그Lewis Lansberg는 인슐린이 아드레날린처럼 교감신경계 활동을 자극해 심장박동수를 높이고 혈관을 수축해 혈압을 높인다는 사실을 증명했다. 인슐린 수치가 높은 수준에 머무르면 투쟁-도피 반응fight or flight response을 관장하는 교감신경계가 끊임없이 작동해 혈압을 상승시킨다.

2012년『코크란 리뷰Cochrane Review』에 발표된, 167개 연구를 메타 분석해 저염식단과 고염식단이 혈압, 콜레스테롤, 중성지방 등에 미치는 영향을 비교한 자료에 따르면 저염식은 레닌, 알도스테론, 아드레날린 adrenaline,[40] 노라드레날린Noradrenaline,[41] 콜레스테롤, 중성지방, 인슐린 저항성을 증가시킨다.

체내 나트륨과 혈압을 적정수준으로 유지하는 역할을 하는 레닌-앤지오스텐신-알도스테론-체계renin-angiostensin-aldosterone-system, RAAS가 있다. 체내 나트륨 수위나 혈압이 낮아지면 신장이 이를 알아차리고 즉시 레닌이라는 호르몬을 분비한다. 이는 또 다른 호르몬인 앤지오텐신 II 생산을 촉진하는데 앤지오텐신 II는 동맥을 수축하고 신장의 나트륨과 수분 배출을 막는 등 여러 가지 역할을 한다. 이렇게 되면 교감신경계가 활성화되고 심박수가 높아진다. 이 모두가 적정 수준의 혈압을 유지하기 위해서다. 알도스테론은 동맥의 경직성을 높이고 혈관 내벽 세포를 수축하며 산화질소 합성을 낮춘다. 스트레스가 심해 코티솔 분비가 증가해도 RAAS가 활성화된다. 저염식이 오히려 고혈압을 일으킨다는 뜻이다.

소금/나트륨 섭취를 줄여봤자 혈압은 기껏해야 2~3mmHg 줄어들지만, 앞서 언급한 RAAS 호르몬 분비는 9~24%까지 증가시켜 오히려 심혈관질환의 위험을 높이는 결과를 낳는다. 심혈관질환 치료 약물은 바로 저염식이 증가시키는, 이러한 호르몬의 분비를 막고 콜레스테롤과 인슐린 저항성을 낮추는 작용을 한다. RAAS가 활성화되지 않도록 하고 고혈압, 심혈관질환을 방지하려면 소금/나트륨을 충분히 섭취해야 한다.

---

40 혈관을 수축시키는 흥분 호르몬.

41 혈류량과 혈압을 높이는 호르몬.

9. 정설: 암은 유전자 돌연변이가 원인이다.
이설: 암은 마이토콘드리아 대사장애가 원인이다.

미국암협회 자료에 따르면 2013년부터 2020년까지의 기간 동안 새로 암 판정을 받은 사례는 8.1%, 암으로 인한 연간 사망률은 4.3% 증가했다. 암은 어디서 비롯될까. 체세포 분열 과정에서 생기는 유전자 돌연변이가 원인이라는 체세포 돌연변이 이론Somatic Mutation Theory이 "정설"이다. 수세대에 걸쳐 의료계와 과학계는 세포의 무작위적인 돌연변이가 축적되면서 암세포로 발전한다는 이 이론을 비판 없이 받아들였고 이를 반박하는 증거들을 묵살했다. 유전자 돌연변이를 일으키지 않는 암세포도 있고, 정상 세포에서도 암 유발 유전자cancer driver gene가 발견되고, 돌연변이를 일으키지 않는 발암인자carcinogen도 존재하는 등 이 이론과는 모순되는 여러 가지 현상이 있는데도 말이다. 가장 설득력 있고 탄탄한 과학적 증거로 뒷받침되는 암 발생에 관한 "이설"은 다음과 같다.

암은 세포의 마이토콘드리아 대사 기능이 훼손되어 발생하는 질병이라는 강력하고 설득력 있는 과학적 근거가 있다. 세포 안에는 세포의 모든 유전자 정보를 담은 세포핵nucleus과 영양소를 에너지인 ATP로 전환하는 마이토콘드리아mitochondria 등 소기관organelle이 있고, 마이토콘드리아 안에는 구불구불 접힌 막처럼 생긴 크리스타crista가 있다. 암은 이 크리스타의 인산화반응oxidative phosporylation 기능이 훼손되어 발생하는 대사 질환으로서 세포핵의 돌연변이는 암의 원인이 아니라 마이토콘드리아가 훼손된 데 따르는 부수적인 결과이다.

20세기 최고의 생화학자로 손꼽히는 오토 H. 바르부르크Otto H. Warburg는 1920년대에 이와 관련된 연구를 시작해 1931년에 노벨상을 받았고 제2차 세계대전 중 또 한차례 노벨상 후보로 추천되었지만, 히틀러가 독일 국민의 노벨상 수상을 금지하는 바람에 그의 수상 후보 자격이 철회되었다. 1956년 바르부르크가 『사이언스Science』에 발표한 "암세포의 기원On the Origin of Cancer Cells"에 따르면, 암은 정상 세포의 세포호흡 기능이 훼손되어 생긴다. 바르부르크가 암세포에 대한 연구논문을 발표할 무렵 제임스 왓슨James Watson과 프랜시스 크릭Francis Crick가 DNA 이중나선 구조를 밝혀내는 획기적인 성과를 올리면서 과학계는 너도나도 앞다퉈 유전자 연구에 뛰어들었고 유전자 연구 분야가 연구비를 진공청소기처럼 빨아들이면서 다른 분야 연구는 연구비가 메말라갔다.

세포가 에너지를 만드는 방식은 두 가지다. 산소를 이용하는 호기성 대사인 세포호흡cellular respiration과 산소를 싫어하는 혐기성 대사인 발효fermentation다. 세포호흡이 제대로 작동하지 않으면 점점 발효 작용을 통한 에너지 생성이 이를 대체한다. 정상 세포는 호흡을 통해 이산화탄소와 물을 배출하지만, 암세포는 산소가 존재하는 상태에서도 포도당의 집합체인 글라이코젠을 발효해 에너지를 만들고 젖산염lactate을 배출한다. 암세포의 주된 먹이는 포도당이지만, 암세포는 아미노산의 일종인 글루타민Glutamine도 발효해 에너지를 만들고 석신산염succinate을 배출한다는 사실도 바르부르크의 이론이 공개된 지 수십 년이 흐른 후 추가로 밝혀졌다. 모든 암세포가 보이는 대표적인 특징이 바로 이 발효 촉진이다.

세포를 채우고 있는 젤 형태의 액체인 세포질cytoplasm은 화학 반응의 매개체로서 마이토콘드리아와 세포핵 등 다른 세포소기관이 제 역할을 하게 돕는 발판으로서 세포팽창, 성장, 복제 등 모든 기능을 세포질이 수행한다. 그런데 놀랍게도 암세포의 세포핵을 정상 세포의 세포질에 이식한 후 번식한 세포들은 훼손된 DNA를 받아 번식했어도 암세포가 되지 않는다. 그런데 정상 세포의 세포핵을 암세포의 세포질에 이식한 후 번식한 세포들은 암세포가 되거나 죽었다.

이 실험 결과는 암이 세포핵의 유전적 돌연변이로 발생하는 질병이라는 "정설"을 정면으로 반박하며, 암은 세포질 내의 마이토콘드리아 대사 기능에 장애가 생겨서 발생하는 질병이라는 매우 강력한 증거다. 마이토콘드리아의 대사 기능 장애가 산화 스트레스를 일으켜 활성산소reactive oxygen species, ROS를 생성하고 결과적으로 이러한 활성산소가 유전자를 훼손한 것이지 유전자 훼손이 암의 원인이 아니라는 뜻이다. 주류 의학계는 이러한 놀라운 발견에 대해 눈과 귀를 닫고 그 결과 환자들이 고통과 치료 비용을 최소한으로 줄이고 병을 치료할 기회를 박탈하고 있다.

암세포는 포도당과 글루타민을 발효해 에너지를 얻는다. 암세포는 정상 세포보다 400배나 많은 포도당을 에너지로 쓴다. 그렇다면 어떤 치료법이 필요할까. 비 발효성 연료 수위는 높이고 발효성 연료 수위는 낮춰 암세포의 대사를 방해하는 게 한 가지 방법이다. 우선 암세포는 발효성 연료인 포도당에 환장하므로 암 환자의 당 섭취를 줄이고 지방 섭취를 늘려 간에서 생성된 키톤을 마이토콘드리아가 에너지로 사용하도록 한다. 지방산과 키톤은 오직 정상적인 세포의 정상적인 마이토콘드리아만이 에너지로 사용할 수 있다. 암세포에 키톤은 에너지가 아니라 독이다.

일각에서 암세포의 마이토콘드리아도 키톤과 지방산을 에너지로 사용한다고 주장하는데 이는 사실이 아니다. 그러한 주장의 증거로 제시되는 자료를 보면 지방산과 더불어 항상 포도당과 글루타민이 대량 존재한다. 지방산은 "간접적으로" 포도당과 글루타민 사용을 증가시킬 수 있으므로 마치 암세포가 지방산을 이용해 에너지를 생성하는 듯이 보인다. 하지만 지방산은 암세포가 포도당과 글루타민을 발효하게 도와줄 뿐이다. 자료를 제대로 해석하지 못해서 이런 주장이 나온다. 적어도 현재까지는 포도당과 글루타민 도움 없이 지방산과 키톤 만을 이용해 에너지를 만드는 암세포는 발견되지 않았다.

마이토콘드리아 대사질환으로서의 암 연구를 이끄는 토머스 시프리드Thomas Seyfried 박사가 키톤의 효과와 대사 관리를 모니터하기 위해 개발한 포도당 키톤 지수Glucose Ketone Index, GKI는 혈중 포도당과 키톤의 비율을 보여준다. GKI가 1.0에 근접하거나 그 이하이면, 즉 혈중 키톤 농도가 포도당 농도와 같거나 그보다 더 높으면 암 치유 효과가 있다고 본다. 이 수치는 도달하기 쉽지 않지만, 이 수치에서 모든 종류의 암을 관리하는 데 효과가 나타난다. (〈부록〉표2 참조)

포도당 생성은 키토제닉 식단으로 차단하면 되지만 글루타민은 해결하기가 좀 까다롭다. 글루타민은 필수아미노산으로 분류되지는 않지만, 우리 몸에서 여러 가지 중요한 역할을 한다. 예컨대 우리 몸의 많은 면역세포는 글루타민을 다량 이용해 세균과 싸운다. 따라서 앞으로 극복해야 할 난관은 면역세포의 정상적인 기능을 저해하지 않으면서 글루타민을 제한해 암세포를 굶겨 죽이는 일이다.

키톤 생성을 위해 키토제닉 식단을 실행하고, 혈당을 올리는 정신적 스트레스를 관리하는 동시에, 암세포의 에너지원인 포도당과 글루타민 공급을 차단하는 프레스-펄스 요법Press-Pulse Therapy, PPT을 병행하는 게 암의 대사 치료법이다. 글루타민 생성은 글루타민처럼 보이지만 대사가 불가능한 글루타민 길항제 돈6-Diazo-5-Oxo-L-Norleucine, DON이라는 약물을 처방해 차단하면 환자의 신경을 보호하고 건강을 훼손하지 않으면서 동시에 암세포가 발효하지 못하는 키톤 생성을 촉진하게 된다.

이처럼 식단 조절과 약물 투여를 병행하는 PPT 요법은 종양 세포를 제거하는 한편 환자의 질병 증상과 고통을 최소화하고 생존율을 높이고, 부종, 출혈, 염증도 줄인다. 화학요법이나 방사선요법과는 달리 독성물질로 환자의 몸에 해를 끼치지 않고도 암세포를 죽이는 동시에 정상적 세포의 건강과 활력을 증진해 환자가 병을 처치하고 나아가 건강한 상태로 서서히 전환하도록 하는 게 이 치료법의 목표다. 현재 통상적으로 이루어지는 방사선요법과 화학요법같이 독성이 강한 암 치료 방법과는 전혀 다른 방식이다.

현대 의학의 다른 분야와 비교하면 암 분야는 여전히 석기시대에 머물러 있다. 현재 뇌암 환자의 암 재발, 암세포 증식, 그리고 환자의 사망을 촉진하는 책임은 주로 방사선요법과 화학요법에 있다. 방사선 치료를 받으면 염증이 심해지고 혈당이 당뇨환자 수준으로 오른다. 게다가 염증을 가라앉히려고 환자에게 투입하는 면역억제제인 스테로이드제도 혈당을 올린다. 포도당을 정상 세포의 400배나 소비하는 암세포에 먹이를 대량 공급하는 셈이다. 치료 방법 자체가 환자를 때 이른 급속한 사망으로 등을 떠민다.

기존의 암 치료요법으로 이른바 "완치"가 된다고 해도 암 대신 심혈관질환, 호르몬 불균형, 뼈 건강 이상, 정서적 불안장애 등 온갖 다른 병을 얻는다.[42] 따라서 기존의 항암 치료를 PPT 같은 대사 요법으로 대체

---

[42]   제약사, 의학계, 정부 규제당국의 흑역사와 타락을 집약적으로 보여주는 암 치료 약물이 있다. 1957년 독일 제약사 케미 그뤼넨탈Chemie Grünenthal은 콘테르간Contergan이라는 상표명으로 살리도마이드Thalidomide 계열의 약을 출시했다. 불안장애, 불면증, 입덧 해소에 효과가 있다는 이 약은 의사의 처방전 없이 구할 수 있었다. 그런데 입덧으로 이 약을 먹은 임신부들이 팔다리가 물개 지느러미 모양인 기형아를 출산하는 사례가 속출했고 기형아 1만 명 가운데 40%가 출생 직후 사망했다. 아기가 팔다리가 발달하지 못한 이유는 살리도마이드가 새로운 혈관내피 세포 생성을 막아 혈관과 팔다리가 자라지 못했기 때문이다. 케미 그뤼넨탈은 나치당원 헤르만 비르츠Hermann Wirtz가 설립한 회사로서 유대인 강제수용소에서 생

하거나 기존의 치료와 병행하면 환자를 강한 독성물질에 노출하지 않거나 노출을 최소한으로 줄이고도, 환자가 온갖 부작용과 후유증에 시달리지 않고도 질병을 극복할 수 있다.

대부분 암은 마이토콘드리아 대사장애 질환이다. 암이 유전자 질환이라는 "정설"이 깨지지 않는 한 암 치료가 개선될 가능성은 별로 없다. PPT 요법은 독성이 없고 비용도 기존의 방법보다 훨씬 덜 드는 효과적

체실험에 관여하고 우생학을 신봉한 전범들인 하인리히 뮉터Heinrich Mückter, 하인츠 바움쾨터Heinz Baumkötter, 오토 암브로스Otto Ambros 등을 영입해 약품을 개발했다. 이 약의 미국 도입을 막은 주인공은 당시 식품의약국FDA에서 약품을 심사하던 프랜시스 켈시Frances Kelsey다. 살리도마이드 사태를 계기로 여러 나라에서 약품 규제가 더욱 엄격해졌다. 당시만 해도 FDA의 예산은 국민 세금에서 비롯되었으므로 FDA가 제약사의 영향을 덜 받았지만, 1990년대 초 FDA가 제약사에게 심사료를 받도록 하는 심사료 법안user fee act이 통과되면서 FDA는 국민의 건강 증진이 아니라 제약사의 수익과 이해관계가 일치하게 된다.

1998년 미국은 살리도마이드를 암 치료제로 승인했다. 암세포는 혈관내피성장인자 Vascular Endothelial Growth Factor, VEGF를 이용해 새 혈관을 만들고 혈액을 공급받아 증식하므로 암세포 주위에 새 혈관 생성을 막아 종양이 못 자라게 한다는 원리다. 물론 약품명을 살리도마이드라고 했다가는 팔리지 않을 테니 애바스틴Avastin 등 다른 이름으로 판매한다.

애바스틴을 생산하는 제약사 제넨테크Genentech는 자사가 작성한 임상실험 자료에서조차 애바스틴이 환자의 생존율을 높이지도 못하고 증상을 완화하지도 못한다고 시인하고 있으나 약품 심사료 명목으로 거액을 받은 FDA는 임상실험의 평가 기준인 종결점endpoint을 생존율에서 투약 2개월 후 종양 축소반응으로 바꿔 약을 승인했다. 애바스틴을 2년 동안 투약하면 심혈관질환은 416%, 뇌졸중은 무려 1,129% 높이는 부작용이 있다는 연구 결과가 있다. 암세포의 VEGF뿐만 아니라 몸 전체에서 망가진 혈관을 복구하는 정상적인 기능까지 망가뜨리니 당연히 심각한 문제가 발생한다.

2008년 FDA는 말기 유방암 치료제로 애바스틴 승인을 신속 처리했다. 중요 약물을 심사할 때 FDA에 자문하는 위원회가 애바스틴은 효과도 없고 안전하지도 않고 생존율을 높이지도 못한다며 강력히 반대했지만 아랑곳하지 않았다. 2011년 FDA 약품 심사평가 책임자가 말기 유방암에 애바스탄 사용을 취소하겠다고 밝혔다. 3년 동안 지푸라기라도 잡고 싶은 심정일 말기 유방암 환자 17,500이 애바스틴 처방을 받았지만 효과가 없었기 때문이다. 그러나 미국종합암네트워크National Comprehensive Cancer Network, NCCK가 FDA의 결정을 뒤집었다. NCCK는 국립암연구소NCI가 종합암센터로 지정한 33개 암센터로 구성된 비영리단체로서 막강한 영향력을 행사한다.

인 암 치료 방법이다. 현재 환자에게 엄청난 고통을 주고 부작용도 심하고 독성도 강하며 비용도 많이 드는 화학요법과 방사선요법은 최후의 수단으로 사용해야 한다.

명문대 소속 의학 교육기관, 연구소, 대형병원, 내로라하는 암 전문 클리닉 등 기존의 의료계와 제약계는 PPT 요법이 임상실험으로 입증되지 않았다며 암 치료에 도입하지 않고 있고, 그럼 PPT 요법으로 임상실험을 해보라고 제안하면 비용이 어마어마하게 많이 든다는 변명으로 얼버무린다. 해마다 암 연구에 천문학적인 세금을 쏟아부으면서 말이다. 엄청나게 비싼 기존의 치료 방법을 고수하려는 기존의 의료계. 그 이면에 황금알을 낳는 비싼 치료법을 포기하지 않으려는 금전적 동기가 숨어있지는 않을까.

현재 미국의 대다수 대형 종합병원과 유명한 클리닉은 PPT 요법을 거들떠보지도 않는다. 로스앤젤레스에 있는 시더 사이나이 병원Cedar Sinai Hospital은 표준 항암 치료로는 기대수명이 겨우 15~18개월인 교모세포종glioblastoma 환자들에게 키토제닉 식단과 표준 항암 치료를 병행한 결과 식단과 치료법을 철저히 따른 환자 대부분이 평균 기대수명을 훌쩍 넘어 수년 넘게 정상적인 삶을 이어가는 등 표준 항암 치료보다 훨씬 뛰어난 결과를 얻었다. 그 가운데 채식을 했던 한 남성 암 환자는 키토제닉 식단으로 종양의 크기가 줄어드는 등 상당히 호전되었지만, 키토제닉 식단을 더는 계속하지 못하겠다면서 채식 식단으로 돌아갔고 그 후 상태가 급속히 나빠져 1년이 채 못돼 사망했다. 시프리드 박사는 시더 사이나이 병원이 그나마 대사 요법에 관심을 보였다는 사실은 바람직하지만, 표준 항암 치료를 병행하지 않고 대사 요법으로만 치료했으면 훨씬 더 큰 효과를 보았을 게 틀림없다며 아쉬움을 내비친다.

1970년 무렵, 당시 33세로 과학계의 떠오르는 샛별이었던 독일계 분자생물학자 피터 H. 듀스버그Peter H. Duesberg 박사는 최초로 암을 유발하는 유전자를 발견해 명성을 얻었다. 듀스버그 박사와 그의 동료 학자 피터 보트Peter Vogt는 암을 일으키는 듯이 보이는 레트로바이러스 retrovirus 안에서 이른바 "종양유전자oncogene"를 발견했다. 듀스버그의 발견으로 암의 "돌연변이 유전자 이론"이 등장했고 암 연구라는 새로운 분야에 붐이 일었다. 동료 학자들은 듀스버그가 노벨상 수상 1순위라고 확신했다.

　　그러나 듀스버그 박사는 뼛속까지 철저한 과학자로서 과학자는 본인이 구축한 정설을 비롯해 모든 정설에 무자비하게 의문을 던져야 한다고 믿었다. 따라서 듀스버그 박사는 자신의 종양유전자 이론을 비판한 그 어떤 이보다도 철저하고 무자비하게 자신의 이론을 실험에 붙였고 자신의 기념비적인 발견이 임상적으로 무의미한 우발적인 결과였다고 확신하게 되었다. 듀스버그의 가설은 이미 새로운 분야를 탄생시키고 그 가설을 바탕으로 엄청난 이권이 구축되었으나 그는 공개적으로 자신의 가설을 폐기했다. 듀스버그 박사 스스로 자신의 이론을 부정함으로써 그의 노벨상 수상은 물거품이 되었고 동료 학자인 피터 보트와의 우정도 깨졌다. 듀스버그 박사는 "나는 설령 내 이익에 반한다고 해도 정직한 쪽을 택하겠다."라고 말했다. 우리는 지금 창시자가 폐기한 종교를 여전히 맹목적으로 믿고 있는 건 아닐까.

10. **정설:** 붉은 고기는 대장암을 일으킨다.
이설: 완전히 헛소리다.

2015년 세계보건기구WHO가 발표한 2쪽짜리 보고서로 세계 언론이 발칵 뒤집혔다. WHO는 붉은 고기는 2급 암 유발인자, 가공육은 1급 암 유발인자라고 발표함으로써 붉은 고기를 흡연과 동급의 발암물질로 분류했고, 붉은 고기와 가공육이 대장암에 걸릴 위험을 각각 17%, 18% 높인다고 했다.

일반적으로 평생 대장암이 발생할 위험은 4% 정도 된다고 알려져 있다. 만약 붉은 고기가 대장암 발생 위험을 17% 증가시킨다는 WHO 의 주장이 옳다고 해도 붉은 고기는 대장암을 유발할 "상대적 위험relative risk"을 4%의 17%만큼 높인다는 뜻, 즉 붉은 고기를 먹으면 대장암이 발생할 "절대적 위험absolute risk"이 4%에서 4.68%(=4x0.17)로 0.68% 증가한다는 뜻이다. 이 보고서는 과학적 보고서라기보다는 붉은 고기에 대한 정치적 암살이다. 가공하지 않은 붉은 고기와 암에 관한 관찰연구는 800여 건이 넘는데, 744건이라는 압도적 다수가 무가공 붉은 고기와 암은 무관하다는 결론을 내린다.

붉은 고기가 암을 유발한다며 WHO가 제시한 증거란 거의 범죄 수준에 달하는 날조 조작이다. 아족시메탄Azoxymethane이라는 화학물질은 발암물질로서 특히 대장암을 유발한다. 많은 연구자가 이 물질을 실험 쥐에게 주입해 일부러 대장에 종양을 일으킨다. WHO가 위의 보고서에서 인용한 2편의 논문 가운데 첫 번째 논문의 저자들은 60마리 쥐에게 붉은 고기를 먹이고 아족시메탄을 주입했다. 그러나 대장암을 일으킨 쥐는 한 마리도 없었다. 일부가 암 발생 전에 나타나는 병변이 생기기는 했지만 붉은 고기를 먹인 실험군과 먹이지 않은 대조군 모두 병변이 생겼다.

두 번째 논문의 저자들도 비슷한 방법을 썼다. 이번에는 연구자들이 아족시메탄보다 훨씬 강력한 대장암 유발 물질인 다이메틸하이드라진 디하이드로클로라이드Dimethylhydrazine Dihydrochloride를 쥐에게 주입했다. 그런데도 쥐는 대장암이 생기지 않았다. 바로 이 두 논문이 붉은 고기가 대장암을 유발한다고 WHO가 선동한 "과학적" 근거다. 가공육도 비슷한 취급을 당했다.

'더잇랜싯위원회'는 2019년 발표한 식단권장 보고서에서 붉은 고기를 하루에 7g만 섭취하라고 권장하면서 바로 WHO의 이 2015년 보고서를 그 근거로 인용했다. 이처럼 쓰레기 같은 사이비 과학을 근거로 삼은 『잇랜싯 보고서』는 7,000회 이상 인용되었다. 공중보건계의 이른바 권위 있는 기관들이 가짜 정보를 유포해 선동한 대표적인 사례다.

11. **정설:** 섬유소는 변비를 완화하고 대장암을 예방한다.
이설: 섬유소는 변비를 악화하고 장에 문제를
일으킨다.

1841년 폴리네시아 군도의 토켈라우Tokelau 섬을 탐험한 찰스 윌크스Charles Wilkes 선장과 과학자들에 따르면, 당시 섬 주민의 식단은 주로 코코넛과 생선으로, 총열량의 50% 이상이 지방에서 비롯되고 지방의 90%는 포화지방이었다. 토켈라우 섬은 1920년대에 뉴질랜드의 통치를 받게 되었지만 비교적 고립되어 있었으므로 전통적인 식단을 유지하다가 1960년대에 토켈라우 섬의 인구증가를 우려한 뉴질랜드 정부가 섬 주민의 절반을 뉴질랜드 본토로 이주시키고 1970년대 무렵 토켈라우 섬에 무역 전초기지가 구축되어 섬 주민이 서구에서 수입한 식품을 사시사철 먹게 되면서 코코넛과 생선, 지방과 포화지방의 소비가 폭락하고 가공식품, 설탕, 밀가루 빵과 감자 등 탄수화물 소비가 폭증했다. 전통적 식단에서 멀어지게 된 섬 주민과 본토로 이주한 섬 주민들 모두 전통적 식단을 할 때는 없었던 당뇨, 비만, 심혈관질환, 고혈압, 암에 걸렸다.

피터 클리브Peter Cleave를 비롯해 1960년대와 70년대에 전통적인 부족들을 연구하던 학자들은 이 부족들이 서양 문명에 노출되면서 나타나는 당뇨, 비만, 고혈압, 심혈관질환, 암을 "문명의 질병"으로 규정하고 서구에서 수입된 (정제) 탄수화물과 설탕이 원인이라고 지목했다. 포화지방이 심혈관질환의 원인이라는 앤셀 키즈의 가설을 정면으로 반박하는 가설이었다. 앤셀 키즈의 가설을 지키려면 뭔가 해명이 필요했다.

이때 등장한 게 섬유소 가설이다. 선교사로 활동한 저명인사이자 외과 의사 데니스 버킷Denis Burkitt은 탄수화물을 식단에 추가해서가 아니라 식단에서 섬유소를 뺐기 때문에 변비가 걸리고 이 때문에 각종 만성 질환이 생긴다고 주장했다. 앤셀 키즈의 가설에도 부합하고 채소, 콩류, 곡물 소비를 권장하던 당시의 정서와도 부합하는 가설이었다.

버킷은 곡물에서 섬유소를 제거하면 대변이 대장을 통과하는 데 더 긴 시간이 걸리고 따라서 변에 포함된 발암물질이 주변의 세포를 훼손할 시간이 늘어난다고 주장했다. 하지만 (정제) 탄수화물 과다섭취가 변의 박테리아를 증식시키고 그 결과 박테리아가 발암물질을 소화하게 된다는 주장도 똑같이 타당하다.

버킷의 동료 알렉 워커Alec Walker는 설탕과 밀가루 등 정제 탄수화물이 이미 식단의 중요한 일부로 확고하게 자리 잡았으므로 이런 식품 소비를 삼가라고 해봤자 소용이 없으므로 섬유소를 꼭 섭취하라고 하는 게 낫다고 생각했다. 피터 클리브는 미국 상원에 출석해 정제 탄수화물이 문제라고 증언까지 했지만 대중에게 잘 알려지지 않은 그는 언론의 주목을 받지 못했다. 그러나 사회적 명성을 누렸던 버킷의 섬유소 가설은 즉시 언론이 대서특필했다. 버킷은 시리얼 제조 식품회사들의 적극적인 재정적 후원을 받으면서 평생 미국 전역을 돌며 섬유소 찬양 복음을 전파하다가 세상을 떠났다.

그러나 버킷의 섬유소 가설은 희망 사항을 토대로 한 사이비 과학이었다. 그 후 수십 년 동안 섬유소가 부족한 식단이 대장암, 용종의 원인이라는 주장을 반박하는 증거가 차곡차곡 쌓였다. 1994~2000년 사이에 하버드 공중보건 대학원이 각각 47,000명과 89,000명을 대상으로 한 두 건의 관찰연구, 2000년 『뉴잉글랜드의학학술지NEJM』에 연달아 실린 피닉스 대장암 예방 의사 네트워크의 연구, 그리고 미국 국립보건원 산하 국립암연구소가 3천만 달러를 들여 실시한 연구에서 섬유소는 대장암 예방에 아무런 효과가 없다는 결과가 나왔다. 2006년 49,000

명을 대상으로 한 "여성 건강 연구Women's Health Study"를 비롯한 여섯 건의 무작위배정 대조군 실험에서도 일관되게 섬유소는 질병 예방과 무관하다는 결과가 나왔다. 특히 "여성 건강 연구"에서는 채소와 과일, 섬유소 섭취는 대장암, 유방암, 심장질환 위험과 체중감소에 효과가 없다는 결과가 나왔다.

앤셀 키즈의 가설과 마찬가지로 섬유소 가설도 과학과는 전혀 무관한 여러 요인으로 계속 생명이 유지되어왔고 의료계와 영양학계 전문가들과 주류언론은 오늘날까지도 채소, 과일, 섬유소를 풍부하게 섭취하고 지방 섭취를 줄이면 대장암 위험이 대폭 줄어든다고 노래를 부르고 있다. 그리고 설탕과 (정제) 탄수화물이 단연코 가장 문제라는, 데이터로 뒷받침되는 탄수화물 가설은 완전히 묻혀 버렸다.

다당류에서[43] 소화 불가능한 형태의 다당류인 가용성 다당류와 불용성 다당류가 바로 섬유소다. 섬유소는 오로지 식물성 식품에서 비롯되고 탄수화물에서만 얻을 수 있다. 가용성 섬유소는 장내미생물이 발효시키는데 이때 가스가 발생하고 단쇄지방산short chain fatty acid을 생성한다. 불용성 섬유소는 장내미생물이 발효시키기 훨씬 어렵고 대변의 부피를 늘려준다.

섬유소가 건강에 유익하다는 주장은 어디서 비롯됐을까. 역시 앞서

---

43 탄수화물의 종류는 다음과 같다.

1) 단당류monosaccharides: 포도당glucose, 과당fructose, 갈락토스galactose.

2) 이당류disaccharides: 설탕 또는 자당sucrose, 포도당+과당, 젖당lactose, 포도당+갈락토스, 맥아당maltose, 포도당+포도당.

3) 다당류polysaccharides: 소화 가능한 다당류는 인간 등 동물에는 글라이코젠glycogen으로 존재하고 식물에는 전분starch으로 존재한다. 소화 불가능한 다당류는 콩과 귀리처럼 물에 녹아 부푸는 가용성과 밀기울처럼 물에 녹지 않는 불용성으로 나뉜다.

언급했듯이 19세기에 식물성 식품 위주의 에덴동산 식단을 주장한, 그레이엄 크래커를 만든 실베스터 그레이엄Sylvester Graham과 제7 안식일 예수재림교회SDA의 거물 엘렌 G 화이트다. 그들은 동물성 식품이 욕정, 불순한 생각, 남성의 음흉함, 자위행위를 불러일으키며 자위행위는 총체적인 타락과 실명과 조기 사망으로 이어진다고 믿었고, 존 하비 켈로 그는 12살에 그들의 신념을 활자화하면서 고기 섭취와 자위행위는 죄악이고 섬유소가 이러한 죄악들을 말끔히 정화한다고 주장했다. 앞서 언급했듯이 그레이엄과 켈로그는 섬유소가 풍부한 곡물 가공식품으로 제국을 구축했다.

1977년 발표된 미국 식단권장지침은 섬유소를 언급하지는 않았지만 "채소, 과일, 통곡물 섭취를 늘리라."라고 한다. 2000년 이 지침은 "날마다 다양한 종류의 곡물, 특히 통곡물을 섭취"하라며 섬유소를 여러 차례 언급하지만, 여전히 일일권장량을 구체적으로 적시하지는 않는다. 2005년 이 지침은 섬유소를 "하루에 1,000칼로리당 14g"을 섭취하라고 권장한다.[44] 그러나 이 같은 섬유소 섭취 권장량을 뒷받침하는 과학적 근거는 과거에도 없었고 지금도 전혀 없다.

44　이 지침에 따라 나이별 성별로 일일 섭취 총열량을 토대로 일일 섬유소 섭취량을 계산해보면 다음과 같다.

〈성별 나이별 일일 섬유소 섭취량〉

	1~3세	4~6세	9~13세	14~18세	19~30세	31~50세	51세 이상
남	14	19.6	25.2	30.8	33.6	30.8	28.0
여	14	16.8	22.4	25.2	28.0	25.2	22.4

단위:g

역시 욕정과 음흉한 생각과 자위행위라는 죄악을 범할 가능성이 가장 큰 혈기 왕성한 19세 ~30세 남성의 일일 섬유소 섭취 권장량이 가장 높다.

2019년 "세계적으로 권위 있는 과학 학술지" 『랜싯』에 하루 섬유소 30g 섭취를 정당화하는 "탄수화물 품질과 인간의 건강: 일련의 체계적 문헌고찰과 메타 분석Carbohydrate quality and human health: a series of systematic reviews and meta-analyses"이 발표되자 영국 신문 『가디언The Guardian』은 섬유소를 많이 섭취하면 심장병 위험이 줄어든다면서 이 연구가 저탄수화물 식단에 타격을 주는 증거라고 호들갑을 떨었지만, 이 메타 분석 논문은 인과관계가 아니라 상관관계를 보여줄 뿐이며 분석 대상인 논문들도 결함이 많았다.

위의 메타 분석에 포함된 한 논문은 섬유소를 30g 섭취하면 5g 섭취하는 경우보다 모든 원인 사망률All Cause Mortality, ACM이 약 16% 줄어든다는 결론을 내리고 있는데 자세히 살펴보면 황당하다. 섬유소 30g 섭취는 ACM을 0.73%, 5g 섭취는 ACM를 0.63% 줄이므로 전자가 후자보다 "상대적으로" 약 16%(=0.10/0.63x100) 사망률을 더 감소시킨다는 뜻이다. 즉, "절대적 위험"의 감소가 아니라 "상대적 위험"의 감소일 뿐이며 절대적 ACM을 비교해보면 겨우 0.10% 차이가 난다. "상대적 위험"으로 효과를 부풀리는 꼼수가 또 등장했다.

위의 메타 분석에 포함된 논문 가운데는 건강인 교란 변수라는 치명적 결함을 보여주는 논문도 있다. 건강하지 않은 사람은 건강한 사람보다 섬유소를 덜 섭취할 가능성이 클 뿐 아니라 건강한 사람보다 알코올을 섭취할 확률이 2배, 비만일 확률이 1.5배, 활동량이 저조할 확률이 1.5배, 사회경제적 지위가 낮을 확률이 1.5배다. 건강하지 않은 사람이 건강하지 않은 이유가 섬유소 부족 때문인지, 알코올 섭취나 비만이나 저조한 활동량이나 경제적으로 여유가 없기 때문인지 알 수 없다. 섬유소 섭취 덕분에 건강한지 아니면 섬유소 섭취는 단순히 건강한 사람이라는 하나의 지표일 뿐인지 알 수 없다는 뜻이다.

건강인 교란 변수는 연구자들이 채식이 육식보다 건강에 유익하다는 주장을 뒷받침하는 논문을 쓸 때 자주 써먹는 수법이다. 채식하는 집단은 육식하는 집단보다 상대적으로 건강에 관심이 많고, 실제로 건강에 신경을 쓰고, 상대적으로 고학력이고, 경제적으로 부유하고, 술과 담배를 삼가며, 운동을 규칙적으로 한다. 채식과 육식을 제대로 비교하려면 육식 식단을 하지만 술과 담배를 삼가고 운동을 규칙적으로 하고 고학력이고 경제적으로 부유한 사람과 식단만 빼고 이에 상응하는 채식주의자와 비교해야 한다. 즉, 두 집단이 식단만 빼고 모든 조건이 비슷해야 한다.

『가디언』은 위의 논문을 보도하면서 하루 30g 섬유소를 섭취하려면 어떤 식품을 얼마만큼 먹어야 하는지 친절하게 예시를 들었는데, 그 예시를 따르면 하루에 탄수화물 175g, 설탕 44g을 섭취해야 한다. 이 예시를 따르면 평균적인 여성은 하루 총열량의 절반을 탄수화물로 섭취해야 가까스로 섬유소 일일권장량을 충족한다. WHO조차도 설탕 섭취량을 하루에 5~10g으로 제한하라고 한다고 반박하자 WHO가 말하는 설탕은 식품에 본래 함유된 설탕이 아니라 식품에 "추가하는" 설탕을 제한하라는 뜻이고 위의 44g 설탕은 식품에 본래 함유된 설탕이라고 변명을 했지만, 우리 몸은 식품에 첨가한 설탕인지 식품에 본래 들어있는 설탕인지 구분하지 못한다. 정제 탄수화물이든 복합 탄수화물이든 탄수화물은 모두 포도당을 비롯해 단당류로 분해되고 어떤 형태이든 당은 당일 뿐이다.

이제 섬유소에 대한 위의 주장을 뒷받침하는 과학적 증거를 살펴보자. 이 분야는 특히 무작위배정 대조군 실험이나 그러한 실험을 메타 분석한 자료가 매우 드물다. 그나마 장기간에 걸쳐 대규모 표본을 상대로 한 유일한 무작위배정 대조군 실험 결과는 1989년 발표된 "지방, 생선,

섬유소 섭취량 변화가 사망과 심근경색 재발에 미치는 영향: 식단과 심근경색 재발 실험Effects of changes in fat, fish, and fibre intakes on death and myocardial reinfarction: diet and reinfarction trial(DART)"이다. 남성 2,033명을 상대로 2년에 걸쳐 실시한 이 실험에서 섬유소(18g)를 섭취한 집단이 모든 원인 사망률이 가장 높게 나왔다. 통계적으로 유의미한 결과는 아니지만, 섬유소 섭취가 건강에 유익하다는 주장을 뒷받침하는 결과도 아니다.

'코크란 공동연구소Cochrane Collaboration'가 2008년 발표한 "2형 당뇨병 예방을 위한 통곡물 식품Whole grain foods for the prevention of type 2 diabetes mellitus", 2016년 발표한 "심혈관질환의 1차 예방을 위한 식이섬유 섭취Dietary fibre for the primary prevention of cardiovascular disease", 그리고 2017년 발표한 "심혈관질환의 1차 예방 또는 2차 예방을 위한 통곡물 시리얼 섭취Whole grain cereals for the primary or secondary prevention of cardiovascular disease" 등 세 논문 모두 섬유소 섭취와 관련해 "잘 설계된, 장기간에 걸친 무작위배정 대조군 실험이 필요하다."라는 결론만 내리고 있다.

그동안 인과관계가 아니라 상관관계만 보여주는, 과학적 증거로서의 가치가 가장 낮은 역학연구논문들이 영양학 분야에서 멈추지 않는 설사처럼 쏟아져나왔고, 이런 개별 논문들을 종합한 메타 분석 자료들을 총체적으로 메타 분석한 우산 문헌고찰umbrella review도 나왔다. 그 가운데 2018년, 섬유소와 관련해 서로 다른 결과가 나온 21편의 논문을 분석한 자료는 21편 중 겨우 3편이 설득력 있는 증거라고 결론내렸다.

섬유소 예찬자들이 섬유소 섭취를 정당화하는 논리를 살펴보자.

첫째, 그들은 섬유소가 포도당 흡수 속도를 늦춰서 혈당을 서서히 올리고 이로 인해 인슐린 민감성이 향상한다고 주장한다. 탄수화물을 대량 섭취하는 식물성 식품 위주의 식단을 하는 사람에게는 맞는 말이다. 정제 탄수화물보다는 비정제 탄수화물이 혈당을 서서히 올린다. 하지만 섬유소가 많이 들어있는 통곡물이나 식물성 식품에는 각종 항영양소와 식물독소가 들어있다. 혈당이 오르는 속도를 늦추려면 통곡물을 먹어야 하는데 통곡물을 먹으면 항영양소가 문제를 일으킨다. 탄수화물을 섭취하지 않는 육식 위주 식단을 하면 혈당의 급상승과 항영양소를 걱정할 필요가 없다.

『미국당뇨협회 학술지』에 게재된 한 논문은 저탄수화물 식단이 혈당의 등락 폭이 훨씬 낮다고 인정한다. 하지만 이 논문의 저자들은 죽어도 차마 "저탄수화물" 식단이라고는 쓰지 못하고 "포도당 생체이용률이 낮은 식단low bioavailable glucose diet"이라고 빙빙 돌려서 쓰고 있다. 초식동물의 장과 인간의 장을 비교해보면 인간의 장은 길이가 훨씬 짧다. 장의 구조 자체가 섬유소를 발효하기에 적합하지 않다는 뜻이다.

둘째, 고섬유소 식단을 예찬하는 이들은 섬유소가 콜레스테롤 합성을 방해하고 혈중 콜레스테롤 농도를 낮춘다고 주장한다. 식물성 식품에 들어있는 파이토스테롤phytosterol이 콜레스테롤 농도를 낮추는 건 사실이다. 그러나 체내 파이토스테롤 농도가 증가하고 파이토스테롤의 방해로 진짜 콜레스테롤 농도가 하락하면 심혈관질환과 암 발병 위험이 오히려 증가한다.

셋째, 섬유소는 포만감을 주므로 열량 섭취를 조절해 체중감소에 효과적이라고 그들은 주장한다. 그 근거로 제시하는 단 하나의 논문은 2016년에 다그핀 온Dagfinn Aune이 발표한 논문인데 섬유소 소비 촉진을 추진하는 단체가 연구비를 지원한 이 논문은 사과주스보다 사과를 먹는 게 바람직하다고 주장한다. 사과주스보다야 사과가 낫겠지만, 당뇨 환자에게는 포도당과 과당이 듬뿍 든 사과보다 훨씬 건강에 좋은 음식이 얼마든지 있다.

넷째, 그들은 섬유소(특히 채소에 들어있는 섬유소)를 섭취하면 비타민과 무기질 섭취가 증가하고, 이러한 미량영양소는 만성질환 위험을 줄인다고 주장한다. 그런데 비타민과 무기질이 중요하다는 건가 섬유소가 중요하다는 건가? 전자라면 섬유소를 섭취하지 말고 비타민과 무기질만 섭취하면 될 것 아닌가.

다섯째, 섬유소 예찬자들은 섬유소가 대변이 장을 통과하는 시간을 줄이고 암유발물질의 직장 내벽 접촉 시간도 최소화하므로 직장의 훼손을 막는다고 주장한다. 하지만 섬유소 청소부를 동원해 먹은 음식을 싸리 빗자루로 싹 쓸어내 버리는 대신 애초에 가공식품과 불량식품 등 암유발물질을 먹지 않으면 될 것 아닌가. 게다가 그렇게 섬유소로 음식을 급히 밀어내버리면 영양소가 장에서 충분히 흡수될 시간적 여유가 있을까. 섬유소가 체내에서 음식을 급히 밀어내 마그네슘, 철분, 칼슘, 구리, 염화칼륨 등 무기질 흡수를 방해한다는 논문도 많다.

여섯째, 섬유소가 대변에 수분을 더한다는 주장도 있다. 아니다. 섬유소를 얼마나 섭취하든 물을 얼마나 마시든 섬유소는 대변에 수분을 더하지 않는다. 복부팽만은 변비 진단기준에 포함되지는 않지만, 이는 섬유소 과다섭취가 일으킨다. 섬유소는 소장에서 소화되지 않고 대장까지 내려가 대장에 서식하는 미생물이 발효하므로 배에 가스가 찬다. 섬유소는 변비를 악화하고 복부팽만을 유발하며 대변에 수분을 단 한 방울도 보태지 않는다.

섬유소가 대변의 양을 늘리기는 한다. 입으로 들어간 음식이 소화 흡수되지 않으니 당연히 항문으로 나온다. 섬유소는 필수영양소가 아니라 오히려 영양소 흡수를 방해하는 항영양소다. 인체가 소화 흡수하지 못한다는 사실 자체가 소화 부진을 뜻한다. 섬유소는 대변의 부피를 늘리고 장벽을 자극해 배설물의 장 통과를 촉진하지만, 변비로 병원을 찾는 환자들 가운데 변이 장을 통과하는 시간을 줄여달라거나 변의 부피를 늘려달라는 사람은 없다. 대부분 통증과 항문 출혈과 복부팽만을 호소한다. 환자들이 호소하는 이런 변비 증상을 섬유소 섭취가 완화하는지 살펴보면 전혀 그렇지 않다.

2012년 발표된 논문 "섬유소 섭취를 중단하거나 줄이면 변비와 그와 관련된 증상을 완화한다_{topping or reducing dietary fiber intake reduces constipation and its associated symptoms}"는 특발성_{idiopathic}[45] 변비 환자들을 세 집단으로 나누어 고섬유소 식단(A), 저섬유소 식단(B), 섬유소 완전 제거 식단(C)을 시킨 뒤 변비 증상이 어떻게 변하는지 살펴보았다. 살펴본 증상은 a. 변비, b. 배변 시 힘주기, c. 복부팽만, d. 항문 출혈, e. 통증이다. 실험 시작 전 이 환자들이 보인 위의 증상별 기준선은 a. 100 b. 100 c. 52 d. 49 e. 20이었다.

〈섬유소 섭취량에 따른 변비 증상 변화〉

	변비	배변시 힘주기	복부팽만	항문출혈	통증
기준선	100	100	52	49	20
A. 고섬유소	불변	불변	악화	악화	악화
B. 저섬유소	완화	완화	완화	완화	완화
C. 무섬유소	X	X	X	X	X

위의 표를 보면, A 집단은 a와 b 증상은 그대로이고 c, d, e 증상은 오히려 나빠졌고, B 집단은 5가지 증상 모두 눈에 띄게 개선됐다. C 집단에서는 어떤 결과가 나왔을까? 위의 다섯 가지 증상이 모두 말끔히 사라

---

45   대단히 심오하고 난해한 전문용어처럼 보이지만 '바보_{idiot}'와 '질병_{-pathy}'의 합성어로서 그냥 '나는 원인을 모르는 바보.'라는 자백을 그럴듯하게 포장한 단어일 뿐이다.

졌다. A 집단은 평균 6.83일에 한 번 배변했고, C 집단은 하루에 한 번씩 배변했다. 이 실험은 실험대상자 수가 60여 명에 불과하고 단기간 실시됐다는 한계가 있지만 그나마 섬유소와 관련해 통계적으로 유의미한 (재수가 좋아 우연히 얻은 결과가 아니라는 뜻) 연구다.

육류가 대장에서 부패한다는 주장은 새빨간 거짓말이다. 육류는 강한 산성인 위액이 분해해 소장에서 거의 다 흡수되므로 대장에서 부패하거나 몸 밖으로 내보낼 건더기가 거의 없다. 오히려 장내에서 박테리아가 분해(다른 말로 하면 부패)하는 음식은 강한 산성인 위액도 끄떡없이 견뎌내고 대장까지 내려와 항문을 통해 배출된 대변 속에서도 눈으로 어렴풋이 그 형태가 식별되는, 섬유소가 풍부한 채소와 과일, 곡물, 견과류, 씨앗류 등이다. 여러분은 아마도 씹어 삼킨 아몬드 조각, 포도 씨, 콩나물 대가리, 브로콜리나 버섯 조각, 시금치나 미역 줄기, (통)곡물 알갱이, 고춧가루를 대변에서 확인한 적은 있어도 삼겹살이나 스테이크, 생선 살이나 닭 껍질을 확인한 적은 없으리라 장담한다.

의사들이 변비 진단기준으로 삼는 6가지 증상 중 위의 표에서 언급한 5가지는 괄약근을 통해 변을 쉽게 배출하는지와 관련이 있다. 불용성 섬유소는 대변의 부피를 늘린다는 이유로 섭취가 권장되어왔는데 항문처럼 작은 구멍으로 뭔가를 내보내려 할 때 내보내야 하는 물질을 더 크게 만드는 게 합리적인 해결책인가? 섬유소로 대변 부피를 키우면 항문에서 병목현상이 생겨 대변이 빠져나가기 더 힘들어진다. 변비에 시달리는 환자에게 섬유소를 더 섭취하라는 의사는 막힌 변기 배관을 뚫으라고 불렀더니 배관에 뭔가를 더 쑤셔 넣으면서 "밀어내기 한판 승부"가 최선의 해결책이라는 배관공이나 마찬가지다. 항문처럼 작은 구멍으로 내보내는 대변의 지름을 늘리면 배출에 도움이 될까. 물리학 법칙을 적용하면 대변의 반지름이 2배가 되면 장벽의 면적은 4배 늘어나야 한다. 그러니 변의 양이 늘어나면 장벽에 얼마나 압력이 가해질지 생각해보라.

장에서 미생물이 섬유소를 발효시키면 가스가 발생하고 배가 부풀어 오르지만, 건강에 유익한 단쇄지방산을 만들기도 한다. 미생물이 쓸모없는 물질인 섬유소에서 에너지로 쓸 지방을 창조하다니 이 얼마나 놀라운가. 서구의 평균적인 식단을 하는 평균적인 사람은 에너지의 5%를 섬유소가 만든 단쇄지방산에서 얻는데 이 단쇄지방산이 장벽의 결장세포colonocyte에 영양분을 공급해 염증성 장 질환IBD 같은 증상을 완화한다고 알려져 있다.

여기서 고려해야 할 두 가지가 있다. 첫째, 이런 단쇄지방산은 대장의 아주 제한된 부위에서만 생산되므로 이를 활용하는 대장의 세포들이 극히 제한되어있다. 크론병은 구강에서 항문까지 이어지는 위장관 어느 부위에서든 발생 가능한데, 크론병 환자에게는 이렇게 국지적으로 생산되는 단쇄지방산은 아무런 효과도 없다. 둘째, 대장의 세포들이 단쇄지방산을 흡수하면 이를 키톤으로 전환해 에너지로 사용하고 장벽을 보호하는 점액질을 만들어 장벽이 건강해진다. 따라서 키톤이 중요한 역할을 하므로 영양 섭취를 통해 키토시스 상태에 놓이는 게 섬유소 섭취보다 훨씬 더 효과적이다.

혈액을 따라 우리 몸을 순환하는 키톤은 섬유소 발효로 생성되는 단쇄지방산과는 달리 대장의 어느 세포에든 전달된다. 혈액 내의 키톤은 키톤과 직접 접촉하는 결장 세포뿐만 아니라 모든 결장 세포에 훨씬 효과적이고 따라서 염증성 장 질환IBD 치료에도 단쇄지방산보다 훨씬 효과적이다. 섬유소가 만드는 단쇄지방산은 생각만큼 기적적인 물질이 아니라는 뜻이다. 섬유소를 대량 섭취하는 채식 위주 식단과 아미노산이 풍부한 육식 위주 식단 간에 단쇄지방산 생산을 비교해보면 후자가 훨씬 단쇄지방산을 많이 생산한다. 따라서 섬유소의 단쇄지방산 생산에는

특별할 게 없다.[46]

섬유소가 장내 유익균의 먹이가 되므로 건강에 좋다는 주장과 더불어 마이크로바이옴microbiome의 중요성이 거론된다.[47] 마이크로바이옴은 인체에 서식하는 미생물군 유전체를 말하는데 장내 마이크로바이옴에서는 우리가 먹는 음식을 좋아하는 미생물이 번성하고 그렇지 않은 미생물은 도태한다. 우리가 식단을 바꾸면 마이크로바이옴이 완전히 바뀌기도 한다. 마이크로바이옴이 우리 건강을 좌우하므로 마이크로바이옴을 바꾸면 건강해진다고 주장하는 이들이 있는데, 마이크로바이옴은 우리가 먹는 특정한 식단을 반영하는 생체지표다. 우리가 건강에 유익한 식단을 하므로 마이크로바이옴도 건강한 것이지 마이크로바이옴이 건강하므로 우리 몸이 건강한 게 아니다.

미생물은 그 미생물에 적합한 특정한 조건들이 충족되어야 증식한다. 미생물 가운데는 산소를 좋아하는 호기성도 있고 싫어하는 혐기성도 있다. 섬유소를 좋아하는 종류도 있고 싫어하는 종류도 있다. 장내미생물은 우리가 먹는 것을 먹으며, 미생물 종류마다 선호하는 특정한 영양소가 있다. 그리고 특정 미생물이 좋아하는 조건(음식)을 조성(섭취)해주

46　이 단쇄지방산은 섬유소를 예찬하는 "전문가들"이 그토록 혐오하는 "포화지방"의 일종인 뷰티르산이다. 뷰티르산butyric acid이라는 이름이 바로 포화지방 덩어리인 버터butter에서 파생되었다. 실제로 버터에는 뷰티르산이 4% 정도 들어있다. 포화지방은 혐오하면서 포화지방을 만드는 섬유소는 찬양하는 모순이라니.

47　우리 몸에는 1,000가지 이상의 다양한 미생물이 사는데 주로 퍼미큐테스 문firmecutes phylum, 악티노박테리아 문actinobacteria phylum, 프로테오박테리아 문proteobacteria phylum, 박테로이데테스 문bacteroidetes phylum 4종류가 대부분을 차지하며 이 가운데 90%는 퍼미큐테스와 박테로이데테스로서 전자는 비만 및 대사질환과 연관되고 후자는 체중감소와 연관되어왔다. 체중이 감소할 때는 박테로이데테스가 증가하는데 이 미생물은 대사 건강이 양호한 이들과 키토제닉 식단을 하는 사람들에게서 훨씬 많이 발견된다.

면 그 미생물은 증식한다.

미생물은 매우 빠르게 분열하고 증식하기 때문에 늘 하던 대로 식사한 후 채취한 장내미생물 표본과 평상시와 전혀 다른 식사를 한 후 채취한 장내미생물 표본을 비교해보면 불과 24시간 사이에 마이크로바이옴이 완전히 달라져 있다. 이처럼 식단이 바뀌면 마이크로바이옴 전체가 바뀌고 이러한 전환은 매우 빠르게 일어난다. 따라서 특정한 마이크로바이옴은 대사 건강을 반영할 뿐이다.

우리가 먹는 음식이 마이크로바이옴에 부정적인 영향을 미치는 사례가 있다. 포도당 분자 2개로 구성된 트레할로스Trehalose는 2000년 일본 과학자가 이를 대량 생산하는 방법을 발견한 후 음식에 쓰이게 되었다. 그리 단맛이 나지는 않지만, 음식의 동결점을 낮추는 효과가 있어서 아이스크림 같은 식품에 쓰인다. 그런데 클로스트리디움 디피실Clostridium Difficile이라는 유해균이 이 트레할로스라면 환장한다. 2000년대 초 트레할로스 소비가 늘면서 이 세균과 연관된 위막성대장염pseudomembranous colitis도 증가했다.

우리가 유익균인 프로바이오틱스를 섭취해도 그 프로바이오틱이 좋아하는 먹이를 우리가 섭취하지 않으면 다른 미생물과의 경쟁에서 도태되므로 그 프로바이오틱을 계속 보충제로 먹어야 한다. 인도에서 실시된 신생아의 괴사성 장염 연구를 보면, 신생아에게 프로바이오틱만 주니 전혀 효과가 없었고 프로바이오틱을 먹이와 함께 주입하자 비로소 효과가 있었다. 결국 중요한 건 프로바이오틱의 먹이 공급, 즉 우리의 식단이라는 얘기다.

무엇이 최적의 마이크로바이옴을 조성할까? 딱히 섬유소는 아니다. 최적의 장내 마이크로바이옴을 조성하려면 첫째, 건강한 부모에게서 태어나야 한다. 둘째, 자연분만으로 태어나야 한다. 자연분만하는 동안 엄마가 아기에게 마이크로바이옴을 물려주기 때문이다. 셋째, 가능한 한 오랫동안 모유를 수유해야 한다. 그래야 마이크로바이옴이 다양해진다. 특히 아동이든 성인이든 마이크로바이옴을 초토화하는 항생제, 제산제 antacid, 유해균을 증식하는 가공식품과 불량식품도 절대 삼가야 한다.

　건강한 마이크로바이옴을 구성하는 데 섬유소가 꼭 필요하지도 않다. 2018년 발표된 "건강한 성인의 식이섬유가 장내 세균총 구성에 미치는 영향: 체계적 문헌고찰과 메타 분석Dietary fiber intervention on gut microbiota composition in healthy adults: a systematic review and meta-analysis"은 알파-다양성Alpha-diversity을 장내 세균총의 다양성과 양으로 규정하면서 오로지 식물성 식품만 먹는다고 알파-다양성이 증가하지도 않을뿐더러 동물성 식품만 먹어도 알파-다양성은 감소하지 않는다고 밝히고 있다.[48] 마이크로바이옴은 우리의 식단을 반영할 뿐이다. 그 이상도 그 이하도 아니다. 적어도 아직은 그렇다. 마이크로바이옴은 아직 연구가 더 필요한 신생 분야다.

48　육식 식단으로 만성질환 환자를 치료하고 임상 연구를 병행하는 '통합건강재단 Integrated Health Foundation'에 따르면 마이크로바이옴에 서식하면서 세로토닌과 도파민 등 신경전달물질 생성에 관여하는 건강한 유익균은 오로지 단백질과 지방만 먹이로 삼고 유해균은 당과 전분 등 탄수화물을 먹이로 삼는다.

12. 정설: 신경/정신질환은 음식과 무관하다.
이설: 신경/정신질환은 음식이 좌우한다.

1) 뇌 건강과 식단

정신건강을 해치는 원인으로 심리 사회적 원인, 신경전달물질 neurotransmitter 불균형, 식단 등 여러 가지가 거론되는데 지금까지 뇌의 건강에 가장 중요한 식단은 철저히 간과되었다. 정신의학계에서 정신질환의 원인으로 거론하는 신경전달물질의 불균형과 정신질환은 상관관계는 있으나 인과관계를 보여주는 과학적 증거는 매우 부실하다. 신경전달물질은 정신질환이라는 복잡한 퍼즐을 맞추는 작은 조각에 불과하다. 정신질환에서 신경전달물질의 불균형 현상이 존재하는 건 사실이지만 주류 정신의학계는 정작 신경전달물질 불균형이 발생하는 근본적인 원인까지 파고들지는 않는다. [49] 뇌를 바꾸는 가장 강력한 방법은 식단

---

[49] 신경전달물질의 불균형은 약물로 치료하는 방법뿐이라는 게 주류 정신의학계의 정설이다. 가장 널리 쓰이는 항우울제는 선택적 세로토닌 재흡수 억제제Selective Serotonin Re-uptake Inhibitor, SSRI 종류인데 뇌의 신경전달물질인 세로토닌의 재흡수를 늦추는 작용을 할 뿐 생산하지는 못한다. 게다가 이런 약물들은 만성피로, 감정의 무뎌짐, 식욕 증진, 체중 증가, 당뇨, 고혈압, 무력감, 두통, 발진, 성욕 감퇴, 자살 충동 등 심각한 부작용으로 환자의 삶의 질을 현저히 떨어뜨린다.

정신과 전문의 조지아 이드에 따르면, SSRI의 효과를 분석한 연구에서 SSRI를 투여한 실험군의 50%, 위약 대조군의 40%가 증상이 개선되었다. SSRI 계열 항우울제가 위약보다 겨우 10% 더 효과가 있다는 뜻이다. 항정신병 약물antipsychotic drug은 실험군이 23%, 위약 대조군이 14% 효과를 보이는 데 그쳤다. 동전을 던져서 앞이나 뒤가 나올 확률이 더 높은 셈이다. 의사 앤드루 커프먼Andrew Kaufman에 따르면, 제약사들이 FDA에 제출한 SSRI 계열 약품들의 임상실험 자료들을 분석한 결과 SSRI 계열 항우울제의 효과는 위약과 차이가 없었다. 제약사들은 자사에 유리한 결과가 나온 임상실험 결과만 공개하고 불리한 결과가 나온 임상실험 자

료들은 공개하지 않는데 식품의약국의 승인을 받을 때는 공개 자료와 비공개 자료를 모두 제출해야 한다.

무작위배정 위약대조군 임상실험 131건을 메타 분석한 "중증 우울증 환자의 SSRI와 위약효과SSRI vs. placebo in patients with major depressive disorder"도 "SSRI는 통계적으로 유의미한 효과가 있을지 모르지만, 모든 임상실험이 매우 편향성 위험이 크고 임상적인 의의도 의심스러워 보인다. SSRI는 경증과 중증 부작용 위험을 모두 높인다. 잠재적인 미미한 효과가 무색할 정도로 부작용이 더 큰 듯하다."라고 결론을 내리고 있다.

정신질환 치료약물의 임상실험은 대부분 단기적 효과만 강조하고 있는데, 장기적으로 복용하면 내성과 의존성('중독'의 완곡한 표현)이 생기고 복용을 중단하려면 심각한 금단현상으로 정신질환보다 더 끔찍한 고통을 겪어야 한다. 그러나 주류 정신의학계는 정신치료 약물의 의존성과 금단현상을 강력히 부인하면서, 복용 중단 시 나타나는 증상은 금단현상이 아니라 환자가 약을 끊어 정신질환 증상이 "재발relapse"하기 때문이라며 다시 약을 먹으라고 종용한다.

제약사 업존Upjohn이 생산하는, 벤조다이아제핀benzodiazepine 계열의 불안장애 치료약물 재낵스Xanax의 예를 들어보자. 업존이 미국식품의약국FDA의 승인을 받기 위해 제출한 재낵스 임상실험 자료를 아래 표에 정리했다.

〈1주일 동안 공황발작을 일으킨 횟수〉

	기준선	4주	8주	9~11주	12주	13주	14주
재낵스 실험군	5.8	2.2	1.8	점진적 중단	6.5	8.6	7.0
위약 대조군	6.2	3.8	2.6		1.6	1.8	1.6

위의 표 안의 숫자는 1주일 동안 공황발작panic attack을 일으킨 횟수다. 기준선은 실험하기 전 각 집단이 1주일 동안 공황발작을 일으킨 횟수다. 약물을 투여한 첫 8주 동안에는 실험군이 대조군보다 약간 더 좋은 성적을 보였다. 그러나 9주째부터 11주째까지 투여한 약을 서서히 줄여 끊은 후 12주째부터 실험군은 공황발작 횟수가 폭증했지만, 위약 대조군은 꾸준히 2회 미만에 머물렀다.

업존은 물론 실험군이 훨씬 나은 성적을 보인 첫 4주를 집중적으로 강조했다. 이 약물은 단기간 복용해도 심각한 부작용과 의존성을 일으키고 복용을 중단하면 좌불안석증akathisia(가만히 있지 못하고 끊임없이 같은 동작을 반복하는 고통스러운 증상) 같은 극심한 금단현상을 유발한다.

정신질환 치료약물의 효과를 부풀리기 위한 임상실험 조작, 효과의 과대포장, 부작용과 위험의 은폐, 금단현상에 관심이 있다면 정신의학 전문가인 피터 R. 브레긴Peter R. Breggin, 마크 호로위츠Mark Horowitz, 피터 C. 괴체Peter C. Gøtzsche, 조애나 몬크리프Joanna Moncrieff, 그리고 탐사보도 기자인 로버트 휘터커Robert Whitaker의 강연, 인터뷰, 저서를 찾아보기 바란다. 피터 괴체 박사는 거대제약사들의 입김에서 벗어나 객관적이고 독립적인 연구를 한다는 취지로 설립된 '코크란 공동연구소Cochrane Collaboration'의 공동창립자이다. 그가 정신질환 치료약물을 강력히 비판하면서 조직 내에서 갈등이 생겨 연구소를 그만두었다. '코크란 공동연구소'에도 이제 거대제약사와 거대제약사에 거액을 투자하는 빌앤드멜린다게이츠재단의 돈이 흘러 들어가고 있다.

이다. 뇌의 신경전달물질은 애초에 음식에서 비롯되기 때문이다. 그렇다면 어떤 식단이 뇌와 정신건강에 가장 바람직할까? 뇌에 필요한 영양소를 공급하고 뇌를 손상하는 물질을 배제하는 동시에 에너지를 충분히 공급해 뇌의 대사를 촉진하는 다음과 같은 식단이다.

첫째, 동물성 식품을 섭취해야 한다. 그러지 않고는 뇌 건강을 유지하기 불가능하다. 비타민 B_{12}, 철분, 아연, 요오드, DHA/EPA는 식물성 식품으로 섭취하기 매우 어렵거나 심지어 불가능하다.[50] 곡물과 콩과 식물에 다량 함유된 식물독소들은 뇌 건강에 중요한 단백질, 철분, 아연, 칼슘, 마그네슘, 요오드 흡수와 세로토닌과 도파민 등 신경전달물질 합성을 방해하므로 섭취를 삼가야 한다.

둘째, 가공식품 섭취를 중단해야 한다. 염증, 산화 스트레스, 인슐린 저항성은 정신건강을 해치는 주요 원인인데 가공식품은 이 세 가지를 모두 일으킨다. 특히 정제 탄수화물을 섭취하면 뇌의 혈당이 급증하고 단백질, 지질, 핵산RNA/DNA, 세포 등에 달라붙어 최종당화산물Advanced Glycation End product, AGE을 만든다. 그러면 뇌는 면역반응을 일으켜 이러

---

[50]　식물성 식품에는 건강한 뇌 발달과 기능에 필요한 핵심적인 영양소가 없다. 뇌는 지방 57%, 단백질 38%, 탄수화물 5%로 이뤄져 있고 그 지방의 20%는 DHA라는 매우 특별한 오메가3 지방산인데 DHA는 식물성 식품에는 존재하지 않는다. DHA는 혈뇌장벽, 마이토콘드리아 막, 수초 형성myelination(수초myelin는 신경세포를 감싸고 있는 물질), 시냅스synapse(신경세포들 사이에 신호를 전달하는 연결 지점)와 신경전달물질, 망막 광수용체 등에 관여하고 생후 초기에 대뇌피질 발달에 핵심적인 역할을 한다.
　　인체에는 식물성 오메가3 지방산을 DHA로 전환하는 경로가 있지만 매우 비효율적이고 이러한 전환경로는 뇌가 발달하는 초기에 필요한 DHA 수요를 감당하지 못한다. 채식주의자나 비건인 산모가 출산한 아기의 적혈구, 탯줄, 모유에서 발견되는 DHA의 양은 1/3~2/3 정도 낮다. 뇌는 음식을 에너지로 전환하기 위해 비타민과 무기질이 아주 많이 필요한데 식물성 식품에는 이러한 필수 미량영양소가 부족할 뿐 아니라 인체가 흡수해 이용하기 어려운 형태로 존재한다.

한 AGE 축적을 막고 제거해 정상을 회복한다. 이러한 면역반응의 첫 단계로 뇌세포는 염증성 사이토카인cytokine을 분비해 의도적으로 염증을 유발하고 산소유리기oxygen free radical(활성산소, 유해산소라고도 한다.)를 만들어 의도적으로 산화 스트레스를 생성한 후 치유 단계에 들어간다. 그런데 정제 탄수화물을 끊임없이 섭취하면 통제 불가능한 만성적인 염증과 산화 스트레스에 시달리게 되고 뇌가 위기에 처하게 된다.

셋째, 종자유를 비롯한 식물성 기름 섭취를 중단해야 한다. 식물성 기름 섭취량은 지난 한 세기 동안 3~6배 증가했다. 식물성 기름에는 매우 불안정한 다중불포화지방산, 특히 리놀레산이 다량 들어있는데 뇌는 이러한 리놀레산을 쉽게 흡수하지만, 이걸로 뭘 해야 할지 모른다. 뇌는 리놀레산을 뇌에 중요한 오메가6 지방산인 아라키돈산arachidonic acid으로 전환하거나 유용하게 사용하지 않고 모두 에너지용으로 연소한다. 뇌가 지방산을 연료로 쓰면 강력한 염증과 산화 스트레스를 일으킨다.

그렇다면 과도한 염증과 산화 스트레스는 어떻게 뇌에 문제를 일으킬까? 카이누레닌 경로Kynurenine pathway를 통해 신경전달물질의 불균형을 초래하는 게 하나의 경로다. 필수아미노산의 한 종류인 트립토판Tryptophan은 중요한 신경전달물질인 세로토닌과 멜라토닌 생성에 일부 사용되고 나머지는 대부분 카이누레닌 경로를 통해 2가지 주요 신경전달물질의 균형을 유지한다. 하나는 자동차의 제동기 역할을 하는 감마 아미노 뷰티르산gamma-aminobutyric acid, GABA, 다른 하나는 가속기 역할을 하는 글루타메이트Glutamate이다. GABA는 뇌의 억제inhibitory 신경전달물질이라면 글루타메이트는 흥분excitatory 신경전달물질이다. 이 두 신경전달물질의 균형이 뇌의 활동 수위를 결정한다.

뇌가 과도한 염증과 산화 스트레스의 영향을 받으면 세로토닌과 멜라토닌을 만드는 데 쓰이는 트립토판의 양이 줄고 대부분 카이누레닌 경로를 통해 신경보호 경로인 GABA가 아니라 신경염증 경로인 글루타메이트으로 몰린다. 즉, 세로토닌, 멜라토닌, GABA는 감소하고 도파민은 증가하며 기준선baseline의 100배가 넘는 글루타메이트이 생성된다. 이 상태가 지속되거나 자주 발생하면 뇌는 글루타메이트 흥분 독성 Glutamate Excitotoxicity 상황에 놓인다. 글루타메이트의 수위가 높으면 단백질, 지질, 핵산DNA/RNA이 훼손되고 그 결과 세포 내의 에너지 공장인 마이토콘드리아도 훼손되며 혈뇌장벽 기능이 약해지고 뇌의 학습과 기억 중추인 해마hippocampus 세포가 죽어 해마가 쪼그라든다.

넷째, 자신의 대사 기능이 얼마나 건강한지에 따라 자연식품에서 섭취하는 탄수화물의 양을 조절해야 한다. 뇌는 어떻게 에너지를 얻을까. 뇌 안의 포도당의 양은 혈중 포도당 농도를 반영한다. 따라서 혈당이 높으면 뇌의 포도당 농도도 높아진다. 심각한 인슐린 저항성이나 2형 당뇨가 있는 사람은 뇌에 포도당이 부족할지 걱정할 필요는 없지만, 인슐린이 부족할지는 걱정해야 한다. 뇌에 인슐린 저항성이 생기면 포도당은 뇌에 진입해도 인슐린은 뇌에 진입하기가 점점 더 어려워지기 때문이다. 인슐린 수위가 자주 높아지면 혈뇌장벽에 있는 인슐린 수용체도 인슐린에 저항하게 된다. 정제 탄수화물을 섭취할수록 혈당과 뇌의 포도당 농도가 높아지고 이를 처리하기 위해 인슐린도 더 많이 분비된다.

위와 같은 상태가 지속되면 시간이 감에 따라 혈중 인슐린 농도가 높을수록 뇌의 인슐린 농도는 낮아지는 혈뇌 패러독스Blood-Brain Paradox가 발생하는데 이는 심각한 문제다. 인슐린이 부족하면 뇌가 포도당을 에너지로 전환하지 못해 뇌 포도당 저대사증Cerebral Glucose Hypometabolism에 놓이게 된다. 뇌에 에너지로 쓸 땔감인 포도당이 넘치는데 땔감에 불을 붙일 인슐린이 없어서 굶어 죽어가는 풍요 속의 빈곤을 겪는 셈이다.

이 같은 인슐린 저항성과 뇌 포도당 저대사증은 우울증,[51] 외상후스트레스장애post-traumatic stress disorder, PTSD, 조울증manic depression,[52] 정신분열증schizophrenia,[53] 주의력결핍과다행동장애attention deficit hyper-activity disorder, ADHD, 경계성 인격 장애borderline personality disorder, BPD, 강박충동장애obsessive compulsive disorder, OCD, 불안장애anxiety disorder, 알츠하이머병, 자폐증autism[54] 등 각종 정신질환을 일으키는 매우 중요한 요인이다.

널리 유행하는 이른바 "지중해 식단"은 항영양소가 많은 곡물, 콩과 식물, 정제 곡물이 원료인 빵과 파스타 등을 권장하는데, 인슐린 저항성이 있는 사람에게는 탄수화물 섭취 비율이 지나치게 높다. "지중해 식단"은 항산화물질이 풍부하다는 이유로 적포도주 등의 섭취도 권장하는데 알코올은 산화 스트레스와 정신질환의 근본적인 원인이며 적포도주도 알코올이므로 삼가야 한다. 펠리오 식단은 (정제) 곡물과 콩과

---

51 우울증을 "마음의 감기"라고 하는데 자살로 이어지기도 하는 우울증의 심각성을 안다면 그런 가벼운 표현은 절대로 쓰지 못한다.

52 양극성 장애bipolar disorder라고도 한다.

53 정신분열증의 영어 명칭인 "schizophrenia"는 "분열schizo-, split/separation된 정신-phren-, mind 상태-ia, condition"라는 뜻이다. 한국은 2011년 "정신분열증"이 "어감"이 좋지 않다며 "조현병調絃病"이라는 생뚱맞은 이름으로 바꾸었다. "조현"은 현악기의 줄을 고른다는 뜻이다. 하지만 나는 정신분열증이라는 본래 명칭을 그대로 쓰겠다. "어감"이 좋은 질병 이름도 있나? 이름만 바꾼다고 병의 심각성이 덜해지지도 않고 환자가 고통을 덜 받지도 않는다. 오히려 병의 속성을 제대로 담은 이름을 써야 환자의 치료에 도움이 된다고 나는 생각한다. "환자患者"도 "친근함"을 강조한다면서 "환우患友"라고 바꿔 부르던데 나는 그냥 환자라고 쓰겠다. 아픈 사람들이 모두 내 "친구友"인가? 그럼 "소비자, 응시자, 합격자, 낙오자"는 왜 각각 "소비우, 응시우, 합격우, 낙오우"라고 안 부르나? 제발 쓸데없이 정치적으로 올바른politically correct 어색한 용어 좀 만들지 말고 사실적으로 올바른factually correct 용어를 사용하자.

54 미국은 2000년 1,500명당 1명이던 자폐증 아동 비율이 2023년 36명당 1명으로 폭증했다. 성별로는 자폐증인 남아가 여아의 4배다. 자폐증 자체가 증가한 게 아니라 진단기준이 바뀌었을 뿐이라는 주장도 틀리다. 자폐증 진단기준은 2000년이나 2023년이나 똑같다.

식물, 정제한 식물성 기름, 유제품을 제외한다는 점에서 "지중해 식단" 보다 조금 더 낫지만, 인슐린 저항성이 있는 사람들이 하기에는 여전히 탄수화물 섭취 비율이 지나치게 높다. 탄수화물을 극히 제한하는 키토제닉 식단을 비롯한 육식 식단은 혈중 키톤 수치를 높이고 키톤은 혈뇌장벽을 쉽게 통과해 뇌의 에너지 대사를 개선하므로 인슐린 저항성이 있는 사람에게 가장 적합하다. 그러나 뇌는 키톤 말고도 여러 가지 영양소가 필요하므로 질 좋은 식품을 섭취해야 한다는 사실을 유념할 필요가 있다.

2) 신경질환Neurological Disorder과 정신질환Psychiatric Disorder

대표적인 신경질환인 알츠하이머병alzheimer's disease은 뇌에 이상 단백질이 축적돼 뇌 신경세포가 서서히 죽고 결국 인지기능을 상실해 치매에 이르는 퇴행성 신경질환이라는 정설이 지배적이고 뇌에 축적된 단백질을 줄이는 약물이 많이 개발됐지만, 알츠하이머병을 완화하는 데 전혀 도움이 되지 않으면서 이 "정설"은 흔들리고 있다. 알츠하이머 병력이나 인지기능 저하를 겪은 적이 없는 사망자인데도 시신을 부검해보면 뇌에 이상 단백질이 많이 축적된 경우가 있다.

알츠하이머병 환자의 80%가 인슐린 저항성을 보인다. 노년에 알츠하이머병에 걸린 사례들은 대부분 앞서 언급한 뇌 포도당 저대사증이 그 배경에 있다. 알츠하이머병은 신경질환인 동시에 정신질환이기도 하다. 알츠하이머병 환자는 거의 다 우울증도 앓고, 50%는 환영에 시달린다.

알츠하이머병을 대사질환으로 보는 새로운 관점은 알츠하이머병을 3형 당뇨, 혹은 뇌의 인슐린 저항성으로 일컫는다. 지금까지 개발된 알츠하이머병 약물 가운데 인슐린 저항성을 겨냥한 약은 하나도 없다. 최근 인슐린 저항성과 알츠하이머병의 관련성을 인정하게 된 이들도 신약 개발에만 골몰하고 식단을 바꿔 인슐린 저항성을 근본적으로 개선할 생각은 하지 않는다.

인슐린 저항성이 있는 알츠하이머병 환자라면 키톤을 에너지로 쓰는 키토제닉 식단이 효과가 있을 가능성이 크다. 저탄수화물 식단이 모두 키토제닉 식단은 아니다. 대부분 저탄수화물 식단은 혈당을 낮추고 안정시키므로 뇌의 포도당 농도도 안정시키지만 모든 저탄수화물 식단이 하나같이 치유 수준의 키톤을 생성할 정도로 인슐린을 낮추지는 않는다. 탄수화물 말고도 인슐린 분비를 자극하는 식품이 있기 때문이다. 예컨대 감미료, 유청 단백질파우더, 심지어 과식도 키토시스를 방해할 정도로 인슐린 수위를 높인다.

뇌는 포도당보다 키톤을 선호한다. 실제로 알츠하이머병 환자에게 키톤을 주입하면 인지 상태가 어느 정도 개선된다. 인슐린 저항성 때문에 뇌가 포도당을 에너지로 쓰지 못하는 사람은 고인슐린혈증 때문에 체내에 키톤도 없다. 인슐린은 키톤 생성을 방해하기 때문에 뇌는 포도당 바다에 빠져 허우적거리면서도 이를 에너지로 사용하지 못하고, 키톤이라는 구명보트에 구조신호를 보내지만, 인슐린은 뇌가 그 구명보트에 오르지 못하게 방해한다.

뇌에 에너지가 부족하면 알츠하이머병뿐 아니라 감정과 행동 조절, 인지기능에도 각종 문제가 생긴다. 뇌를 촬영한 연구자료들을 보면 우울증, 조울증, 정신분열증 환자에게서 뇌의 포도당 대사에 문제가 있다는 사실이 드러난다. 뇌에 포도당이 넘치는데 인슐린은 부족하면 뇌의 건강에 치명적인 타격을 두 배 가하는 셈이다. 뇌에 가해지는 쌍둥이 타격은 호르몬 불균형, 신경전달물질 불균형, 산화 스트레스, 염증 등을 일으키고 이는 각종 정신질환을 낳는다. 키토제닉 식단은 이 모든 증상을 완화하는 데 효과가 있다.

정신건강에 가벼운 문제가 있는 사람, 특히 불안장애나 머리가 뿌옇고 맑지 않은 증상 등이 있는 사람들은 혈당을 낮추고 안정시키기만 해도 증상이 눈에 띄게 개선된다. 심각한 정신질환이 있는 사람은 키토시스 상태에 돌입하면 훨씬 큰 효과가 있다. 이미 한 세기 전에 키토제닉 식단이 아동의 간질 발작epileptic seizure을 막는 데 강력한 효과가 있다는 사실이 증명되었다. 키토제닉 식단과 정신질환 치료 효과 연구는 아직 초기 단계이지만 지난 몇 년 동안에만도 키토제닉 식단이 우울증, 조울증, 자폐증, 정신분열증 등 정신질환을 개선하는 과학적인 메커니즘을 탐구하는 학술연구논문이 등장하기 시작하면서 이론적 토대가 마련되고 있다. 그리고 키토제닉 식단이 정신질환을 완화하는 효과가 있다는 각종 소규모 선행연구 결과들도 발표되면서 정신질환 치료에 서광을 비추고 있다.

보통 식이장애Eating disorder 환자에게 제약이 많은 식단은 바람직하지 않다고 알려져 있다. 그러나 키토제닉 식단을 비롯한 육식 식단은 폭식 욕구 조절에 매우 효과적이고 특히 폭식과 토하기를 반복하는 신경성 식욕 항진증bulimia nervosa과 폭식만 하는 폭식 장애binge-eating disorder의 증상을 눈에 띄게 개선한다. 정신질환 가운데 가장 사망률이 높은 신경성 식욕부진증anorexia nervosa 환자의 경우 지방에 대한 극심한 공포를 느끼므로 탄수화물을 지방으로 대체해 식단을 바꾸는 치료법은 매우 신중하게 적용해야 한다.

키토제닉 식단은 대부분 사람에게 아주 안전하고 대사 기능에 매우 긍정적인 영향을 준다. 그러나 신체적인 질병이 있어서 약물을 복용하는 사람이 식단을 바꿀 때는 복용하던 약의 성질이나 용량을 조절해야 하듯이 정신과 약물 복용도 식단 조절과 병행할 때 용량 조절이 매우 중요하다. 예컨대 조울증에 쓰이는 안정제 리튬lithium은 용량이 매우 중요하므로 식단 조절과 병행하게 되면 용량이 적절한지 지속해서 점검해야 한다.

탄수화물 섭취를 제한하고 대사 기능을 정상화하면 정신질환의 상당히 많은 부분을 해결하지만, 탄수화물과 대사 기능만이 문제가 아니다. 예컨대 특정 식품에 대한 민감한 반응도 문제다. ADHD를 앓는 아동은 저탄수화물 식단까지는 아니더라도 글루텐과 케이신이 함유된 식품과 가공식품 등 알레르기 유발물질이 함유된 식품만 식단에서 완전히 제거하고 육류, 채소 등 아주 간소화한 식단을 하게 하면 66~75%가 증상이 호전되고 대다수가 식단을 간소화한 지 겨우 2~3주 만에 ADHD 진단기준을 충족하지 않게 된다.

현재 뇌 질환은 신경질환과 정신질환으로 분류된다. 하지만 뇌를 신경과 정신으로 나누지 말고 하나로 봐야 한다. 신경질환 치료에 안전하고 효과적인 방법은 정신질환 치료에도 효과적이고 안전하다고 보는 게 논리적 비약이 아니다. 현재 표준적인 정신질환 진단 평가항목은 정신적 사회적 이력, 증상, 권장할 약물 등으로 구성되어 있고 이를 바탕으로 심리상담 치료psycho therapy와 신경전달물질의 불균형을 완화하는 약물 처방을 병행한다.

이제는 정신질환 진단 평가항목에 영양소 결핍, 염증 지표, 자가면역질환, 장 건강 이력, 대사 기능 등을 비롯해 잠재적으로 치료 가능한 근본 원인을 찾아내는 항목을 추가할 필요가 있다. 정신질환의 근본적인 원인은 유전적 소인, 불우한 유년기 등 환경적 요인뿐 아니라 식단 변화를 통해 상당 부분 바로잡을 수 있는 생리적 생물학적 요인도 있다는 발상의 전환과 더불어 이와 관련한 활발한 학술적 연구와 임상실험이 필요하다.

3) 키토제닉 식단을 정신/신경질환 치료에 적용한 사례

정신과 전문의 크리스토퍼 파머Christopher Palmer는 순전히 우연히 대사 기능과 정신질환의 관계를 파헤치게 되었다. 그에게는 8년째 그의 진료를 받는 환자가 있었다. 그 환자는 정신분열증과 조울증을 합해놓은 듯한 정신질환인 정신분열성 정서 장애schizo-affective disorder로 고통을 받아왔다. 그는 세상 모든 사람이 자신을 감시하고 비웃고 해치려 한다는 만성적인 망상에 시달렸다. 그는 17가지 서로 다른 약물을 시도해봤지만 아무런 효과가 없었고 몸무게만 어마어마하게 늘었다.

이 환자는 파머에게 몸무게를 줄이게 도와달라고 요청했고, 파머는 그에게 키토제닉 식단을 하도록 했다. 식단을 시작한 지 겨우 2주 만에 이 환자는 몸무게가 줄기 시작했는데 뜻밖에 우울증도 눈에 띄게 개선되었다. 이 환자는 키토제닉 식단을 한 지 두 달째 접어들면서 환영과 망상이 사라지기 시작했다고 자발적으로 보고했다. 이 환자는 몸무게를 72kg이나 줄였고 7년째 그 체중을 유지하고 있으며 모든 정신질환 약물을 끊었다. 이 환자는 이제 자격증도 따고 다른 사람들에게 가라테도 가르치고 대중 앞에서 시연도 해 보이는 등 정신질환 진단을 받은 이후로 꿈도 꿔보지 못한 일들을 하고 있다.

파머는 처음에는 믿기지 않았다. 그는 정신분열성 정서 장애는 절대로 호전되는 병이 아니라고 알고 있었고 의과대학원에서 정신질환은 식단과 전혀 상관없다고 배웠다. 그런데 단순히 식단만 바꿨는데 중증 정신질환 환자의 상태가 이처럼 호전되다니 놀라웠다. 그래서 파머는 키토제닉 식단에 대해 깊이 파고들기 시작했고 이 식단이 100년 전부터 신경학 분야에서 간질 치료법으로 사용되어왔고 약으로 막지 못하는 발작도 막는다는 사실을 알아냈다.

그 이후로 파머는 키토제닉 식단을 정신질환 환자 진료에 적용하고 있다. 현재 2,600명 이상의 환자들이 그의 진료를 받으려고 대기자 명단에 이름을 올렸다. 앞서 언급한 환자는 이례적인 사례가 아니다. 각종 정신질환을 앓는 수천, 수만 명의 환자가 식단을 통해 정신질환 약을 끊고 건강을 되찾은 경험담을 털어놓고 있고 여러 의료기관에서 임상실험도 진행하고 있다.

캘리포니아주 실리콘밸리의 억만장자 데이비드 바주키David Baszucki와 잰 엘리슨 바주키Jan Ellison Baszucki 부부의 아들 매트Matt는 19세에 중증 조울증 진단을 받았다. 그는 29가지 서로 다른 약물을 시도해보았고 병원을 들락날락하면서 내로라하는 세계 최고의 조울증 전문가들로부터 치료를 받았다. 그 전문가들은 하나같이 바주키 부부에게 매트는 치료 불가능한 조울증을 앓고 있고 평생 정신적 장애를 안고 살아야 한다면서 현실을 부정하지 말고 받아들이라고 했고, 부모가 현실을 부정하면 아들의 치료에 방해가 된다며 바주키 부부를 꾸짖기도 했다.

3년 전 바주키 부부는 파머가 식단 조절로 정신질환을 치료한다는 소문을 듣고 그를 찾아와 절대로 아들을 포기할 수 없다며 그에게 도움을 청했다. 매트는 키토제닉 식단으로 치료를 시작한 지 넉 달 만에 조울증 증상이 완전히 사라졌고 현재 그동안 복용해온 약의 75%를 끊었으며 나머지 약물도 서서히 용량을 줄이고 있다. 그는 그 이후로 단 한 차례도 증상이 재발하지 않았다.

매트는 대학을 졸업하고 직장도 얻는 등 삶을 만끽하고 있다. 세계 최고의 전문가들조차 포기했던 환자인 그가 식단을 바꿔 새 삶을 누리고 있다. 바주키 부부는 '메타볼릭마인드metabolicmind.org'라는 비영리단체를 창립해 정신질환과 대사 치료법에 관한 연구를 활성화하고 있다. 크리스 파머는 2022년 정신질환이 뇌의 대사장애라고 주장하는 저서『뇌

에너지Brain Energy』를 출간했다.

　오랫동안 가벼운 인지기능 장애 증상을 보인 여성이 있다. 이 여성은 50년 넘게 똑같은 재봉틀로 바느질을 해왔는데 60대에 접어들면서 재봉틀 바늘에 실을 꿰는 방법을 잊어버리는 등 갑자기 증상이 악화하자 주치의를 찾았고 주치의는 그녀에게 조기 알츠하이머병 진단을 내린 후 신경정신과 치료를 받으라고 권했다. 그녀는 치료를 시작하기 위해 신경정신과 의사와 진료 예약 일자를 잡았고 예약일까지 기다리는 동안 정신과 전문의 조지아 이드Georgia Ede에게 도움을 청했다. 그녀는 조지아 이드가 처방한 대로 키토제닉 식단을 철저히 따랐고 몇 주 만에 인지기능이 눈에 띄게 향상되었다. 그녀는 예정대로 신경과 의사를 찾아갔고 의사는 알츠하이머병에 해당하지 않는다는 진단을 내렸다.

　정신/신경질환을 저탄수화물 식단을 통해 완화하는 대사 정신의학 Metabolic Psychiatry이라는 새로운 치료 방법/이론을 실제로 환자의 치료에 적용하는 정신과 의사 조지아 이드는 2024년 대사 정신의학을 집대성한 『식단을 바꾸면 정신이 바뀐다Change your diet, change your mind』를 출간했다.

4) 정신/신경과 신체의 관계

서구의 의학은 상당 부분, 정신과 신체를 별개로 간주하는 데카르트의 이원론duality을 바탕으로 구축되었으므로 심리와 생리, 정신건강과 신체 건강을 별개로 간주하는 경향이 강하다. 그러나 정신/신경 건강과 신체 건강은 밀접하게 관련되어있고 서로에게 대단히 큰 영향을 준다. 건강한 몸에 건강한 정신이 깃들고 정신이 건강해야 몸도 건강하다. 그리고 우리가 먹는 음식은 정신/신경 건강과 신체 건강 모두에 큰 영향을 미친다.

A. 병든 몸 때문에 병드는 정신

소장점막 내 섬모가 소실 또는 변형돼 영양소 흡수 장애가 생기는 복강병celiac disease 환자들을 상대로 한 1980년대 연구가 있다. 이들이 글루텐을 섭취했을 때와 섭취하지 않았을 때의 뇌척수액 표본을 추출해 각각 신경전달물질 수위를 비교해봤더니 글루텐을 섭취하면 세로토닌 수위가 하락했고 글루텐을 식단에서 제거하면 상승했다. 이는 식단의 변화가 뇌척수액 내의 신경전달물질의 수위에 영향을 미친다는 결정적인 증거다.

신경전달물질은 아미노산의 일종인 트립토판에서 비롯되는데 트립토판이 최종적으로 신경전달물질로 투입되기까지 생화학적으로 매우 복잡한 경로를 거치며 여러 가지 요인들이 충족되어야 한다. 예컨대, 철분 공급에 결함이 있으면 신경전달물질 합성에 문제가 생긴다.

1975년에 등장한 영양성 면역nutritional immunity이라는 개념에 따르면, 세균이 인체에 침입하면 인체의 면역체계는 감염을 일으키는 세균을 굶겨 죽이기 위해 혈중 철분 수위를 급속히 줄이는 방어기제를 작동하고 혈액 속 철분을 페리틴ferritin이라는 형태로 저장한다. 따라서 세균 감염으로 염증이 생기면 혈액 속의 철분은 줄고 저장되는 철분의 양은 증가해 철분의 절대량은 풍부해도 꺼내 쓰지 못하게 된다. 그런데 면역체계가 세균의 철분 접근을 차단하고 세균을 제거하기 위해 혈액 속 철분 수위를 낮추면 신경전달물질 합성과 마이토콘드리아의 에너지 생성 등을 비롯해 철분이 필요한 다른 모든 생화학적인 과정에도 문제가 생긴다. 따라서 염증이 생기면 우울증도 생긴다.

염증에는 세균 감염으로 인한 염증과 자가면역으로 인한 염증이 있다. 자가면역 염증은 인체가 멀쩡한 세포를 병원체로 오인하고 공격하는 비정상적인 현상으로서 인체는 박테리아 감염에 대응하는 바로 그 화학물질로 대응한다. 세균 감염의 경우 염증이 가라앉고 치유되면 우울증도 사라지지만 자가면역 염증은 장기간 지속되면서 장기적인 우울증으로 이어진다. 자가면역질환 환자가 키토제닉 식단 등 육식 식단으로 바꾸고 나서 자가면역 염증이 가라앉으면 저장되어 갇혀있던 철분이 혈액으로 다시 흘러나오는 등 여러 가지 변화가 일면서 우울증 등 각종 정신질환도 상당히 개선된다.

면역세포의 70~80%는 장에 있고 신경전달물질인 세로토닌의 95%가 장에서 만들어진다. 따라서 장에 문제가 생기면 당연히 면역기능이 훼손되고 정신질환이 생길 가능성이 커진다. 자가면역질환처럼 장기간 만성 염증으로 인해 신경전달물질 합성이 제대로 되지 않으면 기분이 울적해지고, 탄수화물을 섭취해 신경전달물질을 생성하고픈 생리적 욕구는 의지력으로 억누르지 못할 정도로 강렬해지며, 결국 해결책으로 당분을 찾게 된다. 그런데 우울증을 앓는 중증 자가면역 질환자들 가운데는 키토제닉 식단을 하다가 탄수화물 섭취를 완전히 배제한 육식 식단으로 전환하고 나서야 비로소 통제 불가능한 식탐이 사라지고 식욕이 쉽게 조절되는 등 음식과의 관계가 눈에 띄게 개선됐다고 증언하는 이들이 많다.

B. 병든 정신 때문에 병드는 몸

뇌에서 호르몬과 신경은 서로 긴밀히 협조해 갑작스러운 위협이 닥치면 맞서 투쟁할지 도피할지 조율하는 매우 원초적인 무의식적 체계를 갖추고 있다. 이 체계는 무의식적인 자율신경계와 호르몬(아드레날린, 노라드레날린, 코티솔, 성장호르몬, 글루카곤)으로 구성된다. 자율신경계와 호르몬의 작동은 뇌의 시상하부hypothalamus, 뇌하수체pituitary gland, 부신adrenal gland이 조율하는데 이를 HPA 축HPA axis이라 한다. 시상하부가 경고 신호를 보내면 뇌하수체가 일련의 호르몬 전구체를 분비하고 이 호르몬 전구체들이 혈액을 타고 부신에 도달해 아드레날린, 코티솔, 글루카곤 등을 분비하라고 명령한다.

자율신경계automatic nervous system는 교감신경계sympathetic nervous system와 부교감신경계parasympathetic nervous system로 구성된다. 교감신경계는 투쟁할지 도피할지fight or flight 결정하고 후자는 먹을지 번식할지feed or breed 결정한다. 교감신경계가 활성화되면 심박수가 높아지고 호흡이 빨라지고 혈관이 수축해 혈압이 높아지고, 부교감신경계가 활성화되면 심박수가 낮아지고 호흡이 안정되고 장으로 혈액이 모이고 혈압이 낮아진다.

롤러코스터를 타는 등 가끔 HPA 축에 극도의 스트레스를 주면 삶에 활력이 되기도 하지만, 만성적으로 HPA 축이 작동하면 대단히 고통스럽다. HPA 축의 기능에 장애가 일어나는 가장 큰 원인이 정신질환이다. 외상후스트레스장애PTSD 환자는 HPA 축이 과도하게 민감하고, 우울증 환자의 40~60%가 고코티솔혈증hypercortisolemia이나 HPA 축 기능장애가 있다. 정신분열증 환자는 HPA 축을 구성하는 뇌하수체가 비대해지는 등 뇌 구조가 변한다. 이처럼 정신질환은 HPA 축의 기능장애를 일으키고 이는 다시 인슐린 저항성, 당뇨, 심혈관질환 등 신체 질환으로 이어진다. 조울증 환자는 2형 당뇨에 걸릴 확률이 일반인의 3배 이상이다.

13. 정설: 단백질을 과다 섭취하면 신장병에 걸린다.
이설: 탄수화물을 과다 섭취하면 신장병에 걸린다.

신장은 콩 모양으로 생긴 주먹만 한 크기의 한 쌍의 기관으로서 배 뒤쪽에 자리 잡고 있다. 신장은 24시간 쉬지 않고 소변을 만들어 방광으로 흘려보낸다. 신장은 대량의 혈액을 걸러내 과도한 수분과 산성 물질, 노폐물, 독소, 약물을 체내에서 제거하고 수분, 무기질, 전해질의 균형을 최적으로 유지하고 혈압을 조절한다. 신장은 또 혈액과 뼈를 건강하게 유지하는 데 필요한 호르몬도 생성한다. 예컨대, 신장은 비타민D의 활성 형태인 칼시트리올calcitriol을 생성한다. 한마디로 신장은 대도시의 하수도관 역할을 한다. 신장이 제대로 기능하지 못하면 목숨을 부지하기 어렵다.

학술지『신장 투석과 이식Nephrology Dialysis and Transplantation』에 단백질과 저탄수화물 식단이 신장 기능을 훼손한다는 논문이 두 편 실렸는데 두 편 모두 과학적 증거로서의 가치가 매우 낮은 식품 섭취 빈도 설문조사를 바탕으로 한 관찰조사다.

첫 번째 연구는 심근경색 병력이 있는 60~80세 환자 2,255명에 대한 설문조사를 하고 41개월 후에 사구체여과율Glomerular filtration rate, GFR[55] 검사를 했다. 그런데 이 연구에서 고단백질 섭취 집단은 저단백질 섭취 집단보다 단백질만 많이 먹은 게 아니다. 전자는 후자보다 총열량은 무려 1,000kcal, 탄수화물은 95g, 나트륨은 1,300mg 더 많이 섭취했

---

55 신장이 1분 동안 깨끗하게 걸러주는 혈액의 양이다.

다. 두 번째 연구논문은 13년에 걸쳐 한국인 9,226명을 추적했는데 역시 고단백질 섭취 집단은 저단백질 섭취 집단보다 단백질, 탄수화물, 나트륨을 훨씬 많이 섭취했고, 흡연, 음주도 더 많이 하고 공복혈당도 더 높았다. 저탄수화물 식단에서 나트륨 섭취량은 크게 중요하지 않지만, 고탄수화물 식단에서 나트륨 섭취량은 건강 지표를 악화하는 경향이 있다.

이처럼 교란 변수들이 난무하는 두 논문의 저자들은 단백질을 많이 섭취하면 신장 기능이 급속히 저하한다는 결론을 내리고 있다. 그러나 단백질이 신장 기능을 훼손한 주범이라고 단정할 아무런 근거가 되지 않는다. 신장 기능을 악화한 주범이 섭취한 총열량, 탄수화물, 나트륨인지, 또는 흡연과 음주인지, 아니면 그 밖에 피험자들이 지닌 다른 어떤 건강 관련 습관이나 요인들인지 전혀 알 수 없는 형편없는 연구다.

과학적 증거의 가치는 매우 중요하다. 단백질이든 뭐든 연구대상이 어떤 효과가 있는지 알아내려면 인구 데이터를 뒤져서 입맛에 맞는 데이터를 골라내지 말고 무작위배정 대조군 실험을 해야 한다. 신장 기능과 관련한 무작위배정 대조군 실험을 메타 분석한 연구와 개별적인 무작위배정 대조군 실험을 종합해보면 단백질 과다섭취가 아니라 탄수화물 과다섭취로 신장의 여과 기능이 훼손된다는 사실이 드러난다.

신장을 훼손하는 범인은 질병, 약물, 독소, 유전질환 등 여러 가지가 있지만, 신장병의 가장 큰 원인 두 가지는 신장의 섬세한 모세혈관과 조직을 훼손하는 당뇨와 고혈압이다. 신장을 망가뜨리는 근본적인 원인인 이 두 질병이 개선되지 않는 한 결국 신부전으로 이어진다. 미국에서 투석이나 신장이식이 필요한 말기 신부전의 원인은 44%가 당뇨, 29%가 고혈압이다.

당뇨의 경우, 장기간에 걸쳐 고혈당 상태가 계속되면 포도당이 혈액 속의 필수 단백질에 달라붙어 최종당화산물AGE이 생성되는데, 이 최종당화산물은 단백질과 수용체를 비정상적으로 변질시켜 결국 신장의 여과 기능을 훼손한다. 이러한 당화 과정은 신체 조직을 추가로 훼손하는 악순환을 일으키고 시간이 가면서 신장을 망가뜨리는 당뇨성 신증diabetic nephropathy을 일으킨다. 고혈압은 여과 기능을 하는 신장의 섬세한 부위를 빠르고 거세게 흐르는 혈액에 노출해 상처를 내고 결국 신장을 훼손한다. 그 결과 신장이 기능을 잃고 만성 신장질환이나 신부전으로 이어진다.

신장 훼손을 예방하는 비결은 당뇨와 고혈압 예방이고 당뇨와 고혈압은 저탄수화물 식단으로 눈에 띄게 개선할 수 있다. 여러 가지 무작위 배정 대조군을 평가한 결과 저탄수화물 식단이 저지방 식단보다 적어도 6~13개월에 걸쳐 당뇨, 고혈압과 심혈관질환 발생 요인들을 낮추는 데 훨씬 효과적이라고 나타났다. 당뇨와 고혈압이 잘 조절되거나 역전되면 두 질병이 신장에 일으키는 장기적인 손상의 속도가 완화되거나 손상을 완전히 예방할 수 있다.

저탄고지 키토제닉 식단과 신장의 건강과 관련해 단백질 섭취량이 증가하면 신장에 무리가 가는지, 그리고 저탄수화물 식단이 신장결석 위험을 높이는지 두 가지 의문이 제기된다. 신장 건강과 관련해 단백질 섭취에 대한 우려가 제기되는 이유는 신장이 손상되면 신장에서 단백질이 새어 나와 소변으로 배출되는 단백뇨proteinuria 증상이 생기기 때문인데 이는 신장의 여과 기능이 작동하지 않는다는 징후다. 따라서 단백질을 너무 많이 먹으면 단백뇨가 생기고 신장이 훼손된다고 일각에서 주장한다. 하지만 단백질이 신장을 망가뜨리는 게 아니라 탄수화물이 신장을 망가뜨렸기 때문에 단백질이 새어나간다.

저탄수화물 식단을 하면 신장결석 위험이 커질까? 신장결석은 소변에 포화상태인 화학물질이 뭉쳐 결정체를 형성하는 현상이다. 이 결정체는 처음에는 크기가 모래 알갱이만 하지만, 점점 커져서 조약돌만 해지거나 심지어 골프공 크기까지 자란다. 신장결석은 대부분 칼슘 옥살산염이나 칼슘 인산으로서 이 두 성분이 신장결석의 80%를 차지고 요산과 스트루바이트struvite 성분으로 형성되는 결석이 각각 9%와 10%다. 극히 드물기는 하나 주로 가족력으로 유전적 소인에 따른 결석은 성분이 시스틴cystine으로 신장결석의 약 1%를 차지한다.

신장결석 위험요인은 비만, 2형 당뇨, 고혈압, 대사증후군 등으로 이러한 요인들 자체가 향후 만성 신장질환을 일으키는 위험요인이다. 그리고 주기적으로 신장결석이 생기는 사람들은 향후 고혈압, 만성 신장질환, 말기 신부전의 위험이 증가한다. 신장결석이 생긴 적이 있는 사람은 5년 이내에 다시 결석이 생길 가능성이 50%이다.

의료계의 신장병 환자 치료 표준은 저단백질 식단 처방이지만 저단백질이 아니라 저탄수화물 식단으로 신장 기능이 좋아진 사례를 보여주는 연구자료가 상당히 많이 있다. 사례 연구이기는 하지만 저탄수화물 식단(탄수화물 섭취량이 하루 80~90g)으로 바꾼 2형 당뇨환자가 과거 6년 동안 서서히 악화하던 신장 기능이 더 악화하지 않고 안정적으로 유지되었고 식단을 시작하고 2주 만에 인슐린 주사를 중단하고 체중을 21kg 줄였으며, 혈당도 낮추고 당화혈색소도 9.4%에서 6.5%로 하락했다. 이 사례를 보고한 연구 저자는 이 환자의 신장 기능이 안정된 이유는 혈당 조절과 비만 해소일 가능성이 크다고 결론내렸다.

2021년 10월『내분비학, 당뇨, 그리고 비만 현황Current Opinion of Endocrinology, Diabetes, and Obesity』에 실린 "저탄수화물 식단을 처방받은 환자의 사구체여과율 변화에 관한 후향적 코호트 연구Retrospective cohort study of changes in estimated glomerular filtration rate for patients prescribed a low carb diet"에 따

르면 신장 기능이 약간, 어느 정도, 심각하게 저하된 환자들에게 저탄수
화물 식단을 처방했더니 사구체여과율이 변화가 없거나 개선되었다.

신장 기능이 정상인 사람이 고단백질 식단을 하면 신장이 훼손될까?
2018년 11월 『영양학 학술지Journal of Nutrition』에 실린 "저단백질/적정량
의 단백질 식단을 하는 정상인과 고단백질 식단을 하는 정상인 간에 신
장 기능은 차이가 없다: 체계적인 문헌고찰과 메타 분석Changes in Kidney
Function Do Not Differ between Healthy Adults Consuming Higher-Compared with Lower- or
Normal-Protein Diets: A Systematic Review and Meta-Analysis"에 따르면, 신장 기능이
정상인 건강한 성인은 고단백질 식단을 해도 신장 기능에 부정적인 영
향을 주지 않는다.

고단백질 식단을 하는 운동선수들은 어떨까? 2000년 3월 『스포츠
영양과 운동 대사 국제학술지International Journal of Sport Nutrition and Exercise
Metabolism』에 실린 "고단백질 식단은 운동선수의 신장 기능을 해칠 잠재
적 위험이 있는가Do regular high protein diets have potential health risks on kidney function
in athletes?"에 따르면, 단백질을 많이 섭취하는 바디빌더body builder와 잘
훈련된 운동선수들의 혈액과 소변을 검사한 결과, 바디빌더 집단은 혈
장 요산과 칼슘 농도가 다소 높으나 신장이 크리아티닌creatinine, 요소urea,
알부민albumin을 여과하는 비율이 모두 정상 범위 내였다. 하루 단백질
섭취량이 체중 1kg당 1.26g을 초과할 때 두 집단 모두 질소 균형상태
nitrogen balance, 정상 수치는 0가 양수(체내에 유입되는 단백질이 배출되는 단백질
보다 많은 상태)로 나타났지만, 단백질 섭취량과 크리아티닌/알부민/칼슘
여과율 간에는 상관관계도 없었다. 잘 훈련된 운동선수 집단은 하루 단
백질 섭취량이 체중 1kg당 2.8g에 달해도 신장 기능이 저하되지 않았다.

14. 정설: 채식은 육식과 달리 환경을 훼손하지 않는다.
이설: 육식은 결코 채식보다 환경을 더 훼손하지 않는다.

식량 생산이 환경에 미치는 영향을 분석할 때 각 식품에 함유된 단백질의 양이 아니라 질로 환산하면 환경영향 평가 결과가 극적으로 달라진다. 식품 별로 각각 단백질 1톤과 소화 가능한 라이신lysine[56] 1kg을 생산하는 데 필요한 토지 면적, 담수량fresh water, 그리고 배출되는 온실가스 양은 아래 표와 같다.

〈토지 면적〉

	식물성 식품			동물성 식품		
	밀	쌀	옥수수	달걀	돼지	우유
단백질 1톤	5	5	5	16	21	35
라이신 1kg	0.2	0.14	0.21	0.24	0.25	0.4

단위: 헥타르hectare

〈담수량〉

	식물성 식품			동물성 식품		
	밀	쌀	옥수수	달걀	돼지	우유
단백질 1톤	18	22	14	26	51	28
라이신 1kg	0.8	0.65	0.65	0.39	0.61	0.33

단위: 1,000m³
〈온실가스 배출량〉

---

56   단백질 합성과 근육 성장 촉진, 뼈 건강과 면역기능 강화 등 중요한 역할을 하는 필수 아미노산.

	식물성 식품			동물성 식품		
	밀	쌀	옥수수	달걀	돼지	우유
단백질 1톤	80	160	100	270	340	580
라이신 1kg	3.4	4.6	4.8	4.0	4.1	6.6

단위: tonne, CO_2 eq.

위의 표에서 각 식품을 통해 생산되는 단백질의 양(단백질 1톤)으로 보면 식물성 식품이 동물성 식품보다 토지와 담수가 훨씬 적게 들고 온실가스도 덜 배출해 환경에 미치는 영향이 훨씬 적지만 단백질의 질(소화 가능한 라이신 1kg)로 평가하면 식물성 식품과 동물성 식품이 생산 시환경에 미치는 영향이 별 차이가 나지 않는다.

25세 이상인 평균적 성인이 철분, 아연, 칼슘, 폴산염, 비타민A, 비타민 B_{12} 등의 일일권장량 3분의 1을 충족시키기에 충분한 양의 단백질을 섭취할 때 배출되는 온실가스 족적(단위: kg, CO_2 eq.)은 정제 곡물 23, 통곡물 9, 비정제 곡물 상품 7.5, 소고기 4, 양고기 2.8, 닭고기 2.6, 갑각류 2.5, 치즈 2.3, 돼지 1.9, 생선 1.8, 우유 1.3, 견과류 0.8, 달걀 0.7등으로 대체로 식물성 식품이 동물성 식품보다 높다.

소가 방귀 뀔 때 배출되는 메탄가스가 이산화탄소에 이어 온실효과를 일으키는 제2의 주범이라고 주장하는 이들이 있다. 틀렸다. 소는 방귀가 아니라 트림으로 메탄가스를 배출한다. 찰스 영국 국왕은 지구를 구하기 위해 소에게 마스크를 씌우자고 해 웃음거리가 됐는데 그는 적어도 소가 방귀가 아니라 트림으로 메탄가스를 배출한다는 사실은 제대로 알고 있다. 그리고 인간 가운데 방귀로 메탄가스를 가장 많이 뿜어내는 이들은 육식하는 이들이 아니라 섬유소를 장내에서 발효시키는 채식

주의자와 비건이다.[57]

　미국 환경보호청Environmental Protection Agency, EPA에 따르면 미국에서 농축산업이 배출하는 온실가스는 미국 총배출량의 10.5%, 농축산산림업이 대기 중의 온실가스를 흡수하는 탄소흡수율carbon sink은 11.8%다. 또 미국의 메탄가스 총배출량에서 작물농업과 축산업이 차지하는 비율은 각각 4.7%와 3.9%로 작물농업이 더 많은 메탄가스를 배출한다. 게다가 소가 배출하는 메탄가스는 그 3.9%의 일부에 불과하다. 그러니 애꿎은 소 잡지 말라. 가축을 방목해 키우는 토양 재생형 농축산regenerative agriculture은 탄소를 흡수하고 토양을 비옥하게 하는 등 생태계 회복에 도움이 된다.

　그럼 트림하는 소와 방귀 뀌는 채식주의자/비건이 내뿜는 메탄가스가 지구 대기에 미치는 영향은 어느 정도일까. 대기 중의 메탄가스 농도는 1,895ppbparts per billion인데, 이 가운데 농업에서 0.44ppb, 장내 발효(방귀와 트림)로 0.29ppb이 배출된다. 장내 발효가 메탄가스 증가에 미치는 영향은 9만 명을 수용하는 영국 웸블리 경기장 37개를 사람들로 꽉꽉 채운 상태에서 단 한 사람이 방귀를 뿡 뀌었을 때 미치는 영향 정도이다. 흰개미, 바퀴벌레, 지네 등도 어마어마한 메탄가스를 뿜어낸다. 예컨대 흰개미가 내뿜는 메탄가스 양은 소가 배출하는 양의 13~15배이다. 그런데 왜 환경보호론자 가운데 흰개미를 온실가스 배출의 주범으로 지목하는 이는 단 한 명도 없을까?

　지구온난화를 주장하는 이들은 반추동물, 특히 소를 메탄가스 배출의 주범으로 지목한다. 미국에는 현재 소가 약 1억 마리가 있는데 유럽

---

[57]　개인적인 경험에서 말하는데 사실이다. 채식이나 비건 식단을 하면 배에 가스가 찬다. 복부팽만과 메탄가스 다량 배출을 바란다면 채식/비건 식단이 직빵이다.

단지, 소고기

인이 북미에 정착하기 전에도 반추동물은 1억 마리였다. 과거에는 반추동물의 60~70%가 들소bison, 30~40%가 뿔이 긴 영양antelope이었다는 점만 다르다. 북미 대륙에서 유럽인들이 도살해 거의 멸종 위기에 처한 야생 반추동물들이 인간이 길들인 반추동물로 대체되었을 뿐이다. 즉 반추동물의 마릿수와 그들이 온실가스 배출에 미치는 영향은 변하지 않았다는 뜻이다. 소를 먹기는커녕 신성시하는 인도에는 소가 무려 3억 마리가 있는데 그 많은 소가 트림으로 뿜어내는 메탄가스는 또 어쩔 건가. 인도 정부에 소를 대량 학살하라고 할 텐가?

태양의 열기를 대기층에 가두는 온실가스로 이산화탄소CO_2, 메탄Methane, 아산화질소Nitrous Oxide가 지목된다. 땅에 묻힌 화석연료에서 비롯되는 메탄과 생물의 활동에서 비롯되는 바이오제닉 메탄biogenic methane은 화학적 구조가 CH_4이고 10년 정도 대기 중에 머무르다가 수산기 산화hydroxyl oxidation 과정을 거쳐 CO_2로 전환된다는 점은 같다. 그러나 화석연료에서 비롯되는 메탄의 경우 대기에 CO_2를 추가로 보태는 일방통행이지만, 바이오제닉 메탄의 경우는 다르다. 식물은 셀룰로스나 전분 같은 탄수화물을 만들고 생장하려면 햇빛, 물, CO_2가 필요하다. 따라서 식물은 대기 중의 CO_2를 취해 탄수화물을 만들고 소는 그런 식물을 먹고 장내 메탄enteric methane을 합성해 트림으로 배출한다. 즉, 소가 배출하는 메탄은 식물이 광합성 과정에 사용한 대기 중의 CO_2에서 비롯된다는 뜻이다. 그리고 소가 배출한 메탄은 대기 중에 10년 정도 머무르다가 CO_2로 전환된다. 즉, 화석연료의 메탄과는 달리 반추동물이 배출하는 메탄은 CO_2를 재활용할 뿐 대기에 추가로 CO_2를 보태지 않는다는 뜻이다.

한 해 탄소 배출량(단위: 톤)을 살펴보면 비건 한 사람이 0.8, 대서양 횡단 항공기 탑승자 한 사람당 1.6, 배터리 충전 자동차 1.95, 대중교통

0.98이다. 1년 동안 비건 식단을 하면 대서양 횡단 항공기 탑승자 한 사람이 배출하는 양의 절반 정도 탄소 배출량을 줄이는 효과가 있다. 따라서 식단을 바꾸면 기후변화를 완화하는 대단한 효과가 있다는 주장은 사실이 아니다. 미국 인구 3억 3천만이 모두 비건 식단으로 바꾸면 미국의 탄소 배출량은 2.2% 준다. "고기 안 먹는 월요일" 정책에 모두가 동참해도 탄소 배출량은 겨우 0.3% 준다.

세계 농지의 3분의 2가 "한계 토지marginal land"다. 토양의 질과 물의 양이 작물을 재배하기에 적합하지 않은 쓸모없는 땅이라는 뜻이다. 소는 이러한 한계 토지에서 풀을 뜯는다. 유기농 작물은 오로지 유기농 비료만으로 재배해야 하는데 유기농 비료는 거의 예외 없이 가축을 비롯한 동물의 배설물에서 비롯된다. 소가 담수를 지나치게 소비한다는 주장도 제기되는데 소가 소비하는 물의 94%는 담수가 아니라 빗물이다. 소가 그 물을 마시고 배출하는 소변은 다시 목초지의 비료와 물로 쓰인다.

합성고기 제조사들은 현재 가축 먹이로 사용되는 작물을 인간이 먹는 게 훨씬 효율적이라고 주장하는데 가축 먹이로 쓰이는 작물의 84%는 인간이 먹지도 소화하지도 못한다. 미국의 소가 먹는 곡물은 전체 곡물 양의 10% 미만이고, 2020년을 기준으로 소 사료로 쓰이는 옥수수는 미국 옥수수 총생산량의 7~9%에 불과하다.

3년 전 발표된 자료에 따르면 미국에 총 200만 개의 농장이 있는데 그 가운데 150만 개의 연간 소득이 25,000달러에 불과하다. 즉, 미국의 농장주 4분의 3은 농장 운영이 생계 수단이 아니라 취미라는 뜻이다. 그리고 농축산업에 종사하는 8만여 명이 미국 국민이 소비하는 식품의 3분의 2를 생산하는 대형 농장주이고 이들의 평균 나이는 은퇴가 가까운 60세다. 사회가 축산농장주들에게 환경을 망친다는 비난을 퍼붓고 부정적 인식을 조성하면 아무도 그들의 뒤를 이어 농장을 운영하지 않을

지도 모른다. 양계장을 운영하는 농부는 닭 한 마리당 겨우 10센트 수익을 올린다. 돼지농장을 운영하는 농부는 돼지 한 마리당 4~6달러 수익을 올린다. 우유 3.8 리터는 같은 양의 생수보다 싼값에 팔린다. 이런 상황은 잘못돼도 한참 잘못됐다.

소 한 마리면 온 가족이 상당 기간 연명한다. 소 한 마리에서는 평균적으로 고기 250kg, 지방과 뼈 127kg, 내장 등 15kg, 총열량 605,000kcal가 나오고 버릴 게 거의 없다. 소의 고기에 상응하는 열량을 닭에서 얻으려면 닭이 228마리 필요하다. 미국에서 한 해에 도축하는 소는 4,000만 마리, 닭은 90억 마리다. 좁은 공간에 고통스럽게 가축들을 가둬놓고 온갖 약물과 항생제를 투입해 사육하는 공장식 축산방식은 육식하는 이들도 반대하며 가축들이 탁 트인 야외 공간에서 자유롭게 풀을 뜯고 성장하기를 바란다. 그리고 자유 방목해 키우는 가축들의 배설물은 토양을 비옥하게 하고 재생한다.

축산업 기반을 유지하고 뒷받침하는 일은 인류의 생존에 매우 중요하다. 환경보호, 동물복지, 식품 안전성, 축산업의 재정적 지속가능성도 중요하다. 우리는 지역 농산물을 애용하자고 하지만 지역에 있는 소규모 농장들은 현재 재정적으로 살아남기 힘들고 따라서 대를 이어 농장을 운영하기 어려울지 모른다. 게다가 사회는 이러한 소형 농장들 유지에 필요한 비용을 기꺼이 낼 의향이 없다. 지속가능성은 단순히 환경뿐만 아니라 소규모 축산농장들의 재정 유지에도 적용되어야 한다.

15. 정설: 채식은 육식과 달리 동물을 죽이지 않는다.
이설: 채식이 육식보다 동물을 훨씬 더 많이 죽인다.

채식이든 육식이든 환경에 영향을 주지도 않고 다른 생명을 희생하지도 않고 먹거리를 얻을 방법은 없다. 채식은 목숨이 끊긴 생명을 직접 먹지만 않을 뿐이다. 미국에서 한 해에 기계로 땅을 갈아 씨를 뿌려 작물을 재배하고 수확하는 과정에서 곤충, 새, 쥐, 들쥐, 토끼, 경작지 근처에 사는 고양이 등 70억 마리의 생명이 희생된다. 그리고 농부의 수입원인 농작물을 먹어 치워 농부들에게 재정적 손해를 입히는 멧돼지들은 사살된다.

쥐는 곡식에 환장한다. 따라서 식욕이 왕성하고 번식력이 뛰어난 쥐는 곡물을 재배하는 경작지라면 세계 어디서든 발견된다. 콤바인combine은[58] 곡물과 쥐를 평등하게 대우하므로 추수기에 경작지에 돌아다니는 쥐는 곡물이 잘리듯이 처참한 개죽음을 당할 위험에 처한다. 민첩한 쥐가 콤바인의 칼날을 피하지 못할 리가 없다고 생각할지 모르지만, 쥐가 공포에 질리면 대체로 꼼짝 못 하고 그 자리에서 얼음이 되어 버린다는 사실은 잘 알려져 있다. 수확하는 콤바인의 진로에서 얼쩡거리는 쥐의 60%가 저세상으로 간다.

경작지 1헥타르에는 쥐가 25마리 있는데 그중 15마리가 (흉년이 아닌) 추수기에 세상을 하직한다. 밭을 갈고 써레질하고 씨를 뿌리는 파종 기계 앞에서 설치다가 비명횡사하는 설치류까지 합하면 1헥타르당

---

58   곡물의 수확과 탈곡을 겸하는 농기계.

돌아가시는 서선생鼠先生은 열다섯 분을 훌쩍 넘는다. 농기계가 죽이는 쥐는 빙산의 일각일 뿐 농기계는 쥐의 주요 사망원인이 아니다. 농부들이 밭에 놓는 쥐약이 훨씬 큰 사망원인이다. 보통 4년마다 찾아오는 흉년에는 서선생 대량 학살이 일어난다. 흉년에는 1헥타르당 쥐의 수가 3,000마리까지 급증하는데 이 가운데 80%가 독살당한다. 우리가 먹는 빵과 밥과 시리얼과 국수를 만들기 위해서 이처럼 수많은 생명이 희생된다.

호주에서 실시한 한 연구에 따르면, 식물 단백질 약 454g을 얻을 때 희생되는 '감각과 지각sentient'이 있는 동물은 동물단백질 454g을 얻을 때 희생되는 동물의 25배다. 대부분 트랙터와 콤바인 등 농기계로 농지를 갈거나 수확할 때 기계에 끼어 고통스럽고 비참한 최후를 맞는다. 끝모르게 넓디넓은 경작지에 해마다 한 가지 작물을 경작하는 단일품종 경작 방법은 경작하는 작물 말고는 아무것도 살 수 없게 만들어 생태계를 파괴하고 토양을 메마르게 한다. 우리가 단일품종 경작을 하는 작물들은 대부분 인간이 소비하며 가축과 동물은 인간이 먹지 못하는 부산물을 먹는다. 농부들이 이렇게 폐기되는 부산물을 가축의 먹이로 팔지 못한다면 태워버리는 수밖에 없다. 그러면 대기가 오염된다.

비건과 채식주의자들은 작물 경작 과정에서 죽는 동물은 자기들이 먹으려고 죽이는 게 아니므로 도살과는 다르며, 따라서 육식하는 이들보다 자신들이 도덕적 책임이 훨씬 덜하다고 주장한다. 그러나 직접 죽이든 간접적으로 죽이든 죽음은 죽음일 뿐이다. 목적을 달성하는 과정에서 의도치 않게 발생하는 부차적 피해Collateral damage라는 변명은 책임 회피다. 뭔가의 죽음에 의존하지 않고 살 수 있는 생명은 없다. 생명에는 위계질서가 없다고 여기는 채식주의자/비건이라면 소, 닭 같은 가축뿐만 아니라 곤충, 설치류를 포함해 모든 동물의 생명을 똑같이 소중히 여겨야 한다. 따라서 비건과 채식주의자들은 서선생이 맞는 처참하고 비극적 운명에 가슴이 아파야 마땅하다. 20년 동안 철저히 채식하다가 건강이 나빠져서 동물성 식품을 먹기 시작한, 『채식의 배신The Vegetarian Myth』의 저자 리에르 키스Lierre Keith는 채식주의자들에게 "이제 철 좀 들고 자신의 선택에 따르는 책임을 받아들일 때가 됐다."라고 말한다.

16. **정설:** 많이 먹고 안 움직여서 뚱뚱해진다.
이설: 호르몬 조절에 장애가 생겨서 뚱뚱해진다.

의사들이 100% 절대적 사실이라고 믿는 개념이 정설로 자리 잡게 된 역사를 들여다보면 정설로 굳은 이유는 과학적이고 객관적인 증거가 있어서가 아닌 경우가 허다하다. 그중 하나가 바로 비만에 관한 "에너지 균형 가설Energy Balance Hypothesis"이다. 이 가설을 바탕으로 "섭취한 열량보다 소비하는 열량이 많아야calories in calories out" "덜 먹고 더 움직여야eat less exercise more" 비만이 해소된다는 주장은 만고불변의 진리가 되었다. 인간의 대사 기능에 대한 이해를 가로막는 최악의 참사를 초래한 "정설"이다. 영양소를 열량의 원천으로만 보고 열량에 집착하면 굶어야 체중이 준다는 생각의 틀에 갇히고 당연히 단위 무게 당 열량이 가장 높은 지방은 비만의 원흉이 된다.

비만은 2형 당뇨뿐 아니라 암, 심혈관질환, 치매, 지방간 등 각종 만성질환의 위험을 높인다. 그렇다면 비만의 원인은 무엇일까. 세계보건기구WHO는 "비만과 과체중의 근본적 원인은 섭취한 열량과 소비한 열량의 불균형"이라고 주장한다. 2017년 미국의 내분비학회Endocrine Society도 "비만은 섭취하는 열량과 소비하는 열량의 차이가 쌓여서 생기는 에너지 불균형"이라고 정의한다.

에너지 균형 가설은 "에너지 항상성energy homeostasis"이라는 그럴듯한 과학적 전문용어로 포장이 바뀌었지만, 내용은 같다. 성경에서 말하는 7대 죄악을 인용해 쉽게 말하면 비만은 식탐gluttony을 이기지 못해 많이 먹고, 게을러서sloth 몸을 움직이지 않으므로 생기는 병이라는 뜻이다. 그렇다면 비만의 에너지 균형 가설은 어디서 비롯됐을까.

과학의 역사를 살펴보면 당대를 주름잡는 개념이나 이론은 당대에 사용 가능한 기술에 크게 의존한다. 에너지 균형 가설도 마찬가지다. 1866년 독일에서, 개나 사람이 섭취한 음식을 통 열량계bomb calorimeter에 넣고 태워서 발생하는 열을 측정하면서 근대 영양학이 탄생했고 그 후 50년에 걸쳐 비타민과 무기질의 결핍과 효과를 측정하게 되었다. 1930년대에 나온 영양학 관련 자료들을 보면 거의 모든 내용이 열량 섭취와 소비로 도배되어있다.

미국 화학자 윌버 올린 애트워터Wilbur Olin Atwater가 만든 통 열량계는 본래 농산물 수확량의 효율성을 개선하는 데 쓰였다. 비료에 함유된 에너지와 작물이 흡수하는 에너지를 파악하고, 작물의 생장을 위해 토양에 에너지를 얼마만큼 투입해야 하는지 알아내기 위해 밀폐된 기계 안에서 작물을 태우고 발생하는 열량을 측정했다. 이 방식은 비교적 잘 작동했다. 식물은 인간과 달리 비교적 단순한 생물이기 때문이다.

영양학에 관심이 컸던 애트워터는 자신의 연구를 영양학에 적용하기 시작하면서 미국의 각종 정부 기관의 주목을 받았다. 애트워터 본인이 직접 통 열량계는 인간의 대사 작용을 이해하는 도구로 부적합하다고 인정했지만, 인간이 식품을 통해 열량을 섭취하는 과정을 이해하고 싶었던 그는 통 열량계에 식품을 넣어 태우면 발생하는 열을 측정해 열량을 계산했다. 이렇게 측정된 열량을 미국 정부가 식단권장지침을 수립하는 과정에서 채택했고 식품 영양성분표에 열량을 적시하는 세계적인 표준으로 자리 잡았다.

탄수화물과 지방의 화학적 구조를 보면 탄소(C), 수소(H), 산소(O)로 구성된다. 탄수화물의 연소과정은 식물이 광합성(햇빛)으로 섬유소와 당분 등 탄수화물을 합성하는 과정이 역방향으로 진행한다고 보면 된다. 탄수화물은 완전히 연소한다. 하지만 지방의 경우, 인체가 연소반응을 이용해 지방을 완전히 연소하는지 분명치 않다. 게다가 섭취하는 지방이 단쇄, 중쇄, 장쇄 지방인지에 따라 연소하는 경로가 다르다. 또한 인체는 지방을 분해해 키톤을 생성하고 콜레스테롤과 각종 호르몬을 만드는 데 사용한다.

단백질의 화학적 구조에는 탄소, 수소, 산소 외에도 질소(N)와 황(S)이 포함된다. 이 두 성분은 분해하기가 쉽지 않다. 우리가 단백질을 섭취하면 이를 아미노산으로 분해하고 보존해 새로운 단백질로 재활용하고, 일부는 간에서 당 신생에 활용한다. 단백질을 열량계에 넣어 태워 발생하는 폐기물인 질소와 황은 인체가 활용하지 못한다. 게다가 애트워터가 열량계로 측정하는 데 사용한 단백질은 소화율이 높지 않은 글루텐이었다.

음식을 섭취하는 첫 단계와 에너지로 전환하는 마지막 단계 사이에는 수많은 중간단계가 존재하며 섭취한 음식이 온전히 열량으로 전환되지는 않는다. 인체는 영양소마다 생체이용률도 다르고 폐기물을 생산해 배출하며, 음식을 소화하는 데도 에너지를 소모한다는 사실도 에너지 균형 가설에서는 간과하고 있다. 예컨대 인간이 섭취한 단백질에 함유된 열량의 4분의 1은 소화할 때 소모된다.

게다가 인간의 소화율을 측정하는 연구를 진행하는 동안 식단을 안정적으로 유지해도 소화율은 날마다 천양지차로 달라지므로 신뢰할만한 자료를 얻기 어렵다. 배설물은 소화되지 않은 음식만으로 이뤄지지 않는다. 배설물의 30%는 세균이다. 단백질 소화흡수율을 측정할 때는 배설물에 섞인 세균에서 비롯된 단백질도 상당량 측정하게 되는데, 이를 구분할 방법은 없다. 그리고 식단을 바꾸면 영양소 소화율은 매우 달라진다. 단백질 소화흡수율 측정의 정확도를 높이기 위해 소변에 함유된 질소를 측정하면 측정치가 천차만별이라 표준 수치를 얻는 데 실패한다.

열량계 모델은 문제가 많은 측정방식이다. 연소할 때 발생하는 열을 측정할 뿐, 영양소의 소화흡수율을 반영해 교정하지 않는다. 질소 배출량은 인체의 단백질 소화율을 측정하는 바람직한 방법도 아니고 단백질 공급원에 따라 흡수율도 제각각이다. 섬유소는 그야말로 미지수다. 섬유소의 종류, 구조, 장내 마이크로바이옴의 상태에 따라서 분해되고 상호작용하는 방식이 천차만별이다. 게다가 에너지 균형 가설은 호르몬의 작용, 인체가 음식을 에너지가 아닌 다른 목적으로 활용한다는 사실을 간과한다.

비만과 관련해 관찰 가능한 대상이 오로지 열량 섭취와 소비뿐이었으니 에너지 균형 가설은 자연스럽게 정설로 자리 잡았다. 19세기 하반기에 열역학법칙laws of thermodynamics이 등장하면서 막스 루브너Max Rubner가 이 법칙이 모든 생물에 적용된다고 주장했고 열량은 그 열량의 원천이 무엇이든 관계없이 똑같은 열량이라는 개념이 정립되었다.

1900년대 초 독일의 비만과 당뇨 전문가 카를 폰 누르덴Carl von Noorden은 "필요 이상으로 음식을 섭취하고 이러한 불균형이 상당 기간 지속되면 지방이 축적되어 비만으로 이어진다."라며 열량 불균형이 비만의 원인이라고 주장했다. 미시건 대학의 루이스 뉴버그Louis Newburgh도 "비만인은 하나같이 근본적인 공통점이 있다. 과식한다."라며 비만은 "비뚤어진 식욕(과식)"이나 "열량 배출 저하(열량 소비 미흡)"가 일으킨다고 주장했다.

그런데 위의 주장은 문제가 하나 있다. 왜 비만인은 다른 이들처럼 의식적으로 자제력을 발휘해 덜 먹고 더 움직여서 과잉 섭취한 열량을 소비하지 않을까? 이에 대해 뉴버그는 비만인은 "지나친 탐닉과 무지 등 다양한 인간적 나약함"을 지녔기 때문이라고 말함으로써 비만을 심리적 장애의 문제로 전환한다. 뉴버그는 체격이 호리호리했다. 음식을 적당히 섭취하는 사람은 다른 사람들도 당연히 음식을 섭취할 때 자제력을 발휘한다고 생각하기 쉽고 따라서 비만인은 자제력이 약한 결함이 있는 인간으로 여기게 된다. 의사들도 비만 환자에게 덜먹고 더 움직이라고 권하고 환자가 비만을 극복하지 못하는 까닭은 자신이 하라는 대로 하지 않기 때문이라고 생각한다. 그러다가 의사 본인도 나이가 들면서 정부의 식단권장지침을 철저히 따르고 아무리 운동을 열심히 해도 군살이 붙고 건강에 문제가 생기기 시작하면 생각을 달리하기 시작한다.[59] 육식 식단을 하는 의사들이 대부분 그런 이들이다.

1936년, 앞서 언급한 스테파운손 박사의 벨뷰 병원 육식 실험을 총괄한 대사 분야의 권위자 유진 뒤 부아Eugene Du Bois 박사는 "활동량도 음식 섭취량도 날마다 다른데 계속 똑같은 체중을 유지하는 것보다 이상한 현상은 없다."라고 했다. 소비하는 열량과 섭취하는 열량을 정확히 계산

---

59   열량 불균형이 어느 정도나 돼야 뚱뚱해질까? 미국 질병통제예방센터CDC는 "체중 관리에는 섭취 열량과 연소 열량의 균형이 중요하다."라고 한다. 20대 후반이나 30대 초부터 1년에 2파운드(1파운드는 약 454g) 체중이 늘어 10년 후 중년이 되면 20파운드 체중이 더 나가는 비만이 된다고 치자. 1년에 2파운드 체중이 늘려면 얼마나 과식해야 하고 얼마나 열량을 더 섭취해야 할까.

영양사는 흔히 비만인에게 하루에 500kcal 덜먹으면 1주일에 3,500kcal를 덜 먹게 되고 그러면 몸무게가 약 1파운드가 준다는 예를 든다. 이를 바탕으로 이야기를 진행해보자. 편의상 하루 섭취 열량이 3,500kcal라고 하자. 2파운드는 7,000kcal에 해당하고 이를 365일로 나누면 19kcal(=7,000÷365), 즉 하루에 19kcal씩 축적하면 10년 동안 20파운드 체중이 는다. 19kcal는 겨우 땅콩 2알, 아몬드 3알, 올리브 4알, 곰 젤리 2개에 해당하는 열량이다. 비만이 되기 위해 과잉 섭취해야 하는 열량치고는 아주 적은 열량이다.

평균적인 미국인이 하루 2,700kcal를 섭취한다고 하면 19kcal는 2,700의 0.7%(=(19÷2,700)x100)이다. 즉, 일일 권장 총열량에서 겨우 0.7% 초과 섭취한 셈이다. 오늘날 평균적 미국인은 1960년대보다 30파운드 체중이 더 나가는데 이는 1년에 0.53파운드 체중이 늘었고 하루에 초과 섭취한 열량은 고작 5kcal, 즉 연소하지 않고 지방으로 축적한 열량은 겨우 곰 젤리 1/2개에 해당하는 열량이라는 뜻이다.

하지 않고도 대부분 사람은 수년 동안 비슷한 체중을 유지한다. 어떻게 이게 가능할까. 여기서 에너지 균형 가설의 온갖 결함이 드러나게 된다.

2002년 '코크란 공동연구소'는 열량 제한식단을 통한 체중 감소량은 "너무 보잘것없어서 임상적으로 무의미하다."라며 덜 먹는 식단은 효과가 없다고 했다. 2007년 미국심장협회와 미국 스포츠의학협회는 "신체 활동 지침"에서 "열량 소비가 많은 사람이 열량 소비가 적은 사람보다 체중이 늘 확률이 낮다는 가정이 합리적으로 보이지만, 지금까지 이 가설을 뒷받침하는 설득력 있는 데이터는 없다."라며 날마다 유산소 운동으로 열량 소비를 늘리는 방법도 효과가 없다고 밝혔다. 이 두 단체는 어떻게든 사람들의 활동량을 늘리고 운동의 체중감소 효과를 정당화할 방법을 눈에 불을 켜고 찾았을 게 분명한 성향의 단체인데도 임상실험 연구 결과들의 메타 분석을 통해 이런 결론을 내리고 있다.

사춘기 전에 남성과 여성은 체지방 비율이 대체로 같지만, 사춘기를 거치면서 남성은 지방이 빠지고 근육이 증가하는 반면 여성은 신체 특정 부위에 지방이 늘어 굴곡이 있는 여성적인 몸이 된다. 사춘기가 지나면 여성은 남성보다 체지방이 50% 많아진다. 따라서 사춘기는 여성에게는 비만을 유도하고 지방을 축적하는 현상이지만 남성에게는 그렇지 않다. 분명히 둘 다 소비 열량보다 섭취 열량이 더 많아 키도 크고 몸무게도 느는데 남성은 지방이 빠지고 근육이 느는 반면 여성은 지방이 축적되는 이유는 성호르몬 때문이다. 성호르몬이 지방 축적의 차이를 낳는다. 바로 이 때문에 지방 축적을 얘기할 때 호르몬의 역할도 논해야 하는데 이를 무시하는 게 에너지 균형 가설의 치명적 결함이다.

열역학 제1 법칙은 에너지 보존이다. 비만의 에너지 균형 가설은 바로 이 제1 법칙을 따른다. 에너지 균형설을 열역학 제1 법칙에 따라 수식화하면 다음과 같다:

에너지 변화 = 섭취 에너지 - 소비 에너지

　위의 수식은 상관관계만 나타낼 뿐 인과관계가 없다. 에너지는 늘 보존되므로 에너지(열량)가 증가하면 섭취 열량이 소비 열량보다 많은 게 틀림없다는 동어반복 순환논리일 뿐, 왜 열량이 증가했는지, 즉 왜 지방이 축적됐는지 그 이유에 대해서는 아무 설명도 못 한다.

　무엇이 지방 축적을 조절하는지 설명하는 다른 가설이 독일-오스트리아에 등장한 "호르몬 조절 장애 가설Hormonal/regulatory hypothesis"이다. 인체는 다른 모든 생리현상과 마찬가지로 지방 축적 현상도 잘 조절하며, 비만은 과식과 활동량 부족으로 에너지 균형이 깨져서 생기는 게 아니라 과도하게 지방을 축적하는 장애가 있어서 과식하고 활동량이 적어진다는 이론이다. 즉, 식탐과 게으름은 비만의 원인이 아니라 결과라는 뜻이다.

　이 가설은 제2차 세계대전이 발발하기 전 독일의 구스타프 폰 베르그만Gustav von Bergmann과 오스트리아의 줄리어스 바우어Julius Bauer가 주장했다.[60] 1941년 바우어는 『내과 의학 문헌Archives of Internal medicine』에 실린 논문에서 다음과 같이 말한다. "악성 종양이나 태아, 자궁, 임신한 여성의 유방 같은 지방친화성lipophilic 조직은 영양이 결핍되어도 음식을 움켜쥔다. 그런 조직은 저장분을 유지하고 유기체가 요구하든 말든 상관없이 저장량을 증가시킬지도 모른다. 일종의 무질서 상태가 존재한다. 지방조직은 독자적인 삶을 영위하고 유기체 전체의 정밀하게 조절되는 관

60　독일 내과 의학협회가 주는 가장 권위 있는 상이 구스타프 폰 베르그만 상이다. 베르그만은 돌팔이가 아니라 임상의학의 권위자다. 바우어는 2차대전 이전 세계 최고 명문으로 손꼽힌 비엔나 대학교 내분비학과 만성질환 분야의 권위자였다.

리체계에 들어맞지 않는다. 지방이 축적된 개체는 지방이 축적된 상태로 굶어 죽을 수도 있다."

인체에는 지방을 축적하려는 경향이 강한 조직이 있다. 손바닥과 이마는 지방을 쉽게 축적하지 않는다. 하지만 모두 알다시피 허리둘레, 턱, 발목, 팔뚝 등에는 지방이 쉽게 축적된다. 바우어는 19세기 말 손등에 화상을 입은 젊은 여성이 배의 피부를 손등에 이식했더니, 훗날 양손 중 배의 피부를 이식한 손에만 두툼하게 지방이 축적되었다는 사례를 들고 있다. 마찬가지로 체질적으로 지방을 쉽게 축적하는 사람이 있고 그렇지 않은 사람도 있다.

유럽에서 등장한 호르몬 조절 장애 가설은 1930년대 말 무렵 세계적으로 받아들여지고 있었고 당시 의학 분야의 만국 공통어는 독일어였다. 바우어처럼 영미권에서 논문을 발표하고 교과서를 집필한 학자들은 대사 기능에 대한 독일어 교본을 영어로 번역해 비만의 원인을 식탐과 나태가 아닌 다른 원인으로 보는 다른 관점이 있음을 미국 국민에게 알렸다.

그러다가 제2차 세계대전이 일어나면서 호르몬 조절 장애 가설도 전쟁의 희생양이 되었다. 1938년 독일이 오스트리아를 침략하면서 오스트리아에서 미국으로 이주한 바우어는 1941년 『내과 의학 연보Annals of Internal Medicine』에 실린 비평에서 뉴버그의 에너지 균형 가설을 다음과 같이 비판했다. "비만에 관한 에너지 균형 가설은 에너지 섭취와 소비 간의 불균형만 고려하는데 이는 만족스럽지 않다. 체내에서 에너지가 배분되는 방식도 중요하다. 지방조직은 단순히 여분의 지방을 수동적으로 저장하는 공간이 아니라 살아 활동하는 신체 일부이고 그 나름의 생리학적 병리학적 과정이 있다…. 식욕 증진에 따르는 에너지 섭취와 소비의 불균형은 비만의 원인이 아니라 비정상적인 유전적 소인素因의 결과다."

이에 대해 뉴버그는 1942년『내과 의학 문헌』에 실린 바우어의 주장에 대해 다음과 같은 반박문을 실었다. "바우어가 강력히 옹호하는 폰 베르그만의 주장, 즉 비만인의 지방세포는 지방을 비정상적일 정도로 갈망하고 지방을 축적하는 역량이 넘친다는 주장은 실험에서 타당성이 입증된 적이 없다. 체구는 유전되지만, 비만은 유전되지 않는다."

그 이후로 1977년까지 40년 동안 뉴버그의 반박문은 거의 70회 정도 인용되었고. 1940년대에 공개된 비만 관련 논문 가운데 7번째로 많이 인용된 논문이 됐지만, 바우어의 비평은 1959년까지 겨우 10회 인용되는 데 그쳤고 시야에서 사라졌다가 2007년에 가서야 과학 전문 탐사 보도 기자 게리 타웁스Gary Taubes의 저서에 인용되었다. 그러나 뉴버그가 1943년에 발표한 비만에 관한 두 편의 논문과 1944년에『생리학 비평 Physiological Review』에 게재한 후속 논문은 1970년대 말까지 꾸준히 인용되었고, 진화론 하면 굳이 찰스 다윈의 이름을 들먹이지 않아도 누구나 알듯이 '비만과 에너지 균형 이론'을 거론할 때도 굳이 뉴버그의 이름을 언급할 필요가 없게 되었다.

제2차 세계대전이 독일의 패배로 끝나면서 독일어로 쓰인 문헌은 아무도 읽지 않게 되었고 의학의 만국 공통어는 독일어에서 영어로 바뀌었으며, 제2차 세계대전에 참전해 독일인을 증오하게 된 신세대 학자들이 영양학 연구를 주도하면서 의학계는 독일 문헌은 거들떠보지도 않고 독일에서 비롯된 가설도 수용하지 않으려는 경향을 보였다. 그중 한 인물이 프랑스계 미국인 장 메이어Jean Mayer인데 하버드 대학교 영양학 교수인 그는 저탄수화물 식단을 "대량 학살mass murder"이라고 매도한 적도 있다. 영미권에서는 의학뿐만 아니라 여러 분야에서 이처럼 독일 문헌을 외면하는 경향이 나타났지만 단 한 분야 유일하게 독일 문헌이라면 닥치는 대로 영미 학자들이 섭렵한 분야가 있었으니, 바로 폭탄 제조를 가능케 한 물리학이다.

1930년대 말부터 비만의 원인을 규명하기 위한 동물 실험이 활발해졌다. 장 메이어는 비만 쥐의 유전인자를 연구하고 "이런 쥐들은 반쯤 굶어 죽게 되도 섭취한 먹이로 지방을 생성한다."라고 했다. 그러나 그 쥐들은 과식해서 뚱뚱한 게 아니고 지방조직에 저장된 지방을 배출하기도 전에 굶어 죽게 된다. 포만감을 조절하는 렙틴 분비가 부족한 비만 쥐는 날씬한 쥐보다 더 많은 지방을 몸에 축적한 채 죽는다. 이처럼 비만이 일종의 과도한 지방 축적이라면 우선 무엇이 지방 축적을 조절하는지 의문을 제기하는 게 맞다.

1962년, 당시 내분비학 권위자이자 내분비학회 회장 에드윈 B. 애스트우드Edwin B. Astwood는 학회에서 행한 연설에서 인체에는 수십 가지 호르몬과 효소와 수용체가 지방의 흐름을 조절하고 지방을 연소할지 저장할지 결정하는데, 비만인이 많이 먹고 게을러서 뚱뚱하다는 생각이 얼마나 터무니없는지 언급한 뒤 지방 대사 연구에 매진해달라고 호소하면서 비만이 식탐과 게으름에서 비롯된다는 개념을 바로잡으려 애썼다. 그러나 1960년대 무렵 심리학자들이 비만 연구를 장악하면서 어떻게 하면 비만인이 덜 먹고 더 움직이게 동기를 부여할지에 골몰했으므로 지방 대사 연구는 이뤄지지 않았다.

1956년 혈중 지방산을 측정하는 기술이 발명된 데 이어 1965년 로절린 서스먼 얠로우Rosalyn Sussman Yalow와 솔로몬 버슨Solomon Berson은 호르몬을 정확히 측정하는 방법을 발명했으며, 이제 실제로 지방 대사를 측정하고 무엇이 지방 대사를 조절하는지 규명하게 되었고 인슐린이 주로 지방 대사를 조절한다는 사실도 밝혀졌다. 그로부터 17년 후 얠로우는 다른 두 수상자와 함께 공동으로 노벨생리의학상을 받았다.

지방 대사 분야에서 세계적 권위자인 키스 프레인Keith Frayn은 2010

년에 출간한 『대사조절: 인간의 관점Metabolic Regulation: A Human Perspective』 에서 얄로우와 버슨이 1965년에 그린 도표를 인용해 지방저장과 지방 대사에 인슐린이 관여한다는 사실을 강조하고 있다. 지방분해의 억제도 지방 배출도 인슐린이 관여한다. 지방세포에서 지방을 빼내려면 혈중 인슐린 농도를 낮춰야 할 뿐만 아니라 글루카곤 호르몬도 필요한데 얄 로우와 버슨은 글루카곤은 연구하지 않았다.

지방세포 조절과 관련된 핵심 사항은 다음과 같다. 인슐린이 분비되 거나 만성적으로 높은 상태에 머무르면 지방이 지방조직에 축적된다. 인슐린 농도가 낮아지면 지방이 지방세포에서 빠져나오고 지방세포 크 기가 줄어든다. 인슐린은 주로 탄수화물을 섭취하면 분비된다. 이러한 사실들은 의과대학교 교재에 실린 내용이다. 1960년대에 하버드 대학 교에 몸담고 있던 조지 케이힐 주니어George Cahill Jr.가 편집하고 미국 생 리학 학회가 출간한 교과서 말이다. 케이힐은 2005년 게리 타웁스와의 인터뷰에서 "탄수화물이 인슐린 분비를 조절하고 인슐린이 지방을 조절 한다."라고 말했다. 앞의 문장에서 인슐린을 빼면 탄수화물이 지방을 조 절한다는 논리적 등가가 성립된다.

호르몬 조절 장애 가설의 핵심 사항은 다음과 같다. 여느 성장 장애 와 마찬가지로 비만은 호르몬 조절 장애다. 2형 당뇨와 마찬가지로 비 만은 인슐린 신호체계의 장애이고 식단에 포함된 탄수화물이 일으킨다. 키가 2.4m인 사람을 보면 전문가들은 그 사람의 식사량과 운동량은 신 경 쓰지 않고 성장호르몬 분비량에만 관심을 보인다. 비만도 마찬가지 로 호르몬에 초점을 두어야 한다. 2형 당뇨와 비만은 동전의 앞뒷면이 고 호르몬 조절 장애를 일으키는 음식은 탄수화물이다.

아직 비만과 인슐린의 연관성이 밝혀지지 않았던 1951년, 당대의 내 분비학 권위자이자 대단한 산악등반가이며, 저명한 소설가 그레이엄 그린Graham Greene의 형인 레이먼드 그린Raymond Greene 박사는 피해야 할 음식과 양껏 먹어도 좋은 음식을 다음과 같이 분류했다. 전자는 1. 빵 등 곡물가루로 만든 음식, 2. 모든 시리얼과 우유푸딩, 3. 감자 등 흰색 뿌리채소, 4. 설탕이 많이 든 음식, 5. 모든 달콤한 음식이다. 그리고 후자는 1. 육류, 생선, 가금류, 2. 녹색 채소, 3. 달걀, 4. 치즈, 5. 바나나와 포도를 제외한 과일이다. 그린 박사는 무슨 음식을 총열량에서 몇 % 또는 하루 몇 g 섭취하라고 하지 않고 오로지 피할 음식과 양껏 먹어도 좋은 음식만 구분하고 있음을 주목하라. 명문 하버드, 코넬, 스탠퍼드 의과대학원도 한때는 그린이 권장한 식단과 매우 유사한 식단을 내분비학 교재에 실었었다.

1973년 『미국의학협회 학술지JAMA』에 실린 "저탄수화물 키토제닉 체중감소 처방 비평A Critique of Low-Carbohydrate Ketogenic Weight Reduction Regimens"은 키토제닉 식단을 한때 유행하다가 사라지는 체중 조절 다이어트로 폄하하고 있다. 이 비평은 인슐린 분비가 감소하면 지방이 연소된다고 시인하면서도 저탄수화물 식단같이 "해괴망측한 영양학 개념을 마치 검증된 과학적 원칙인 양 대중에게 장려해서는 안 된다."라고 경고하고 있다. 1970년대 말 탄수화물 위주의 식단권장지침이 보급되면서 1980년대 무렵 호르몬 조절 장애 가설, 그리고 비만의 예방과 치료 방법으로서의 저탄수화물 식단에 대한 논의가 교과서와 학술지에서 자취를 감췄다.

1990년에 발표된 논문 "인체에서 혈장 유리 지방산 대사와 산화에 인슐린이 미치는 농도 의존적 효과Dose dependent effect of insulin on plasma free fatty acid turnover and oxidation in humans"는 혈장 인슐린 농도에 따른 지방 분해율을 살펴봤는데, 혈장 인슐린 농도(단위: μUnit/ml)가 200에서 50까지 하락해도 지방 분해율(단위: μmmol/min/kg)은 2에 머물다가 인슐린 농도가 지방분해 분기점인 25 정도 되면 비로소 지방분해가 시작되고 인슐린 농도가 12.5에 도달하는 지점에서 지방분해가 거의 5까지 급격히 치솟는 결과가 나왔다. 이 논문은 인슐린에 매우 민감한 지방세포는 혈중 인슐린 농도가 높으면 이에 즉각 반응해 지방을 분해하지 않으려 한다고 밝히고 있다. 그러다가 지방분해 분기점 이하로 인슐린 농도가 하락하면 마치 스위치를 켜듯 지방분해가 작동하기 시작하는데 아마도 간이 지방을 동원해 연소하는 키토시스 상태로 보인다. 하루 중 인슐린 농도를 최소화하는 시간을 최대한 연장하면 지방을 축적하지 않고 연소하게 된다.

상식으로 자리 잡은 에너지 균형 "정설"은 잘못 해석한 열역학 제1법칙을 바탕으로 "몸무게를 줄이고 비만을 해소하려면 오로지 섭취하는 총열량을 줄여야 한다."라고 주장한다. 그러나 호르몬 조절 장애 "이설"은 생체에너지학bioenergetics을 바탕으로 "몸무게를 줄이고 비만을 해소하려면 탄수화물 섭취를 제한해 혈중 인슐린 농도를 낮추어야 한다."라고 주장한다. 잘못된 식단을 그대로 방치한 채 운동만으로 비만을 해소하고 건강하기는 불가능하다.

17. **정설:** 탄수화물, 단백질, 지방이 "균형 잡힌" 식단을 해야 한다.
이설: 탄수화물과 지방 중 양자택일해야 한다.

랜들 사이클Randle Cycle은 수십억 년에 걸쳐 진화해온 놀라운 과정으로서 인체가 에너지로 쓸 연료를 효율적으로 선택하고 세포의 안전을 도모하기 위해 존재한다. 1963년에 필립 J. 랜들 경Sir Philip J. Randle이 발견한 랜들 사이클은 간단히 말하면 세포 내의 에너지 공장인 마이토콘드리아에 에너지를 공급하는 연료는 탄수화물과 지방 가운데 양자택일해야 한다는 이론으로서, 탄수화물, 단백질, 지방이 균형 잡힌 식단이 바람직하다는 주장과 육식을 주로 하는 사람도 탄수화물을 꼭 섭취해야 한다는 주장을 정면으로 반박한다. 주류 과학계가 철저히 외면해온 랜들 사이클은 다음과 같이 작동한다.

인체의 세포는 주로 지방과 탄수화물을 이용해 에너지를 생산한다. 혈중 포도당과 지방산 농도가 둘 다 높아서 서로 앞다퉈 세포 안으로 들어가려고 하게 되면 지방산은 포도당 대사를 방해하고 포도당은 지방 대사를 방해한다. 이런 현상은 혈중 열량이 세포가 에너지로 쓸 수 있는 열량을 초과할 때 일어난다. 따라서 탄수화물과 지방이 모두 상당량 함유된 식품을 섭취할 때마다 포도당과 지방산은 상대방이 세포 안으로 들어가지 못하게 서로 방해하고, 둘 중 하나의 농도가 먼저 포화상태가 되면 포도당과 지방산 둘 다 세포 안으로 들어가지 못하게 된다. 그 결과 세포와 세포 내의 마이토콘드리아가 에너지를 제대로 연소하지 못하게 되면 만성 염증과 만성 지방 축적으로 이어지고 비만, 2형 당뇨, 심혈관질환, 뇌혈관질환, 각종 형태의 치매, 각종 암, 조기 사망에 이르게 된다.

포도당이 지방산을 압도하면 포도당은 세포의 단백질 구조, 세포핵에 들어있는 DNA, 세포막을 당화해 파괴하는 독이 된다. 지방이 당을 압도하면 포도당이 세포에 진입하지 못하게 돼 혈당이 점점 높아진다. 채식주의자들이 지방을 많이 섭취하면 인슐린 저항성이 일어난다고 주장하는 근거가 바로 지방이 포도당을 압도하는 두 번째 상황이다. 그런데 그들은 포도당이 지방을 압도하는 첫 번째 상황에서 나타나는 온갖 심각한 문제들은 거론하지 않고 쏙 빼놓는다. 게다가 탄수화물과 섞인 지방은 과식하기 매우 쉽지만, 탄수화물과 섞이지 않은 지방은 과식하기 매우 어렵다. 감자칩, 쿠키, 생크림 케이크를 먹을 때와 양념하지 않고 소금만 뿌린 지방층이 두툼한 스테이크 먹을 때를 비교해보면 된다.

포도당과 지방산이 둘 다 세포에 진입하지 못하게 되는 상황이 일어나지 않게 하려면 어떻게 해야 할까. 첫째, 가공식품을 멀리하고 자연식품을 먹어야 한다. 가공식품은 식물성 기름과 인체에 해로운 각종 화학 첨가물이 들어있고, 나쁜 지방과 나쁜 탄수화물이 둘 다 풍부한 최악의 식품이다. 폭풍 성장하기 위해 에너지를 블랙홀처럼 빨아들이는 신생아가 먹는 모유 말고는 탄수화물과 지방이 둘 다 풍부한 자연식품은 없다. 그리고 자연계에서 지방은 주로 동물단백질과 함께 존재한다. 아마도 자연은 랜들 사이클이 초래할 재앙을 잘 알고 탄수화물과 지방을 따로 떨어뜨려 놓은 듯하다. 탄수화물과 지방 둘 다 풍부한 식단을 피하고 자연식품으로 둘 중 한 가지만 풍부한 식품을 섭취해야 한다.

둘째, 필수영양소를 충분히 공급하는 자연식품을 먹어야 한다. 붉은 고기, 기름진 생선, 달걀노른자 정도만 먹어도 필수영양소는 거의 다 섭취할 수 있다. 그 외에 다른 모든 식물성 식품은 자기 몸이 견뎌낼 수 있는 정도의 소량, 그리고 기호에 따라 취사선택하면 된다.

셋째, 허기지게 만들지 않고 혈당을 안정적으로 유지하는 식단을 실천해야 한다. 세끼 꼬박꼬박 먹고도 허기가 져서 혹은 입이 심심해서 끼니 사이사이에 간식까지 필요한 식단은 건강에 바람직하지 않다. 몸이 쉴 틈을 주지 않고 종일 혈당과 인슐린이 오르락내리락하기 때문이다. 지방이 풍부한 식사는 포만감이 오래 가 끼니를 걸러도 거뜬하지만 탄수화물 위주의 식사는 금방 허기지므로 하루에 여러 차례 먹어야 한다.

"탄수화물, 지방, 단백질 3대 영양소가 균형 잡힌 식단"이라고 하면 매우 합리적이고 그럴듯하게 들리지만, 적당한 양 이상의 탄수화물과 적당한 양 이상의 지방을 함께 섭취하면 반드시 위와 같은 현상이 일어나고 그렇게 되면 위에 언급한 각종 만성질환에 걸리게 된다. 철저히 식물성 식품 위주로 탄수화물이 풍부한 식단을 하든가 철저히 동물성 식품 위주로 지방이 풍부한 식단을 하든가, 양자택일하면 적어도 랜들 사이클의 부작용은 막을 수 있다.

그럼 탄수화물과 지방을 몇 시간 간격을 두고 따로 섭취하면 되지 않냐고 할지 모르지만, 그렇게 해도 문제를 완화하는 데 별 도움이 되지 않는다. 일단 랜들 사이클에 발동이 걸리면 식사를 마친 후에도 며칠 동안 여전히 활발히 가동되고 탄수화물은 72시간 정도 체내에 머무른다. 탄수화물 섭취를 중단하고 키토시스 상태에 돌입하는 데 사흘 정도 걸리는 이유가 바로 그 때문이다.

가공식품을 끊고 자연식품으로 채식/비건 식단을 하면 처음 몇 년 동안에는 건강이 개선된다. 그런데 채식과 육식 중 한 식단은 인간의 생존에 필요한 모든 영양소가 생체이용률이 높은 형태로 존재하지만 다른 한 식단은 (결국은 당으로 분해되는) 과도한 양의 탄수화물과 식물독소와 항영양소를 몸속에 들여보내 인간의 생존에 필요한 영양소의 결핍으로 이어진다. 그러한 결핍을 건강보조제로 어느 정도 보완할 수는 있겠지만 그 어떤 건강보조제도 자연식품을 능가하지는 못한다.

III

자가포식과
시간 제한식

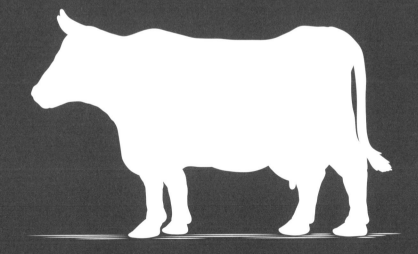

1. 자가포식

"과학에서 발견의 과정은 자연이 인간의 예상을 빗나갔을 때 비로소 시작된다.
과학에서 이례적인 데이터라고 일컫는 비정상적인 사건들을 통해
우주는 진정한 속성을 드러낸다."
-토머스 쿤Thomas Kuhn, 과학사학자-

2016년 일본 도쿄공업대학의 오스미 요시노리 교수는 "자가포식autophagy" 현상을 규명해 단독으로 노벨생리의학상을 수상했다. 그의 자가포식 연구는 암, 초기 알츠하이머병과 파킨슨병 치료, 면역체계 강화, 퇴행성 질환 완화, 인슐린 저항성 감소와 성장호르몬 증가 등 호르몬 조절, 뇌 부상의 회복, 항노화 등에 서광을 비춰주었다.

자가포식이라는 단어 뜻을 풀이하면 자기가 자기를 먹어 치운다는 뜻이다. 우리 몸의 낡은 세포들은 끊임없이 건강한 새로운 세포들로 대체된다. 몸을 건강하게 유지하려면 새로운 세포를 만드는 일 못지않게 낡은 세포들을 제거하고 청소하는 일도 중요하다. 골다공증을 예로 들어보자. 뼈는 힘과 유연성을 담당하는 단백질과 단단함과 내구성을 담당하는 무기질로 구성되어있다. 둘 중 하나만 모자라도 뼈가 약해진다.

뼈가 건강해지려면 낡은 뼈를 분해하고 새로운 단백질과 무기질로 건강한 뼈를 만들어야 한다. 골다공증 치료제로 널리 쓰이는 포사맥스Fosamax는 낡은 뼈의 분해를 막기만 한다. 그러니 낡은 뼈를 무기질로 덕지덕지 땜질만 하는 셈이 된다. 부실한 뼈대에 점점 더 많은 무기질이

붙으면 엑스레이 사진에는 뼈가 튼튼해 보이지만 뼈에 조금만 압력을 가해도 유리처럼 산산조각이 날 정도로 질은 형편없다.

자가포식은 음식을 섭취하지 않을 때 일어난다. 우리 몸은 밖에서 끊임없이 새로운 원자재를 공급해주면 몸 안의 낡은 찌꺼기를 찾아내 알뜰하게 재활용하는 활동을 게을리한다. 그런데 새로 원자재를 공급받지 않으면 몸의 구석구석을 뒤져 낡은 자재를 찾아낸 다음 알뜰하게 재활용해 적혈구 등 새로운 세포를 만들어내야 한다.

자가포식으로 면역체계가 상향 조정되고 훨씬 효율적으로 작동하게 되는 이유는 청소부대의 일원인 백혈구들이 재활용할 낡은 자재를 찾으려고 몸속을 돌아다니는데 그 낡은 자재 중에 바이러스, 박테리아, 죽은 찌꺼기, 심지어 암세포도 있기 때문이다. 먹지 않으니 인슐린 수치가 내려가고 새로운 자재를 공급받지 않은 채 근육을 보존하려니 성장호르몬이 분비된다. 체중이 대폭 줄면 보기 싫게 늘어지는 피부도 자가포식으로 탄탄해지는데 그 이유는 늘어진 피부가 재활용할 자재로 쓰이기 때문이다.

운동하면 근육이 손상되고 젖산이 생기지만 2~3일이면 회복된다. 그러나 뇌진탕 등으로 뇌가 손상되면 혈뇌장벽과 두개골이 보호하는 뇌에 청소부대가 진입하기가 상대적으로 어렵다. 그런데 음식을 섭취하지 않으면 인슐린 수치가 내려가고 인슐린의 방해를 받지 않으니 키톤 수치가 올라간다. 뇌에 키톤은 포도당보다 효율적인 청정연료다. 뇌에 손상을 입었을 때 치유 속도를 높이는 최선의 조치는 탄수화물 섭취를 중단하고 가능한 한 오랫동안 음식 섭취를 중단해 키토시스 상태에 돌입하는 방법이다. 그러나 마냥 굶는 데는 한계가 있으므로 키토제닉, 육식, 궁극적 제거식단 등 탄수화물을 극도로 제한한 식단을 통해 키토시스 상태에 도달하면 된다.

2. 시간 제한식

시간 제한식time-restricted eating, TRE은 자가포식의 효과를 극대화한다. 이 방법은 "간헐적 단식intermittent fasting, IF"이라는 이름으로 널리 알려졌지만 사실 음식을 섭취하지 않는 기간이 24시간 이하인 방식을 단식이라고 일컫는 데는 무리가 있고 단식은 배고픔을 참아야 한다는 개념과 엮여 부정적 인식을 준다는 주장에 동의하므로 여기서는 시간 제한식이라는 용어를 사용하겠다.

2017년 노벨생리의학상은 생체 리듬이라고 널리 알려진 일일 주기 리듬circadian rhythm을 발견한 3명의 유전학자 제프리 C. 홀Jeffrey C. Hall,, 마이클 로스바시Michael Rosbash, 마이클 W. 영Michael W. Young이 공동 수상했다. 일일 주기 리듬이란 생물의 세포 안에는 하루 동안 식사와 수면 등 여러 가지 활동을 언제 할지 시계처럼 알려주는 메커니즘이 작동하고 있다는 개념인데 이 시계는 호르몬 분비, 수면 유도, 체온 조절 등 생리 작용을 관장하므로 불규칙한 식사와 수면 등으로 이 정교한 시계의 명령을 거스르면 생체 리듬이 깨지고 건강을 해치게 된다.

일일 주기 리듬 하면 가장 먼저 떠오르는 행위가 수면이다. 뇌는 생체시계에 따라 우리가 뇌 활동을 중지하고 잠을 자는 동안 손상된 부분을 수리하고 새롭게 고친다. 그렇다면 위, 간, 폐, 신장, 장 등 인체의 다른 기관들도 망가진 부분을 수리해 새롭게 태어나기 위해 휴식할 시간이 필요하다는 논리가 성립된다.

똑같은 어미에게서 태어나 모든 조건이 똑같은 쥐들을 두 집단으로 나눠 A 집단은 먹고 싶을 때 언제든 먹이를 먹게 하고 B 집단은 시간 제한식을 시켰다. 두 집단의 먹이는 질과 양과 총열량이 똑같았다. 18주 동안 실시한 이 실험에서 A 집단은 비만, 당뇨, 간 질환, 심장질환 등 각종 만성질환이 생겼고 B 집단은 전혀 병이 생기지 않았다. 영양학에서는 섭취하는 음식의 질과 양을 중요시하는데 이 실험에서는 단지 음식을 섭취하는 시간만 제한해 장기를 쉬게 했는데도 질병을 예방하는 놀라운 결과가 나왔다. 그렇다고 사람도 쥐처럼 불량식품과 가공식품을 마음껏 먹어도 시간 제한식만 하면 건강해진다는 뜻은 아니다. 쥐와 달리 사람은 불량식품과 가공식품으로 배를 채우면 영양소가 결핍되고 금방 허기가 져서 공복 시간을 오래 유지하기 힘들고 폭식을 하게 된다.

음식을 섭취하면 인슐린이 분비되는데 인슐린은 지방을 저장하는 호르몬이므로 음식을 먹을 때마다 우리 몸은 지방을 저장하라는 명령을 내린다. 탄수화물을 많이 섭취하면 인슐린이 많이 분비되고 인슐린은 탄수화물 일부를 근육에 글라이코겐 형태로 저장한 후 남은 탄수화물은 지방으로 전환해 저장하고 저장된 지방을 꺼내 쓰지 못하도록 방해한다. 인슐린 분비를 많이 촉진하는 음식을 자주 먹을수록 우리 몸은 더 많은 지방을 저장한다. 반대의 경우 우리 몸은 저장된 지방을 꺼내 쓴다.

키토제닉, 육식, 궁극적 제거식단을 하는 대다수가 시간 제한식을 한다. 이 세 식단은 탄수화물 섭취량을 극도로 줄여 혈당과 인슐린 수치가 오르내리지 않고 지방을 충분히 섭취해 하루 동안 에너지도 일정한 수준으로 유지되므로 끼니를 걸러도 허기를 느끼지 않게 되어 시간 제한식을 하기에 안성맞춤이다. 시간 제한식으로 하루에 분비되는 인슐린의 양과 회수를 줄이면 비만, 당뇨, 심혈관질환, 심장마비, 치매, 자가면역 등 각종 질환의 중심에 있는 인슐린 저항성을 극복하는 데 크게 도움이 된다.

시간 제한식은 첫 끼니와 마지막 끼니 사이, 그러니까 하루 중 음식을 먹는 시간 간격을 12시간, 8시간, 6시간, 4시간, 1시간 등으로 제한한다. 바꿔 말하면 인슐린이 분비되지 않는 공복 상태를 각각 12시간, 16시간, 18시간, 20시간, 23시간 동안 유지한다. 예컨대 음식을 먹는 시간을 8시간으로 제한하는 경우 아침을 거르고 정오에 점심을 먹으면 늦어도 저녁 8시까지 식사를 끝마쳐야 한다. 그러면 저녁 8시부터 다음날 정오가 될 때까지 16시간 공복을 유지하게 된다. 음식을 먹는 시간을 하루 중 1시간으로 제한하면 결국 하루에 한 끼를 먹는 셈인데 이를 시간 제한식 중에 가장 엄격한 1일 1식One Meal A Day, OMAD이라고 일컫는다. 1일 1식을 시간상 아침, 점심, 저녁 중 어느 끼니로 할지는 개인마다 다르다.

그런데 우리가 먹은 음식을 분해해 소화하고 흡수하는 일을 마치기까지 6시간 정도가 걸린다. 따라서 저녁을 너무 늦게 먹으면 소화하느라 체온이 올라가고 수면을 방해하게 된다. 수면의 질은 일일 주기 리듬을 유지하는 데 대단히 중요하다. 게다가 몸을 대청소해 재활용할 자재를 찾아내는 자가포식은 신체 기관들이 소화 흡수 등 제 할 일을 모두 마친 후 한가해지고 나서야 비로소 시작된다. 간단히 말하면 12시간 시간 제한식을 해도 자가포식이 작동할 시간은 6시간뿐이라는 뜻이다.

키토제닉 식단이나 육식 식단을 하는 대다수는 몸이 지방을 주 에너지로 쓰는 키토시스 상태로 전환되고 포만감을 오래 유지해 허기를 느끼지 않으므로 자연스럽게 힘들이지 않고 시간 제한식을 하게 되므로 적어도 16시간 공복은 유지한다. 23시간 공복 유지는 개인차가 있다. 남성의 경우 여성보다 하루 총열량 섭취가 많고 이를 한 끼에 다 해결하기가 부담스러워 하루 두 끼를 먹는 이들이 많다. 인슐린 저항성이 높아서 한꺼번에 단백질을 너무 많이 섭취하면 혈당이 많이 오르는 사람은

2끼로 나누어 섭취하기도 한다. 식이장애를 겪은 사람은 시간 제한식이 다시 거식이나 폭식으로 이어지지 않도록 주의해야 한다.

공복 시간 동안 물만 마시는 게 가장 바람직하나 블랙커피, 방탄 커피Bulletproof coffee(블랙커피+버터 또는 MCT 오일[1]) 또는 차 정도는 허용된다. 단백질도, 탄수화물보다는 훨씬 덜하지만, 어느 정도는 인슐린 분비를 자극해 혈당을 올리므로 단백질이 다량 함유된 사골국물 같은 음식은 자가포식을 방해한다. 지방은 인슐린 분비를 거의 자극하지 않지만, 지방을 넣은 음료를 섭취하면 자가포식을 방해하는지는 확실치 않다. 자가포식은 측정할 방법이 없다. 다만 특정 음식이 인슐린 분비를 자극하는지를 토대로 간접적으로 추정할 뿐이다.

---

1   코코넛유에서 추출한 중쇄지방산Medium chain triglycerides, MCT은 체내에서 매우 신속하고 빠르게 에너지원으로 이용되고 키톤체 생성도 촉진한다고 알려져 있다. 그러나 폴 메이슨Paul Mason 박사에 따르면, 인체 실험과 동물 실험에서 MCT인 카프릴산(C8), 카프르산(C10), 로르산(C12) 모두 독자적으로 장 세포 간의 밀착연접을 느슨하게 해 장 누수 현상을 증가시킨다고 나타났으므로 장에 문제가 있는 사람은 MCT 섭취를 신중하게 결정하라고 권한다. MCT에서 "T"는 영어로 "중성지방triglyceride"인데 번역은 왜 "지방산fatty acid"이라고 하는지 궁금할지 모르겠다. 좀 혼란스럽지만, 영미권에서는 지방fat, 지방산fatty acid, 중성지방triglyceride을 혼용하는 경향이 있다.

IV

건강보조제, 일일권장량, 건강 검사 수치 "정상 범위"

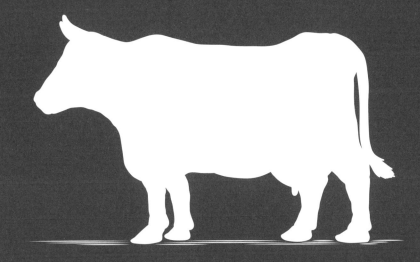

1. 건강보조제

"음식을 약이거니 먹지 않으면 약을 밥 먹듯 하게 된다."

-히포크라테스Hippocrates, 의사-

누군가가 무슨 물질이 우리 몸의 어디에 좋다는 발견을 할 때마다 건강보조제를 제조하는 회사들은 발 빠르게 그 물질이 들어있는 보조제를 만들어 시장에 출시하고 팔랑귀인 우리는 앞다퉈 그 보조제를 산다. 그러고 나서 몇 년이 지나면 아무도 그 보조제를 더는 사지 않게 된다. 그러고 나면 또 누군가가 새로운 발견을 하고, 보조제가 출시되고 그걸 사는 과정이 무한 반복된다. 언론이나 "전문가"들이 유튜브 동영상에서 건강에 좋다고 주장하는 보조제들만 먹어도 배 터져 죽을 지경이다.

사람들은 대부분 건강보조제는 건강에 이롭고, 많이 먹을수록 좋으며, 최악의 경우 효과가 없을 뿐 부작용은 없으니 밑져야 본전이라고 생각한다. 그러나 밑져야 본전이라는 인식부터 틀렸다. 한두 푼도 아닌 건강보조제가 효과가 없으면 돈 낭비다. 게다가 과다복용하면 배설되므로 몸에는 해롭지 않은 보조제도 있지만 과다복용하면 부작용을 일으키는 보조제도 있다. 또한 건강보조제는 흡수율을 높이기 위해 장 누수를 유발하는 미강유rice bran oil 같은 물질이 첨가되기도 하므로 성분표시를 잘 살펴봐야 한다.

식단을 건강에 이로운 식단으로 바꾸지 않는 한 보조제는 크게 도움이 되지 않는다. 보조제는 말 그대로 "보조" 역할을 할 뿐 식단을 대체하지 못한다. 그리고 그 "보조" 역할도 얼마나 효과가 있는지는 미지수다. 몇 가지 세례를 들어보겠다.

마이크로바이옴의 건강에 도움이 된다고 프로바이오틱스 보조제가 선풍적인 인기를 끌고 있는데 그 보조제에 들어있는 특정 프로바이오틱스가 좋아하는 특정한 먹이를 계속 공급하지 않으면 그 프로바이오틱스는 죽고 다른 세균들이 그 자리를 차지한다. 프로바이오틱스 과학은 과학적으로 입증되려면 아직 갈 길이 멀다.

수천만 달러에 달하는 거대한 프로바이오틱스 시장에서 염증성 장 질환 예방에 특효가 있다는 이유로 대단한 인기를 끌면서 위장 건강 전문의라면 누구나 아는 값비싼 프로바이오틱스 제품이 있다. 그런데 이 프로바이오틱스 제품이 효과적이라는 근거가 된 연구자료는 달랑 6명을 상대로 한 실험이다. 한 과학자가 실제로 대규모 실험을 통해 이 보조제의 효과를 조사했는데, 아무런 효과도 없는 무용지물로 나타났다.

그 과학자가 이 연구 결과를 발표하려 하자 제조사는 법적으로 대응하겠다고 으름장을 놓았고 결국 이 연구 결과는 세상의 빛을 보지 못했다. 달랑 여섯 명을 상대로 한 "연구" 결과를 효험이 있다는 증거로 내세운 이 보조제는 지금도 여전히 효과가 있다고 믿는 수많은 이들이 날마다 복용하고 있다.

비건 식단을 하면서 식물성 식품에는 없는 비타민B$_{12}$ 보충제를 충실하게 꼬박꼬박 복용한 한 남자는 건강이 나빠지면서 여러 가지 검사를 했는데 비타민B$_{12}$가 거의 검출되지 않을 정도로 매우 낮았다. 사람들이 복용하는 온갖 보조제의 흡수율과 효과에 대한 객관적인 근거도 찾기 어렵다. 미국의 한 대체의학 전문가chiropractor는 환자에게 약을 처방해 증상만 완화하는 의사들과 거대제약사의 관계와 마찬가지로 거대 건강보조제 제조사들과 손잡고 각종 건강보조제를 홍보하는 대체의학 전문가들도 상당히 많다고 경계해야 한다고 지적한다.

체내의 과도한 비타민C는 일련의 과정을 거쳐 옥살산염이 된다. 옥살산염은 각종 장기와 신체 기관에 축적되어 염증을 일으키거나 칼슘과 결합해 신장결석을 만든다. 콜라젠에 풍부한 하이드록시프롤린hydroxyproline도 과잉 섭취하면 체내에서 옥살산염으로 전환된다. 옥살산염 전문가인 샐리 K. 노튼Sally K. Norton에 따르면, 실제로 관절 건강을 위해 콜라젠 보조제를 복용하던 사람이 복용을 중단했더니 오히려 관절의 통증이 사라진 사례도 있다.

영국에서 약사의 추천을 받아 시중에 판매되는 품질이 우수한 오메가3 지방산 보조제를 여러 가지 사서 핵자기공명스펙트럼을 분석해봤더니 3분의 2 이상이 알데하이드에 심하게 오염되어있었다. 알데하이드는 지질뗏목lipid raft을 파괴하고 세포막을 갈기갈기 찢고 세포소기관을 파괴하고 DNA에 들러붙고 암을 유발하고 세포를 고사시킨다. 알데하이드는 아주 아주 낮은 농도에서도 매우 매우 독성이 강하다. 상온에서 액체인 기름은 쉽게 산패하므로 병에 담겼든 캡슐에 담겼든 멀리하는 게 상책이다. 상온에서 고체인 지방이 산화에 가장 강하다.

2. 일일권장량

현재 건강보조제에 표기된 각종 영양소의 일일권장량Recommended Daily Allowance, RDA은 미국 농무부 관리들이 식단권장지침에 따라 식물성 식품 위주의 고탄수화물 식단을 하는 평균적인 미국 인구를 토대로 만들어낸 추정치일 뿐이다. 그리고 그나마도 식물성 식품에 함유된 항영양소의 부정적 효과와 생체이용률은 고려하지 않은 일일권장량이다. 예컨대 종합비타민에 들어있는 비타민 B_{12}는 일일권장량의 몇천%, 심지어 1만%가 넘는다. 동물성 식품 위주의 식단을 하는 사람들은 보충할 필요가 없는 비타민이다.

동물성 식품 위주의 식단을 하는 사람들은 혈중 비타민 B_{12} 농도가 매우 높은데 이를 토대로 육식 식단이 건강에 해롭다고 주장하는 이들이 있다. 비타민 B_{12}는 간에 저장된다. 간세포를 파괴하는 간 질환이 있어서 간세포가 제 역할을 못 해 비타민 B_{12}가 혈액으로 유출되면 문제가 될 수 있지만, 영양밀도가 높은 육식 식단 때문에 비타민 B_{12} 농도가 높다면 전혀 문제가 되지 않는다. 그리고 비타민 B_{12} 중독은 자연 식품에 들어있는 메틸코발라민methylcobalamin 형태의 비타민 B_{12}가 아니라 사이아노코발라민cyanocobalamin 형태의 합성비타민 B_{12}에서 대부분 비롯된다.

2007년 미국의 의학연구소Institute of Medicine는 지금까지 권장량을 책정하는 바탕이 되어온 증거보다 훨씬 높은 수준의 증거를 토대로 식단 표준 지표들을 만들어야 한다고 강조했다. 저탄수화물 식단이나 동물성 식품 위주의 식단을 하는 사람들에게 최적의 미량영양소 일일권장량이 뭔지는 아무도 모른다. 예컨대 육식 식단을 하는 사람들에게 필요한 비타민C 일일 필요량은 밀리그램이 아니라 나노그램 수준으로 아주 낮다.

3. 건강 검사 수치의 "정상 범위"

혈액검사 등 각종 검사 수치가 정상 범위reference range(또는 참고범위) 내에 있으면 건강하다는 지표라고 생각하지만 이러한 지표들은 실제 건강 척도를 토대로 한 게 아니라 정부의 식단권장지침을 따라 총열량의 60%를 탄수화물로 충족하는 사람이 압도적 다수를 차지하는 인구의 95%가 건강하다는 가정하에 통계의 정규분포곡선bell curve 상으로 양쪽 끝을 제외한 95%의 인구가 보이는 수치들을 대표한다. "정상 범위"에 든다고 해서 건강하다는 뜻도 아니고 최적의 상태라는 뜻도 아니다.

미국이나 호주는 인구의 70%가 과체중이고, 미국의 경우 인구의 거의 90%가 대사 기능이 건강하지 않은데, 그런 인구의 정규분포곡선 상 95%를 기준으로 설정한 "정상" 범위라면, 건강한데도 정상 범위를 벗어나는 수치가 나와 건강에 문제가 있는 듯이 보일 수 있고, 건강하지 않은데도 정상 범위 한가운데 위치한 수치가 나와 건강한 듯이 보일 수 있다.

그런데 전문가들은 인구 전체의 정규분포곡선이 건강이 악화하는 쪽으로 이동하면, 그 원인을 분석하기는커녕 정상 범위의 상한선과 하한선을 덩달아 옮긴다. 현재 당뇨 진단 지표로 쓰이는 당화혈색소HbA1c 기준 범위(〈부록〉 표 3 참조)를 상향 조정하려는 움직임이 나타나고 있다. 미국 전체 인구의 대사 건강이 더 나빠졌다는 징후다.

절대적인 수치 자체로 비정상/정상 여부를 판단할 게 아니라 그 맥락도 살펴봐야 한다. 예컨대 당화혈색소는 석 달 동안의 혈당을 평균 낸 수치로서 혈중 포도당이 적혈구에 달라붙어 당화된 정도를 측정한다. 혈당이 높아도 적혈구에 붙는 포도당이 늘지만, 적혈구가 건강해지고 수명이 길어져 혈당에 노출되는 시간이 증가해도 적혈구에 붙는 포도당이 늘어 당화혈색소 수치가 올라간다. 올라간다. 따라서 육식 위주 식단을 하는 사람은 공복혈당, 혈중 인슐린 농도, C-펩타이드C-Peptide 검사가 훨씬 더 정확한 혈당 측정 지표다.

식물성 기름을 섭취해 적혈구 내의 파이토스테롤 수위가 높아지면 적혈구가 제 수명을 다하기 전에 죽는다. 따라서 체내에 파이토스테롤이 많으면 장수하는 적혈구 수가 적고 적혈구의 평균수명도 짧아진다. 수명이 짧은 적혈구는 혈액 내에 머무르는 기간이 짧으므로 달라붙는 포도당이 적다. 그렇게 되면 당화혈색소 수치는 인위적으로 낮아져 마치 건강한 듯이 보인다.

그런데 파이토스테롤을 식단에서 완전히 제거하고 육식 식단으로 바꾼 뒤 (인체가 흡수하고 사용할 수 있는 형태의 철분인) 힘 아이언heme iron 섭취가 증가하면 시간이 흐르면서 적혈구가 건강해지고 평균수명이 늘어나 혈액 내에 머무는 기간이 길어지므로 더 많은 포도당이 적혈구에 달라붙게 된다. 그러면 당화혈색소 수치가 다소 높아져 마치 건강이 나빠진 듯이 보이게 된다. 단순히 적혈구가 더 건강해지고 수명이 길어져 당화에 노출되는 시간이 늘었기 때문인데도 말이다.

새로 생성된 적혈구인 망상적혈구reticulocyte 수치를 보면 새로운 적혈구가 얼마나 생성되는지 가늠할 수 있다. 망상적혈구는 성숙한 적혈구와는 모습과 빛깔이 다르다. 식물성 기름을 대량 섭취해 적혈구가 빨리 죽으면 대체할 새로운 적혈구를 많이 만들어야 하므로 망상적혈구 수치가 높아진다. 한편 육식 식단을 하면 적혈구 수명이 길어지고 망상적혈구 수치는 하락한다.

알라닌 아미노전이효소alanine aminotransferase, ALT 검사는 혈중 ATL 수치를 측정해 간 질환이 있는지 판단하는 지표로 널리 이용된다. 그런데 이 효소는 근육에 존재한다. 따라서 강도 높은 운동 직후에 이 검사를 하면 간 기능이 정상이라도 수치가 높게 나와서 간에 이상이 있는 듯이 보일 수 있다. 따라서 ALT 수치만으로 간 질환이라고 단정할 수 없다. 역시 맥락이 중요하다.

LDL을 측정하는 검사도 신뢰도가 낮다. 표준적인 검사방법은 총콜레스테롤을 측정하고 여기서 HDL 수치를 뺀 다음 VLDL을 더한다. 그런데 VLDL도 직접 측정하는 게 아니라 중성지방TG 측정치로부터 추산한다. 이로 인해 LDL을 측정할 때 큰 오차가 발생한다. 캐나다 맥길 대학의 생체지표 전문가 앨런 스나이더먼Allen Sniderman 박사는 "검사 결과 LDL 수치가 130mg/dL라면 실제로는 115에서 165 사이의 어느 수치든 가능하다."라면서 LDL 검사는 역사적 잔재일 뿐이라고 말한다.

신장의 기능을 판단하는 사구체여과율GFR은 측정 방법이 까다롭고 검사비가 비싸서 "추정 사구체여과율estimated-GFR, eGFR"이 흔히 대신 쓰이는데 말 그대로 추정치라서 정확도가 낮다. eGFR은 단백질을 분해할 때 생기는 노폐물인 크리아티닌creatinine을 토대로 추정하는데 근육량, 식단 등 크리아티닌 수치에 영향을 미치는 여러 가지 요인들로 인해 eGFR 수치가 낮게 나와 신장 기능이 정상인데도 이상이 있는 듯이 보이는 경우가 있다. 따라서 육식 위주 식단을 하는 사람은 eGFR보다 훨씬 정확한 시스태틴-CCystatin-C 검사를 하는 게 바람직하다.

유전적으로 아시아인은 백인보다 췌장 기능이 약해 당뇨에 훨씬 취약하다. 예컨대 아시아인은 백인보다 췌장의 용적이 약 12% 작고 췌장에 축적된 지방의 양이 약 23% 많아 췌장 기능도 백인보다 약하며 인슐린 분비 능력도 약 37% 낮다. 그런데 정상, 전당뇨, 당뇨를 구분하는 혈당수치의 범위가 미국이나 한국이나 똑같다(〈부록〉 표 4 참조). 이건 전문가의 견해가 아니라 순전히 내 생각이므로 틀릴지도 모르지만, 미국이 대부분 백인인 자국의 인구를 토대로 만든 기준을 한국에서 그대로 써도 되는지 의문이다.

V
가장 중요한 필수영양소

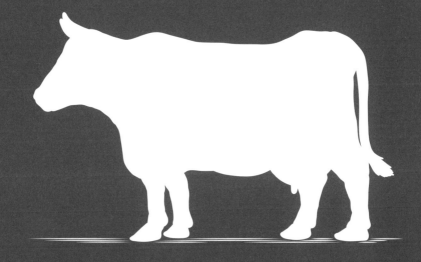

"빛이 있으라."
-창세기 1장 3절-

"지구상의 생명체는 햇빛이 보내는 신호를 수신하는 안테나이다."
-로버트 포스버리Robert Fosbury, 천문학자-

　　노화를 늦추고 건강하게 오래 살려면 꼭 필요한 가장 중요한 영양소는 거대 제약사나 명문대 교수[1]가 특허를 출원해 유리병이나 캡슐에 담아 팔아 돈방석에 앉게 해주지도 않고 억만장자라도 돈으로 구하지 못하지만, 누구든 공짜로 마음껏 누릴 수 있다. 바로 햇빛이다. 인간을 비롯해 지구상의 모든 생명체는 햇빛에 적합하게 진화해왔다. 한마디로

1　　하버드 대학교 교수이자 노화와 장수 분야의 세계적 전문가로서 〈건강과 수명 연구 학술원Academy of Health and Lifespan Research, AHLR〉을 설립한 데이비드 싱클레어David Sinclair 박사는 "개의 노화를 되돌린다고 증명된" 보조제를 개발했다고 호들갑을 떨었다가 AHLR 회원인 매트 캐벌레인Matt Kaeberlain 박사가 싱클레어의 주장은 "비윤리적이고 부정직한 거짓말(lie)"이고 개를 사랑하는 이들의 애틋한 마음을 악용해 싱클레어 본인이 제조한 건강보조제를 팔아먹는 "사기꾼 약장수snake oil salesman"라고 맹렬히 비판하고 AHLR을 탈퇴하자 "노화와 관련된 쇠약함을 되돌리는 것으로 보이는" 보조제라고 슬쩍 물타기를 했다. 설상가상으로 브래드 스탠필드Brad Stanfield 박사도 싱클레어가 저지른 과학적 부정행위들을 폭로하는 동영상을 공개했다. 그 결과 싱클레어는 AHLR 회장직에서 물러났으나 여전히 하버드 대학교 교수직을 유지하면서 생체 시계를 거꾸로 돌리는 마술사로 추앙받고 있다.
　　요새 미국의 이른바 명문대 교수들의 과학적 부정행위와 표절 시비가 끊이지 않는다. 얼마 전 스탠퍼드 대학교 총장과 하버드 대학교 총장이 각각 과학적 부정행위와 표절로 사임했다. 두 사람은 총장직은 내려놓았으나 아무런 징계나 처벌도 받지 않고 여전히 버젓이 학생들을 가르치면서 고액 연봉을 챙기고 있다.

햇빛은 인체의 에너지 대사 과정을 총괄한다. 인간의 뇌, 눈, 피부, 피하지방, 혈관 등에 분포된 수많은 광수용체photoreceptor는 햇빛을 신호로 바꿔 세포 내의 마이토콘드리아가 제 기능을 하게 한다. 동물성 식품에 함유된 콜레스테롤과 비타민 B_{12}도 광수용체다. 따라서 세포의 기능을 최적화하려면 햇빛이 필요하다.[2] 햇빛이 우리 몸에서 어떤 역할을 하는지 몇 가지 소개하겠다.

---

2 햇빛은 크게 가시광선(빨주노초파남보)과 비가시광선(적외선, 자외선)으로 구성된다. 자외선에는 장파장자외선UVA, 중파장자외선UVB, 단파장자외선UVC이 있는데 단파장자외선은 오존층에 흡수되어 지구에 닿지 않는다. 가시광선의 비율은 43%로 하루 중 시간대가 바뀌어도 일정하나 자외선과 적외선의 비율은 약간 변한다. 일몰과 일출 때는 자외선이 거의 없고 적외선이 대부분이며 정오에 자외선 비율이 최고일 때도 적외선은 햇빛의 50%를 차지한다.

1. 햇빛

자연 전자파native Electromagnetic Frequency, nEMF인 햇빛은 여러 가지 파장으로 구성되어있다.[3] 그 가운데 적외선/적색광은 피부 깊숙이 침투해 우리 몸의 엔진 마이토콘드리아의 에너지 생성을 촉진하고, 세포재생, 상처와 손상된 근육을 회복시키며 해시계와 우리 몸의 생체 시계를 조율한다. 유리창은 적외선/적색광을 40%나 차단하므로 창문으로 햇빛이 들어와도 실내에만 머물면 햇빛의 이득을 누리지 못한다. 흐리든 비가 오든 눈이 오든 핑계 대지 말고 야외활동을 해야 한다.[4] 마이토콘드리아가 햇빛이 필요하다는 사실을 아는 자연은 적외선이 날씨와 상관없이 뭐든지 침투하게 만들어 놓았기 때문이다.

자외선 가운데 중파장자외선UVB은 눈과 피부에 분포된 팜씨pro-opiomelanocortin, POMC 뉴런neuron을 자극하고 POMC는 멜라닌세포자극호르몬melanocyte-stimulating hormones, MSHs 분비를 촉진해 멜라닌melanin[5] 분비, 에너지 소비, 지방 분해, 식욕 억제를 활발하게 하고 체중을 조절하

---

3   땅에서도 자연 전자파가 나온다. 맨발로 땅을 딛는 접지(grounding 또는 earthing)도 건강에 도움이 된다.

4   인공 적색광 치료Red Light Therapy는 신중하게 결정해야 한다. 기기 성능이 천차만별이고 잘못하면 해로울 수도 있다.

5   멜라닌은 단순히 피부를 가무잡잡하게 하는 색소가 아니다. 멜라닌은 중금속을 배출하고 세포를 보호하는 등 여러 가지 중요한 역할을 한다.

고 체형을 개선한다. 햇빛이 자연스럽게 우리가 섭취할 열량을 제한한다는 뜻이다. POMC는 또한 진통제 모핀morphine보다도 강력한 마약성 물질인 엔도핀endorphin 분비를 촉진해 인지능력과 집중력을 향상하고 통증을 완화하고 적절한 수준의 도파민을 유지한다. 자연은 우리가 햇빛에 중독되기를 바란다는 뜻이다.

UVB는 피부의 콜레스테롤과 만나 비타민 D 합성도 촉진한다. 비타민 D 결핍은 대사증후군, 자가면역질환, 심혈관질환, 각종 암 등 많은 질병과 매우 높은 상관관계를 보이는 중요한 영양소로서 비타민 D 혈중 농도는 햇빛에 몸이 노출된 정도를 가늠하는 생체지표다.[6] 그런데 비타민 D를 햇빛으로 합성하지 않고 건강보조제로 섭취하면 비타민 D 혈중 농도 수치는 오를지 몰라도, 비타민 D 결핍으로 생기는 구루병rickets 외에는 그리 효과도 없을 뿐 아니라 비타민 D 혈중 농도가 햇빛 노출도를 가늠하는 지표 역할을 못 한다.

영양소와 호르몬은 각자 독자적으로 기량을 뽐내는 독주자가 아니라 서로 어우러져서 화음을 만들어내는 교향악단 구성원이다. 인체가 스스로 만드는 물질을 건강보조제로 외부에서 공급하면 단기적으로는 도움이 될지 몰라도 장기적으로는 이 물질이 신체기능 작동을 촉진/억제하는지 가늠하는 긍정적/부정적 피드백이 엉망이 된다.

장파장자외선UVA은 산화질소Nitric Oxide, NO 분비를 촉진한다. 혈관을 확장해 심혈관질환을 예방하는 강력한 항산화제로 알려진 NO는 마이토콘드리아에게 햇빛이 충분하니 에너지 ATP 생산을 중단하라고 지

---

6   건강보조제가 아니라 햇빛으로 합성한 비타민 D 혈중 농도가 최소한 60ng/mL는 되어야 햇빛 노출도가 충분하다고 할 수 있다.

시한다.[7] NO는 햇빛이 직접 닿은 부위에서만 국지적으로 생성되므로 가능한 한 햇빛과 직접 접촉하는 피부 면적이 넓을수록 좋다. 알몸으로 일광욕하는 게 가장 효과적이라는 뜻이다. 실제로 햇빛이 닿지 않은 신체 부위에서는 NO가 거의 검출되지 않으며 NO가 검출되지 않는 신체 부위의 혈관 내막intima이 더 두껍다.[8]

해가 뜰 때 햇빛이 눈에 들어오면 생체 시계는 해시계에 맞춰 시간을 재조정하고 멜라토닌/코티솔 연결축도 조절한다. 수면을 돕는 멜라토닌Melatonin은 밤에 분비되나 합성은 햇빛이 눈 부신 대낮에 이루어진다. 해가 지고 4시간 후에 분비되는 멜라토닌은 밤에 할 일을 하라는 신호를 세포에 전달해 세포의 회복, 재생, 치유를 촉진한다.[9] 멜라토닌은 또한 뇌에 렙틴을 분비하라는 신호를 보낸다.[10] 포만감을 관장하는 렙틴Leptin은 우리 몸의 최고경영자인 뇌에 에너지가 얼마나 남았는지 보고하는 재무 담당 회계사다. 그런데 렙틴이 뇌와 소통하지 못하면 뇌는 에너지가 얼마나 남았는지, 언제 얼마나 보충해야 할지 알지 못하므로 계속 음식을 찾게 된다. 자동차의 연료 계기판이 망가져서 언제 연료가 동

---

7   자외선이 우리 몸에 보내는 신호를 종합해보면, 식욕을 억제하고 에너지 소비를 촉진하고 지방을 분해하고 있으니까 에너지를 생산하지 말라고 하고 있다. 즉 자외선이 있는 시간대에는 음식을 먹지 말라는 뜻이다. 그래서 일일 주기 생체리듬을 환자 치료에 적용하는 잭 크루즈 박사는 아침은 해 뜨고 30분 이내에, 저녁은 해지기 30분에서 1시간 전에 먹는 게 가장 이상적이며, 아침을 든든히 먹고 저녁은 아주 가볍게 먹으라고 권한다.

8   남성의 음경이 발기하려면 NO가 음경의 혈관을 확장해 혈액이 음경으로 몰려야 하는데 음경은 빠삐용처럼 평생 어두운 감옥에 갇혀 햇빛을 못 보니 나이가 들면 발기부전이 생긴다. 그렇다고 늦깎이 바바리맨이 되라는 뜻은 아니다. 공연음란죄(公然淫亂罪)에 걸린다.

9   멜라토닌을 보조제로 복용하면 단기적으로 도움이 될지 모르나 오래 복용하면 위에서 언급한 피드백이 망가진다.

10   알람시계 없이는 제때 못 일어나고 밤에 잠 못 들고 뒤척이면 생체 시계가 고장 났다는 신호다.

날지 몰라 수시로 연료를 채워야 하듯이 말이다.

해뜨기 한 시간 전에 분비되는 코티솔cortisol은 우리가 잠에서 깰 때 최고치에 달하며 물을 방출해 콜라겐을 팽창시킨다. 코티솔은 우리가 정신을 차리고 활동하도록 우리 몸에서 에너지를 총동원하는데,[11] 햇빛을 쬐면 코티솔 수치가 하락한다. 따라서 실내에만 있으면 코티솔 조절 장애가 생기고 망가진 세포를 재활용하거나 교체하는 마이토콘드리아의 자가포식/세포자멸사 기능도 망가진다.

추운 겨울에는 햇빛이 할 일을 추위가 대신 한다. 따라서 겨울에 춥다고 따뜻한 실내에만 웅크리고 있지 말고 일부러 추위에 몸을 노출해야 한다. 적도에 가까운 더운 지역 거주자일수록 마이토콘드리아가 음식을 에너지로 전환하는 기능이 최적화한 결합형 해플로타입coupled haplotype, CH[12]이고 고위도에 가까운 추운 지역 거주자일수록 마이토콘드리아가 추위에 반응해 생성한 열을 에너지로 전환하는 기능이 최적화한 분리형 해플로타입uncoupled haplotype, UH이다. UH는 햇빛이 작렬하는 저위도 적응력도 뛰어나지만, CH는 혹독하게 추운 고위도 지역 적응력이 낮다. 우리는 마이토콘드리아 DNA를 어머니로부터 물려받는다. 따라서 모계의 조상이 어느 지역 출신인지가 햇빛과 추위에 적응하는 능력을 결정한다. 모친이 UH이고 부친이 CH라면 추위와 햇빛에 적응하는 능력이 최적화한 가장 이상적인 조합이다. 지혜로운 자연은 추위가 없는 곳에는 햇빛을, 햇빛이 없는 곳에는 추위를 선물한다.

---

11   대부분 코티솔이 "염증을 일으키는 스트레스 호르몬"이라고 잘못 알고 있는데 코티솔은 스트레스를 일으키는 호르몬이 아니라 스트레스와 염증을 낮추기 위해 분비되는 호르몬이다. 코티솔은 불을 지르는 방화범이 아니라 불을 끄는 소방수라는 뜻이다.

12   어떤 생명체에서 부모 중 한 사람으로부터 유전되는 대립유전자의 집합을 뜻한다.

장과 피부가 생체신호를 주고받는 장-피부 연결축Gut-Skin Axis도 햇빛이 활성화한다. 기능 의학에서는 면역세포인 T세포가 장에 가장 많다며 장 건강을 강조하지만 실제로 장보다 피부에 T세포가 더 많고 피부의 T세포가 장의 T세포를 조절한다. 그런데 T세포를 만들려면 자외선이 필요하다. T세포는 척수에서 생성되는데 척수에는 자외선이 침투하지 못하므로 우리 몸이 스스로 자외선을 만든다. 그렇다. 그렇게 몸에 해롭다는 자외선을 우리 몸이 스스로 만든다는 뜻이다. 우리 몸이 자외선을 만들 때 혈액 속의 중수소deuterium가 관여한다. 중수소는 혈액 내에서는 이처럼 긍정적인 역할을 하지만 마이토콘드리아 내에서는 에너지 대사 과정에서 자외선을 과잉 생산해 세포의 유사분열mitosis을 촉진하는데 이게 바로 암이다.

야외활동을 통해 피부에 자외선을 쬐고 주변 환경의 더 많은 미생물에 노출되면 장내 마이크로바이옴 다양성도 촉진된다. 장에 문제가 있는 사람은 식단만 신경 쓰지 말고 돈 한 푼 들지 않는 햇빛도 흠뻑 쬐면 회복이 빨라진다. 이처럼 대낮의 눈 부신 햇빛은 비교 대상이 없을 정도로 중요한 필수영양소다.[13] 따라서 야외 활동할 때는 자외선차단제, 안경, 선글라스, 화장품, 콘택트렌즈 등을 되도록 사용하지 말고 피부를 최대한 햇빛에 노출해야 한다. 너무 뜨거워 햇빛을 피하고 싶으면 그늘에 들어가면 된다.

---

[13]　지구상 어느 지역이든 한 해에 받는 양자수득률quantum yield은 같다. 북위 63도에 있는 레이캬비크/알래스카는 6/7월에 밤이 없고 12월 중순부터 6주 동안 낮이 없다. 그렇다고 6/7월에 24시간 햇빛을 쬐어 낮이 없는 겨울을 벌충할 수는 없다. 잠을 자야 하니까. 광합성하는 생명체가 살 수 있는 최북단은 한대림boreal forest이 서식하는 북위 59도인데 그보다도 높은 북위 63도이니 사람이 살기에는 부적합하다. 그래서 핀란드, 스웨덴, 노르웨이 거주자들이 계절성 정서 장애seasonal affective disorder에 취약하다. 그러나 아무리 일조량이 풍부한 지역에 살아도 햇빛을 쬐지 않으면 똑같이 계절성 정서 장애에 취약해진다.

여기서 의문이 생긴다. 자외선이 피부암의 원인이라고 하지 않았나? 그런데 햇빛의 자외선이 피부암을 유발한다는 연구들은 하나같이 여러 파장으로 구성되어있고 적외선이 자외선의 단점을 보완해주는 실제 햇빛이 아니라 밀폐된 실내 공간에서 "오로지 인공 자외선만" 쬐어서 얻은 결과이고 대부분 "야행성" 동물인 쥐가 실험대상이다.[14] 채식 동물인 토끼에게 동물 단백질을 잔뜩 먹여 병을 유도한 실험과 비슷하다.

피부암은 자외선 과다노출이 아니라 자외선 결핍으로 생긴다. 피부암을 비롯해 상피조직 암은 세포자멸사 기능이 망가진 마이토콘드리아 엔진에 끊임없이 시동을 걸어서 생긴다. 피부암 환자는 하나같이 비타민 D 결핍이다.[15] 인간은 우리에 갇혀서 햇빛도 쐬지 않고 먹지 말아야 할 먹이를 먹고 사는 동물원의 동물처럼 사니 암이 생긴다(동물원의 동물조차도 사육사가 먹지 말아야 할 먹이를 주지는 않는다). 햇빛을 멀리하고 자외선차단제를 열심히 바르면 여러분은 주머니를 탈탈 털리고 피부과를 비롯해 각종 병원과 화장품 회사의 매출만 올려주게 된다. 피부암 환자가 비타민 D 혈중 농도를 올린답시고 햇빛 대신 비타민 D 보조제를 삼키면 피트니스센터 회원으로 등록해 퍼스널트레이너에게 윗몸 일으키

14　쥐는 인간과 같은 포유류이지만 쥐를 대상으로 한 실험은 실내의 인공조명 아래서 이루어지므로 실험결과를 인간에게 적용하는 데 큰 한계가 있다.

15　햇빛이 피부의 콜레스테롤과 만나 비타민 D를 만드는데 햇빛이 피부암을 일으킨다니 자연이 바보 멍청이라는 뜻인가? 햇빛이 피부암을 일으킨다면 야생 식물과 동물은 피부암이 걸리지 않는 까닭은 뭔가? 육식으로 식단을 바꾼 사람들은 이구동성으로 육식하기 전보다 피부가 훨씬 좋아졌고 전에는 툭하면 일광화상(sunburn)을 입었으나 이제는 건강하게 태닝(tanning)만 된다고 증언한다. 소셜미디어에 육식하기 전과 후에 피부가 어떻게 변했는지 보여주는 동영상과 사진들을 보면 피부에서 광채가 날 뿐 아니라 실제 나이보다 10~15년은 젊어 보인다.

기를 시키고 올챙이처럼 볼록한 자기 똥배가 빨래판 같은 식스팩으로 화려하게 변신하기를 바라는 격이다.[16]

---

16   햇빛 쬘 때 자외선만 골라 쬐지 않듯이 인공 자외선으로 치료할 때도 반드시 적색광을 함께 쬐어야 한다.

2. 수소

모든 염증은 수소[17]와 관련 있다. 햇빛이 수소를 탄소 뼈대의 적절한 위치에 집어넣어야 당 분해glycolysis와 각종 효소의 작용이 제대로 이루어진다. 수소를 제자리에 집어넣는 역할을 바로 마이토콘드리아가 한다. 마이토콘드리아 엔진을 가동해 에너지를 만들려면 배터리에 해당하는 사이토크롬cytochrome(세포 호흡을 촉진하는 물질)이 3.4회 회전해야 하는데 그러려면 경수소가 필요하다. 그런데 경수소 자리에 엉뚱하게 중수소가 들어가면 배터리가 망가진다. 최고급 엔진인 매연을 내뿜는 똥차 엔진이 된다는 뜻이다. 배터리가 고장이 나서 마이토콘드리아의 에너지 생산 효율성이 떨어지면 비만과 질병이 생긴다.

그럼 엔진성능을 최적화하려면 어떻게 해야 할까. 첫째, 중수소 섭취를 줄여서 엔진성능을 최적 상태로 유지해야 한다. 둘째, 망가진 엔진을 수리해 재활용하는 자가포식autophagy과 폐기해야 할 엔진을 교체하는 세포자멸사apoptosis가 제대로 작동해야 한다. 자가포식은 수면, 적색광, 단식이 조절하고 세포자멸사는 수면, 자외선이 조절한다. 이러한 마이

---

[17]   수소hydrogen는 양성자proton와 전자electron로 구성된 경수소protium, 경수소에 중성자neutron가 하나 추가된 중수소deuterium, 중수소에 중성자가 하나 더 추가된 3중수소tritium 등 세 가지가 있다. 3중수소는 방사성 동위원소이고 생물학에서 중요한 수소는 경수소와 중수소이다.

토콘드리아의 산화환원reduction & oxidation, REDOX) 기능이 회복되고 배터리 용량이 증가하면 질병이 완화하고 건강해진다. 마이토콘드리아의 에너지 생성과 질병이 관련 있다는 뜻이다. 디톡스Detox로 아무리 몸에서 독소를 제거해도 리독스REDOX로 배터리와 엔진의 성능을 정상화하지 않으면 아무 소용없다.

햇빛을 받아 광합성을 하는 식물이 만든 탄수화물에는 중수소가 많이 들어있는데 우리가 먹는 자연식품에 들어있는 중수소는 마이토콘드리아의 건강에 큰 영향을 미친다. 우선 중수소는 멜라토닌/코티솔의 정상적인 피드백을 방해해 수면장애를 일으킨다. 마이토콘드리아가 에너지를 만들 때 배출하는 중수소 감소수deuterium depleted water, DDW는 세포에 수분을 공급해 세포의 질병과 노화를 방지하는데, 중수소 함량이 적은 식품일수록 마이토콘드리아가 연소해 에너지로 전환하기 쉽고 DDW를 많이 만들어낸다. 중수소 함량이 가장 낮은 식품부터 순서대로 나열해보면 동물 지방, 동물 단백질, 식물의 녹색 잎과 줄기, 그리고 열매와 뿌리 순이다.[18] 동물의 마이토콘드리아처럼 식물의 잎과 줄기의 엽록체

---

18 건강을 유지하고 노화를 방지하는 최고의 피부 보습제는 간장 종지만한 용기에 담아 몇십만 원에 파는 화장품이 아니라 소고기에 덕지덕지 붙은 허연 기름 덩어리라는 뜻이다. 사람은 지방 1kg을 소비할 때마다 DDW 1.1kg을 만든다. 식물성 기름과는 달리 동물 지방은 탄소의 이중결합 구조가 없어서 마이토콘드리아가 연소하기 훨씬 쉽다. 동물 지방을 섭취하면 햇빛과 추위 둘 중 하나가 있어야 마이토콘드리아가 DDW를 생산한다. 따라서 겨울에 춥다고 집안에만 틀어박혀 동물 지방이 풍부한 식사를 해도 바람직하지 않다.

인류의 조상은 바로 지방으로 몸에 수분을 공급했을 가능성이 크다. 오늘날 많은 동물이 여전히 그렇게 한다. 낙타가 뜨거운 사막을 거뜬히 가로지르는 이유는 혹에 물이 아니라 지방을 꽉 채우기 때문이고, 에베레스트 등반가의 짐을 나르는 셰르파sherpa가 기능성 등산복도 입지 않고 자기 체중보다 훨씬 무거운 짐과 조난객을 짊어지고 다람쥐처럼 산을 오르내리는 비결은 늘 햇빛을 흠뻑 쬐고 등반할 때 동물 지방을 충분히 먹기 때문이다.

물 이야기가 나왔으니 말인데, 최근 미국 캘리포니아 연방법원은 불소화fluoridation 식수의 불소 농도(0.7ppm)가 태아와 아동의 지능을 떨어뜨릴 위험이 충분하다는 판결을 내렸다. 그

chloroplast도 에너지 생산 효율을 떨어뜨리는 중수소를 싫어하므로 중수소를 열매와 뿌리로 보낸다. 즉, 탄수화물이 많은 과일, 곡물, 그리고 구근류 등 뿌리채소가 중수소 함량이 가장 높다. 그리고 적도에 가까운 지역에서 재배하는 식물일수록 중수소 함량이 높다.

그런데 우리가 식품을 통해 섭취한 중수소를 제거하는 주인공이 바로 햇빛이다. 따라서 연중 일조량이 풍부한 적도 부근에 살면 일 년 내내 탄수화물을 섭취해도 된다. 단, 햇빛을 충분히 쬔다는 조건이 충족되어야 한다. 일조량이 많은 지역에 살아도 실내에만 틀어박혀 고탄수화물 식단을 하면 마이토콘드리아가 고장난다.[19] 연중 혹한인 고위도 지역이나 사계절이 있는 지역의 겨울철에는 탄수화물을 많이 섭취하면 체내에 중수소가 축적돼 마이토콘드리아의 대사 기능이 훼손된다. 따라서 이런 지역에서는 일 년 내내 식물성 식품만 먹는 식단은 바람직하지 않

런데 미국 소아과협회와 미국 치과협회가 법원의 판결에 반기를 들었다. 도대체 왜일까? 현재 서유럽 국가는 대부분 식수 불소화를 하지 않고 있다. 식수 불소화 국가와 비불소화 국가 사이에 충치 발생률은 차이가 없을 뿐만 아니라 이미 우리는 불소화 식수로 제조한 음료수와 불소 성분이 든 처방약품 등 환경적으로 너무 많은 불소에 노출되어 있으며 불소가 요오드의 흡수를 방해하는 등 건강상 여러 가지 문제와 상관관계가 있음을 보여주는 논문들도 많이 있다.

생수를 살 때는 가능하면 불소가 없고 플라스틱병이 아니라 유리병에 든 생수를 사고 치약도 불소가 없는 치약을 쓰는 게 바람직하다. 우리 몸에 어떤 물질을 넣고 어떤 위험을 감수할지는 정부가 아니라 개인이 결정해야 한다. 이는 단순히 불소의 문제가 아니라 개인의 자유의 문제다. 불소가 필요하다고 생각하는 사람들에게 선택지를 제공하는 게 올바른 정책이다.

19   의사 폴 살라디노Paul Saladino는 육식 식단을 하는 의사로 유명해진 초창기에 "소는 머리에서 꼬리까지 전부 먹어야 한다."라며 온갖 소 내장을 말려 가루로 만든 캡슐제를 팔다가 요즘은 열대과일과 꿀을 비롯해 탄수화물을 하루에 300g 이상 섭취하면서 탄수화물은 건강의 적이 아니라고 주장해 육식 식단 하는 이들을 어리둥절하게 하고 있다. 참고로 그는 연중 일조량이 풍부한 에콰도르에 살면서 하루에 서너 시간씩 햇빛을 흠뻑 쬐며 파도타기surfing를 하고 원주민들과 함께 천연 꿀을 채집해 먹는다. 시판하는 꿀은 80%가 액상과당 등과 섞은 가짜이고 그 유명한 마누카Manuka 꿀도 7개 중 6개가 가짜다. 따라서 한국인은 살라디노 옆집으로 이주하지 않는 이상 선불리 그를 따라 하지 않는 게 좋다.

으며 적어도 늦가을부터 이른 봄까지는 키토제닉/육식 식단이 가장 적합하다.[20] 동물성 식품은 언제 어디서든 구할 수 있으므로 늘 먹어도 되지만, (자연을 거스르는 인간의 기술이 없다면) 지역과 계절에 따라 생산이 제한되는 식물성 식품은 "골고루" 먹지 말고 자기가 사는 지역의 기후와 계절, 자신의 대사 기능과 질병 여부, 그리고 햇빛과 추위에 노출되는 야외활동의 정도를 고려해 "골라" 먹어야 한다.[21] 토끼에게 동물성 식품을 먹이면 동물 학대듯이 자연계에서 최상위 포식자인 인간에게 채식을 강요하는 행위는 인간 학대다. 동그랗게 눈을 뜬 채 가쁘게 숨을 몰아쉬며 죽어가는 가젤이 가여워 풀을 뜯겠다는 사자를 말릴 생각은 없으나 사자에게 풀만 먹으라고 강요해서는 안 된다.

20　　햇빛을 "직접" 쬐지 않은 식품, 내가 사는 지역의 계절이나 기후와 어긋나는 식품은 모두 "불량식품"이라고 생각하면 된다. 한국에서 엄동설한에 파인애플, 망고, 바나나, 코코넛을 먹거나 온실 재배한 채소/과일을 먹으면 마이토콘드리아가 훼손된다. 인간 총알 우사인 볼트 Usain Bolt는 치킨너깃을 먹고도 거뜬하지만, 그는 북위 19도에 있는 자메이카의 화산 꼭대기에서 훈련하므로 마이토콘드리아 엔진이 이탈리아 최고급 스포츠카 페라리 급이다. 우사인처럼 최고의 엔진을 장착한 사람이 아니라면 "불량식품"은 삼가야 한다.

21　　특히 "드시고 싶은 것 다 드세요. 약 드시면 돼요."라고 말하는 의사에게 진료를 받고 있다면 뒤돌아보지 말고 삼십육계 줄행랑처라. 그런 말은 여러분 귀에는 캔디처럼 달콤할지 몰라도 몸에는 독이다.

3. 블루 라이트

정말로 건강에 치명적인 빛은 햇빛이 아니라 TV, 스마트폰, 컴퓨터, 전자레인지 등 전자기기와 형광등, LED 등 실내조명에서 뿜어나오는 인공 청색광, 바로 인공 블루 라이트Blue light이다. 에너지 효율성이 낮다는 이유로 전구가 시장에서 퇴출당했으나 적색광이 적절히 섞인 전구 불빛이 건강에 훨씬 덜 해롭다. 현재 우리가 온종일 노출되는 블루 라이트는 생체 시계를 망가뜨리고 혈당과 인슐린 저항성을 높이고 멜라토닌과 도파민의 수위를 낮춰, 당뇨 등 대사증후군과 암, 불면증, 우울증과 자폐증 등 정신질환, 포르노/도박/마약/가공식품/소셜미디어 등 각종 중독에 취약해지게 만들며, 입체적이고 비판적인 사고를 마비시켜 편향적이고 단순하고 충동적인 사람으로 만든다. 이 블루 라이트의 해독제가 바로 적외선과 자외선까지 모든 파장을 아우르는 햇빛이다. 피부노화를 촉진하는 원흉은 햇빛이 아니라 블루 라이트이다.

미국 라스베이거스 도박장이 창문과 시계가 없고 슬롯머신 등 도박기기가 블루 라이트를 내뿜고 아슬아슬한 옷차림의 여성들이 공짜로 술을 서비스하고 싼값에 무한 리필 뷔페식을 제공하는 데는 그럴만한 이유가 있다. 프루테리언에 가까운 채식주의자로서 평생 블루 라이트를 발산하는 전자기기에 파묻혀 살다가 췌장암으로 한창나이에 세상을 떠난 스티브 잡스를 비롯해 거대 IT 기업 창립자들이 자기 자식의 전자기기 사용을 엄격히 제한하는 이유가 있다. 불량식품을 만드는 사람은 자기 자식에게 자기가 만든 불량식품을 먹이지 않는다.

　햇빛과 달리 인공 블루 라이트는 다른 파장의 광선이 없다. 집안에 틀어박혀 전자기기로 블루 라이트만 흠뻑 쐬면 멜라토닌과 비타민 D 수치가 급락해 생체 시계가 엉망이 되고 수면장애와 마이토콘드리아 기능장애로 직행하게 된다.[22] 앞서 언급한 대로 비타민 D는 햇빛 노출도와 마이토콘드리아의 자가포식/세포자멸사 기능이 정상인지 가늠하는 지표다. 암 환자는 하나같이 비타민 D 혈중 농도가 낮다. 멜라토닌과 마이토콘드리아는 세포성 선천적 면역반응cell mediated innate immunity을 조절해 암세포를 제거하는 세포 장해성 T-세포cytotoxic T-cell의 역할을 돕는다. 그런데 이 T-세포가 제 역할을 하려면 비타민 D 혈중 농도가 높아야 한다. 비타민 D는 T-세포가 아군과 적군을 식별하고 외부침입자인 적군만 토벌하게 돕는다. 그런데, 비타민 D가 모자라면 T-세포가 피아(彼我)를 구분 못 하고 헷갈려서 엉뚱한 세포에 대고 총질을 한다. 그래서 암과 자가면역질환이 생긴다.

　생체 시계가 제대로 작동하려면 햇빛뿐만 아니라 어둠도 필요하다. 따라서 실내조명은 밝기와 색상 조절이 가능한 등이나 적색등으로 바꿔서 일몰 후에는 실내를 가능한 한 어둡게 해야 한다. 그리고 잠들 무렵에는 실내가 칠흑 같아야 한다. 적색광, 어두운 실내조명, 창으로 들어오는 바깥 불빛도 코티솔 분비를 자극하고 멜라토닌 분비를 방해해 수면의 질을 떨어뜨리기 때문이다. 그리고 피부의 광수용체는 청색광을 감지하므로 숙면하려면 밤에는 긴 옷을 입는 게 좋다. 전자기기에 내장된 블루 라이트 차단 기능이나 렌즈가 밝은색인 블루 라이트 차단 안경

22　사무직 종사자는 낮에도 컴퓨터에 블루 라이트 차단 스크린을 설치하거나 블루 라이트 차단 안경을 쓰고 스마트폰에도 블루 라이트 차단 앱을 깔아 작동시키는 게 좋다.

은 크게 도움이 되지 않는다.[23]

블루투스 이어폰과 스마트폰, 전자레인지, 와이파이 공유기 등 각종 무선 전자기기와 무선 송신탑cell tower에서 나오는 인공 전자파non-native electromagnetic frequency, nnEMF[24], 특히 친환경 재생에너지를 만든다는 풍력 발전 터빈과 태양광 패널이 뿜어내는 전자파는 인간의 세포와 마이토콘드리아에 치명적인 해를 입히는 독소다. 바다 한가운데 설치된 풍력발전 터빈은 해양 생태계도 훼손한다.[25] 현대인은 필수영양소인 자연 전자파의 심각한 결핍과 독소인 인공 전자파의 엄청난 과잉 섭취로 병들고 있다. 주택, 사무실, 병원과 요양원, 피트니스센터, 학교와 학원 등 실내에 자연광을 들이고 블루 라이트를 내뿜는 조명만 바꿔도 직원의 몸과 정신이 건강해져 생산성이 향상되고, 환자와 의료진의 건강이 개선되고, 운동의 효과가 증폭되고, 학생의 이해력과 학업수행능력이 향상되지 않을까.[26]

---

23 데일라이트 컴퓨터Daylight Computer라는 업체는 2023년 블루 라이트 없는 전자기기를 출시했다. 블루 라이트 관련 특허를 보유한 구글의 창립자 세르게이 브린Sergei Brin이 이 회사를 파산시키려고 했지만, 구글에서 특허 담당 변호사로 일했고 브린과의 사이에 중증 자폐증을 앓는 딸을 둔 브린의 전 부인 니콜 셰너핸Nicole Shanahan이 데일라이트 컴퓨터에 거금을 투자해 살렸다. 거대 IT 업체들은 이렇게 블루 라이트 없는 전자기기 제조가 가능한데도 왜 만들지 않는 걸까. 우리가 IT 기기에 중독되기를 바라는 걸까.

24 무료로 불임시술을 받고 싶은 남성은 바지 주머니에 스마트폰을 넣고 다니면 된다.

25 인체에 가장 덜 해로운 연료는 천연가스와 원자력이다. 인류문명이 내뿜는 이산화탄소가 없었던 2억 5천만 년 전 공룡시대에 지구의 대기 이산화탄소 농도는 지금의 다섯 배 이상인 2,000ppm이 넘었다. 그렇게 채식을 찬양하면서도 지구온난화의 원흉이라는 이유로 식물의 광합성에 꼭 필요한 이산화탄소 감축과 햇빛 악마화에 광적으로 집착하는 정서를 어떻게 이해해야 할까.

26 학교에서 종이책을 없애고 디지털기기로 대체하자는 발상은 도대체 누구 머리에서 나왔을까.

4. 자연과 멀어진 인간

자연의 섭리를 거스를 방법을 생각해낼 정도로 영리한 인간은 인공 빛을 만들어 낮을 연장하고, 더위와 추위를 피할 안식처를 마련하고, 직접 먹거리를 재배하고 가공해 굶주림에서 해방되고, 인터넷과 컴퓨터를 만들어 뇌용량을 확장해 찬란한 문명을 구축했지만, 너무 영리한 나머지 제 꾀에 넘어가 제 발등을 찍고 큰 대가를 치르고 있다. 자연의 법칙이 깨지면 혼돈chaos에 빠진다. 만성 염증과 질병이 바로 혼돈이다.

지금까지 이 책에서 다룬 내용은 모두 쓸데없는 뱀 발에 불과하고 정말 중요한 뱀의 몸통은 이번 장에 모두 담겨있는지도 모르겠다. 지난 150년 동안 공중보건/의료계 "전문가들"이 쏟아낸 주장들을 반박하려다 보니 불가피하게 글이 길어졌다. 젊음을 유지하며 건강하게 오래 사는 비결은 다음과 같이 한 문장으로 정리된다. "해 뜰 때 일어나 야외활동으로 햇빛을 충분히 쬐는 한편 인공 전자파 노출을 최대한 줄이고 동물성 식품을 주식으로 하되 자신이 사는 지역에서 제철에 햇빛을 받고 자란 식물성 식품을 자기 몸이 감당할 정도만 먹고 해가 지면 수면을 방해하는 행동을 삼가고 일찍 잠든다."

그렇게 하면 영화 주인공 벤저민 버튼Benjamin Button의 시간처럼 우리 생체 시간도 거꾸로 간다. 입시 수석합격자에게 비결을 묻자 학교 수업과 복습에 충실했다는 허무할 정도로 단순한 대답처럼 이 간결한 문장에 건강의 비결이 담겨있는지도 모른다. 지중해 연안과 블루존 지역 거주자들이 건강하고 장수하는 비결은 올리브유도 아니고 채식 위주의 식단도 아니며 바로 위의 문장을 삶에서 실천하며 자연의 순리대로 살기 때문일지 모른다.

말이 쉽지 실천하기는 쉽지 않다. 출퇴근할 직장도 없고 돌볼 가족도 없어 시간을 비교적 자유롭게 쓰는 나 같은 프리랜서 글쟁이나 가능하지 직장 생활과 육아와 가사에 시달리는 대부분 사람에게는 에베레스트산처럼 까마득해 보일지도 모르겠다. 점심시간에 직장 동료들과 단체로 조미료 범벅인 점심을 먹고 툭하면 퇴근 후 반강제로 참석한 회식에서 억지로 폭탄주를 들이켜야 하고 2차로 노래방에 가서 머리를 넥타이로 질끈 동여매고 뱃살을 출렁이며 고성방가하는 상사를 보며 탬버린을 미친 듯이 흔들고 환호해야 하는, 목구멍이 포도청인 직장인의 애환을 나도 잘 안다.[27] 건강 챙기겠다고 나만 따로 식사하고 회식 자리에서 술을 사양하면 직장에서 인성이 모나고 사회성이 없는 별종으로 찍혀 인사고과 점수가 바닥을 찍어 승진에 불리해질지도 모른다. 그러나 여러분이 병들면 치료비 대고 간호하고 걱정해주는 사람은 여러분의 직장 동료가 아니다. 여러분이 병들면 가족이 고생한다. 세계 최고기업의 CEO가 되어 온 세상의 찬사를 받고 부귀영화를 누린들 병들어 일찍 세상을 등지게 된다면 무슨 소용인가. 여러분의 건강은 여러분 스스로 돌봐야 한다.

---

27 제발 중년 직장 상사들은 툭하면 저녁 회식 자리 만들어 젊은 부하직원들 괴롭히지 말고, 젊은 부하직원들에게 술 따르라고 강요하지도 말고(아직도 "술은 여자가 따라야 제맛"이라고 헛소리를 하는 정신 나간 아저씨들이 있지만, 여성 간부의 수가 많아진 요즘은 여성 상사가 젊은 남자 직원에게 술을 따르라고 한다는 얘기도 심심찮게 들린다. 욕하면서 닮아간다). 회식은 산뜻하고 깔끔하게 평일에 반주를 한잔 곁들인 점심으로 하길 바란다. 그렇게 하면 부하직원들의 업무 생산성도 높아지고 부하직원에게 존경받고 인기 있는 상사가 된다고 내가 장담한다.

날씬한 몸매를 유지하려고, 바디프로필을 찍으려고, 근육질 몸을 만들려고 샐러드와 껍질 벗긴 퍽퍽한 닭가슴살과 단백질파우더로 끼니를 때우다가 몸이 상하고 "입이 터져" 폭식하는 젊은 남성과 여성들을 봐도 마음이 안타깝다. 육식으로 몸에 필요한 영양소를 모두 섭취하고 건강을 유지하면서도 근육질 몸을 만들 수 있는데 말이다. 특히 끼니마다 토끼처럼 풀만 먹고 늘 열량을 계산하는 젊은 여성들을 보면 내 젊은 시절의 실수를 되풀이하는 듯해 안타깝다. 내가 지금 알게 된 것을 30년 전에 알았다면 지난 30년 동안 내 삶의 질이 얼마나 달라졌을까 하는 생각이 든다. 후발주자인 젊은이들은 나 같은 선발주자의 실패를 반면교사 삼아 똑같은 실수를 되풀이하지 않았으면 한다.

현재 의료계는 도살한 소 해체하듯 인체를 부위별로 잘게 쪼개 수많은 전문분야를 만들어 놓아서 의사들도 아주 협소한 자기 전문분야 말고는 잘 모르는 듯하다. 내가 이 책을 쓰느라 많은 외국 의사들의 강연을 보면서 받은 인상이다. 그러나 인간은 망가진 부품만 교체하면 다시 정상적으로 작동하는 기계가 아니라 모든 부분이 유기적으로 연결된 생명체이고 인간의 전신全身은 부분의 총합 이상이다. 부품만 교체한다고 온전해지지 않는다. 그런데 현대 의학은 인간을 유기체가 아닌 기계로 보는 듯하다.

생물리학biophysics과 양자역학quantum mechanics을 생물학에 적용한 양자 생물학quantum biology을 질병 연구와 치료에 응용하는 과학자와 의사들은 빛, 물, 자기력magnetism이 인체에 미치는 영향을 깊이 파고든다. 그들은 오랜 세월 여러 가지 요인이 축적되어 생긴 만성질환을 수술과 화학 약물로 땜질하는 주류 의학계를 비판할 뿐만 아니라 건강보조제에 지나치게 의존하면서 주류 의학계의 순한 맛 버전이 되어가는 기능 의

학에 대해서도 우려를 표한다.[28]

나는 번역하고 글 쓰느라 자료 찾는 게 일이다. 직장인이나 가정주부는 그럴 시간적 여유가 없으니 "전문가들"이나 주류언론의 보도를 믿을 수밖에 없다. 그래서 여러분 대신 내가 "전문가들"이 알려주지 않는 (또는 알려주지 못하는) 정보를 찾아 이 책에 담는 숙제를 했다. 이 책 내용을 바탕으로 여러분이 스스로 이 낯선 식단을 한 석 달 정도 직접 실천해보면 어떨까. 이제 겨울도 다가오는데 키토제닉/육식 식단을 하기에 최적기 아닌가. 몇십 년 인생에서 석 달은 아무것도 아니다. 딱 석 달만 강력한 항산화제 햇빛 섭취량을 늘리고 인공 빛과 중수소 섭취량을 줄여보라. 고생한 보람이 없으면 다시 예전의 식단으로 돌아가면 된다.

의료 전문가도 아니고 온종일 컴퓨터 자판이나 두드리는 일개 글쟁이가 달랑 책 몇 권 읽고 이름 모를 "사이비" 의사들이 유튜브에서 떠든 주장을 긁어모아 쓴 책이라고 일축할 수도 있다. "전문가들"이 수십 년 전부터 주장해온 대로 붉은 고기와 동물성 포화지방을 멀리하고 닭은 껍질을 벗기고 살만 먹고, 탄수화물이 60%를 차지하는 채식 위주의 식단을 하고, 자외선차단제를 실외뿐만 아니라 실내에서까지 열심히 바르고, 활화산처럼 폭발하는 식욕을 의지력 하나로 꾹꾹 누르면서 섭취 열량을 계산하고, 블루 라이트로 환한 피트니스센터에서 지루함을 달래기 위해 동영상을 시청하면서 비 오듯 땀을 흘리며 기진맥진할 때까지 러

---

28 신경외과의 잭 크루즈Jack Kruse 박사는 25년 동안 거의 매일 인공 블루 라이트 아래서 인공 전자파를 쬐면서 새벽까지 환자를 수술했다. 그는 과식도 하지 않고 운동이 부족하지도 않았는데 체중이 163kg까지 불었고 건강이 나빠졌다. 그는 다른 의사에게 치료를 받았지만, 체중이 오히려 14kg 더 늘었다. 결국 크루즈 박사는 자신의 문제를 직접 해결하기로 했고 이번 장에 소개한 내용을 토대로 햇빛과 중수소와 전자파가 인체에 미치는 영향을 치료에 접목해 자신의 건강을 되찾고 환자들을 치료하고 있다. 그가 이 같은 치료 방법을 소개한 TEDx 강연 동영상이 삭제되었다. 햇빛은 거대 제약사나 건강보조제 제조사에 돈벌이가 되지 않는다.

닝 머신[29] 위를 달릴 수도 있다.

그런데 그런 방법으로 지난 수십 년 동안 체중을 최적화하고 최적화한 체중을 유지하고 만성질환을 극복한 사람이 얼마나 되는가. 미국에서 고도비만인 신청자들을 선정해 체중을 줄여주는 리얼리티 TV 프로그램이 있다. "전문가들"의 감시와 지도하에서 출연자들은 덜먹고 무지막지하게 움직이는 강도 높은 훈련으로 체중을 단기간에 급격히 줄였으나 일상으로 돌아간 후 하나같이 예전보다 더 뚱뚱해졌다.

똑같은 행동을 되풀이하면서 이번만은 결과가 다르기를 바라는 건 미친 짓이다. 이젠 다른 방법을 시도해 볼 때도 되지 않았나. 바늘꽂이처럼 온몸에 주삿바늘과 튜브를 꽂고 블루 라이트를 흠뻑 쬐며 병원 침대에 누워 간호사가 주는 알약이나 삼키고 산송장으로 숨만 겨우 쉬다가 비참하게 최후를 맞지 않고, 사랑하는 이들과 함께 생체 시계가 허락할 때까지 건강하게 살다가 지평선을 붉게 물들이는 노을처럼 아름답게 삶을 마무리하려면 어떻게 살아야 할까. 선택은 여러분 몫이다.

---

29   러닝 머신은 본래 사람을 고문하는 기구로 제조되었다.

VI

의학과 과학의 타락

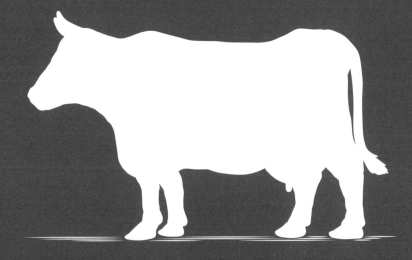

1. 의학 교육, 규제대상에 포획당한 정부 기관

"미국 국민건강의 효과적 개선이 오늘날 의학 연구의 일차적 목적이라는
망상을 버려라. 기업의 돈을 받아 행하는 임상 연구의 목적은 건강의 극대화가
아니라 투자에 대한 수익의 극대화다."
-존 애브람슨John Abramson, 의사-

"어떤 대상을 이해하지 않아야 생계가 유지되는 사람에게 그 대상을
이해시키기는 어렵다."
-업튼 싱클레어Upton Sinclair, 작가, 기자-

존 D. 라커펠러John D. Rockefeller가 설립한 스탠더드 오일 컴퍼니 Standard Oil Company는 온갖 권모술수와 불법 관행으로 미국 석유생산의 90%를 차지하게 되었는데 그 과정에서 대중의 혐오감을 사고 언론의 비판을 받고 독점 위반 소송을 당하는 등 명성이 추락하자 의료자선단체를 설립해 대중적 이미지를 세탁하기로 했다.

1900년대 초만 해도 미국 의사와 의과대학원의 절반 정도는 통합적인 의학을 추구하고 있었는데 과학자들이 정유 부산물이 약품 제조에 쓸모가 있다는 사실을 발견하자 석유 사업가 라커펠러는 석유 부산물을 금전화하기로 했다. 라커펠러는 철강산업의 거부 앤드루 카네기 Andrew Carnegie와 의기투합해 교육자 에이브러햄 플렉스너Abraham Flexner를 시켜 미국 방방곡곡을 돌면서 155개 의과대학원과 병원들을 샅샅이 조사했다.

1910년 '라커펠러 재단The Rockefeller Foundation'은 이 조사 결과를 담은 "플렉스너 보고서Flexner Report"를 발표했다. 미국의 의학 교육을 중앙집권화하고, 건강한 생활 습관, 깨끗한 물, 바람직한 영양소 섭취 등을 통해 면역체계를 강화하기보다 오로지 세균이 질병을 일으킨다는 주장을 토대로 특정 세균을 겨냥한 특정한 약물 개발을 강조하는 제약 패러다임으로 의학 교육을 재구축하라는 내용이었다.

이러한 논조를 바탕으로 '라커펠러 재단'은 주류 의학 교육과 의학계에 대한 장악력을 공고히 하고, 신흥 제약산업을 장악해 경쟁을 막았다. 라커펠러의 이러한 조치로 미국 의과대학원 절반 이상이 폐교했고, 통합적, 기능적, 자연적 의술을 언론과 대중이 무시하고 깔보게 되었으며, 그러한 의술을 실행하는 수많은 의사가 구속되었다.

라커펠러가 설립한 자선단체 '일반교육위원회General Education Board'는 과학자들에게 거액의 연구비를 지원해 라커펠러 자신이 그토록 무시한 전통 의학에서 사용하는, 질병 치료 효과가 있는 식물에 함유된 성분을 규명하게 했으며, '라커펠러 재단'의 과학자들은 이러한 성분을 석유화학 부산물로 합성해 특허를 출원했다. 질병의 근본적 원인을 찾아내 치료하지 않고 "질병은 약으로 치료한다."라는 라커펠러 재단의 이념이 미국 의학계에 뿌리내리게 되었다.

1913년 라커펠러는 '미국암협회'를 설립해 '라커펠러 재단'에 통합했고 제약사들과 손잡고 '국제보건위원회'를 만들어 서구 식민지인 열대지역 국가들 인구를 대상으로 황열백신을 미친 듯이 접종했다. 그러나 백신으로 사망자가 속출했고 황열을 막지도 못했다. '라커펠러 재단'은 황열백신을 개발한 히데오 노구치 박사 본인이 황열병에 걸리자 이 쓸모없는 백신 홍보를 슬그머니 중단했다. 노구치가 사망할 무렵 뉴욕시는 노구치가 법정후견인 동의 없이 고아들에게 성병 예방 백신을 투여하는 불법 실험을 한 건에 대해 수사를 하고 있었다.

　이러한 불미스러운 사건에도 불구하고 '라커펠러 재단'은 각국에 지부를 창설했고 1922년에 창설된, 유엔의 전신 '국제연맹League of Nations' 산하 보건기구 예산의 거의 절반을 기부하면서 전 세계로 영향력을 확대해 나아갔다. '라커펠러 재단'은 국제연맹 산하 보건기구의 철학과 조직구조와 추구하는 가치와 규정과 이념을 제공했고 그 후신으로 1948년에 창설된 '세계보건기구WHO'가 그 이념을 계승해 이어가고 있다.

　라커펠러는 스탠더드 오일 컴퍼니의 주식 72,569주를 기부해 재단을 설립하고 5,600만 달러 면세혜택을 받는 등 거대한 재산을 영구적으로 장악하는 편법을 개발했다. 라커펠러가 창안한 이 "자선 자본주의Philanthro-capitalism" 수익모델을 그대로 계승한 자가 바로 빌 게이츠Bill Gates다. 2018년 빌 게이츠는 자신이 설립한 재단이 가는 곳마다 라커펠러가 이미 다녀갔다는 사실을 깨달았다고 털어놓았다.

　빌 게이츠는 방송에 출연해 백신을 제조하는 거대제약사들에 투자해 "투자 대비 20배" 수익을 올렸다고 자랑했고, 라커펠러와 마찬가지로 임상실험에서 준수해야 하는 생명윤리 규정이 허술한 아프리카 같은 개발도상 지역에서 거대제약사들과 제휴해 백신 임상실험을 하거나 각국의 기부를 받아 백신을 구매해 배포하고 있다.

　게이츠의 '빌앤드멜린다게이츠재단Bill and Melinda Gates Foundation, BMGF'은 미국 정부에 이어 두 번째로 WHO에 거액을 기부하는데 그가 다른 비영리 단체들을 통해서 간접적으로 기부하는 금액까지 합하면 미국 정부를 제친 1위의 기부자로서 WHO 예산 56억 달러 가운데 10억 달러가 게이츠 주머니에서 나온다.

　게이츠는 WHO의 세계 보건정책의 방향을 결정하는 데 막강한 영향력을 행사하고 그 영향력을 제약사들의 이익에 부합하는 방향으로 이

끈다. 제약사들도 WHO에 7,000만 달러를 기부해 WHO가 백신 보급에 우호적인 정책을 추진하도록 만든다. WHO의 현재 사무총장 게브레예수스는 게이츠가 창립한 두 비영리단체에서 각각 이사와 이사장으로 재직했으며 사실상 빌 게이츠가 낙점했다는 의견이 지배적이다.

WHO는 회원국들을 위해 일해야 하는데, 일개 개인인 게이츠가 WHO의 예산집행을 좌지우지하면서 WHO의 정신과 독립성이 훼손되고 있다. 게이츠의 백신 집착으로 WHO는 공중보건 개선 지표를 빈곤 경감, 영양 개선, 깨끗한 식수 보급에서 백신 접종률로 전환했고 개발도상국에 대한 공중보건 재정지원을 백신 접종률과 연계해 접종률이 목표치에 못 미치는 나라는 재정지원을 삭감한다.

2011년 게이츠는 WHO에서 "193개 회원국 모두 백신을 보건정책의 최우선 과제로 삼아야 한다."라고 주장했고 이듬해 WHO가 추진할 의제를 설정하는 세계보건회의는 BMGF와 WHO가 공동 작성한 "글로벌 백신 계획"을 채택했다.

현재 WHO의 예산 절반 이상이 백신 보급에 쓰이고 있고 백신접종에 집착하는 편협한 정책으로 아프리카의 공중보건 위기가 더욱 심해지고 있다. 백신을 제조하는 거대제약사와 금전적 공생관계인 "기부 천사" 빌 게이츠는 자신이 만든 컴퓨터 운영체제에 들끓는 바이러스도 퇴치 못 하면서 백신으로 질병을 퇴치하겠다며 불철주야 동분서주 하는 동시에 백신 제조업체에 거액을 투자해 자기 주머니를 두둑이 채우고 있다. 또한 게이츠는 백신접종을 거부하는 이들에게 사전동의도 받지 않고 몰래 백신 주사를 놓는 바늘 노릇을 할 유전자 조작 모기를 개발하고, 생명의 원천이자 아무도 배타적으로 소유하지 못하는 햇빛이 지구에 와닿지 못하게 차단할 방법을 모색하고 있다. 이 책의 "가장 중요한 필수영양소" 부분을 읽은 여러분은 이게 얼마나 미친 짓인지 이해하리라. 도

대체 이 자는 무슨 권리로 우리의 동의도 받지 않고 이런 정신 나간 짓을 하는 걸까. 007 제임스 본드 영화에 세계를 파괴하려는 악당으로 등장하는 "미친 과학자mad scientist"가 따로 없다. 게다가 게이츠는 과학자도 아니고 대학을 중퇴한 일개 IT 엔지니어다.

규제당국이 규제대상에 포섭되어 금전적 공생관계를 형성하고 이해충돌이 심각한 규제포획regulatory capture도 문제다. 미국 보건복지부 산하 국립보건원NIH, 질병통제예방센터CDC, 식품의약국FDA 등 공중보건을 담당하는 정부 부서들과 거대제약사들 간에 거미줄처럼 얽힌 인적 금전적 관계는 상상을 초월한다. 세계적인 코로나 팬데믹 총사령관 역할을 한, 국립보건원 산하 국립알레르기전염병연구소NIAID 소장 앤서니 파우치Anthony Fauci 같은 고위 관리들은 특허를 낸 그들의 연구성과를 제약사들에게 빌려주고 이를 통해 출시하는 약품에 대한 특허사용료를 죽을 때까지 받고 사망 후에는 그들의 자녀가 받는다. 미국 국민 세금으로 개발한 약에서 발생한 수익을 제약사와 공직자가 나눠 먹는 셈이다. FDA의 총예산의 45%, 약품 승인 예산의 75%는 거대제약사들이 "심사료user fee" 명목으로 FDA에 내는 돈이다. CDC의 총예산의 45%는 백신을 구매하는 데 쓰이고 소속 관리들의 인사고과, 연봉, 승진은 백신 접종률을 얼마나 높였는지를 기준으로 평가된다. NIH가 국민 세금으로 지원하는 연구자금은 모조리 질병의 근본 원인을 규명하는 연구가 아니라 신약 연구개발에 쓰인다. 국립보건원이 국민 세금으로 지원하는 연구자금의 80%는 제약사와 이해관계가 있는 과학자들에게 지급된다.

1984년부터 거의 반세기 동안 NIAID를 장악해오다가 2022년 말 은퇴한 파우치는 소장으로서의 막강한 권력을 이용해 제약사의 폭발적인 성장을 촉진하고 정부 규제기관과 보건정책에 대한 제약사의 영향력을 강화했다. 파우치는 만성질환의 근본적인 원인을 규명한다는

NIAID의 설립 목적을 철저히 무시하고 제약사와 NIAID 관리들의 금전적 이해관계를 거미줄처럼 엮고 NIAID를 제약사의 산하 조직으로 전락시켜 제약사 외판원처럼 만들었다. NIAID와 제약사는 밀착연접 관계라 빛이 새 나갈 틈새도 없고, 어디까지가 제약사이고 어디서부터 NIAID가 시작되는지 구분하기도 어렵다.[1]

파우치는 자신이 주무르는 연간 예산 77억 달러 중 60억 달러를 전 세계에 연구비로 뿌리면서 과학자, 대학을 비롯한 각종 연구소, 과학 학술지들의 생사여탈, 연구주제와 연구 절차뿐만 아니라 연구 결과까지도 좌지우지했다. 파우치는 막강한 예산을 이용해 제약사의 이익을 위협하는 연구를 하는 과학자들에 대한 연구비 지원을 끊고, 그들이 학술지에 논문을 게재할 길을 틀어막고, 그들을 사이비 과학자로 몰아 학계에서 퇴출했으며, 파우치 자신이 추진하는 프로젝트를 지지하고 자신과 제약사의 이익을 증진하는 충성스러운 과학자들에게는 연구비를 지원하고 보건복지부의 핵심적인 위원회에 앉히는 등 후하게 보상했다.

설상가상으로 2012년에는 NIH 전체의 업무 윤리성을 감독하는 부서인 생명윤리국 국장을 크리스틴 그레이디Christine Grady가 맡게 되었는

---

[1] 한국은 미국의 식품의약국FDA, 질병예방통제센터CDC, 국립보건원NIH에 해당하는 기관의 영어 명칭에 K만 붙여서 각각 KFDA, KCDC, KNIH라고 일컫고 있고 미국 의료계의 치료표준 지침과 식단권장지침도 똑같이 따라 하고 있다. 한국의 미국 따라하기는 과연 공공 기관의 명칭에서 그치는지, 아니면 한국의 거대 식품회사, 거대 제약회사, 의료계, 과학계, 정부 규제당국의 관계도 미국처럼 금전적으로 인적으로 빛 샐 틈 없는 끈끈한 밀착연접 관계인지 한 번 파헤쳐 볼 필요가 있다. 거대제약사/가공식품 회사들로부터 정치자금을 받는 미국 정치인들, 그러한 기업들을 광고주로 둔 미국 주류언론(예컨대, 미국의 한 방송사 프라임타임 뉴스에 평균 22개의 광고가 붙는데 그중 17개가 제약사 광고다), 정권이 바뀔 때마다 정부 부서(농무부, 보건복지부, 국립보건원과 그 산하기관들, 식품의약국 등) 고위 관리들이 거대식품회사/거대제약사 고위 간부들과 자리를 맞바꾸는 미국의 회전문 인사도 한국이 얼마나 따라 하고 있는지 따져볼 일이다.

데, 이 여성은 바로 파우치의 부인이다. 파우치의 부인이 이끄는 생명윤리국은 파우치가 지원하는 임상실험을 비롯해 NIH 산하기관들이 실행하는 모든 임상실험에 대한 생명윤리 규정 준수 여부를 관리 감독한다. 남편이 하는 일을 그 부인이 객관적으로 관리 감독할 수 있을까.

파우치는 특허가 만료되거나 특허를 낼 수 없는 치료제, 영양, 자연적, 기능적, 통합적 의료는 폄하하고 특허출원이 가능한 의약품과 백신을 개발하고 홍보하는 편향된 성향을 지니고 있다. 그가 NIAID에 군림한 수십 년 동안 미국 제약사들은 마약성 약품 중독 위기를 초래했고, 미국 국민의 자가면역질환이 폭증했으며, 미국 국민은 세계에서 가장 의약품에 찌든 국민이 되었고, 다른 나라들에 비해서 훨씬 고가의 약값을 지불하고도 국민건강은 더 나빠지는 참사를 낳았다. 미국 인구의 70%가 적어도 한 가지 처방 약품을 복용한다. 처방 의약품 부작용과 의료과실은 미국에서 심혈관질환, 암에 이어 세 번째로 높은 사망원인이다.

제약사와 거대 식품사가 돈을 댄 날조된 연구자료를 바탕으로 정부 공직자와 과학자들이 정책을 만들면 의사들은 그 정책을 따른다. 이 복마전을 깨닫고 "정설"에 맞서게 된 의사들은 스스로 제약사의 고학력 약품 외판원이었음을 고백한다. 그리고 그런 깨인 의사들은 환자들을 진료하느라 너무 바빠서, 진단 지침을 따르지 않으면 금전적으로 경력상으로 불이익을 당하거나 의사면허증을 박탈당하게 되므로, 옳지 않은 줄 알아도 표준 진료지침을 따를 수밖에 없다는 의사들의 하소연은 비겁한 변명에 지나지 않는다고 말하면서 의사는 정책을 수호하기 위해서가 아니라 환자를 보호하기 위해서 존재한다고 덧붙인다.

현재 의료교육은 과학적 사실이 아니라 권위와 명성과 주관적 견해

와 업계의 금전적 이익이 토대다.[2] 근거가 빈약한 "정설"에 맞서게 된 의

2　국민의 건강보다 금전적 이익을 우선하는 의학계와 제약업계와 정부의 타락과 부패와 친밀한 관계를 보여주는 대표적인 사례를 두 가지 소개하겠다.

　　1) 2011년 명문 스탠퍼드 의과대학원은 교과과정을 개정한다는 명목으로 제약사 화이자Pfizer로부터 300만 달러를 받았다. 당시 의과대학원장 필립 A. 피조Philip A. Pizzo는 통증 전문가로서 마약성 진통제를 생산하는 화이자의 컨설턴트로 일하며 거액을 받기도 했다. 같은 해 국립보건원NIH은 마약성 진통제 지침을 마련하는 패널 업무를 피조에게 위임했고 피조는 패널 구성원 19명 중 9명을 마약성 진통제 제조사의 컨설턴트로 일한 이들로 채웠다. 피조가 이끄는 패널은 마약성 진통제 규제를 완화했고 그 결과 미국 저소득층의 마약성 진통제 중독이 급증하고 수많은 사망자를 낳았다.

　　2) 최근 글루카곤 유사 펩타이드-1Glucagon-Like Peptide-1, GLP-1 계열의 이른바 "비만 치료제" 오젬픽Ozempic과 위고비Wegovy가 주류언론에 대서특필되었다. 일론 머스크를 비롯한 유명인들이 소셜미디어에서 이 제품들을 긍정적으로 언급했다며 언론은 호들갑을 떨었다. 부작용을 언급한 언론은 하나도 없었다.

　　본래 혈당을 낮추는 당뇨 치료제로 쓰인 이 약물들은 위장관의 연동운동peristalsis을 느리게 하므로 음식이 위장관에 머무는 시간이 4~5배로 늘어나 음식이 위에서 발효하면서 발생한 가스가 올라와 입 냄새와 트림에서 악취가 진동하고 심하면 소화관이 마비돼 위험해질 수 있다. 이 약을 주입한 이들 중 70%가 2년 만에 자발적으로 주입을 중단하는데 그 이유는 구역질이 심하기 때문이다. 또한 이 약을 주입한 지 2년이 되면 주입 이전만큼 탄수화물에 대한 갈망이 예전처럼 강렬해진다.

　　이 약을 통한 체중 감량분의 40%는 근육과 뼈인데 이는 약을 중단하고 체중이 예전으로 돌아가도 영원히 회복되지 않고 체지방만 더 늘어 약을 쓰기 전보다 더 뚱뚱해진다. 계속 약을 쓴다고 해도 시간이 갈수록 약효가 떨어지므로 똑같은 효과를 얻으려면 점점 더 용량을 늘려야 한다.

　　오젬픽은 심각한 근육 손실로 인한 신체 쇠약과 조기 사망, 갑상선암, 신장 기능장애, 췌장염 등 심각한 부작용도 있다. 이미 심각한 부작용을 겪은 이들이 집단소송을 준비하는 움직임이 보인다. 그래도 오젬픽과 위고비를 제조하는 덴마크의 다국적 제약사 노보 노디스크Novo Nordisk는 눈 하나 깜짝하지 않는다. 제약사에게 법적 소송과 손해배상 비용은 매출로 벌어들이는 금액에 비하면 새 발의 피에 불과하기 때문이다.

　　제약업계는 그 어떤 산업계보다도 많은 로비 자금을 정치계에 뿌린다. 노보 노디스크는 매출의 90%를 미국에서 벌어들이며 미국 의회에 가장 많은 로비 자금을 뿌리는 기업으로 손꼽힌다. 노보 노디스크를 비롯해 제약사들로부터 엄청난 오비 자금을 받는 미국 의회는 오젬픽에 국민 세금으로 운영하는 저소득층 의료보험Medicaid과 고령층 의료보험Medicare을 적용

사들은 다음과 같이 말한다. 의료계 종사자는 교육을 받는 과정에서 대부분 권위자가 주는 정보를 읽고 암기하고 반복하고 금전적으로 보상을 받는 탄탄대로로 간다. 권위자가 주는 정보에 의문을 품고 진실을 파고드는 좁은 길은 험난하고 인적이 드물다. 후자의 경우 보상은커녕 오히려 처벌을 받고 퇴출당한다. 과학계의 "정설"에 대해 의문을 제기하기가 점점 어려워지면서 "정설"은 타성과 거짓의 무게에 짓눌려왔다. 과학적

하는 조항을 담은 비만 감소와 치료 법안을 상정했다.

미국에서 오젬픽Ozempic은 한 달 투약 비용은 덴마크의 10배인 1,600달러이고 평생 복용해야 한다. 현재 미국 인구의 70% 이상이 과체중이거나 비만이다. 이 법안이 통과되면 한 해에 국민 세금 3조 달러가 오젬픽을 구매하는 데 쓰이게 된다. 비만의 근본적인 원인을 뿌리 뽑지도 못하고 말이다. 3조 달러면 미국 국민 전체에게 1년 동안 하루 세끼 유기농 자연식품을 공급할 수 있다.

노보 노바티스로부터 거액을 기부받은 전미흑인지위향상협회NAACP를 비롯해 주요 인권단체들은 오젬픽에 보험을 적용하지 않는 행위는 "인종차별"이라며 의회에 압력을 넣고 있다. 바이든 정권이 임명한 차기 미국 식단권장지침 심사위원회 구성원의 4분의 1이 오젬픽 같은 이른바 "비만 치료제" 제약사와 이해관계가 있고 90% 이상이 가공식품업계와 이해관계가 있다.

제약사에 코가 꿰인 하버드 대학교, 국립보건원, 미국소아과학회 "전문가"들은 비만은 유전이므로 식단이나 의지력으로 극복하지 못한다며 약으로 치료해야 한다고 우기고 있다. 제약업계로부터 거액을 받아 챙기는 미국소아과학회American Academy of Pediatrics는 아동 비만 치료 지침에서 12세부터 오젬픽 처방을 권고하고 있고 이를 6세까지 낮추는 방안을 추진하는 등 아동들을 일찌감치 제약사의 평생 고객으로 만들려고 동분서주하고 있다.

비만 분야 최고 전문가인 하버드 대학교의 파티마 코디 스탠퍼드Fatima Cody Stanford 박사는 미국 TV 시사 프로그램 시청률 1위인 〈60 미니츠〉에 출연해 비만은 "뇌 질환이고 유전이라 식단과 운동으로 고칠 수 없다. 아동이 비만 징후가 보이자마자 바로 약물 치료에 들어가야 한다. 식단과 생활 습관 변화는 비만 치료에 실패한 비과학적인 방법이다."라고 떠들면서 미국소아과학회가 제약사로부터 받은 연구자금으로 심사한 연구자료를 인용한다. 그리고 그녀가 출연한 프로그램 앞뒤로 제약사들의 광고가 줄줄이 방송된다. 비만 치료제는 고지혈증 치료제인 스태틴의 뒤를 이어 제약사에게 황금알을 낳는 거위로 부상하고 있다. 비만이 유전이라면 왜 100년 전에는 비만인이 거의 없었을까?

미국 식품의약국FDA처럼 부패하고 기업에 포섭당한 규제당국이 승인하는 그 어떤 신약도 의심해야 한다. 대부분 약품의 부작용은 수년 또는 수십 년 동안 제대로 알려지지 않는데 이런 약을 남보다 먼저 복용하는 얼리 어답터early adopter는 인간 기니피그를 자청하는 셈이다.

방법은 실험 주체의 편향성과 고정관념, 연구비 지원 주체의 입김, 원하는 결과가 나오도록 설계된 실험과 데이터 조작 등으로 오염되었다.

2. 무오류의 종교로 변질한 의학계와 과학계

　미국의 대부분 연구소가 연구비를 마련하는 방법은 두 가지다. 정부가 원하고 지원하는 연구를 하든가 기업이 원하고 지원하는 연구를 하든가 둘 중 하나다. 그리고 정부가 원하는 바와 기업이 원하는 바는 대개 일치한다.

　대부분 대학 소속 연구소 소장들은 연구소를 운영하기 위해 끊임없이 연구비 지원 신청서를 써서 제출하고 연구비를 애걸해야 한다. 수많은 과학자가 이처럼 연구비를 애걸하느라 일주일에 40시간 이상을 소비한다. 정부가 지원하는 연구비는 과학자들에게 연구비를 승인하는 위원회가 중요하게 생각하는 주제를 연구하라는 무언의 압력이 된다. 중요한 연구주제는 당대 행정부의 기조基調가 결정하는데, 그 기조는 보통 기업의 의사를 반영한다.

　사람들은 과학 학술지는 객관적이고 불편부당하고 공정하다고 생각한다. 학계에서는 동료 학자들이 검토하고 심사하는 절차를 거친 논문을 가장 높이 평가하는데 이를 "피어-리뷰peer-review"라고 하며 과정은 다음과 같이 진행된다. 여러분이 운영하는 연구소에서 어떤 실험을 한 후 그 실험 과정과 결과에 대한 논문을 쓴다. 이 논문이 학술지에 실리면 향후 연구비를 지원받는 데 크게 도움이 된다. 논문을 학술지에 제출한다. 논문을 제출할 때는 논문 제출자가 자기 논문을 심사해줄 전문가나 동료 학자를 추천할 수 있는데, 논문 제출자는 주로 자신이 학회에서 만나 오랫동안 친분을 다져온 사람들을 추천하고 학술지는 보통 논문 제출자가 추천한 이들을 논문 심사위원으로 선정한다. 게다가 제약사가 지원한 임상실험 연구논문의 경우 논문 심사자는 가공하지 않은 원본 데이터는 제약사의 영업비밀이라 접근하지도 못한다. 의사들은 대부분 이 사실을 모른다. 연구 업계가 감추고 싶은 더러운 비밀이다. 이렇게 학술지에 실린 연구논문은 주류언론이 선정적인 제목으로 대서특필해 대중의 관심을 끈다.

"세계적으로 권위 있는" 학술지『뉴잉글랜드 의학 학술지NEJM』편집장을 지낸 마샤 에인절Marcia Angell 박사는 NEJM이 제약사 광고를 싣고 광고비를 받기로 결정하자 이에 항의하며 편집장을 그만두었다. 그녀는 학계에 만연한 부패와 언론의 꼭두각시 역할에 대해 다음과 같이 말한다:

"NEJM 편집장으로 일한 20년 동안 나는 산업계가 의학 연구에 행사하는 영향력을 직접 목격했다. NEJM의 주된 관심사는 질병의 원인과 치료에 관한 연구다. 그런데 이런 연구를 거대제약사들이 지원하는 사례가 점점 늘어나고 있다. 나는 기업이 연구 방법에까지 영향력을 행사하는 경우를 목격했다. 내가 처음 NEJM에 합류했을 때는 들어본 적도 없는 일이다. 거대제약사들이 자사의 제품이 좋은 제품으로 보이는 결과가 나오게 하려는 심사다....어찌 보면 학술지는 허세만 가득하고 실체는 겉모습과 전혀 다른 오즈의 마법사 같다. 학술지는 혁신의 원동력이 아니라 거대한 마케팅 기계다."

사람들은 대부분 과학계와 의학계는 객관적인 증거를 토대로 한 합리적인 사고를 중심으로 돌아간다고 생각한다. 그러나 과학계와 의학계도 특정한 주장이 정설로 굳어지면 그 정설을 중심으로 경력과 명성과 부를 쌓고 밥벌이를 하는 기득권층이 형성되고 기득권층은 그 기득권을 유지하기 위해 그 정설을 반박하는 주장이나 증거를 억누르거나 무시하고 그런 주장을 하는 이들을 협박하고 학계에서 매장하는 일이 벌어진다.

식단권장지침의 역사는 실증주의, 비판적 사고, 잘 구축된 단계적인 과학적 방법이 아니라 정치, 권력, 권위, 금전적 이해관계가 이른바 "과학적 합의"를 결정하는 현실을 잘 보여주는 사례다. 합의와 권위(제7일 안식일 예수재림교회, 홍보와 선동의 귀재 앤셀 키즈, 키즈의 전통을 이어가는 하버드 공중보건대학원의 월터 윌렛, 국립보건원과 그 산하 기구들, 식품의약국, 미국심장협회, 미국당뇨협회, 미국 영양학협회, 세계보건기구)에의 호소는 정치와 종교의 영역이지 과학의 영역이 아니다.

과학은 소란스럽다. 실증적 진실은 회의와 반론을 자양분 삼아 논쟁이라는 토양을 비옥하게 만들어야 열매를 맺는다. 역사상 가장 위대한 과학적 개가는 처음에는 "과학적 합의"의 조롱을 받았다. 과학은 다수의 합의나 다수결로 결정하는 민주주의가 아니다. 과학에서는 실제로 검증 가능한 결과를 얻은 단 한 명만 옳으면 된다. 역사상 가장 위대한 과학자들이 위대한 까닭은 바로 정설로 바위처럼 굳어진 합의를 객관적 증거로 깨부쉈기 때문이다. 과학에서 합의란 없다. 합의를 토대로 한 과학은 과학이 아니라 과학주의scientism라는 이름의 종교이념이다.

과학은 무오류의 확신에 찬 현대판 종교가 되었다. 과학자들은 절대 진리를 독점한 대사제가 되어 새로운 교리를 전파하고 '우리가 권위자이니 무지한 평신도들은 우리 말을 따르라.'라고 외친다. 오만과 근거 없는 확신은 과학의 죽음이다. 과학은 끊임없이 회의하고 틀렸는지 검증하는 과정이며 늘 겸허한 자세로 자신이 틀릴 가능성을 배제하지 않는 게 진정한 과학자의 자세다. 그렇지 않으면 과학은 갈릴레오 갈릴레이를 종교재판에 끌어내 지동설 포기를 강요한 로마교황청과 다를 바 없다.

권력과 권위와 금전적 이해관계로 얽혀있는 정부 규제당국, 과학계, 의료계, 제약업계 등 상층부가 그동안 실행해온 식단 관련 공중보건 정책이 잘못됐음을 인정하고 개과천선해 자발적으로 정책을 바꿀 가능성은 희박하다. 우리가 밑에서부터 혁명을 일으키고 점점 더 많은 사람이 깨어나 정부의 식단권장지침을 무시하는 운동에 동참해 우선 의사들이 바뀌게 만들고 결국 식단권장지침을 만드는 상층부도 변하지 않고는 버틸 수 없게 만드는 상향식 변화가 필요하다.

3. 정설에 맞선 이설 유포자들에 대한 응징

식단권장지침과 영양학 분야는 산업계와 이해관계를 같이 하는 국립보건원을 비롯한 관련 정부 기관, 농무부, 미국심장협회 등의 극소수 인사들이 어떤 의제를 밀어붙일지 결정하고 좌지우지해왔다. 미국뿐 아니라 영미권 대부분 나라가 그렇다. 그 밖의 다른 나라들도 그리 다르지 않으리라 미루어 짐작한다. 주류의 의제에 동의하지 않는 학자들은 의료계와 과학계에 발붙이기가 어려워지므로 식물성 식품 위주의 고탄수화물 저지방 식단을 비판하기가 매우 힘들다.

육식 위주의 식단이 건강을 증진한다는 과학적 증거가 매장되고 그런 주장을 하는 학자들이 매도당하는 이유는 이 식단이 분명히 건강을 증진한다는 정보의 확산을 막아야 하기 때문이다. 그래야, 학계, 정부 기관, 각종 전문가협회에 거액을 지원하는 가공식품업계와 제약업계의 수익을 갉아먹는 사태를 막을 수 있다. 식단으로 건강을 유지하거나 병을 치료하는 방법은 첨단 장비도, 비싼 약도, 수술도 필요 없다. 이득을 보는 이는 오로지 그 식단을 하는 당사자들뿐이지만 손해 보는 이들은 많다.

1) 게리 펫키Gary Fetkke

호주의 정형외과 의사 게리 펫키Gary Fetkke는 당뇨로 신체 일부를 절단해야 하는 당뇨환자나 관절이 망가져 인공관절로 교체해야 하는 비만 환자의 수술을 주로 한다. 하지만 그는 자신을 찾아온 환자들을 상대로 무조건 수술을 하지 않고 먼저 환자들이 저탄고지 식단으로 건강을 회복해 수술할 필요가 없도록 하는 선택지를 환자에게 제시하고 이를 실천하는 환자들이 수술이 불필요해지는 정도까지 건강을 회복시키는 등 놀랄만한 효과를 본다.

그러던 어느 날 그는 자신의 환자들에게 하루 세 번 아이스크림을 후식으로 제공하는 병원 측에 강력히 이의를 제기했지만, 병원 영양사들은 정부의 식단권장지침을 따를 뿐이라며 완강히 맞섰고 영양사들은 펫키 박사가 정부 지침을 어기고 저탄고지 식단을 환자에게 권한다며 그를 호주 보건전문직규제청Australian Health Practitioner Regulation Agency, AHPRA의 징계에 회부 했다. 2년 이상 계속된 이 조사에서 펫키 박사는 '주의'하라는 경고와 함께 "특히 당뇨 관리나 암 예방/치료와 영양의 연관성에 대한 구체적인 조언이나 권고를 삼가라."라는 명령을 받았다.

펫키 박사에 대한 심사가 진행 중이던 2018년 네슬레, 켈로그 등 미국 거대 식품기업의 호주지사 최고경영자들이 주고받은 이메일 600쪽이 폭로되었는데 저탄고지 식단으로 시리얼 업계의 매출과 수익을 끌어내린 요주의 인물 7명을 거론한 이메일에는 의사로서는 유일하게 펫키 박사도 포함되어 있었다. 이 최고경영자들은 언론과 잡지 등 대중매체를 총동원해서 펫키 박사를 사회적으로 매장할 방법을 모의한 사실도 이메일을 통해 드러났다.

펫키 박사의 징계 심사에는 당시에 시리얼 제조사에서 일한 영양학계의 고위인사가 참여했다. 명백한 이해충돌이었다. 미국과 마찬가지로 호주에서도 곡물, 시리얼 등 가공식품 업계가 식단권장지침을 만드는 호주 영양사협회에 재정적 지원을 하고 영양사협회는 그 보답으로 설탕과 시리얼이 건강에 좋다고 홍보한다. 펫키 박사는 징계 심사에 회

부된 지 3년 만에 모든 혐의를 벗었고 AHPRA로부터 공식적인 사과를 받았다.

2) 티모시 녹스Timothy Noakes

남아프리카공화국 케이프타운 대학교에서 운동과 스포츠 과학[3] 교수로 평생 재직한 티모시 녹스 박사는 지금까지 70여 차례 마라톤과 울트라마라톤을 완주한 열성적인 마라톤 러너다. 녹스 박사는 체력이 전성기이던 시절인 2002년 출간한『달리기에 관한 지식Lore of Running』이라는 저서에서 초일류 운동선수들이 최고의 기량을 유지하려면 에너지원으로 탄수화물을 대량 섭취해야 한다고 주장했다. 녹스 박사는 나이가 들어서도 여전히 마라톤을 뛰고 활동적인 생활을 했지만 뜻밖에 2형 당뇨 진단을 받았고 저탄고지 식단을 주장하는 과학자들의 저서를 읽고 나서 공개석상에서 그동안 자신이 해온 주장이 완전히 틀렸다고 시인하고 자신의 저서에서 그런 주장을 한 부분을 찢어버렸다.

2013년 녹스 박사는 인슐린 저항성이 2형 당뇨, 고혈압, 심혈관질환, 암 등 대부분 만성질환의 주범이고 이런 질병들을 고치는 약물은 없으나 저탄고지 식단으로는 충분히 극복할 수 있다고 공개적으로 주장했고 2014년 그러한 내용을 담은『진짜 식사 혁명The Real Meal Revolution』이라는 책을 공동 저술했다. 이 책은 식물성 식품 위주의 고탄수화물 저지

3　　스포츠 과학/의학도 가공식품 업계가 막강한 자금을 지원하는 분야다. 실제로 직업운동선수 가운데는 육식하는 이들이 상당히 많지만, 기업 후원이 떨어져 나갈까 봐 공개적으로 밝히지 않는다. 녹스 박사도 탄수화물을 찬양할 때는 기업들로부터 막대한 연구자금을 지원 받았지만, 자신의 주장이 틀렸음을 공개적으로 시인한 후에는 기업의 연구자금 지원이 완전히 끊겼다.

방 식단을 주장하는 주류 학계와 정부 관계기관과 거대제약사의 심기를 대단히 거슬렀다. 결국 녹스 박사는 연구비 지원이 끊겼고 수십 년 재직한 케이프타운 대학교도 그와 거리를 두기 시작했다.

2014년 녹스 교수는 트위터[4]에서 모유 수유 중인 산모가 저탄고지 식단을 해도 괜찮은지 묻는 한 젊은 주부에게 "아기는 건강에 좋은 고지방 모유만 먹는다. 아기가 젖을 뗀 후에는 저탄고지 식단으로 바꾸라." 라고 답글을 달았다. 이 트윗을 읽은 남아프리카 영양사협회Association of Dietitians in South Africa 회장은 녹스 박사가 "넘지 말아야 할 선을 넘었다." 라며 즉시 그를 "남아프리카 보건 전문직 위원회Health Professions Council of South Africa, HPCSA에 고발하겠다."라고 트윗을 날렸다.

2015년 센테니얼 토론Centennial Debate 주최 측은 녹스 교수와 앞서 언급한 "여성 건강구상WHI" 연구 조사를 총지휘한 자크 러소 박사를 초청해 토론을 열었다. 과학적 증거로 무장한 녹스 교수는 만만한 상대가 아니었다. 흥미롭게도 토론이 끝난 후 케이프타운 대학교의 "자크 루소 Jaques Rouseau"라는 인물이 온라인에서 녹스 교수가 과학적 방법론을 무시하는 무책임하고 비윤리적 사이비 과학자라며 인신공격하는 블로그를 쓰기 시작했는데 알고 보니 자크 러소의 아들이었다. 이미 영양사협회에 고발당해 곤경에 처한 녹스 교수의 몰락을 앞당기려는 모의였다.

녹스 박사와 그와 트윗을 주고받은 젊은 산모는 의사와 환자 관계도 아니었으므로 의사로서의 직무위반도 아니었고 저탄고지 식단이 위험하다는 그 어떤 과학적 증거도 없으며 아동의학협회는 동물성 식품을 규칙적으로 섭취하라고 권장하고 있다. 녹스 박사는 과학적 증거는 자

---

4   소셜 미디어 트위터Tweeter는 일론 머스크가 인수한 후 'X'로 명칭이 바뀌었다.

신의 편이므로 증거를 위원회에 제출하기만 하면 이긴다고 확신했다. 고발인 측 변호인은 녹스 박사가 과학적 증거를 제출하지 못하게 방해했지만, 다행히 녹스 박사 징계 심사 공청회를 주관한 위원회 위원장 조안 애덤스Joan Adams는 녹스 박사의 증거 제출을 허락했고 공청회에서 피고발인 녹스 박사 측 변호인과 증인들이 예상하지 못한 질문은 없었다.

공청회에서 녹스 박사 측 변호인들과 증인들은 모두 건강하고 활력이 넘쳤지만, 고발인 측 변호인과 증인들은 공청회 내내 코카콜라를 들이켰고 3명은 공청회 중 졸기도 했다. 녹스 박사를 고발한 영양사는 몸이 아파 재판 도중 재판정을 나간 뒤 다시는 재판에 참석하지 않았다. 녹스 박사의 징계 심사 공청회는 서로 자기주장을 뒷받침하는 과학적 증거를 제시하면서 공방을 주고받는 대화의 장이어야 했지만, 마치 재판정 같았다. 그러나 4년에 걸친 지루한 공방 끝에 위원회는 녹스 박사는 잘못이 없다는 결정을 내렸다.

녹스 박사는 "내가 억울하게 곤경에 처하면 나로부터 달아나는 사람과 내게 달려오는 사람이 있다. 곤경에 처하면 전자와 후자를 명백히 구분해주고 삶에서 어떤 사람과 어울려야 할지 깨닫게 해주는 이점이 있다."라고 말한다. 녹스 박사는 결국 케이프타운 대학교에서 쫓겨났지만, '녹스 재단The Noakes Foundation'을 설립해 여전히 열정적으로 연구를 이어가고 있다.

3) 조지아 이드Georgia Ede

정신질환 치료에 키토제닉 식단을 도입해 놀라운 성과를 보인 조지아 이드 박사는 의과대학원 재학 당시 그리고 정신과 수련의 4년 동안 교육 과정에서 식단이나 영양이 단 한 번도 깊이 다뤄지지 않았다고 고백한다. 하버드 대학에서 6년 동안 학생과 교직원을 대상으로 저탄수화물/키토제닉 식단을 정신과 치료에 도입해 환자들의 호응과 지지를 얻고 성과를 본 이드 박사는 학내 보건 담당 최고 관리자가 교체되면서 정신과 치료 관행에서 벗어나는 그러한 치료 방식을 중단하라는 지시를 받았고 결국 사직했다.

여자대학교 스미스 칼리지Smith College로 자리를 옮긴 이드 박사는 학생이 진료받으러 올 때마다 어떤 식단을 하고 있는지 물었다. 환자들 가운데 대다수가 비건이나 채식주의자였고 그 이유는 건강이 아니라 동물의 생명을 존중하기 위해서였다. 그리고 학교 식당에서 급식으로 대부분 끼니를 해결하는 학생들은 가공식품을 대량 섭취하고 있었다. 이드 박사는 스미스 칼리지에서 학생들을 진료한 5년 동안 영양상태가 양호하거나 식단에 동물성 식품을 추가할 의향을 보이는 환자는 단 한 명도 만나지 못했다.

이드 박사에 따르면, 대학가에는 집중력이 떨어져서 학업에 지장이 생기자 ADHD 치료제로 쓰이는 리탈린Ritalin 같은 약물을 복용하는 학생들이 상당히 있다. 이런 약물은 당장은 집중력을 높이는 효과를 보일지 몰라도 내성과 의존성이 생기고 고도의 집중력과 고도의 산만함을 오락가락하는 심각한 부작용이 있으며 식생활, 수면의 질, 스트레스 등 주의가 산만해진 근본적인 원인을 제거하지 않으므로 이 약을 먹으면 결국 평생 약에 의존하게 될지도 모른다.

4) 맬컴 켄드릭Malcolm Kendrick 외 다수

식이 콜레스테롤이 심혈관질환의 원인이고 이를 예측하는 지표가 LDL이라는 "정설"은 의학계에서 아무도 건드리지 못하는 성역이다. 이

"정설"을 둘러싸고 어마어마한 학문적 금전적 이권이 구축되어있기 때문이다. 내심 식이 콜레스테롤-심혈관질환 가설이 근거가 빈약하다고 생각하는 의사와 과학자들이 상당히 많지만, 공개적으로 주장할 엄두를 내지 못한다.

이 "정설"을 토대로 수십 년 동안 학자들은 학계에서 명성을 쌓고 연구비를 지원받고 밝은 미래를 보장받아왔으며 제약사는 고지혈증 약을 팔아 수조 달러의 수익을 올려왔다. 황금알을 낳는 이 거위의 깃털이라도 건드렸다가는 사회적으로 매장된다. 정설을 반박하는 전문가들은 학계에서 연구비 지원이 끊기고 일자리를 잃고 학회에 초청받지 못하고 학술지에 논문이 실리지도 못하고 주류언론의 집중적인 공격의 표적이 되어 평생 어렵게 쌓은 평판이 가루가 된다. 식이 콜레스테롤-심혈관질환 "정설"을 반박해 혹독한 대가를 치르고 있는 이들을 소개한다.

맬컴 켄드릭 박사는 의과대학원 다니던 시절, 스코틀랜드가 유럽에서 포화지방을 가장 많이 섭취하는 프랑스의 다섯 배가 넘는 세계 최고의 심혈관질환 발생률을 보이는 사실에 의문을 품었다. 유럽 지역을 살펴보니 프랑스와 스위스는 유럽 지역에서 포화지방 섭취율이 각각 1위와 2위지만 심혈관질환 발생률은 가장 낮았다. 한때 우크라이나는 포화지방 섭취율이 유럽 지역에서 가장 낮은데 심혈관질환 발생률은 가장 높았던 적도 있다. 그가 유럽 여러 나라를 총체적으로 살펴보니 포화지방 섭취율과 심혈관질환 발생률은 상관관계조차 없었다. 오히려 포화지방 섭취율이 높을수록 심혈관질환 발생률은 낮은 역 상관관계가 나타났다.

켄드릭 박사는 이 정설에 감히 혈전생성가설Thrombogenic Hypothesis이라는 이설을 제기했다는 괘씸죄에 걸려 온라인 백과사전 위키피디아Wikipedia 편집자들로부터 거짓 정보를 유포하는 "듣보잡 인물fringe figure"이라는 모욕을 당하고 웹사이트에서 삭제되었다. 켄드릭 박사는 또 자신을 "스태틴(고지혈증 치료제)을 부정하는 자Statin denier"라고 일컬은 영국 언론을 명예훼손으로 고소해 소송을 진행 중이다. 마치 "홀로코스트를 부정하는 자Holocaust denier"처럼 엄연한 사실을 부정하는 정신 나간 사람이라는 뉘앙스를 풍긴다.

혈전 생성 가설은 최근에 등장한 가설이 아니다. 이 가설은 1852년 오스트리아의 의사이자 병리학자인 카를 폰 로키탄스키Karl von Rokitansky가 최초로 제시한 이후 170여 년 동안 꾸준히 제기되었지만, 식이 콜레스테롤-심혈관질환 가설에 억눌려 거의 알려지지 않았다. 자신의 연구 논문을 실어줄 학술지를 찾지 못한 켄드릭 박사는 출간을 선택했다. 혈전 생성 가설을 집대성한 『콜레스테롤 대사기극The Great Cholesterol Con』과 『점점 커지는 혈전The Clot Thickens』이 바로 그 책이다.

1970년대에 하버드 대학교의 킬머 매컬리Kilmer McCully 박사는 유전적인 요인으로 호모시스티인Homocysteine 수치가 비정상적으로 높은 사람들에게서 심혈관질환 발생률이 높다는 사실을 밝혔다가 하버드에서 쫓겨났고 다른 대학교에서 일자리를 구하려 하자 하버드 대학교의 "콜레스테롤 마피아"가 그가 응모한 대학교에 연락해 그를 채용하지 말라고 협박하는 등, 온갖 고초를 당했다. 현재 의학계는 호모시스티인을 독립적인 심혈관질환 위험요인으로 인정하고 있다.

호주의 언론인 마리앤 디마시Maryanne Demasi 박사는 포화지방은 심혈관질환을 일으키지 않으며 스태틴은 효과를 무색하게 하는 심각한 부작용을 일으킨다고 주장했다가 일자리를 잃었고 전방위로 무자비한 공격을 받았다. 호주방송국ABC은 디마시가 박사학위를 날조했으므로 학위를 박탈해야 한다고 거짓 보도를 하며 길길이 뛰었다.

핀란드의 한 TV 방송국은 "전문가들"을 출연시켜 식이 콜레스테롤-심혈관질환 가설을 비판한 우페 라브스코프Uffe Ravnskov의 저서 『콜레스테롤 낭설The Cholesterol Myths』⁵을 불태우게 하고 그 광경을 생방송으로 내보냈다. 기원전 3세기 중국 진시황이 사상을 통제하기 위해 서적을 불태우고 유생들을 생매장했던 분서갱유가 20세기에 선진국에서 버젓이 벌어졌다.

---

5   이 책은 인터넷에서 무료로 PDF파일로 다운로드 할 수 있다.

4. 정설에 맞서는 이설로 발전해온 의학계와 과학계

세균이 발견되기 훨씬 전인 19세기 중엽, 헝가리 의사 이그나츠 세멜베이스Ignaz Semelweis가 근무하는 병원에서는 의사들이 분만 중 사망한 산모들을 부검하고 나서 곧바로 분만 중인 다른 산모에게 달려가는 통에 신생아들이 세균에 감염되어 열이 치솟는 일이 다반사였다. 해결책을 고민하던 세멜베이스는 의사가 손만 씻어도 신생아 발열 발생 건수가 줄어든다고 주장했다. 하지만 당시 의사들은 그의 조언을 따르기는커녕 그를 조롱했다. 자기가 돌보는 환자를 자기 손으로 죽이고 있다는 사실을 받아들이기 힘들었기 때문이다. 당시 의사들이 그의 조언을 따랐다면 발열로 사망하는 신생아 82%는 살릴 수 있었다. 세멜베이스 박사가 자기주장을 굽히지 않자 동료 의사들은 그를 정신병원에 강제로 입원시켰고 세멜베이스 박사는 정신병원 경비에게 구타당한 후 입은 상처가 썩어들어 14일 만에 사망했다.

현재 식단 권장지침과 공중보건 정책을 만들거나 표준 진료지침을 따르는 이들의 사고방식도 세멜베이스의 조언을 무시한 의사들의 사고방식과 비슷하지는 않을까. 자기들이 수많은 사람의 건강을 훼손해왔다는 현실을 받아들이기 너무 고통스러워 증거를 못 본 척하는 인지 부조화 상태에 놓이지는 않았을까.

헬리코박터 파일로리Helicobacter pylori 균이 위장관gastrointestinal tract 상

부에서 염증성 궤양을 일으킨다는 사실을 발견해 2005년 노벨의학상을 수상한 배리 J. 마셜Barry J. Marshall과 J. 로빈 워런J. Robin Warren의 인연은 시사하는 바가 크다. 소화기 과에서 수련의 과정을 시작하기 직전이던 젊은 의사 배리 마셜은 석사논문을 써야 했다. 병원에는 세균이 궤양을 일으킨다는 황당한 이론을 주장하는, 모두가 멀리하는 로빈 워런이라는 괴짜가 있었다. 마셜은 워런에게 다가가 두 시간 동안 그의 얘기에 귀를 기울였고 그가 멍청이가 아님을 깨달았다. 그리고 의기투합해 함께 연구에 매진한 두 사람은 20년 후 노벨의학상을 받았다.[6]

마셜과 워런이 여느 의과대학원에 몸담았다면 선배 의학박사들로부터 '자네 주장은 완전히 틀려. 궤양의 원인이 뭔지는 이미 다 알려진 사실이야. 그런 연구는 당장 집어치워.'라는 잔소리나 들었을 게 뻔하다.

---

6 원숭이의 위장관은 인간의 위장관과 달라서 헬리코박터 파일로리 균에 감염되지 않았다. 따라서 영장류 실험을 할 수 없었던 마셜 박사는 자기가 직접 헬리코박터 파일로리 균을 마셔 궤양을 일으킨 다음 식도에 튜브를 삽입해 자기 이론을 증명했다. 헬리코박터 파일로리 균이 발견되기 전 의료계는 위궤양 환자들에게 위와 연결된 미주신경vagus nerve을 절단해 위산 분비를 줄이는 미주신경 절단술vagotomy을 했다. 식도, 위, 생창자duodenum와 연결된 미주신경 절단은 장의 건강을 망치는 지름길이다.

병원은 이 수술로 짭짤한 수입을 올렸으니 두 사람의 발견이 못마땅했을지도 모른다. 환자의 건강을 우선하는 병원이 그럴 리가 없다고? 병원은 이타적인 자선단체가 아니라. 돈을 벌어야 하는 사업체. 병원에 고용된 의사들은 환자의 완치율이 아니라 단위시간 당 환자를 몇 명 진료하고 처방전을 몇 개 쓰고 수술을 몇 건이나 했는지를 바탕으로 평가받는다. 업무의 질이 아니라 양으로 보상받는다는 뜻이다.

육식 식단 공동계에서 유명한 미국 정형외과 의사 선 베이커Shawn Baker는 인공관절 수술이나 다리를 절단하는 수술을 앞둔 환자에게 무작정 수술을 하지 않고 먼저 육식 식단을 권했는데, 증상이 호전돼 수술이 필요 없어지는 환자들이 꽤 생겼다. 수술에서 비롯되는 수입이 줄자 그가 근무하는 병원 측은 그에게 수술을 앞둔 환자들에게 식단에 관해 조언하지 말라고 경고했다. 결국 그는 징계에 회부되고 의사면허를 중지당했다가 천신만고 끝에 되찾았다. 그는 주류 의학계를 벗어나 2019년 레베로Revero라는 단체를 공동 창립해 만성질환 환자들을 육식 식단으로 치료하고 있다.

그리고 두 사람은 획기적인 성과를 낼 연구를 포기하고 노벨상을 받지 못했을지 모른다. 그러나 다행스럽게도 그들이 소속된 대학은 새로운 사고에 열린 연구 분위기였기에 두 사람이 마음껏 연구를 진행할 수 있었다. 오늘날 학계의 분위기와는 완전히 딴판이었다.

5. 어느 평범한 의사의 화려한 변신

영국 북부 지역에서 1986년에 의사의 길에 들어선 데이비드 언윈 David Unwin 박사는 2012년까지 동료 의사들과 함께 병원을 개원해 환자를 진료했다. 영국의 의료보험체계는 의사들이 정부 관련 기관이 제시한 진료지침을 엄격히 따르도록 규제하고 그러한 지침을 잘 따를수록 금전적 보상도 큰 구조다. 언윈 박사도 그러한 지침을 잘 따랐고 따라서 기존의 틀 안에서 표면적으로는 성공한 의사처럼 보였다.

언윈 박사는 의사로서 최선을 다했지만 아무리 환자들 치료에 성의를 다해도 환자들의 건강이 나아지는 기미가 보이지 않았다. 그가 의사 생활을 시작할 때 9,000명 중 57명이었던 당뇨환자는 470명으로 8배가 늘었다. 의사 생활 25년째 접어들어 은퇴 시기가 다가오자 지난날을 돌이켜보게 된 언윈 박사는 자신이 당뇨 증상을 완화해준 환자가 단 한 명도 없다는 사실을 깨달았다. 그는 여느 의사들과 마찬가지로 당뇨는 점점 악화하는 만성질환이고 약을 처방해 진행을 늦추는 방법밖에 없다고 생각했다.

그러던 중 한 여성 환자와 나눈 대화가 의사로서 그의 인생에 전환점이 되었다. 그 환자는 언윈 박사가 처방한 약을 거부하고 저탄고지 식단으로 혈당이 정상을 회복하고 체중도 20kg 줄였다. 그녀는 언윈 박사에게 "박사님, 당뇨 환자에게 설탕이 나쁜 건 당연히 아시죠."라고 물었고 언윈 박사는 그렇다고 답했다. 그러자 그녀는 "하지만 저를 진료하시는 그 긴 세월 내내 빵, 시리얼, 곡물, 파스타, 과일도 당이라는 얘기는 한 번도 하신 적이 없어요. 박사님이 정말 의사 자격이 있으신지 의문이 듭니다."라고 뼈있는 말을 덧붙였다. 언윈 박사는 할 말이 없었다. 사실이었으니까. 그 환자는 저탄고지 식단으로 자기 남편의 당뇨 진행도 역전시켰다.

언윈 박사는 그녀가 저탄고지 식단을 하는 당뇨환자 4만여 명이 모인 온라인 공동체 회원이라는 사실을 알고 그 사이트에 들어가 보았다. 언윈 박사는 저탄고지 식단으로 당뇨를 극복한 성공사례들을 보고 놀라는 동시에, 이들이 이룬 성과를 무시하고 꾸짖는 의사들에 대한 분노에 찬 이야기들을 접하고 매우 착잡하고 침통했다.

어느 날 언윈 박사의 부인인 임상심리학자 젠 언윈Jen Unwin 박사가 그에게 물었다. "당신, 은퇴하게 된 기분이 어때요?" 언윈 박사는 "잘 모르겠어요. 좀 실망스러워요."라고 답했다. 언윈 여사는 "은퇴하기 전에 우리 같이 좋은 일 한 가지 하면 어떨까요? 당신이 제일 돕고 싶은 사람들이 누군가요?"라고 물었다. 그가 제일 돕고 싶은 사람들은 비만과 2형 당뇨 환자들이었다.

언윈 박사는 동업자인 동료 의사들에게 양해를 구하고 정규 진료 시간을 피해 의료 시설을 쓰기로 하고 부인 젠 언윈 박사와 함께 무보수로 환자들을 돌보기로 했다. 전당뇨 단계인 젊은이들이 걱정스러웠던 언윈 박사 부부는 이 젊은이들을 20명 정도 그룹으로 만들어 저탄고지 식단에 관한 책을 한 권씩 사주고 저탄고지 요리강좌를 열었다. 환자들은 단시일 내에 눈에 띄게 증상이 호전되었고 서로서로 격려하고 돕기도 했으며 언윈 박사에게도 따뜻하게 대했다. 언윈 박사는 정말 즐거웠다. 언윈 박사가 하는 일은 입소문을 통해 당뇨 환자들에게도 알려졌고 그들도 언윈 박사의 치료를 받고 싶다고 찾아왔다.

언윈 박사는 혈당 개념에 익숙하지 않은 환자들을 위해 당이 어디서 비롯되는지 쉽게 설명할 방법을 고민했고, 전문가의 도움을 받아 당지수GI를 설탕의 분량으로 치환해 800여 가지의 식품에 각각 설탕이 작은 술로 얼마나 들었는지 쉽게 이해할 수 있는 목록을 만들었다. 예컨대 쌀밥 한 공기인 150g과 통곡물 식빵 한 조각인 30g에는 각각 설탕 10작은 술과 3작은술에 상응하는 당분이 들어있다. (〈부록〉 표 5 참조)

언윈 박사가 저탄고지 식단으로 치료한 환자들에게서는 지방간이 사라지는 등 간 기능이 40~50% 정도 개선되는 변화가 가장 먼저 나타났다. 고혈압도 개선돼 그동안 복용하던 고혈압 약을 중단하는 환자들도 꾸준히 늘었다. 체지방과 체중감소는 두말할 필요도 없었다. 피부도 좋아졌다. 체중이 줄고 건강해지니 활력이 넘쳐 자발적으로 운동을 하는 환자들도 늘어났다. 언윈 박사 부부의 이러한 헌신적인 노력과 환자들의 적극적인 동참으로 저탄고지 식단을 한 환자들 가운데 45%가 당뇨 진행이 역전되었다. 언윈 박사가 의사 생활 25년 동안 당뇨 환자에게 약물을 처방하면서 단 한 번도 일어난 적이 없는 일이었다.

환자들의 건강이 호전됐다는 검사 결과가 쏟아지자 언윈 박사는 자신이 하는 일이 옳다고 확신했지만 이를 세상에 증명하려면 자료들을 잘 정리하고 축적해야 하므로 20명의 학자에게 도움을 청했고 그 중 한 사람이 응했다. 통계학 전문가인 로이 테일러Roy Taylor 박사의 도움을 받아 언윈 박사는 자료를 정리했고 이 자료를 세상을 설득하는 데 사용했다.

언윈 박사의 진료 방법은 공중보건 전문가들의 심기를 대단히 불편하게 했다. 언윈 박사가 당뇨 관련 중요한 학회에 참석해 논문을 발표한 적이 있는데, 그 자리에 참석한 의사들이 자리에서 벌떡 일어나 언윈 박사에게 당신은 환자들을 위험에 빠뜨리고 그들의 건강을 해치고 있다며 진료를 당장 중단하라고 외쳤다. 언윈 박사의 이름만 들어도 등을 돌리는 이들도 있었다.

어느 날 언윈 박사가 처방한 약을 환자에게 내어주는 약사가 연락을 해왔다. 약사는 언윈 박사가 처방하는 약 용량은 다른 의사들이 처방하는 약의 평균치 용량보다 훨씬 적을 뿐 아니라 1,000명당 치료비가 가장 저렴하다면서 언윈 박사가 해마다 당뇨약 중단으로 줄이는 비용이 40,000파운드(한화로 약 6,730만 원)에 달한다고 전했다. 환자에게 약이나 처방해주면서 생활방식의 변화로는 당뇨를 못 고친다고 믿었던 언윈 박사는 지금은 약 처방이 아니라 환자의 생활방식을 바꾸는 데 집중하고 있다.

그렇다고 언윈 박사가 환자들에게 저탄고지 식단을 강요하지는 않는다. 그는 현재의 생활방식을 그대로 유지하면서 약물을 복용할지, 아니면 저탄고지 식단으로 바꾸고 약을 끊을지 환자들에게 선택지를 준다. 그런데 그가 진료한 환자 가운데 약물 복용을 선택한 환자는 지금까지 단 한 명도 없었다. 그러한 선택지를 주지 않고 약만 처방하는 의사에게 진료를 받는 환자들 가운데 저탄고지 식단을 하고 싶은 이들에게 언윈 박사는 이렇게 조언한다. "담당 의사를 바꾸기란 쉽지 않다. 여러분을 진료하는 의사한테 '저탄고지 식단이 효과가 있다는 자료를 본 적이 있는데, 약을 먹기 전에 몇 달 정도 시도해 볼 테니 도와주겠냐, 오히려 검사 결과가 나빠지면 약을 먹겠다'라고 말해보라." 또한 언윈 박사는 의사들에게 "생리적 현상을 환자가 이해하기 쉽게 풀어서 설명하고 조언해주면 환자는 그 조언을 받아들일지 말지 결정할 능력이 있고, 어떤 결정을 하는 게 좋을지는 의사보다 환자 본인이 훨씬 잘 안다."라고 조언한다.

언윈 박사의 환자들 가운데는 상태가 호전돼 2형 당뇨 약물 복용을 중단하는 사례들이 지금도 꾸준히 늘고 있고 언윈 박사는 환자들에게 각종 검사 결과가 개선됐다는 희소식을 전해줄 때면 정말 신바람이 나고 환자의 주치의로부터 놀랍다며 격려하는 전화도 끊이지 않는다. 그는 환자에게 일방적으로 약을 처방하고 지시하던 예전보다 환자들과 소통하고 협력하는 지금이 훨씬 즐겁다. 수년 전 은퇴할 예정이었던 언윈 박사는 "의사 생활을 시작한 이후로 그 어느 때보다도 60을 훌쩍 넘은 지금 환자들을 진료하는 일이 보람 있고 즐겁다. 이렇게 즐거우리라고는 꿈에도 생각지 못했다."라고 말한다.

저탄고지 식단으로 환자들을 치료하기 시작한 초창기에는 동료 의사들에게 손가락질받고 외면당했던 언윈 박사는 헌신적인 노력을 인정받아 2015년 영국 가정의학협회로부터 당뇨/비만 환자와의 소통과 협력 치료 부문에서 최고라는 평가를 받았고, 2016년에는 영국 국립의료서비스National Health Service, NHS로부터 "올해의 혁신가" 상을 받는 영예도 누리게 되었다. 그리고 지금은 언윈 박사의 뒤를 따르는 의사들도 많이 늘었다.

6. 의학계/과학계에 쿠데타를 일으킨 두 언론인

과학자가 자기 전문분야에서 믿을만한 지식을 구축해야 한다면 언론인은 자기가 취재하는 분야에서 믿을만한 정보를 제공해야 한다. 언론인이 그 사명을 완수하는 두 가지 방법이 있다. 해당 분야를 이끄는 전문가들에게 정보를 얻어 그들의 주장을 바탕으로 기사를 쓰는 방법이 있고 해당 분야 전문가들이 왜 그런 주장을 하게 됐는지, 그들의 주장을 뒷받침하는 증거가 뭔지 조사하는 방법이 있다.

그런데 전문가들의 주장이 객관적이고 검증 가능한 타당한 증거로 뒷받침되지 않는다는 결론에 도달하는 탐사보도 기자는 내부고발자 같은 처지에 놓이게 되고 기자가 기존의 "합의된 정설"을 반박하는 논문이나 글을 쓰면 평생을 특정 분야에서 특정 이론을 주장해온 전문가들이 인생을 허비했다는 질책을 하는 셈이 된다. 그렇다고 해도 전문가의 나팔수나 앵무새 역할이 아니라 전문가의 주장을 비판적으로 검증해 대중에게 제대로 알리는 게 기자가 할 일이다.

지방이 아니라 탄수화물이 각종 만성질환과 비만의 원인이라는 증거들을 주류 의료계와 주류 영양학계가 철저히 무시해오는 가운데 근거가 빈약한 "정설"을 반박하는 방향으로 논의를 전환하는 데 물꼬를 튼 사람은 과학 전문 기자 게리 타웁스Gary Taubes다. 그는 2001년『사이언스Science』잡지에 포화지방이 심혈관질환의 원흉이라는 앤셀 키즈의 가설과 저지방 식단 도그마를 비판하는 글을 실어 주목을 받았다. 그는 이 글에서 탄수화물을 섭취할 때마다 분비되는 인슐린이 비만을 일으키는 호르몬일 가능성이 크다고 주장하면서 인슐린 분비를 거의 촉진하지 않는 지방이 비만을 일으킬 가능성이 가장 희박한 영양소라고 결론을 내렸다.

그는 2007년 출간된 저서『좋은 열량, 나쁜 열량Good calories, bad calories』에서 비만과 만성질환에 대한 호르몬 조절 장애 가설의 역사를 치밀하고 포괄적으로 분석하면서 섭취 열량이 소비 열량보다 많아서 비만이 된다고 주장하는 에너지 균형 가설을 조목조목 비판했다. 식물성 식품 위주의 식단을 주장하는 저자이자 음식 평론가 마이클 폴런Michael Pollen 조차도 타웁스가 저지방 식단 도그마라는 사이비 과학의 실체를 폭로했다며 그의 저서를 극찬했다. 그러나 게리 타웁스에 대한 주류 영양학계의 반응은 싸늘했다. 그의 저서는 각종 상을 휩쓸었지만 아무도 그의 이름을 입에 담지 않으려 했다. 하지만 타웁스의 저서를 읽은 일부 학자들은 각종 당류가 각각 인슐린 분비에 미치는 영향을 비교 분석하고 결과를 공유하기 시작했다.

동물성 포화지방과 콜레스테롤에 대한 날조된 주장을 폭로한『지방의 역설Big Fat Surprise』의 저자인 탐사보도 기자 니나 타이숄츠Nina Teicholz는 채식주의자로서 평균적인 미국인과 마찬가지로 포화지방과 콜레스테롤을 멀리했다. 그녀는 요리 전문 잡지『미식가Gourmet』로부터 지방을 심층 분석한 글을 써달라는 의뢰를 받으면서 진실에 눈을 뜨게 된다. 그녀는 이 책을 집필하는 동안 영양학계 전문가들을 접촉했는데 대다수가 "게리 타웁스의 주장에 동조한다면 인터뷰에 응하지 않겠다."라고 하거나 아예 인터뷰에 응할 수 없다며 전화를 끊어버렸다. 마치 조직폭력단 마피아에게 사실을 발설하지 말라고 협박받는 사람들 같았다.

거의 10년에 걸쳐 1만여 편의 논문을 샅샅이 살펴보고 위의 저서를 완성한 타이숄츠는 저지방 식단에 관한 이른바 과학적 증거를 모두 치밀하게 검토해 꼼꼼하게 오류를 찾아내고 다음과 같은 결론을 내린다. "저탄고지 식단이 고탄저지 식단보다 훨씬 건강에 바람직하다는 게 이 책의 결론이다. 과학적으로 가장 엄격한 기준을 충족하는 증거들이 이를 뒷받침한다." 그녀는 다음과 같은 내용도 덧붙인다. "결국 우리는 60년 동안 오판을 거듭해온 연구를 사실(상식)이라고 믿었다. 1961년 이전까지만 해도 우리 조상들에게는 지혜로운 조리법이 있었다. 그리고 그들을 앞서간 그들의 조상에게는 사냥하는 활과 화살, 덫, 혹은 가축이 있었다. 그러나 언어, 기술, 노래가 전승되지 않고 사라지듯이, 지혜를 잃는 데는 겨우 몇 세대밖에 걸리지 않는다."

게리 타웁스와 니나 타이숄츠는 탄수화물과 지방/콜레스테롤에 대한 진실을 대중에게 알리는 데 그 어떤 과학자보다도 큰 공을 세웠다. 명석하고 집요하고 치밀한 이 두 언론인이 과학계에 뛰어들어 쿠데타를 일으킨 셈이다. 지난 20년 동안 출간된 서적 가운데 영양과 관련해 가장 중요한 대중 과학서는 바로 이 두 사람의 저서다. 두 사람이 영양학계의 "정설"로 굳은 가설을 공개적으로 반박할 수 있었던 까닭은 외부자였기 때문일지 모른다. 두 사람이 자신의 저서에서 내린 결론은 얼핏 직관에 반하지만, 그 어떤 역학연구보다 훨씬 설득력 있고 과학적 증거로 뒷받침된다.

과거 수천 년 동안 인류의 평균 기대수명은 지금보다 훨씬 짧았으나 유아사망률이 높았기 때문에 평균 기대수명이 깎였을 뿐, 유년기를 무사히 넘기고 성인이 된 이들은 오늘날 우리가 앓는 비만, 당뇨, 심혈관질환, 자가면역질환 등 각종 만성질환의 고통으로부터 자유로운 건강하고 긴 삶을 누렸다. 육류, 즉 동물성 지방과 단백질은 기나긴 인류 역사를 통틀어 삶과 건강을 지탱하는 주식이었다. 우리는 그런 역사를 잊으면 위태로워진다.

VII

세계 최상류층의
선동과 위선,
그레이트 다이어트 리셋

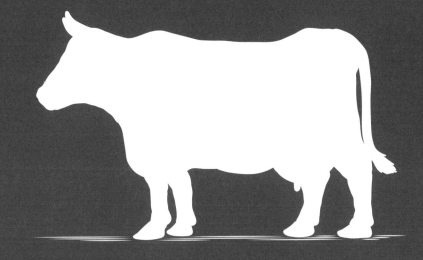

1. 최상류층의 선동

"모든 동물은 평등하다, 그러나 어떤 동물은 다른 동물보다 훨씬 더 평등하다."
조지 오웰George Orwell의 소설 『동물농장Animal Farm』에 나오는 돼지-

"20세기 초반이 기술공학자의 시대였다면, 20세기 후반은 사회공학자의 시대가
될지도 모른다. 그리고 21세기는 세계를 통제하는 이들, 과학을 토대로 한 신분제도,
그리고 경이로운 신세계의 시대가 되리라고 추측한다."
-올더스 헉슬리Aldous Huxley, 작가-

채식과 비건 식단의 우월성을 주장하는 〈게임 체인저스The Game Changers〉라는 다큐멘터리가 있다. 2018년에 개봉된 이 다큐멘터리는 그 이전에 공개된 〈칼 대신 포크를 들라Forks over Knives〉, 〈도대체 건강이란 What the Health〉 등 채식과 비건 식단이 건강에 유익한 이유를 담은 선전 선동 다큐멘터리들과 내용이 크게 다르지 않다.

이 다큐멘터리에는 종합격투기 선수 제임스 윌크스James Wilks가 부상의 빠른 회복에 도움이 될 식단에 관한 자료를 찾다가 고대 로마 시대 검투사gladiator가 채식했다는 고고학 기사를 접하고 "이게 답이다!"라는 멍청한 결론을 내린다. 검투사가 채식한 까닭이 뭘까. 운동 수행 능력이 향상되기 때문에? 아니다. 노예였기 때문이다. 소모품인 노예에게 비싼 동물단백질을 공급할 이유가 없었기 때문이다.

노예 검투사를 소유한 노예주 귀족들은 영양소가 풍부한 동물성 식

품으로 산해진미를 즐겼지만, 노예인 검투사는 보리나 콩 등 탄수화물로 최소 비용을 들여 최대한 살을 찌우고 최대한 지방을 축적했다. 그래야 피하지방이 두꺼워지고 결투에서 부상을 입어도 지방이 장기, 신경, 혈관을 보호하는 완충작용을 했기 때문이다. 게다가 지방층이 두꺼운 피부가 상처를 입어 피가 흘러나와도 치명적이지 않아 계속 싸울 수 있었으므로 유혈이 낭자한 광경으로 피에 굶주린 관중에게 더욱 흥미진진한 볼거리를 제공해주었다.

리들리 스캇Ridley Scott 감독의 영화 〈글래디에이터Gladiator〉에서 검투사 역할을 한 조연배우들은 영화 촬영 전 빡세게 근력운동을 해 근육질 몸매와 빨래판 같은 복근을 만들었다고 장담한다. 특히 마르쿠스 아우렐리우스 황제의 총애와 신뢰를 한 몸에 받는 장군에서 노예 신세로 전락해 검투사가 된 주인공 막시무스 데시무스 메리디우스Maximus Decimus Meridius 역을 맡은 배우 러셀 크로Russell Crowe의 근육질 덩치는 할리우드 특급 배우가 고용하는 몸값 비싼 퍼스널 트레이너가 동물단백질을 어마무시하게 먹이고 근력운동을 시켜 만든 몸이라는 데 5만 원 건다. 제발 명심 좀 하자. 영화는 허구일 뿐 역사가 아니다.

이 다큐멘터리에는 "세계 최강 남성"으로 선정된 패트릭 바부미언Patrick Baboumian이라는 거구도 등장하는데, 알고 보니 비건들만 출전하는 "베지페스트Vegfest"에서 1등을 한 남자다. 최약체 경쟁자 중 1등 한 셈이다. 그리고 다큐멘터리에서는 편집해서 볼 수 없지만, 실제 대회 동영상을 찾아보면 그가 무거운 쇳덩이를 어깨에 메고 목표 지점까지 걸어가다가 도중에 쇳덩이를 땅에 내려놓는 모습도 보인다. 호주 400m 육상 챔피언 모건 미첼Morgan Mitchell도 등장하는데 그녀는 정작 올림픽에서는 고기 먹고 뛴 23명에 이어 24위에 그쳤다.

심지어 전성기가 한참 지나 한물간 미스터 유니버스 출신 배우 아놀드 슈워제네거가 비건으로 변신해 등장한다. 그는 과거 바디빌딩 할 때 113kg 거구를 유지하기 위해 고기와 달걀 등 동물단백질을 하루에 250g 섭취했지만, 나이 들어 과학 연구자료를 보고 고기에서 단백질을 섭취할 필요가 없음을 깨달았다고 고백한다. 그리고 자기 집에 있는 냉장고를 열어 보여주는데 달걀 한 꾸러미가 떡하니 놓여있다.

비건 식단을 종교에 비유하면 대사제쯤 되는, '예방의학연구소Preventive Medicine Research Institute'의 창립자 딘 오니시Dean Ornish 박사는 이 다큐멘터리에 출연해 "심장질환을 사실상 완치한다고 증명된 식단은 오로지 식물성 식품 위주의 식단밖에 없다."라고 말하면서 그 근거로 1990년 자신이 발표한 논문을 인용한다.[1] 이 논문은 28명의 환자를 두 집단으로 나눠 1년 동안 한 집단에게는 저지방 자연식품 채식 식단을 하게 하고, "담배도 끊고, 스트레스도 관리하고, 일주일에 5시간 보통 강도의 운동도 하라고 한" 결과 그 집단에서 심장질환을 진단하는 지표가 "딱 하나" 개선됐는데 그 이유가 채식 식단 덕분이라는 결론을 내리고 있다. 하지만 채식 식단 덕분인지, 아니면 금연 덕분인지 혹은 일주일에 5시간 유산소운동을 한 덕분인지 알 도리가 없다.

또 다른 실험에서는 남성 3명의 음경에 고리처럼 생긴 장치를 끼우고 첫날은 고기가 든 부리또burrito, 둘째 날은 콩이 든 부리또를 먹이고 이틀에 걸쳐 발기 상태를 관찰했다. 그 결과 콩 부리또를 먹은 날 발기가 더 꼿꼿하고 단단하게 더 오랫동안 지속된다는 결과가 나왔다. 이 남성들은 생전 처음으로 음경에 고리를 끼운 첫날은 어색하고 불편해서 발기가 부진했고 둘째 날은 익숙해져서 발기가 잘 된 건 아닐까. 콩 부

---

[1]   식단으로 고혈압을 방지한다는 그의 대쉬Dietary Approaches to Stop Hypertension, DASH 식단은 채식에 가까우며 미국심장학회가 권장하는 식단이다.

리또를 먹은 날 밤 발기 상태가 훨씬 좋았던 까닭은 그날 밤, 고기 먹는 꿈을 꾸었기 때문은 아닐까. 첫날 먹은 고기 부리또에서 얻은 정력이 시차를 두고 둘째 날 발휘된 건 아닐까.

제7일 안식일 예수재림교회 창시자 엘렌 G 화이트는 고기가 남성의 색욕을 자극하고 음흉한 생각을 하게 하니 채식을 해야 한다고 했는데 오니시는 채식이 남성성을 우뚝 세워 발기찬 아침을 맞게 해준다니 도대체 오니시와 화이트 중 누구 말이 맞을까. 대조군도, 무작위배정도, 교란 변수 언급도 없는 이런 해괴망측한 엉터리 실험을 채식이 우월한 증거라고 수천만 달러를 들여 제작한 다큐멘터리에 떡하니 집어넣었다. 이런 우스꽝스러운 장난을 진지하게 받아들일 사람은 아무도 없다.

2011년에 발표된 "대두 식품 섭취와 관련된 성선저하증과 발기부전 Hypogonadism and erectile dysfunction associated with soy product consumption"이 그나마 비건 식단과 발기부전에 대해 과학적으로 살펴본 유일한 연구인데, 이 연구는 갑자기 성욕을 잃고 발기부전을 겪은 남성의 사례를 언급하면서 비건 식생활로 대두를 기반으로 한 식품을 대량 섭취한 게 주원인이라고 결론을 내리고 있다. 그리고 이 남성은 비건 식단을 중단하고 1년 후에 테스토스테론과 디하이드로에피안드로스테론[2] 수위가 정상화되었음이 관찰되었다. 이 연구는 대두 식품 섭취가 성선저하증 및 발기부전과 연관있다고 암시하고 있다. 물론 이 연구도 사례 연구에 불과하지만, 위의 엉터리 실험보다는 훨씬 신뢰할만하다.

또 다른 비건 종교의 대사제 마이클 그레거Michael Greger 박사는 『죽지 않는 방법How Not To Die』이라는 제목의 책을 썼는데, 제목부터 사기다.

2　디하이드로에피안드로스테론dehydroepiandrosterone, DHEA은 부신에서 생성돼 테스토스테론과 에스트로겐 등 다른 호르몬으로 전환되는 호르몬이다.

인간은 언젠가는 죽는다. 완벽한 비건 식단을 한다고 죽지 않을 도리는 없다. 그가 제시한, 영생을 누리게 해줄 완벽한 비건 식단에서 권장하는 하루 총열량은 여성에게도 부족한 1,364kcal로서 탄수화물이 무려 67%, 지방 16%, 단백질 17%로 구성된다. 그리고 하루 90분 운동을 권장한다. 게다가 그가 권장하는 식단에는 레티놀, 비타민 B_2. B_3, B_5, B_{12}, D_3, K_2, E, 오메가3(DHA/EPA), 힘 아이언이 전혀 없고 칼슘, 철분, 칼륨, 셀레늄, 나트륨, 아연도 부족하다.

〈게임 체인저스〉 다큐멘터리 제작에는 그 유명한 할리우드 영화감독 제임스 캐머런James Cameron이 참여했다. 캐머런 부부는 캐나다 남서부 서스캐처원에 있는 북미 최대 규모의 완두 단백질 제조업체인 버디언트 푸즈 Inc. Verdient Foods Inc.를 설립했고 자기 지분을 공동투자자 인그레디온Ingredion에 매각했다. 인그레디온은 완두 단백질, 완두 농축액, 완두 섬유소 등 가짜 고기 재료를 생산해 가짜 고기 생산업체 비욘드 미트Beyond Meat에 공급한다. 이 다큐멘터리는 육류 대체 식품인 가짜 고기의 재료로 쓰이는 완두 단백질을 팔아먹기 위해 만든 다큐멘터다.

2. 소고기 워너비

1) 비욘드 미트Beyond Meat

비욘드 미트보다 더 가공된 괴물 먹거리가 있을까 싶다.[3] 이 가짜 고기는 (환경 파괴의 주범인) 단일 경작 작물monoculture crop[4]에서 추출한 전분, 가짜 단백질, 식물성 기름 등이 주원료로서 미국이 아니라 중국에 있는 가공 공장에서 노동자들에게 노예 수준의 싼 임금을 주고 만든다. 비욘드 미트 창립자 이선 브라운Ethan Brown은 유엔 산하 기구인 유엔 환경 프로그램UNEP이 주최한 행사에서 지구를 구하자는 연설을 했고 유

---

[3]   비욘드 미트의 성분은 다음과 같다. 비욘드 미트의 웹사이트에서 가져왔다:
물water, 완두 단백질pea protein*, 착유기 압착 카놀라유expeller-pressed canola oil, 정제 코코넛유 refined coconut oil, 쌀 단백질rice protein, 천연 향미natural flavors, 건조 효모dried yeast, 코코아 버터cocoa butter, 메틸셀룰로오스methylcellulose, 1% 이하의 감자전분potato starch, 소금salt, 염화칼륨potassium chloride, 비트즙 색소beet juice color, 사과 추출물apple extract, 석류 농축액pomegranate concentrate, 해바라기 레시틴sunflower lecithin, 식초vinegar, 레몬즙 농축액lemon juice concentrate, 비타민과 무기질: 황산아연zinc sulfate, 나이아시나마이드niacinamide(비타민 B₃), 피리독신 하이드로클로라이드pyridoxine hydrochloride(비타민 B₆), 사이아노코발라민cyanocobalamin(비타민B₁₂), 판토텐산 칼슘calcium pantothenate.
*완두는 콩과 식물. 땅콩 같은 콩과 식물에 민감한 알레르기가 있는 이는 완두 알레르기 반응을 일으킬 가능성이 있으므로 완두 단백질을 식단에 포함할 때 주의를 요함. 땅콩이나 견과류는 들어있지 않음.
[4]   방대한 경작지에 해마다 한 가지 작물을 재배하는 농법으로서 토양이 유실되고 많은 동물 종이 서식지를 잃어 개체 수가 급격히 준다.

엔은 비욘드 미트를 지구를 보호하는 챔피언으로 승인했다.

비욘드 미트에는 채식주의자와 비건들이 그토록 증오하는 육류 식품업체 타이슨Tyson, 스미스필드Smithfield, JBS, 카길Cargill 등이 투자하고 있고, 피자헛, 펩시, KFC, 맥도널드. 버거킹, 서브웨이, 던킨도너츠, TGI프라이데이즈, 베지그릴, 델타코 등 건강을 망치는 주범으로 손 가락질 받는 초대형 패스트푸드 체인업체들도 비욘드 미트와 제휴하고 있다.

2) 임파서블 푸즈 Inc.Impossible Foods Inc.[5]

빌 게이츠, 구글 벤처스Google Ventures, 할리우드 유명인들이 천문학적 거액을 투자한 임파서블 푸즈Impossible Foods의 창립자 팻 브라운Pat Brown 은 2035년까지 모든 동물성 식품을 식물성 식품으로 대체하는 게 임파서블 푸즈가 추구하는 목표라고 밝혔다. 임파서블 푸즈의 가짜 고기도 비욘드 미트에서 만든 가짜 고기와 성분이 비슷한데, 완두가 아니라 유

---

[5]   임파서블 미트의 성분은 다음과 같다. 회사 홈페이지에서 복사해오려고 했는데 무슨 이 유에선지 접근을 거부당해서 인터넷에 떠도는 정보를 긁어왔다. 따라서 주요 성분만 나열한 목록인지 모든 성분을 빠짐없이 나열한 목록인지는 모르겠다.
물water, 대두 단백질 농축물soy protein concentrate, 해바라기씨유sunflower oil, 코코넛유coconut oil, 천연 향미natural flavors, 함유율이 2% 이하인 성분: 메틸셀룰로오스methylcellulose, 배양 덱스 트로오스cultured dextrose, 변형된 식품 전분food starch modified, 효모 추출물yeast extract, 대두 레 그헤모글로빈soy leghemoglobin, 소금salt, 혼합 토코페롤mixed tocopherols(항산화제antioxidant), L-트립토판L-tryptophan, 분리 대두 단백질soy protein isolate
비타민과 무기질: 아연 글루콘산염zinc gluconate, 나이아신niacin, 티아민 하이드로클로라이드 thiamine hydrochloride(비타민 B_1), 피리독신 하이드로클로라이드pyridoxine hydrochloride(비타민 B_6), 라이보플레이빈riboflavin(비타민 B_2), 비타민 B_{12}
대두soy 함유.

전자 조작한 대두soy 단백질과 유전자 조작한 효모를 사용해 만든 레그히모글로빈Leghemoglobin이 들어있다는 점이 다르다.

레그히모글로빈은 콩과 식물의 뿌리에 들어있는, 철분의 성분인 힘heme을 함유한 붉은색 색소로서 붉은 고기를 썰면 흘러나오는 붉은 즙[6]을 모방해 한층 더 진짜 고기처럼 보이게 만든다. 레그히모글로빈은 과거에 미국의 식품의약국FDA이 식용을 금지한 물질이다. 식품안전청Center for Food Safety은 인간의 건강에 해로운지 판단하는 데 필요한 장기간 동물 실험도 전혀 거치지 않았다면서 레그히모글로빈 사용 승인에 반대했지만 결국 식품의약국은 이 물질 사용을 승인했다.

3) 배양 접시에서 자라는 고기

실험실에서 배양한 고기cultured meat로 세계가 떠들썩했던 적이 있다. 축산업이 환경에 미치는 영향을 줄이고 지속 가능한 식품을 만든다는 취지로 만든 고기였다. 그런데 실험실에서 배양한 고기는 아직 어미 소의 배에 들어있는 소 태아의 혈액에서 추출한 "소 태아 혈청fetal bovine serum, FBS"을 사용해 만든다.

도축장에 데려온 소가 임신 중인 게 발견되면 도축한 후 태아를 꺼내 채혈한다. 혈액의 품질을 유지하기 위해서 아직 살아있는 태아의 심장에 바늘을 삽입하고 태아가 목숨이 끊어질 때까지 채혈하는데 이 과정은 약 5분 정도 걸린다. 이렇게 채취한 혈액을 정제하면 추출물 FBS가 만들어진다. 소의 태아 수백만 마리가 이런 식으로 도축된다.

---

6   붉은 고기를 자르면 흘러나오는 붉은 액체는 피가 아니라 포유류의 근조직에 들어있는 단백질 마이오글로빈Myoglobin으로서 근조직에 산소를 운반하는 물질이다.

소의 세포를 배양 접시에서 FBS로 키워 고기 같은 식감을 지닌 물질이 생성되면 배양 고기로 판매된다. 그런데 동물 세포는 자기가 엉뚱한 장소에 있다고 생각되면 스스로 죽어버린다. 동물 신체의 특정한 부분이 발달하고 제 기능을 유지하려면 필요한 현상이다. 그러니 가짜 고기를 배양할 때처럼 세포가 플라스틱 배양 접시에 놓이게 되면 세포는 죽으려고 발버둥 친다. 여기서 FBS가 활약한다. FBS에 들어있는 성장 촉진 물질은 '너는 네가 있어야 할 장소에 있는 거야.'라는 거짓말로 세포를 꼬드겨 세포의 자살을 막는다.

고기 세포를 배양하는 데는 FBS가 가장 널리 쓰인다. 소의 태아는 발달 유기체다. 즉, 나이 든 소의 혈액보다 태아의 혈액에 훨씬 많은 성장물질이 들어있으므로 세포배양과 배양 고기 생장에 훨씬 효과가 높다. 어떤 세포라도 배양 접시에 넣고 FBS를 첨가하면 그 세포는 자란다. 하지만 다른 혈청은 FBS같은 기능이 없다. 즉, 근육조직을 만들려면 근육조직 혈청을 사용해야 하고 뇌 조직을 만들려면 뇌 조직 혈청을 이용해야 한다.

애초에 동물을 먹는 게 잔인하고 비윤리적이고 축산이 환경을 망친다고 생각해 고기 섭취를 삼가는 사람들이 태어나지도 않은 송아지를 어미 소 배에서 꺼내 숨이 붙어있는 채로 5분 동안 심장에 바늘을 꽂아 고통을 주면서 채취한 피를 이용해 실험실에서 배양한 고기를 먹는다면 위선 아닌가. 차라리 그냥 고기를 먹어라. 현재 잇 저스트Eat Just라는 단백질 대체 식품 제조사는 달걀 대체 식품 "달걀 없는 달걀Eggless Egg"과 실험실에서 배양한 닭고기를 팔고 있다.

3. 최상류층의 위선

할리우드의 "개념 있는" 깨시민 여배우들 사이에서는 비건 식단이 선풍적인 인기를 끌고 있다. 유명 디자이너 밑에서 일하는 일류 재봉사들이 직접 한 땀 한 땀 정성스럽게 손바느질한, 잠자리 날개처럼 하늘하늘한 수만 달러짜리 오뜨 꾸뛰르haute couture 드레스를 걸치고, 사막 횡단 중 오아시스를 만난듯이 휘발유를 벌컥벌컥 삼키는 지루하게 긴 리무진에서 내려, 뒷굽이 연필처럼 가늘어 부러질듯한 크리스티앙 루부텡Christian Louboutin 스틸레토를 신은 발을 사뿐히 레드카펫에 내려놓고, 분첩과 입술연지만 겨우 들어갈 앙증맞은 크기의, 눈부신 크리스털이 촘촘히 박힌 주디스 라이버Judith Leiber 클러치를 손에 살포시 쥐고 포토존까지 걸어와, 드레스 등이 깊게 파여 맨살이 드러난 뒤태를 과시하며 사진을 찍은 뒤, 아름답다고 찬사를 쏟아부으며 호들갑 육갑을 떠는 연예 담당 기자와 인터뷰를 하면서 비건 식단을 홍보하는 여배우들은 시상식이 끝나면 돌아갈, 에너지를 물먹는 하마처럼 들이켜는 말리부 저택과 그날 그렇게 눈부신 여신처럼 꾸미는 데 사용된 자재들과 기차 한량보다 약간 짧은 초특급 이동 수단이 남기는 탄소 족적이 얼마나 되는지 알기는 할까.

이름만 대면 누구든 알 호주 출신 한 유명 배우는 인터뷰에서 자녀들이 비건 식단을 하게 하려는데 고기를 포기하지 않는다고 푸념을 늘어놓으며 가지런하고 하얀 치아를 드러내고 활짝 웃는다. 채식주의자이자 미국 아이비리그 명문대 출신인 한 유명 배우는 임신 기간 동안 채식을 중단했다. 그나마 태아가 정상적으로 발달하려면 엄마가 동물성 식품을 섭취해야 한다는 정도를 알 지능은 되지만 그런 식단이 자신의 건강에 주는 영향에까지는 생각이 미치지 않는다.

급진적인 동물보호단체의 도움으로 사육장을 탈출하는 돼지의 얘기를 다룬 영화를 만든 한 영화감독은 언론과의 인터뷰에서 그 영화를 만든 후 돼지고기를 못 먹는다면서도 소고기는 여전히 먹는다고 덧붙였다. 나는 그 장면을 보다가 마시고 있던 아메리카노를 컴퓨터 스크린에 뿜었다. 제기랄. 세상에 모순도 그런 모순이 없다. 돼지의 생명은 소중하고 소의 생명은 소중하지 않은가. 이게 웬 소 차별주의냔 말이다. 이 세상에서 위선적이고 말과 행동이 모순적인 사람의 인구밀도가 가장 높은 업계가 할리우드를 비롯한 연예계다.

식물성 식품 위주 식단이 모든 사람에게 적합하다고 선동하는 데 주류언론이 적극적으로 가세하면서 비건 유명인들을 홍보 수단으로 널리 이용하는 꼴을 보면 참 가관이다. 비건 식단의 부작용이나 결함을 균형 있게 알리는 언론보도는 눈을 씻고 찾아봐도 없다. 비건 협회Vegan Society 에 따르면 비건 가운데 1년 만에 비건 식단을 중단하는 사람의 비율이 84%다. 비건이 그렇게 기적적인 식단이라면 왜 그 많은 사람이 1년 만에 포기할까. 비건 식단을 하는 사람들은 대부분 신념이 투철하고 건강에 관심이 지대한 사람들이다. 그런 사람들의 84%가 1년 만에 포기한다면 무슨 문제가 있는지 적어도 전문가와 언론인들은 냉철하고 객관적으로 들여다봐야 한다.

저탄고지 키토제닉 식단이 등장하기 훨씬 전 30년 동안 할리우드 특급 배우들의 퍼스널 트레이너로 이름을 날린 비니 토토리치Vinnie Tortorich는 90년대 초, TV 시트콤에 출연하게 된 코미디언 마거릿 조Margaret Cho의 에 이전시로부터 그녀의 체중을 줄여달라는 의뢰를 받고 체중 13.5kg을 줄여주었지만, 에이전시 측에서는 여전히 만족스럽지 못하다며 마거릿 조의 "얼굴 크기"를 줄여달라고 했다. 황당한 요구에 기가 찬 토토리치는 마거릿은 아시아인의 둥근 얼굴을 타고났는데 어떻게 얼굴 크기를 줄이냐고 하자 에이전시는 토토리치가 아시아인을 비하하는 발언 했다며 호들갑을 떨었다. 토토리치는 마거릿 조와 가까운 친구 사이다.

토토리치는 결국 마거릿 조의 체중을 13.5kg 더 줄여주었다. 시트콤을 홍보하기 위해 미국 지상파 방송국 CBS의 심야 토크쇼 〈레이트 쇼 위드 데이비드 레터맨Late Show With David Letterman〉에 출연한 마거릿 조는 그녀에게 완전히 딴사람이 됐다며 비결을 묻는 진행자 레터맨에게 비니 토토리치의 이름을 언급했다. 그 이후 토토리치는 할리우드의 내로라하는 에이전시들이 배우의 체중을 단기속성으로 줄여야 할 때 연락하는 비상 연락처 목록에 이름을 올렸다.

토토리치에 따르면, 여배우들은 영화 촬영이 종료된 후 막후에서 편집 등 후속 작업이 진행되는 틈을 타 출산한다. 후속 작업이 마무리되고 나면 영화를 대중에게 개봉할 때가 된다. 출산으로 몸무게가 불어난 여배우는 영화를 홍보하기 위해 레드카펫 행사에 모습을 드러내고 각종 TV 토크쇼에 출연하려면 출산 전의 몸매를 되찾아야 한다. 토토리치는 그런 여배우를 "무당무곡No Sugar No Grain(그는 이 식단의 약자 "NSNG"를 상표로 등록까지 했다)" 식단을 시키고 베이컨, 버터, 스테이크를 먹이고 단기간 내에 체중을 확 줄여 출산 전으로 원상 복귀시킨다.

토토리치의 도움으로 예전 몸매를 되찾은 여배우가 산부인과 정기 진료를 받으러 갔다가 단기속성 체중감량의 비결을 묻는 의사에게 자기가 한 식단을 얘기해주면 의사는 그런 식단을 하면 키톤산증 때문에 죽는다며 펄펄 뛴다. 그러면 여배우는 겁에 질려서 토토리치에게 전화해 "내 소변에서 키톤이 검출됐는데, 날 죽일 작정이냐."라며 울고불고한다. 그러면 토토리치는 그 여배우에게 키토시스와 키톤산증의 차이를 조곤조곤 설명해주고 소변에서 키톤이 검출됐다니 장하다고 다독이고 격려해준다.

'동물을 윤리적으로 대우하는 사람들People for Ethical Treatment of Animals, PETA' 같은 동물보호단체를 공개적으로 칭송하고 비건 식단을 하는 여배우들은 남들 안 보는 뒤에서는 어떤 역할을 따내거나 원하는 몸매를 만들거나 자기 목표를 달성하기 위해 토토리치에게 뭐든 시키는 대로 하겠다며 기꺼이 베이컨, 스테이크, 버터를 먹는다. 겉으로는 여전히 동물의 가죽이나 털을 재료로 쓰지 않은 비건주의 옷을 걸치고 자동차에 비건주의 문구가 쓰인 스티커를 붙이고 다니면서 도덕적 우월성을 과시하면서 말이다.

비건은 문학계와 주류언론에서도 대접받는다. 조너선 새프란 포어Jonathan Safran Foer는 『뉴욕타임스』에 기고한 "고기의 종말이 닥쳤다The end of meat is here."라는 제목의 글에서 "축산은 지구온난화의 주범이다.....계속 고기를 먹는다면 환경을 보호할 수 없음은 반박의 여지가 없는 사실이다.... 식물성 식품 위주의 식단은 지구온난화를 줄이기 위해 우리가 십시일반 할 수 있는 가장 중요한 해법이다."라고 주장한다. 글재주가 뛰어난 작가이자 비건인 그의 이런 근거 없는 주장은 우리를 위험한 길로 안내한다. 우리가 먹는 음식이 한 나라의 탄소 족적을 줄이는 데 가장 중요한 요인이라고 생각하게 만들고 지구 보호라는 목적을 달성하는 데 도움도 되지 않는다.

포어는 고기를 먹지 않으면 축산/도축 산업계의 열악한 작업환경에서 일하는 빈곤한 노동자들이 해방된다고 주장한다. 그렇다면 포어 같은 비건이 먹는 상추를 직접 손으로 한 포기 한 포기 블루베리를 한알 한알 정성스럽게 수확하는 노동자들은 열악한 환경에서 일하지 않나? 동물과 지구를 구하기 위해 자기 한 몸 희생하고 싶은 개인적 욕구를 말릴 생각은 없다. 하지만 수십억 명의 건강과 생계가 달린 문제를 과학적 근거도 없이 글솜씨 하나로 책상머리에 앉아서 컴퓨터 자판기로 쥐락펴락하는 이 오만함은 어디서 비롯되는가. 비건 식단이 지구를 구하다니 소가 웃을 일이다.

2020년 미국 골든글로브상 시상식 진행을 맡은 영국 코미디언 리키 저베이스Ricky Gervais는 애플, 아마존 등 거대 기업을 "중국에서 거의 노예에 가까운 저임금을 받는 노동자들이 조립한 제품을 전 세계에 파는" 기업이라고 비꼰 후[7] (자신의 모놀로그가 미국 연예계의 심기를 매우 불편하게 해 다시는 진행자로 초청받지 못하리라는 사실을 예견한 듯) 아마도 올해가 자신이 이 행사를 진행하는 마지막 해가 될지 모르겠다면서 시상식 참석자들을 대상으로 다음과 같이 일갈한다:

"오늘 상을 받게 되거든 수상 소감 밝힐 때 정치적 발언 좀 하지 마라. 댁들은 대중에게 그 어떤 문제에 대해서도 훈계할 자격이 없다. 댁들은 세상 물정에 대해 쥐뿔도 모른다. 댁들은 대부분 (환경보호 운동한다고 전 세계를 싸돌아다니며 무지막지한 탄소 족적을 남기는, 2020년 당시 17살이었던) 그레타 툰베리Greta Thunberg보다도 가방끈이 짧다. 그러니 오늘 상을 받거들랑 무대에 올라와서 당신 에이전트와 신에게 감사하고 후딱 꺼져라."

(내가 시상식에 참석했다면 이 대목에서 기립박수 쳤으리라고 확신한다.)

한 마디로 닥치고 연기나 하라는 말이다. 그가 이 말을 할 때 카메라에 비친 내로라 하는 유명인들의 똥 씹은 표정은 몇조 달러를 주고도 보기 힘든, 시쳇말로 개.꿀.잼.이었다. 저베이스, 브라보, 브라보.

---

7   이 시상식에는 애플 최고경영자 팀 쿡Tim Cook도 참석했다.

4. 그레이트 다이어트 리셋

"세계적인 권위"를 자랑하는『영국 의학 학술지BMJ』에 실린 한 논문은 육류와 유제품의 값을 올려 소비를 줄이고 북미지역의 육류 소비는 79% 줄여 기후변화와 싸워야 한다고 주장한다. 영국 정부의 지원으로 옥스퍼드, 케임브리지 등 "명문 대학" 학자들이 작성한 보고서 "완전 제로Absolute Zero"는 항공기 운항 중지, 공항 폐쇄, 소고기/양고기 섭취 중지를 주장한다.『사이언티픽 아메리칸Scientific American』은 단백질을 과잉 섭취하면 소변으로 질소가 배출돼 환경이 오염된다고 주장한다.

유엔은 밴쿠버 선언에서 토지 사유는 부를 집중시켜 불의를 조장한다며 토지 사유제 폐지를 역설하고, 지구상에서 뭐든 가장 많이 소유한 자들이 모이는 세계경제포럼World Economic Forum, WEF은 2030년대에는 "그대 쥐뿔도 가진 게 없어도 행복하리라You will own nothing and you will be happy."라고 예언한다. 그렇다면 왜 세계 최대 자산운용회사인 블랙록 Black Rock은 주택을, 빌 게이츠는 토지를 미친 듯이 사들일까?[8]

WEF는 또 2030년대에는 환경보호를 위해 육류 소비를 급격히 줄이

---

8 빌 게이츠는 미국에서 농지를 가장 많이 소유하고 있다. 그는 세계 주요 언론과 각종 언론인 협회, 명문 고등 교육기관, 권위 있는 과학 학술지에도 천문학적인 금액을 기부해 언론의 논조와 연구 내용을 통제하고, 심지어 TV 드라마의 내용까지 자신이 추구하는 의제에 우호적으로 바꿀 정도로 막강한 영향력을 행사한다.

고 식물성 원료로 만든 합성고기를 먹게 된다고 한다. 합성고기 제조사에 거액을 투자한 빌 게이츠는 "세계적인 명문대학교" 매사추세츠 공과대학이 발행하는 『MIT 테크놀로지 리뷰MIT Technology Review』와 인터뷰에서 부유한 나라는 육류 소비를 완전히 중단하고 100% 합성고기만 섭취해야 한다고 주장한다. WEF는 또 2030년대에는 곤충과 애벌레로 단백질을 섭취하는 유토피아 시대가 곧 온다고 예언한다. 그리고 로버트 다우니 주니어, 니콜 키드먼, 앤젤리나 졸리 같은 할리우드의 쓸모있는 A급 바보들은 카메라 앞에서 활짝 웃으며 벌레 씹어먹는 모습을 연출한다.

곤충 단백질은 동물단백질보다 열등하기 짝이 없을 뿐만 아니라 인체에 해롭다. 대부분 곤충이 9개 필수아미노산이 부족하고, 인체에 알레르기와 염증 반응을 일으키고, 상피세포를 변질시키는 카이틴Chitin이라는 물질이 들어있으며, 오메가3 지방산보다 오메가6 지방산 비율이 훨씬 높다. 그리고 야생이 아닌 양식한 곤충에도 각종 기생충이 들끓는다. 곤충 단백질은 동물의 생명을 존중하는 비건과 채식주의자는 당연히 먹지 않을 테고 육식하는 사람도 먹지 않을 텐데 도대체 누가 먹는다는 말일까? 심지어 미국의 CNN은 바퀴벌레 밀크에 단백질이 풍부하다고 쭉 들이키라고 보도한다. 인터넷에서 곤충 단백질을 검색했더니 한국의 제과업체를 비롯한 가공식품업체들도 곤충 단백질을 제품 원료로 쓰려는 움직임이 활발하다.

유엔기후변화협약 사무총장을 지낸 이보 더 부르Yvo de Boer는 기온 상승분을 섭씨 2도로 제한하려면 세계 경제를 아예 봉쇄해야 한다고 주장한다. 『네이처Nature』에 실린 논문은 탄소배출 허용량을 정해 개인의 일거수일투족을 추적하고 통제하자고 주장한다. 알리바바그룹 회장 마이클 에반스Michael Evans는 소비자 개개인의 탄소 족적을 측정하는 기술을 개발하고 있는데 앞으로는 어디를 여행하고 무엇을 먹고 무엇을 소비하는지 개개인의 탄소 족적을 낱낱이 추적하게 된다고 말한다.

네덜란드는 영토가 작지만, 세계 2위의 농축산물 수출국이다. 2022년 마르크 뤼터Mark Rutte 총리는 2030년까지 네덜란드의 질소 배출을 50% 감축한다고 발표했다. 그렇게 되면 네덜란드에서 대대로 농업에 종사해온 중소규모 자영농의 40~50%가 파산하고 거대 기업들만 시장에 남게 되며 세계 식량난을 초래하게 된다. 격분한 네덜란드 농민들은 농기계를 몰고 수도로 몰려왔고 수도에 미처 진입하지 못한 농민은 고속도로를 막고 대규모 시위를 벌였다. 트랙터를 몰고 시위에 참여한 한 청년은 진압경찰이 쏜 총탄을 가까스로 피했다.

뤼터 총리의 형제는 "피크닉"이라는 대형 온라인 마켓을 운영하는데 여기에 빌 게이츠가 6억 달러를 투자했다. 이게 바로 정경유착이고 결탁이고 부정부패다. 2023년 3월 네덜란드 총선에서 신생정당 농부-시민운동Farmer-Citizen Movement이 국민의 열렬한 지지로 압승해 최대정당으로 부상했다.

독일에서는 2019년부터 5년째 농민 시위가 벌어지고 있다. 독일 정부의 급진적인 환경정책으로 생계를 빼앗길 위기에 처한 농민들과 트럭운송업자, 부두 근로자, 고속도로 관리 근로자 등 육체노동 직종에 종사하는 근로자들이 전례 없이 똘똘 뭉쳤다. 시위 농민들이 몰고 온 농기계가 고속도로 수십 킬로미터까지 이어진다. 시위로 고속도로에 발이 묶인 시민들도 십중팔구는 교통체증에 전혀 개의치 않는다며 농민들이 시위하는 이유를 잘 알고 있고 그들의 주장에 동의한다면서 시위를 지지한다.

세계 주류언론은 이런 상황은 아예 보도하지 않거나 보도하더라도 시위자들을 "민주주의를 위협하는 극우 꼴통"이라고 매도한다. 세계 엘리트 계층이 추진하는 의제에 반발하는 사람이나 정당은 주류언론이 모조리 "극우"로 낙인찍어서 이제 "극우"라는 단어는 본래 의미를 상실한

지 오래다. 권력을 감시하고 견제하면서 진실을 보도해야 할 주류언론이 세계 기득권/엘리트 계층과 한 패거리가 되어 진실을 왜곡한다.

WEF에 초청받는 정계와 재계 거물급 인사들과 환경보호에 앞장서는 할리우드 유명인들을 비롯해 세계 최상위 1%는 환경을 보호하기 위해 무엇을 실천하고 있나? 그들은 중세시대 영주의 성처럼 드넓고 에너지를 블랙홀처럼 빨아들이는 고대광실을 경관이 끝내주는 세계 곳곳에 소유하고, 전세기나 전용기를 타고 세계를 돌아다니며 제트연료를 물 쓰듯 쓴다. 몸에 쥐가 나도록 좁은 이코노미석만 타는 우리가 평생 소비할 총량의 제트연료를 WEF가 열리는 스위스 다보스 한번 왕복하는 동안 다 쓰는 그들은 환경을 보호하기 위해 그들이 지금 누리는 무엇을 포기할 의향이 있는지 묻고 싶다. 내가 이런 말을 하는 이유는 분배를 강조하는 사회주의자여서도 아니고 최상위 1%를 시기하거나 증오해서도 아니다. 그들의 위선이 구역질 나고 역겨워서다. 나는 자유시장경제가 그나마 가장 부작용이 적은 경제체제라고 생각하는 자유주의자다.

지금은 육식이 환경을 훼손하는 주범으로 공격을 받고 있지만 머지 않아 채식도 공격 대상이 될지 모른다. 이미 합성비료 사용을 금지하는 움직임이 나타나고 있다. 2021년 스리랑카 정부가 합성비료 사용을 전면 금지한다고 발표하면서 식량난과 대규모 폭동이 일어났다. 합성비료 사용을 금지해 수확량이 급감하면 농산물 가격이 폭등하게 된다. 그러면 우리는 살기 위해서 먹기 싫어도 최상위 1%가 던져주는 애벌레와 곤충이나 먹어야 하는 신세가 될지도 모른다.

"전문가들"은 왜 하나같이 이 책에 담긴 내용과 정반대 주장을 할까. 그들이 전적으로 옳다면 나를 비롯해 육식하는 세계 수십만 수백만 명, 어쩌면 수억 명이 "전문가들"의 주장과 정반대로 하고서야 비로소 질병에서 벗어났다는 사실을 어떻게 해석해야 할까. "전문가들"이 틀린 주장도 하고 맞는 주장도 한다면 무능해서일지도 모른다. 그러나 무능하다고 하기에 그들은 너무 똑똑하다.

객관식 시험에서 빵점을 받기는 100점 받기만큼 어렵다. 시험에서 빵점을 맞으려면 정답을 모조리 알아야 하기 때문이다. 그들은 정답을 모르는 걸까 알고도 일부러 엉뚱한 얘기를 하는 걸까. 그들이 반론을 논리적으로 반박하지 않고 반론자를 가짜 정보를 유포하는 듣보잡, 사이비, 돌팔이라고 인신공격하고 검열하고 사회적으로 매장하려는 까닭은 자기들 주장이 방어하기 힘든 허점투성이라는 사실을 알기 때문이 아닐까.

각종 국제기구, 주류 공중보건/의료계, 정계, 재계, 사회 문화계의 세계 최상위 1%는 인구가 병들어 나약하고 저항할 기력과 의지도 없고 고분고분해져서 자기들이 선동하고 조종하고 통치하기 쉬워지길 바라는 걸까. 그들이 모일 모처에서 은밀히 만나 머리를 맞대고 어떻게 하면 우리를 병들게 할지 음모를 꾸몄다는 뜻이 아니다. 이해관계가 일치하면 음모따위는 꾸밀 필요도 없다.

탄소배출 감축을 빌미로 우리는 일거수일투족을 감시당하고 해외여행과 이동의 자유를 빼앗기고 먹고 싶은 것을 먹을 자유를 박탈당하게 될지 모른다. 우리는 최상위 계층이 추진하는 정신 나간 의제를 맹목적으로 추종하면서 위선적인 그들에게만 쓸모 있고 우리 자신에게는 해로운 바보가 되어 채식주의자와 육식주의자로 갈라져 싸우기보다 내 몸에 적합한 먹거리와 내가 원하는 삶을 누릴 자유를 지키기 위해 환경보호를 빙자한 저들의 폭정에 맞서 함께 싸워야 한다.

그러지 않으면 우리는 영화에서처럼 영원히 질주하는 설국열차의 맨 앞 칸에 탄 1%가 몰래 산해진미를 누리는지는 까맣게 모른 채, 맨 뒤 칸에서 바퀴벌레를 짓이겨 만든 젤리나 먹는 신세가 될지 모른다. 이론상으로는 그럴듯해도 현실과 너무나도 동떨어진 이상향을 건설하려는 시도, 인간의 불완전함을 사회공학으로 강제로 뜯어고쳐 완벽한 세상을 만들려는 시도는 예외 없이 지상에 처참한 지옥을 구축하고 만다는 사실을 역사가 증명한다. "인간이 역사에서 얻는 가장 중요한 교훈은 인간은 역사에서 교훈을 얻지 못한다는 사실."이라는 토머스 헨리 헉슬리의 뼈 때리는 발언이 빗나가기를 바란다.

VIII

육식, 질병을 치유하다

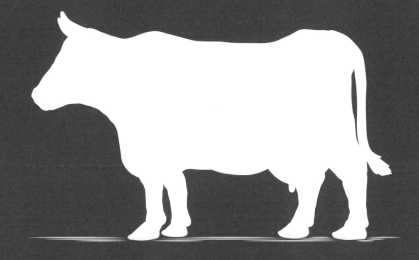

"좋은 음식은 약이고, 나쁜 음식은 약이 필요하다."
-로버트 러스틱Robert Lustig, 내분비학자-

발생할 가능성이 희박한 일이 실제로 일어나 어마어마한 변화와 충격을 일으키는 현상을 블랙 스완Black Swan, 즉 흑조라고 한다. 육식 식단이나 궁극적 제거식단으로 질병을 치료한 사례들은 블랙 스완처럼 이례적인 사례로 치부하기에는 이제 너무 많다. 그리고 무시하지 못할 변화를 일으키고 있다. 이례적인 사례들이 축적되면 데이터가 되고 데이터에서 일정한 패턴이 포착되면 가설을 거쳐 실증적 이론으로 발전한다.

육식 식단이나 궁극적 제거식단이 효과가 있다는 과학적 이론과 증거가 아무리 탄탄해도 실제로 이 식단을 실천해 질병에서 해방된 보통 사람들의 변한 모습과 생생한 증언만큼 호소력 있는 강력한 증거는 없다. 그리고 아래 소개한 블랙 스완들은 그러한 강력한 증거들 가운데 아주 일부에 불과하다. 내가 지어낸 얘기(내가 이런 사례들을 지어낼 만큼 상상력이 뛰어나다면 베스트셀러 소설을 써서 인세로 돈방석에 앉았을지도 모른다)가 아님을 증명하기 위해 각 사례에 해당하는 동영상 목록을 이 책 뒤 "〈참고자료〉 4. 블랙 스완 동영상 목록"에 담았으니 의구심이 드는 분은 직접 확인해 보기 바란다. 자신의 본명을 밝히지 않은 블랙 스완은 가명이나 동영상 채널명으로 표기했다.

벨라Bella

벨라는 어렸을 때부터 습진eczema[1]을 앓았고 잠든 사이 무의식중에 가려운 부위를 긁어 아침에 일어나면 피가 나 있곤 했다. 정기적으로 연고를 처방받아 피부에 발랐지만 바를 때뿐이었다. 대학에 입학하면서 살이 찌기 시작한 그녀는 체중을 줄이고 날씬한 몸매를 유지하고 싶어 비건들 사이에서 꽤 알려진, 몸매가 탄탄한 한 비건 여성을 따라 채식을 시작했다. 그녀는 가공식품과 불량식품을 모두 끊고 철저히 자연식품으로 비건 식단을 했고 식단을 바꾼 초창기에는 체중이 줄었다.

그런데 그녀가 비건 식단을 시작한 지 3년쯤 될 무렵 건강에 여러 가지 적신호가 켜지기 시작했다. 2년 동안 무월경amenorrhea 증상이 이어졌고 혈액검사 결과 일부 필수영양소, 특히 비타민D가 심각하게 결핍되어 있었다. 호르몬 불균형도 심각했고 얼굴은 고름이 찬 여드름으로 뒤덮였으며, 건선psoriasis과 습진도 심했다. 그녀는 몸무게에 집착하면서 폭식과 금식을 오락가락했고 요요현상으로 몸무게가 급격히 오르내렸으며 음식에 대한 집착도 강해졌다.

벨라의 주치의는 그녀에게 비건 식단을 계속하려면 여러 가지 건강보조제를 다량 복용하든가 육류를 섭취하라고 권장했다. 의사의 말에 심각성을 느낀 그녀는 혹시나 하고 비건 식단에서 육식으로 전환한 사

---

1   흔히 아토피라고 일컫는다.

람들이 있는지 유튜브와 구글로 검색하기 시작했다. 놀랍게도 비건 식단에서 육식으로 식단을 바꾸고 건강을 회복한 사람들이 수없이 많았고 비건 식단을 유지한 지 6년 만에 그녀도 하룻밤 사이에 육식 식단으로 바꿨다.

식단을 바꾼 후 그녀의 첫 끼는 버터를 두르고 부친 달걀이었다. 식단을 바꾸기 전 몇 달 동안 꿈에 나타난 음식이었다. 달걀을 먹자 그녀는 온몸의 감각이 살아나고 뇌에 스위치가 켜지는 듯했다. 수년 동안 영양소가 결핍되었던 그녀의 몸은 어마어마한 양의 영양분을 요구하면서 아우성쳤고 그녀는 몸을 치유하기 위해서 음식의 양, 지방, 열량을 제한하지 않고 몸이 원하는 만큼 먹었다. 태어나서 처음으로 섭취 열량을 제한하지 않고 하루에 (지방이 넉넉한) 소고기를 2.3kg, 버터를 100g 넘게 먹었다.

그녀가 식단을 바꾸고 나서 가장 즉각적으로 나타난 효과는 우선 체력 향상이다. 그녀는 에너지가 충만하고 안개 낀 듯 뿌옇던 머리가 맑아졌다. 마치 세상을 흑백으로 보다가 고화질 총천연색으로 보게 된 느낌이었다. 그녀는 식단을 바꾼 후 첫 한 달 동안은 묽은 변을 보는 등 힘들었지만 식단을 바꿀 때 나타나는 부작용을 극복하고 나자 신세계가 펼쳐졌다.

그녀는 식단을 바꾼 지 석 달이 지나자 피부가 아주 좋아졌다. 현재 그녀는 의사가 처방한 피부연고 등 모든 약을 끊었고 여드름, 습진, 건선으로부터 자유로워졌다. 그녀는 식단을 바꾼 후 처음에는 몸무게가 11kg 넘게 늘었지만, 여섯 달 정도 지나자 왕성한 식욕과 허기가 진정되면서 식사량이 줄었고 병든 몸이 회복되자 비로소 부종이 가라앉고 몸이 움켜쥐었던 지방과 군살을 놓아주면서 몸무게가 줄고 체형이 변하기 시작했다.

100% 육식 식단을 유지한 지 4년째인 그녀는 초창기에 소고기, 버터, 물로 엄격히 제한했던 궁극적인 제거식단에서 벗어나 연어 등 다른 동물성 식품을 추가하거나 지방 섭취율을 줄이거나 늘려가면서 몸이 어떻게 반응하는지 살펴보고 있지만, 다시 식물성 식품을 식단에 추가할 생각은 전혀 없다. 그녀가 먹는 음식 중 유일하게 식물성은 블랙커피다. 그녀는 태어나서 육식으로 식단을 바꾼 후인 지금처럼 몸이 건강했던 적이 없다.

벨라는 거의 날마다 비건들로부터 소셜 미디어 계정을 통해 비공개 메시지를 받는다. 한 부류는 그녀에게 "네가 비건 식단을 제대로 하지 않아서 건강을 망쳤다, 어떻게 감히 동물을 먹는 식단으로 다시 돌아갈 수 있냐."라고 비난하는 반면 또 한 부류는 "고기를 먹고 싶지만, 동물을 먹는 게 너무 죄책감이 들어 어떻게 해야 할지 모르겠다."라며 고민을 털어놓는다.

제이콥 헤이런드 Jacob Heyrend

어렸을 때 비만이었던 그는 성인이 되면서 몸무게가 줄었다가 다시 서서히 늘기 시작했다. 그는 늘 건강한 식단을 유지하고 운동도 규칙적으로 했지만, 바이러스 감염으로 갑상선이 망가지면서 갑상선염을 일으켜 두 달 만에 체중이 18kg 증가한 후 계속 상승곡선을 그렸고 갑상선염 처방 약을 먹어도 증상은 전혀 호전되지 않았다. 그러다가 육식 식단에 대한 동영상과 과학적 근거를 접하고 육식 식단을 시작했다.

그 무렵 의과대학원을 졸업한 그는 외과 인턴 과정을 시작했다. 그는 육식 식단을 시작한 지 2주 만에 과민성대장증후군이 말끔히 사라지고 피로, 집중력 저하 등 갑상선염의 증상도 서서히 사라지기 시작했으며 8개월 만에 체중이 102kg에서 70kg으로 32kg 줄었다. 그 외에 안구 건조증, 계절성 알레르기, 습진 등도 사라졌다.

채식주의자인 수련의 한 사람은 그가 고기를 먹는다는 이유로 그에게 욕설을 뱉기도 했다. 그가 수련의 과정을 시작하고 여덟 달 만에, 예전과는 달리 너무 바빠서 운동도 못 했는데도. 체중이 급격히 줄고 에너지가 충만한 사람으로 눈에 띄게 변하는 동안, 그의 동료 수련의들은 격무와 수면 부족, 강도 높은 스트레스로 나날이 포동포동해졌다. 일부는 몸무게가 급격히 늘어 수련의 시작할 때 찍은 신분증 사진과 실물이 전혀 다른 사람처럼 보였다.

현재 공군 군의관으로 일하는 헤이런드는 자신이 진료하는 환자들에게 항상 영양과 식단에 대해 상담을 하고, 장에 문제가 있는 경우 가공식품과 곡물을 끊으라고 권하며, 붉은 고기와 포화지방을 섭취해도 괜찮다고 말한다. 그의 진료 대상은 최적의 체력을 유지해야 할 군인들이지만 검사를 해보면 상당 비율이 과체중이거나 비만이고 전당뇨 등 대사증후군을 보이는 이들도 많다. 군인들을 수년 동안 진료해온 의사들 가운데 가공식품을 끊으라는 충고를 한 의사는 단 한 명도 없고 하나같이 식물성 식품 위주 식단을 하라고 권고했으며, 그 어떤 검사도 하지 않고 이상이 없다는 진단만 내려왔다고 그는 말한다.

헤이런드는 보통 독자적으로 진단과 처방을 내리지만, 이따금 관리감독자가 진단과 처방 기록에 공동서명을 해야 할 때가 있다. 그는 환자에게 육식 식단을 하라고 강요하지 않는다. 다만 가공하지 않은 식품을 섭취하라는 권고만 한다. 한 번은 관리감독자가 그에게 권고사항을 기록할 때 뒷받침할 증거를 첨부하라고 압박했다. 그래서 그가 오래전 실시된 무작위배정 대조군 실험 연구자료들을 첨부해 제출하면 관리감독자는 그가 첨부한 자료가 미국심장협회와 미국당뇨협회가 권장하는 식단과 배치되고 증거를 토대로 한 "최신 연구자료(주로 설문조사에 근거한 역학연구)"가 아니라며 환자에게 그런 권고는 하지 말라고 압력을 넣으며 윽박질렀다.

근무하는 기지 가까이 사는 그는 점심때 집에 가서 직접 요리를 해 먹는다. 주로 다짐육으로 만든 햄버거 패티, 베이컨, 달걀, 양고기, 소고기 스테이크 등이다. 군 급식 식단은 미국 정부의 식단권장지침을 따르므로 날마다 피자, 핫도그, 햄버거, 온갖 종류의 쌀 요리와 국수 등 탄수화물 폭탄이 투하된다. 헤이런드의 가족은 육식으로 훨씬 건강해진 그를 보고 믿지 않는다는 반응을 보이면서도 언제부터 다시 건강에 좋은 채소와 과일을 먹기 시작할지 묻는다.

육식 식단을 시작하고 넉 달이 지날 무렵 그는 녹색 잎채소를 먹기 시작했는데 즉시 몸이 거부반응을 보이자 포기했고, 과일도 시도해봤지만, 장에서 즉시 문제가 생기고 몸무게가 다시 늘기 시작해 중단했다. 그의 몸이 받아들이는 채소는 형체를 알아보지 못할 정도로 푹 익힌 마늘과 양파 정도다.

프레드 에브라르Fred Evrard

  프랑스에서 태어난 그는 자라면서 늘 신선한 자연식품을 먹고 자랐다. 집에서 통조림, 가공식품, 냉동식품은 허용되지 않았다. 담배를 피운 적도 없고 술이나 커피도 마신 적이 없다. 그는 다섯 살 때부터 45년째 무술을 연마해오고 있다. 그는 부친과 조부가 대장암으로 세상을 떠나는 등 대장암 가족력이 있지만, 건강한 생활을 유지해왔기 때문에 전혀 걱정하지 않았다. 2020년 코로나바이러스로 사업이 힘들어지고, 싱가포르에서 미국으로 이주하고 영주권 신청 절차를 진행하면서 극심한 스트레스에 시달렸다.

  프랑스에 체류하던 2020년 9월 그는 거의 4기에 가까운 3기 대장암 진단을 받았다. 가족력과 10cm 크기의 종양으로 미루어 볼 때 생존 가능성이 그다지 크지 않았다. 의사는 즉시 화학요법을 시작해야 하고, 24회 화학요법 치료를 한 후 방사선 치료도 해야 하며, 그리고 나서 직장과 항문을 제거하는 대수술을 한 후 여생 동안 대변을 받아낼 주머니를 달고 살아야 한다고 했다.

  그는 의사의 충고를 거절하고 미국으로 돌아와 다시 진단을 받았다. 똑같은 진단 결과와 해결책이 나왔다. 이번에도 의사의 충고를 거절한 그는 화학요법과 방사선치료의 장단점에 대한 연구자료들을 닥치는 대로 읽으면서 대안을 모색한 후 자신을 진단한 암 전문의에게 우선 21일 동안 물만 마시는 단식을 하겠다고 했다. 그는 21일 단식 후 종양의 크기가 절반으로 줄었고 의사에게 당장은 의사의 권고를 따르지 않겠다고

단지, 소고기

통지했다. 그는 결국 토머스 시프리드Thomas Seyfried 박사의 저서 『대사 질환으로서의 암Cancer as a metabolic disease』을 읽고 단식과 키토제닉 식단을 병행하면, 치료가 가능하다는 확신을 얻었다.

그는 즉시 키토제닉 식단을 시작했다. 그의 대장과 직장은 염증이 심해서 그 어떤 음식을 먹어도 배설하지 못했다. 특히 채소, 그중에도 시금치를 먹으면 통증이 극심했다. 돼지고기, 닭고기 등 거의 모든 음식이 통증을 안겨주었다. 립아이ribeye 스테이크, 소간, 기버터Ghee butter 만 빼고. 그 후 석 달 동안 그는 암세포를 굶기기 위해 1일 1식, 립아이 454g, 기버터, 소금, 약간의 생간, 물만 먹었다. 그는 종양이 신경 바로 옆에 있어서 통증이 심했지만, 음식을 넘길 수 있다는 사실만 해도 대단한 호전이었다. 여전히 극심한 통증에 시달리던 그는 6회 화학요법 치료를 하자는 의사의 말에 동의했다. 의사는 암 환자가 완치하려면 몇 년 동안 화학요법을 해야 하니 크게 기대하지는 말되 통증만 완화하자고 했다.

그러나 그는 세 차례 화학요법 치료를 받고 통증이 거의 사라지자 화학요법 치료를 중단했다. 그는 통증은 거의 사라졌지만 염증은 여전했고 섬유소와 채소가 자신에게 전혀 도움이 안 된다는 사실을 깨닫고 섬유소를 제거하고 채소의 영양분만 취하기 위해 녹즙을 짜 마시기 시작했고 날마다 립아이 스테이크와 녹즙 한 컵을 섭취했다. 그는 과거에 10년 동안 채식과 비건 식단을 오가면서 채소와 곡물을 대량 섭취하고 날마다 채소를 갈아 만든 그린 스무디를 한 컵 마시고 체중이 20kg 늘었던 경험이 있지만, 여전히 채소가 몸에 좋다고 믿고 녹즙을 마셨다. 그런데 섬유소를 제거한 뒤에도 일부 채소는 문제를 일으켰다. 특히 옥살산염이 대량 함유된 녹색 잎채소였다. 결국 그는 녹즙 섭취도 중단했다.

그는 암 전문의들이 의사의 치료 방법을 따르지 않는 환자들 진료를 거부한다는 이야기를 많이 들었던 터라 환자인 자신의 결정이 잘못이라고 생각하면서도 이를 존중하고 혈액과 MRI 검사 등을 하며 경과를 살피고 돌보아 준 주치의가 고마웠다. 하지만 의사의 조언에 반하는 방법으로 병을 치료하겠다는 결정이 쉽지는 않았다. 그는 하루에도 몇 번씩 자신이 옳은 결정을 내렸는지 걱정스러웠고 의사 말을 따라야 할지 자신이 결정한 대로 해야 할지 생각이 오락가락하면서 고민과 갈등과 감정의 기복이 일었다.

그는 말기에 가까운 대장암 진단을 받은 지 정확히 넉 달 만에 의사로부터 완치 진단을 받았다. 그에게 완치 진단을 내린 날 주치의는 얼굴에 함박웃음을 지었다. 그런데 그가 주치의에게 자신이 어떻게 식단으로 암을 극복했는지 알고 싶지 않냐, 병원과 동료 의사들에게 알려주기를 바라지 않냐고 묻자 의사는 손사래를 치고 괜찮다며 전혀 호기심을 보이지 않았다.

그는 완치 판정을 받은 후 섭취하는 고기의 양을 늘렸을 뿐, 여전히 암을 치료하던 당시의 식단을 유지하고 있다. 암은 완치됐지만, 장의 염증 지표들은 여전히 높은 수치를 보이기 때문이다. 그는 대장과 직장의 내벽이 매우 얇아진 상태이고 장누수증후군이 있을 가능성이 크므로 염증이 가라앉고 완전히 치유되기까지 5년 정도는 염증이 악화하지 않도록 식단에 신경을 써야 한다.

주디 조Judy Cho

주디는 12년 동안 식물성 식품 위주의 식단을 하면서 4.5kg 정도 체중이 줄었고 주변 사람들로부터 날씬하고 건강해 보인다며 칭찬을 받았다. 하지만 주디는 밤이 되면 허기가 지고 강한 폭식 욕구에 시달렸고 결국 밤중에 상점에 가서 식물성 식품들만 사서 집에 돌아와 폭식하고야 말았다. 그녀는 폭식하면서 체중을 늘리지 않으려고 운동을 미친 듯이 하고 완하제로 먹은 것을 모조리 배설했다. 그 무렵 그녀는 우울증과 불안장애에 시달리기 시작했지만 그런 증상들이 자신의 식단과 연관있다고는 전혀 생각하지 못했다.

식이장애와 우울증이 점점 깊어지는 가운데 그녀는 결혼하고 첫아들을 출산했다. 그녀의 남편은 그녀가 감정의 기복이 심해 자신을 대하는 태도가 냉탕과 온탕을 오가자 힘들어하면서도 그녀가 식이장애를 극복하도록 자신이 도울 방법이 없다는 사실에 무력감을 느꼈다. 그녀의 남편도 생선과 채소 위주인 그녀의 식단에 문제가 있다고는 꿈에도 생각하지 못했다.

첫아들이 6개월이 될 무렵 주디의 식이장애와 우울증은 한층 더 심각해졌고 침대에 누워 꼼짝하지 않고 하루를 보내는 날이 늘었다. 그리고 그녀는 한밤중에 폭식 욕구가 발동하면 기어이 나가서 음식을 잔뜩 사 왔다. 그러던 그녀는 결국 정신병원 신세를 지게 되었다. 식이장애 진단을 받은 그녀는 외래환자로 식이장애 치료를 집중적으로 받았고 의료진은 그녀에게 평생 미약한 우울증에 시달려온 것 같다면서 나이가 들면서 우울증이 점점 심해지므로 약물 치료를 받으라고 권했다. 그리고 죽을 때까지 약을 먹어야 한다고 덧붙였다.

선택적 세로토닌 재흡수 억제제SSRI 종류의 항우울제 최고 허용량을 복용한 지 석 달이 지날 무렵 그다지 차도를 보이지 않는 그녀에게 정신과 전문의는 조울증과 정신분열증 치료 약인데 우울증에도 효과가 있는 약이라며 그녀에게 추가로 항정신성 약을 먹으라고 권했다. 주디는 그 약으로 인해 극심한 부작용을 겪었고 환영에 시달리기까지 했다. 그 와중에 그녀를 치료하는 의료진은 그녀에게 식물성 식품 위주의 식단을 유지하라고 권했다.

그러던 중 그녀는 대중에게 호응을 받고 있던 키토제닉 식단을 조사하기 시작했고 육류가 이상적인 식품이라고 믿게 되면서 키토제닉 식단을 시작했지만, 폭식 욕구는 사라지지 않았다. 그러다 키토제닉 식단에서 육식 식단으로 전환하고 나서 비로소 자신을 괴롭히던 정신질환과 식이장애에서 벗어났다. 육식 식단을 시작한 지 6년째 접어드는 그녀는 이제 정신질환 치료 약물을 모두 끊었다. 육식 식단을 시작하고서도 물론 이따금 기분이 저조한 날은 있지만, 깊은 우울증에 시달릴 적에 겪었던 정도로 우울한 날은 단 하루도 없다.

그녀는 돌이켜보니 채식 식단으로 인한 영양소 결핍이 식이장애를 악화했고 결국 우울증으로 이어졌다고 확신한다. 정신과 의료진은 그녀가 태어날 때부터 망가진 상태로 태어났으므로 증상을 완화하기 위해 평생 약을 먹으라는 처방을 내렸지만 아무런 효과도 없었던 셈이다.

한때 아내인 주디가 병이 심해져 일상생활을 못 할 지경에 이르게 되면 홀로 아들을 키워야 하나 걱정했던 주디의 남편은 예전의 주디와 지금의 주디는 밤과 낮처럼 전혀 딴판이라며 이제는 그녀가 몰래 숨어서 폭식할까 전혀 걱정하지 않는다고 말한다. 주디는 현재 자격증이 있는 영양 상담사로 다른 사람들의 치유를 돕고 있다. 주디는 남편이 자신에게 바위 같은 존재라고 말하며 활짝 웃는다.

존 비너스 _{Jon Venus}

8년 전 공장식 축산농장에서 목축업자들이 가축들을 학대하는 동영상을 담은 다큐멘터리를 보고 충격을 받은 비너스는 아내와 함께 비건 식단을 하기로 했다. 그는 최적의 건강을 유지하기 위해 동물성 식품은 필요 없다는 비건 세계의 주장을 그대로 받아들였다. 바디빌더이자 피트니스 전문가로서 소셜 미디어에서 활동하던 그는 비건이 되기까지의 여정과 생활을 포스팅하면서 비건 세계의 유명인사로 떠올랐고 건강보조제 제조사에 합류해 재정적으로도 성공하면서 여기저기 초청받아 강연도 했다.

그러다가 비건으로서의 자신의 신념에 모순되는 현상들을 인식하기 시작했다. 그의 아내는 임신한 기간 내내 비건 식단을 했고 아들은 태어날 때 체구가 아주 작았다. 그의 아내는 출산 후 아들에게 모유를 수유했으며 생후 첫 2년 동안 아들을 비건으로 키웠다. 모유를 먹는 아들이 소화장애를 겪자 백방으로 수소문해 의사들의 진료를 받았지만, 누구도 뭐가 문제인지 속 시원히 대답하지 못했다. 그런데 모유를 수유하던 아내의 식단에서 글루텐을 제거하자 아들의 상태가 어느 정도 호전됐다. 이가 나기 시작한 아들의 앞니 두 개는 매우 얇고 약했고 치아에 갈색 점이 생기기 시작했으며 어금니는 날 때부터 변색 된 상태였다. 아들의 변은 늘 묽었다.

그의 아내는 전문 영양사로서 비건 의사와 전문가들로부터 얻은 조언으로 아들의 식단을 챙겼다. 자연식품인 견과류와 씨앗류, 콩류, 아보카도, 통곡물, 두유, 두부, 템페tempeh(콩을 발효해 만든 인도네시아 음식) 등이 주로 식탁에 올랐다. 그러나 아들의 몸무게는 기대만큼 늘지 않았다. 그는 비건 세계에서 유명한 의사들과 영양전문가들에게 조언을 구했지만, 그들이 제시하는 과학적 증거라는 자료들은 신빙성이 약했다.

더는 안 되겠다고 판단한 그는 아들에게 동물성 식품을 먹이기 시작했고 그제야 비로소 아들의 건강 상태가 눈에 띄게 호전되기 시작했다. 동물성 식품을 먹어본 적이 없고 비건 식단에 이미 익숙해진 아들은 처음에는 동물성 식품을 먹지 않으려고 했지만, 지금은 지방이 넉넉한 스테이크와 달걀이 아들이 가장 좋아하는 음식이다.

비너스에 따르면, 비건인 아동들은 다른 아동들에 비해 체구가 작고 체구가 작으면 발달 과정에서 문제가 생길 가능성이 커진다. 자녀들을 비건 식단으로 키우다가 소화장애, 복부팽만, 비타민과 무기질 결핍 등 자녀의 건강에 문제가 생기기 시작하는 상황을 맞으면서 비건 식단을 중단하고 동물성 식품을 식단에 도입하는 비건들이 많다고 비너스는 말한다.

그는 소셜미디어에 비건 생활을 청산한다고 공개적으로 발표한 후 비건 세계로부터 이루 말할 수 없을 만큼 증오심을 샀고 살해 협박까지 받았으며, 비건 식단을 포기한 지 9년이 지난 지금까지도 여전히 살해 협박을 받고 있다. 과거에 가깝게 지낸 비건 세계의 유명인사들은 없는 이야기까지 날조해가며 그에 대한 인신공격을 서슴지 않았다. 그 결과 그는 사업에서 큰 손해를 보았고 후원자들을 잃었으며 소득도 쪼그라들었다.

그는 가공식품을 끊고 자연식품 위주의 비건 식단을 시작하면서 고름이 찰 정도로 심했던 여드름이 말끔해지고 피부가 좋아졌지만 비건 4~5년 차에 접어들면서 팔 근육에 극심한 경련이 일기 시작했고 한 번은 아들을 안아 올리려다 떨어뜨릴 뻔한 적도 있다. 온갖 관절에도 통증이 일어났다. 그러나 아들의 건강을 계기로 그도 동물성 식품을 먹기 시작한 후 이러한 증상들은 사라졌다. 그는 비건 생활을 청산한 자신의 결정이 옳았는지를 확인하기 위해서 다시 비건 식단으로 돌아갔지만, 비건일 때 겪었던 온갖 증상들이 재발하는 경험을 하고 몇 달 만에 완전히 비건 식단을 포기했다.

켈리 호건Kelly Hogan

　어렸을 때부터 통통했던 켈리는 고등학교에 진학하면서 살이 찌기 시작했고 살을 빼기 위해 극단적 소식을 해 체중을 줄이는 데 성공했지만, 곧 폭식으로 이어졌고 극단적 소식과 폭식을 오락가락했다. 그녀는 대학을 졸업할 즈음 체중은 23kg이 늘었고 졸업과 함께 결혼할 무렵 그녀는 키 175cm에 몸무게가 약 118kg으로 병적 비만이었다.

　그때까지만 해도 몸무게만 문제였는데 25살 무렵부터 몸에 종기가 생기는 등 건강에 적신호가 켜지기 시작했고 온몸이 종기투성이가 돼 병원에 가서 고름을 짜내야 했다. 그녀의 주치의 벤저민 던랩 박사는 고름을 짜내면서 그녀에게 "우리 둘 중 하나가 죽을 때까지 이 짓을 계속해야 한다."라고 퉁명스럽게 말하면서 체중을 45kg 줄여야 한다고 경고했다. 그리고 그는 가공식품, 종자유, 달콤한 소스와 양념, 시리얼, 파스타, 감자와 고구마 등 구근류 등 탄수화물을 삼가고, 열량은 전혀 신경 쓰지 말고 고기와 달걀과 치즈를 양껏 먹고 채소 중에 녹색 잎채소와 피클은 먹어도 된다며 1년 후에 보자고 했다.

　지방과 붉은 고기 섭취를 제한하는 식단이 건강식이라는 소리를 귀가 따갑게 들어온 세대인 그녀는 의사의 황당한 처방에 어이가 없었고 퉁명스러운 의사의 말투에 마음의 상처를 받았다. 그녀는 의사의 처방이 틀렸다는 걸 증명하기 위해서 의사의 처방대로 하기 시작했다. 그런데 놀랍게도 1년 만에 체중이 36kg 줄고 종기도 말끔히 사라졌다. 1년 후 진료실에 들어선 그녀의 모습을 본 던랩 박사는 진료 기록과 그녀

의 얼굴을 번갈아 보더니 "호건씨, 무슨 짓을 한 거요?"라고 물었고 그녀
는 "1년 동안 박사님이 먹으라는 것만 먹었는데요."라고 답했다. 박사는
"내가 하라는 대로 한 환자는 지금까지 하나도 없었소."라고 말했다.

그 후로도 2년 동안 그녀는 박사가 처방한 식단을 꾸준히 이어가면
서 걷기 운동을 시작했고 3년째 접어들면서 채소를 모조리 식단에서
제거하고 고기만 먹기 시작했지만, 여전히 다이어트 탄산음료를 마시
고 있었다. 박사가 제안한 식단을 시작한 지 5년 차 접어들 무렵 체중은
54kg 줄었지만, 여전히 허기를 달래기가 힘들었고 달콤한 음식에 대한
욕구가 사라지지 않았다.

그러다가 그녀는 탄수화물을 완전히 제거하고 육식만 하는 커뮤니
티를 발견하고 어떻게 하면 단 음식에 대한 욕구가 사라질지 조언을 구
했고 사람들의 조언대로 지방이 넉넉한 고기를 섭취하고 다이어트 탄산
음료를 끊었다. 던랩 박사가 "지방이 넉넉한" 고기를 먹어야 한다는 말
을 빼먹는 바람에 그녀는 그동안 주로 살코기를 먹었고 그래서 포만감
이 충족되지 않았었다. 그리고 다이어트 탄산음료에 설탕은 들어있지
않지만, 인공감미료는 여전히 그녀의 뇌를 자극해 단 음식에 대한 갈망
을 일으키고 있었다.

불임이었던 그녀는 살코기에서 지방이 넉넉한 고기로 바꾸고 난
후에야 임신도 해서 아이를 셋 두었고, 다이어트 탄산음료를 끊으면서
단 음식에 대한 욕구가 머리에서 깨끗이 사라졌다. 지금도 여전히 단
맛이 나는 음식과 식물성 식품을 멀리하는 그녀는 43세인 현재 63kg
체중을 18년째 유지하고 있고 혈액검사 결과도 더할 나위 없이 정상
으로 나온다.

클레어Claire

프랑스에서 나고 자란 클레어는 포화지방과 단백질이 풍부한 전형적인 프랑스 식단을 했다. 발레리나인 그녀는 다른 발레리나들처럼 몸매가 가냘프다. 그러나 누가 더 말랐는지 다른 발레리나들과 자신을 끊임없이 비교하던 클레어는 10대에 접어들면서 음식 섭취를 극도로 제한하기 시작했다. 16세에 그녀의 식이장애는 매우 심각해졌고 중증 신경성 식욕부진증으로 발전했다.

시간이 갈수록 클레어는 식이장애 폭군의 노예가 되어갔다. 키가 170cm인 그녀의 몸무게는 31kg까지 내려가 생명을 위협하는 수준에 이르렀고 기운이 없어 휠체어에 의존해야 했다. 그녀는 시신경에 있는 지방까지 빠져서 몇 달 동안 눈이 안 보인 적도 있다. 머리카락이 뭉텅뭉텅 빠지고 치아도 떨어져 나갔으며 심장 박동율은 40을 밑돌았다. 2017년 독감에 걸린 그녀는 몇 분 동안 저세상으로 갔다가 돌아온 적도 있다. 클레어는 몹시 절박했고 신경성 식욕부진증이라는 폭군의 손아귀에서 벗어날 탈출구를 찾기 시작했다.

그녀는 우연히 육식 식단을 접하고 그 단순함에 호기심이 발동했다. 하지만 여전히 지방을 두려워한 그녀는 저지방 육식을 했고 상태가 호전되지 않았다. 그러던 2021년 여름 그녀는 가족과 함께 휴가를 떠났지만, 함께 여행을 즐기지 못했다. 한여름인데도 얼어 죽을 만큼 추웠기 때문에 수영도 못 했다. 그녀는 육식 식단을 제대로 하기로 마음먹고 육식 식단 전문 코치에게 조언을 구했고 고기와 지방을 약이라고 생각하고 꾸준히 먹으면 곧 몸이 치유된다는 조언을 실천하기 시작했다.

그녀는 무척 겁이 났지만 날마다 오로지 지방이 넉넉한 고기만 먹었고 그 결과 삶이 완전히 바뀌었다. 처음에는 소화하기 쉬운 소고기 다짐육으로 시작해 달걀노른자를 날 것으로 들이켜고 버터를 간식으로 먹었다. 하루에 113g짜리 버터 덩어리를 7개까지 먹은 적도 있다. 그녀는 주야장천 지방을 먹었고 그녀의 몸은 지방을 기꺼이 받아들였다. 그녀의 몸이 행복감에 취한 듯했고 멈출 수가 없었다. 그녀는 육식 식단을 시작한 이후로 음식을 제약하지 않게 되었고 배가 고프면 먹었다. 몸은 행복한 비명을 질렀다. 그녀가 육식 식단으로 바꾼 직후 하루에 섭취하는 총 열량은 1,000kcal에서 무려 7,000~8,000kcal로 치솟았다.

석 달 만에 클레어는 체중이 9kg 늘었고 의사와의 긴밀한 상의 끝에 항우울제를 끊게 되었다. 39세인 그녀는 머리카락이 풍성하게 다시 자랐고 몸무게가 50kg으로 늘었다. 한때 휠체어 신세를 졌고 눈까지 멀었던 그녀는 이제 아들과 트램폴린에서 마음껏 점프하며 놀아주고도 지치지 않고 종일 엔지니어 일을 하고 있다. 그녀는 혈액검사 결과 모든 지표가 더할 나위 없이 건강해 의사들을 놀라게 했다.

그녀는 이제 체중에 대한 집착도 사라져서 체중계의 숫자에 신경도 쓰지 않는다. 그녀는 다음과 같이 말한다. "육식 식단의 목표는 몸무게 감량이 아니라 최적화다. 체중이 늘어도 신경 쓰지 않는다. 이 식단 덕분에 나는 늘 포만감을 느끼고, 생각이 명료하고, 맛난 음식을 먹고, 잠도 잘 잔다. 이제 몸이 원하는 만큼 먹으면 몸이 스스로 알아서 적정한 몸무게 수준을 유지해준다."

다비Darby

다비는 어렸을 때부터 세상의 모든 알레르기를 달고 살았다. 5세에 그는 나무에서부터 잡초, 벌침에 이르기까지 수백 가지에 알레르기가 있다는 진단을 받았다. 수년 동안 숱한 비염에 시달린 그는 11세에 비강 재건 수술을 받았고 나중에는 편도선도 제거했다. 알레르기 주사가 조금 도움이 되기는 했지만, 건강 때문에 좋아하는 운동을 삼가야 했다. 2013년 그는 심장박동이 빨라져 병원을 찾았지만, 의사는 별일 아니라며 카페인 섭취를 삼가라고만 했다.

2015년 그는 심장마비로 입원했고 2주 후 또 한차례 심장마비를 일으켰다. 이번에 의사는 다비의 갑상선을 점검한 후 자가면역질환인 그레이브스병Graves' disease 진단을 내렸고, 약을 처방해주었다. 그는 상태가 호전되고 저체중에 몇 kg을 보태는 등 체중도 늘었지만, 얼마 후 1형 당뇨 진단까지 받았다. 30대 중반에 불과한 그는 다음에 또 무슨 재앙이 닥칠지 두려웠다. 그러다가 궁극적 제거식단에 가까운 육식을 하는 정형외과 의사 션 베이커Shawn Baker가 창립한, 육식 식단으로 질병을 치료하는 온라인 커뮤니티 리베로Revero를 찾았다.

그는 육식 식단으로 병을 치료했다는 사연이 담긴 동영상들을 몰아보기 시작했고 지금까지 자신이 겪은 문제들은 식물성 식품이 원인인지도 모른다는 생각이 들었다. 왜 내 몸이 날 공격하는 걸까. 주범은 옥살산염일까 렉틴일까.

다비는 서서히 육식 식단으로 전환했고 2주가 지나자 인슐린 주사가 필요 없어졌다. 한 달 반이 지나자 그레이브스병 처방 약도 끊었다. 여섯 달이 지나 검진을 받은 결과 갑상선 호르몬 수치는 정상이 나왔다. 그는 이제 달리기, 근력운동 등 하고 싶었던 운동을 마음껏 하고 딸을 목말 태우고 종일 디즈니월드를 돌아다녀도 지치지 않는다. 그는 또한 평생 그를 괴롭힌 각종 알레르기와 비염에서도 완전히 해방되었다. 그는 이제 고기 외에는 어떤 음식도 먹고 싶은 생각이 들지 않는다고 말한다.

다비는 처음에 궁극적 제거식단으로 식단을 제한했지만, 지금은 돼지고기, 달걀, 닭고기까지 먹는다. 그는 현재로서는 다시 궁극적 제거식단으로 돌아갈 계획은 없지만 그처럼 단기간에 질병을 극복할 수 있었던 까닭은 그런 엄격한 식단을 했기 때문이라고 생각한다.

그는 온라인으로 날마다 육식 식단의 치유 능력을 알려 아픈 사람들을 돕는 의사들에게 진심으로 감사한다면서 모든 치유 사례들이 기적 같은 일들이라고 말한다. 그는 자신이 앓았던 병은 평생 안고 살아야 할 불치병이라는 소리를 듣고 살았는데 육식 식단의 효과를 알리는 의사들이 아니었다면 이런 방법이 있는 줄도 몰랐을 테고 점점 병이 깊어졌을 것이라며 감사를 표한다.

에이미Aimee

에이미는 16세이던 1971년 1형 당뇨 진단을 받은 후 의사의 처방에 따라 설탕을 끊고 하루에 한 번 인슐린 주사를 빼놓지 않고 맞았다. 22세가 되면서 그녀는 채식주의자가 되었고 얼마 지나지 않아 결혼하고 자녀 셋을 두었다.

그런데 그녀는 40대에 접어들면서 어깨와 둔부가 경직되기 시작했다. 그녀는 당뇨와 연관된 증상인지 궁금해 의학도서관에 가서 자료를 찾기 시작했다. 그러던 중 그녀의 친구가 경직된 어깨는 고혈당에서 비롯된다는 리처드 번스틴Richard Bernstein 박사의[2] 기고문을 보내왔다. 그녀는 번스틴 박사가 권하는 식단을 입수해 바로 다음 날 저탄수화물 식단에 돌입했고 하루 인슐린 주사 5회를 맞았다.

몇 달 후 번스틴 박사의 (이제는 널리 알려진) 저서 『당뇨 해법Diabetes Solution』이 출간됐고, 그녀는 저탄수화물 식단을 한 지 3주 만에 어깨와 관절의 경직 상태가 완전히 해소되었다. 그 후 그녀는 7년 동안 번스틴 박사가 권장하는 식단을 유지하다가 아들의 당뇨를 비건 생식으로 완치했다는 한 여성의 사연을 듣고 자기도 한 번 해보기로 하고 수년 동안 비건 생식을 유지했다. 그녀는 생식 간식 회사를 차려 한동안 성공하기도 했다.

---

2   본인이 1형 당뇨환자인 의사로서 저탄수화물 식단으로 당뇨를 잘 관리해 구순을 바라보는 지금도 건강하다.

그녀는 과일을 삼가고 여전히 저탄수화물 식단을 했으므로 비건 생식을 해도 별 영향이 없었지만, 비건 생식을 한 그녀의 가족들과 남편은 과일을 많이 먹어 충치가 생기고 영양소가 결핍되었다. 이 식단을 하는 동안 에이미는 관절이 쑤실 뿐 다른 문제는 없었다. 하지만 8년을 비건 생식을 한 끝에 다시 식단을 바꾸기로 하고 이번에는 키토제닉 식단을 택했다. 그리고 고기와 살균 처리하지 않은 버터 등 모든 먹거리를 자신의 거주지 근처의 농장에서 구했다. 그러자 그녀의 관절 통증은 곧 사라졌다.

2018년 남편과 여행 중 그녀는 팟캐스트에서 소고기, 소금, 물만으로 어렸을 때부터 앓았던 관절염과 극심한 우울증을 완치했다는 사연을 들었다. 남편은 그다음 날 바로 육식 식단을 시작했고 에이미는 인슐린이 필요할 만일의 사태를 생각해 여행을 끝내고 집으로 돌아가서 육식 식단을 하기로 했다.

육식 식단을 시작한 지 5년째 접어드는 에이미는 더할 나위 없이 건강하다. 혈당이 안정적인 것 외에도 인슐린 사용량도 현저히 줄었고 비문증[3]도 사라졌다. 체중도 줄었고 평생 항공기를 탈 때마다 참기 힘들 정도였던 귀의 통증도 사라졌다. 에이미는 다른 이들도 병이 낫기를 바라는 마음으로 자신의 경험을 온라인 당뇨병 환자 커뮤니티와 공유하고 있다.

---

3 눈앞에 날 파리가 날아다니는 듯한 증상.

타이버Tiber

코린이 키우는 6살짜리 저먼셰퍼드 반려견 타이버는 불치 대장암 진단을 받았다. 코린은 수술과 치료로 타이버의 생명을 1년 연장할지 남은 2~5달을 그냥 살다가 떠나보내야 할지 결정해야 했다. 코린은 불치 진단을 받은 타이버가 고통스러운 수술과 치료를 받지 않고 여생을 편안하게 보내게 하기로 마음먹었다. 코린은 그동안 타이버에게 먹인 딱딱한 개 사료와 간식을 포기하고 몇 달 동안 소, 닭, 돼지, 내장을 마음껏 먹였다.

그랬더니 놀랍게도 타이버는 회복하는 징후를 보이기 시작했다. 타이버는 건강이 호전되었고 대변도 정상으로 돌아왔고 산책도 하기 시작했다. 타이버는 체력이 넘쳤고 음식을 토하지도 않게 되었다. 수의사가 불치 암이고 상태가 점점 나빠진다고 했는데 정 반대 방향으로 갔으니 코린은 어찌 된 일인지 어리둥절했다.

코린은 남편과 함께 만약 우리도 암에 걸리면 타이버가 먹은 대로 먹자고 농담을 주고받았다. 타이버가 회복하는 모습을 본 코린은 타이버의 육식 식생활에 동참하기로 했고 그 결과 자신의 건강도 더할 나위 없이 좋아졌다. 그녀는 자기가 먹는 음식을 타이버에게도 똑같이 만들어 준다. 코린도 타이버처럼 활력이 넘치고 체중이 많이 빠졌으며 수면의 질도 좋아졌다.

지난 2년 동안 타이버는 다시 피어나고 있다. 타이버는 석 달에 한 번씩 진료를 받는데 수의사가 깜짝 놀란다. 수의사는 코린이 타이버에게 고기만 먹인다고 걱정하면서 다시 사료를 먹어야 영양소를 충분히 섭취한다고 충고했지만 코린은 따르지 않는다. 타이버가 이렇게 건강한데 그럴 필요를 느끼지 못한다.[4]

4　미국 의사 프랜시스 M. 포틴저 주니어Francis M .Pottenger Jr.가 익힌 고기를 먹인 고양이들과 생고기를 먹인 고양이들을 비교하는 실험을 했다. 생고기를 먹인 고양이들은 더할 나위 없이 건강했지만, 익힌 고기를 먹인 고양이들은 행동장애, 관절염, 생식불능, 근골 기형, 호흡기 질환, 알레르기 등이 나타났고 생고기를 먹여 이러한 문제들을 바로잡는데 3~4세대가 걸렸다. 반려동물은 사료를 먹으면서 인간에게서 나타나는 당뇨, 암. 관절염 등 온갖 만성질환이 폭증했다. 실제로 주류 수의학계와 반려동물 사료 제조기업들과 약품 제조업체들의 유착관계를 폭로하면서 반려견과 반려묘에게 사료가 아니라 자연식품 육류를 먹이라고 권장하는 수의사와 이들의 조언을 따라 반려동물의 먹이를 사료에서 생고기로 바꾼 후 반려동물의 건강이 눈에 띄게 향상됐다고 증언하는 사람들이 늘고 있다.

챈들러Chandler

챈들러는 식생활이 불량했지만 어린 시절과 10대를 비교적 건강하게 보냈다. 종일 간식을 입에 달고 살았고 사탕과 영양분이 없는 음식을 많이 먹었으며 날마다 다이어트 탄산음료나 설탕이 든 탄산음료를 5캔에서 10캔 들이켰으며 커피를 5잔 마셨다. 담배에도 맛을 들였다. 그러다가 21세가 되면서 건강이 곤두박질치기 시작했다.

챈들러는 라임병lime disease에 걸렸고 연쇄상구균 감염과 더불어 소아자가면역 신경 정신 장애 진단도 받았다. 이러한 각종 질병 때문에 그는 1년 동안 침대 신세를 졌고 대학을 중퇴했다. 그 후 수년 동안 챈들러의 건강은 점점 나빠졌다. 위장과 허리에 통증이 심했다. 의사는 그의 간 효소 수치가 비정상적으로 높다고 했다. 간이 손상됐다는 뜻이다. 복강 초음파 검사를 해보니 간에 지방이 축적된 모습이 포착되었다. 간이 제 기능을 하기 힘들다는 뜻이었다. 얼굴에도 안면홍조와 부종이 심했다.

그의 부친은 수개월 동안 챈들러에게 육식 식단을 하라고 설득했지만, 그는 귓등으로도 듣지 않았었다. 그러다 26세가 되면서 그는 뭔가 조치를 해야 한다고 마음먹었고 "더티 키토dirty keto"[5] 식단을 시작했고 석 달 만에 자연식품 위주의 엄격한 키토제닉 식단으로 바꾸면서 건강이 눈에 띄게 좋아졌다. 그는 체중이 11kg 체중이 줄었고 안면홍조가

---

[5] 지방, 단백질, 탄수화물 비율은 키토제닉 식단을 따르지만, 가공식품을 섭취하는 키토제닉 식단.

사라졌다. 단식도 하면서 추가로 체중이 줄었다.

그는 엄격한 키토 식단을 한지 1년 만에 피부가 깨끗해졌고 정신이 맑아졌다. 이 시점에 85~90% 육식을 하고 있었던 챈들러는 마침내 부친의 조언을 따라 100% 육식 식단으로 바꿨다. 그는 육식으로 간 질환을 완치했을 뿐 아니라 탄수화물 중독에서 벗어났고 위와 허리 통증도 사라지고 체력도 좋아졌다. 챈들러는 주로 다짐육을 먹고 목초사육우를 선호하며 유제품도 몸이 잘 받는다.

챈들러는 음식에 대한 집착에서 해방되었다는 점이 육식 식단의 가장 큰 효과라고 말한다. 그는 건강 문제가 발목을 잡지 않게 되면 삶이 얼마나 즐거워지는지 모른다며 왜 진작 육식 식단을 하지 않았나 후회된다고 말한다.

씨 뿌리기

유튜브 채널 "씨 뿌리기Sow the land"를 운영하는 그는 13년 전 암의 일종인 호지킨스병Hodgkin's disease에 걸려 항암 치료를 한 후부터 극심한 습진을 앓기 시작했고 피부과에서 알레르기를 비롯해 온갖 검사를 했으나 원인을 알 수 없었다. 의사는 습진을 완치할 방법은 없다며 증상만 완화하는 스테로이드제 연고와 알약을 처방해주었다. 그는 온몸이 벌겋게 염증으로 달아오르고 가려워 밤잠을 설치기 일쑤였고 물만 닿아도 몸에 불이 붙은 듯 고통스러웠다. 의사는 호지킨스병이 재발했을 가능성은 희박하다고 했다.

혹시 대기오염과 스트레스가 원인일지 모른다고 생각한 그는 캘리포니아 남부 도시 생활을 접고 가족과 함께 노스캐롤라이나 시골로 이주해 먹거리를 직접 유기농으로 재배했다. 당연히 가공식품과 밀가루는 이미 끊었다. 그러나 몸의 70%를 뒤덮은 습진은 나을 기미가 보이지 않았다. 그의 온몸은 긁어서 생긴 상처가 아물며 딱지가 앉았다. 스테로이드제 연고와 알약은 바르고 먹을 때 잠시 가려운 증상만 가라앉힐 뿐 약효가 떨어지면 다시 피부가 벌게졌고 스테로이드제 약은 수면을 방해했다.

그는 육식 식단으로 건강이 좋아진 친구를 보고 육식으로 습진을 치료한 의사가 쓴 책을 읽고 나서 동물성 식품만으로 구성된 육식 식단을 시작했다. 평소 식단과 크게 다른 건 없었다. 그는 이미 목초사육우를 먹고 있었고 직접 자유 방목으로 닭도 기르고 있었으므로 크게 바뀌지는 않았다. 한 가지 다른 점은 그동안 먹고 있던 직접 기른 유기농 채소 섭취를 중단했다는 것뿐이다.

그는 100% 육식 식단을 시작하긴 했지만, 과연 효과가 있을지 반신 반의했다. 그동안 건강에 좋다고 알고 있었단 식단과는 너무 달랐기 때문이다. 그런데 육식 식단을 시작하고 일주일이 지난 어느 날 아침에 눈을 떴는데 기분이 너무 좋았다. 오랜 세월 앓다가 처음으로 상태가 나아졌을 때의 느낌은 말로 표현하기 힘들다. 그는 달걀, 약간의 베이컨, 소고기, 기버터, 양고기 등을 주로 먹었고 식단에 포함한 유일한 식물성 식품은 지방이 풍부한 아보카도였다. 처음 몇 주 동안은 커피도 끊었다가 다시 마시기 시작했다. 커피에는 버터와 콜라겐을 섞어 마셨다.

그는 육식 식단을 시작하고 2주가 지나자 포만감이 선명하게 느껴졌고 배변에도 전혀 문제가 없었다. 피부의 붉은 기도 많이 가라앉고 가려움도 훨씬 덜 했다. 육식을 시작하고 한 달이 지날 무렵 체중은 그대로였지만 염증이 가라앉으면서 몸이 훨씬 가벼워진 느낌이 들었다. 샐러드를 좋아했던 그이지만 육식 식단을 시작한 이후로 녹색 잎채소를 먹고 싶은 생각도 들지 않았다. 두 달쯤 접어들면서 그는 블루베리, 스쿼시 같은 식물성 식품을 식단에 가끔 포함했고, 습진은 70~80% 정도 나아진 느낌이 들었으며, 체중이 2.3kg 줄었다. 두 달 동안 1일 2식과 1일 1식을 번갈아 했다. 석 달이 지날 무렵 피부는 붉은 기가 거의 사라졌다. 육식 식단을 하기 전에는 종일 간식을 먹었지만, 이제는 끼니 외에 간식을 입에 대지 않는다. 현재 그는 가족과 함께 돼지, 닭을 기르면서 농장의 규모도 늘리고 전원생활을 즐기고 있다.

앰버 오헌Amber O'Hearn

앰버는 10년 동안 육식은 아니나 저탄수화물 식단을 하다가 육식 식단으로 바꾼 후 11년째 육식 식단을 유지하고 있다. 두 식단 모두 몸무게를 줄이기 위해 시작했다. 하루에 탄수화물을 30g 이하로 줄인 저탄수화물 식단은 그녀의 젊은 시절 과체중 문제를 어느 정도 해결해주었고 상당 기간 현상을 유지했지만, 어느 시점에 가서 몸무게가 다시 늘기 시작했다. 그러는 사이 그녀는 두 차례 임신과 출산을 했고 늘어난 체중은 좀처럼 줄지 않았다. 2008년, 키가 168cm인 그녀의 몸무게는 거의 91kg까지 늘었다.

그즈음 그녀는 식물성 식품을 배제한 식단을 하는 커뮤니티를 발견했고 건강 문제를 해결하는 데 성공한 이들의 사례를 접하게 되었다. 그녀는 늘 풍성한 샐러드와 저탄수화물 채소를 식탁에 올렸는데 달랑 고기 한 덩이만 접시에 놓인 모양새가 너무나도 생소하고 초라해 보였지만 몇 주만 일단 시도해보기로 했다.

그녀는 2009년 1월 육식 식단을 시작한 후 이틀에 454g의 속도로 체중이 빠르게 줄기 시작했고 육식 식단을 시작할 때 88kg이었던 몸무게가 59kg으로 줄었다. 체중이 주는 동안 그녀가 하루에 섭취하는 총열량은 2,500~3,000kcal였고 주로 소고기 스테이크나 갈비, 때로는 닭고기와 돼지고기, 베이컨과 달걀도 먹었으며 하루 2끼를 먹었다. 유제품의 경우 커피에 섞은 약간의 크림은 체중에 거의 영향을 주지 않았지만, 치즈와 요구르트에는 중독되는 경향을 보여서 피했다.

상당 기간 하루에 700~900g의 고기만 섭취했던 그녀는 현재는 여러 가지 동물성 식품을 섭취하고 있으며 소고기 스테이크는 지방이 넉넉한 부위를 700g 정도 먹으므로 따로 지방은 추가하지 않지만, 연어 등 생선을 먹을 때는 버터를 추가한다. 그녀는 커피를 한 번에 석 달씩 두 어 차례 끊어봤지만, 전혀 변화가 없었기 때문에 여전히 마시고 있다. 그녀는 두어 달에 한 번 카카오 100% 다크 초콜릿이나 피클을 먹고, 생선회를 먹을 때 무절임, 간장, 고추냉이를 먹는다. 다행히 이런 식물성 식품에 몸이 거부반응을 일으킨 적은 없다. 그러나 그녀는 마늘이 섞인 소시지를 먹고 복부팽만과 속이 더부룩함을 겪고 나서 마늘과 양파, 양념이나 향신료는 전혀 먹지 않는다.

그녀는 육식할 때 동물의 머리에서 꼬리까지 모두 섭취해야 한다는 주장은 과학적으로 뒷받침되지는 않는다며 전통 문화권에서 내장까지 먹은 이유는 선택의 여지가 없어서인 경우가 많다고 말한다. 그녀는 또 근육에 없는 영양소가 내장, 특히 간에 많기는 하지만 11년 넘게 육식 식단을 하면서 내장을 섭취하지 않고 지방과 근육만 섭취해온 그녀 같은 사람도 영양소 결핍으로 병에 걸리지 않는다고 말한다. 육식으로 바꾸면 대사 체계와 영양소의 상호작용이 변해서 그처럼 밀도 높은 영양소 공급이 필요하지 않은지도 모른다고 그녀는 말한다.

그녀는 지방 비율이 낮고 단백질 비율이 지나치게 높은 식단은 포도당에 의존하는 대사 체제로 회귀하는 경향으로 기울게 되고 지방이 아닌 단백질을 에너지원으로 이용하게 되며 식사할 때 지방을 먼저 섭취하면 포만감에 훨씬 빨리 도달하므로 단백질 과잉 섭취를 피하게 된다고 말한다.

그런데 그녀는 몸무게를 줄이려고 육식을 시작했는데 뜻밖에 또 다른 문제도 해결했다. 식단하고 연관있다고는 꿈에도 생각지 않던 문제,

바로 정신질환이었다. 그녀는 스무 살 때 심각한 우울증 진단을 받았고 30대에는 우울증은 심하나 조증은 약한 2형 조울증 진단을 받았으며 여러 가지 약물치료를 했으나 증상은 점점 심해졌다. 그런데 식물성 식품을 식단에서 완전히 제거하자 모든 정신질환 증상이 사라졌다.

그녀는 육식 식단을 시작한 지 4년 만인 2014년 혈액검사를 했다. 중성지방TG은 매우 낮고 HDL과 LDL은 매우 높았다. 그녀는 심혈관 질환 위험을 높이는 요인은 여러 가지가 있고 육식 식단을 하면 LDL 수치가 증가하는 현상에 대해 열띤 논쟁이 전개되고 있지만, TG가 낮고 HDL이 높다면 LDL은 크게 중요한 위험 요소가 아니므로 전혀 걱정하지 않는다고 말한다. 그녀는 심각한 정신질환에서 해방되는 대가로 LDL 수치 증가를 감수해야 한다면 기꺼이 감수하겠다고 말한다.

앤드루 스카보로Andrew Scarborough

11년 전 앤드루 스카보로는 악성 신경교아세포종 뇌암Glioblastoma brain cancer, GBM 진단을 받았다. 암은 이미 상당히 진전된 상태였다. 평균적인 GBM 환자의 평균 기대수명은 치료하지 않으면 석 달, 치료를 받으면 15~18개월이다. 그런데 그가 앓는 종류의 GBM인 "비메틸화 IDH1-야생형Unmethylated, IDH1-wild type"의 평균 기대수명은 훨씬 짧다.

그가 앓는 유형의 GBM은 기존의 화학요법과 방사선 치료가 별 효과가 없으므로 사실상 죽을 때까지 화학요법과 방사선 치료를 해야 한다는 사실을 알고 그는 치료를 중단하고 대안을 찾기 시작했다. 그러다가 그는 암이 마이토콘드리아의 대사장애로 발생한다는 이론에 대한 자료가 수십 년 동안 축적되어왔다는 사실과 키토제닉 식단이 이 치명적인 질병과 싸우는 데 도움이 된다는 사실도 알게 되었다.

키토제닉 식단을 이용한 대사 치료법은 그의 간질 발작을 진정시키는 데 도움이 되었지만, 완전히 통제하지는 못했다. 그러다가 육식 식단을 알게 되면서 그는 식물성 식품을 완전히 식단에서 제거했다. 그 후 그는 간질 증상이 말끔히 사라졌고 최고 용량을 복용하던 간질 조절 약물을 2년 만에 중단했다. 육식 식단은 무책임하고 무모한 짓이라며 반대한 신경외과 전문의들의 반대를 무릅쓰고 그가 혼자서 해낸 일이다.

앤드루는 육식으로 식단을 바꾼 후 모든 약물 복용을 중단했고 간질도 멈췄으며 가장 최근에 찍은 MRI에서 전혀 암이 자라지 않는 것으로 나타났다. 앤드루는 다시 학업을 재개했고 자신을 치료한 방법이 이례적인 사례가 아니라 정말로 어느 정도나 효과가 있는지 체계적으로 확인하고 싶었다. 그는 대사 치료법에 관심을 보인 차링 크로스 병원이 진행하는 GBM 환자들을 상대로 한 키토제닉/육식 식단 임상실험에 관여하면서 암 환자들에게 새로운 희망을 심어주고 있다.

그가 육식 식단으로 암을 치료한 사례는 『뉴 사이언티스트New Scientist』 잡지에도 실렸다. 앤드루는 하루 두 끼를 먹고, 집 근처 농장에서 목초 사육한 양고기와 양의 심장, 달걀노른자, 염소젖 치즈를 사 먹는다. 그 외에 다른 치즈, 특히 오래 숙성한 치즈와 아보카도는 심한 편두통을 일으켜 피한다. 그는 아침에 해 뜨기 전에 하루에 2만 보 정도 걷는다.

앤드루는 동료 연구자 이사벨라 쿠퍼Isabella Cooper와 함께 직접 연구비 모금을 하고 있다. 약물을 개발하는 임상실험이 아니라 식단 조절의 효과를 알아보는 이러한 임상실험은 실험 결과를 금전화해 투자비를 회수할 목적인 투자자들로부터 연구비 지원을 받기가 힘들기 때문이다. 그는 통상적으로 기부금 중 겨우 10%만 기부 목적에 쓰고 나머지는 경비로 처리하는 자선단체들과는 달리 모금한 전액을 연구비로 쓰고 있다.

앤드루는 가벼운 종양은 치료하지 않고 경과를 지켜보는 기간이 있는데 그 기간에 가만히 있지 말고 적극적으로 뭔가를 하는 게 바람직하다면서, 독성이 높은 항암 치료가 아닌 키토제닉 식단으로 적극적으로 대응하는 것도 한 가지 방법이라고 말한다. 그런데 영양사들은 오로지 악액질cachexia[6]에만 집중하고 가벼운 종양인 환자들에게 탄수화물 섭취율이 높은 표준적인 식단을 권하면서 무엇이든 먹고 싶은 걸 최대한 많이 먹으라고 권해 병을 키운다고 그는 덧붙인다.

---

6   기저질환 등 여러 가지 이유로 영양소가 부족해 체중감소와 근육 손실이 발생하는 상태.

마틴Martin

마틴은 2021년 말 척추 통증이 심해져 제대로 걷지도 못하게 되었고 통증을 다스리기 위해 근막통증 유발점 주사trigger point injection, TPI까지 맞았지만, 온몸이 염증으로 끓어올랐다. 그는 관절이고 어디고 온몸이 아프지 않은 데가 없었고 피부 건선은 며칠, 심지어 몇 주 동안 벌겋게 달아올랐으며 움직이든 가만히 있든 항상 통증을 느꼈다. MRI를 찍어봤지만 이렇다 할 단서를 발견하지 못했다. 그는 과민성대장증후군도 앓고 있었다.

마틴은 2022년 초 강직성 척추염ankylosing spondylitis과 섬유근육통Fibromyalgia 진단까지 받았다. 의료진은 그에게 면역억제제 마이코피놀산Mycophenolate과 비타민K 대용량 복용을 권했다. 그 후 며칠 동안 그는 팟캐스트, 유튜브, 인터넷 등에서 닥치는 대로 정보를 검색했으나 나을 가망이 없다는 절망적인 결론만 얻었다. 그는 은퇴 후 여생을 즐기면서 하키 경기를 하고 모터사이클을 타는 꿈은 이제 접어야 하나 생각했다.

그러던 중 그는 유튜브 동영상을 마라톤 시청하다가 자가면역질환으로 17세에 무릎과 고관절을 인공관절로 대체했는데 육식 식단을 하고 비교적 짧은 기간 만에 통증과 관절의 불편함이 사라졌고 우울증과 불안장애 약도 끊게 되었다는 한 여성의 체험담을 들었다. 그 후 그는 육식 식단의 장단점에 대해 더 많은 정보를 찾았다.

2022년 3월 그는 육식 식단에 돌입했다. 그의 건강 회복세는 마치 주식시장 곡선 같았다. 상승세를 보이는 듯하다가 하락하기도 했다. 그런데 육식 식단을 시작하고 18일째 되는 날 아침 눈을 떴는데 아무런 통증이 느껴지지 않고 잠잠했다. 급히 화장실을 가야 할 필요도 없었다. 지난 4개월 동안 1~10 척도상으로 10이었던 통증의 강도는 7 정도로 줄었고 4월 무렵에는 4~5로 하락했다. 육식 식단을 시작한 지 90일이 될 무렵 그는 40년 넘게 앓았던 과민성대장 증후군이 사라졌다. 그는 또한 10살 때부터 앓아온 건선이 95% 사라졌고 체중이 16kg 줄었으며 꿈에 그리던 하키경기도 다시 하게 되었다.

어맨다Amanda

　33살인 어맨다는 몸무게가 163kg으로 바퀴 달린 보행기에 의지하지 않고는 걷지도 못할 정도로 고도비만이었다. 그녀는 허리 통증이 극심했고 2형 당뇨, 지방간을 비롯해 16가지 질병을 달고 살았고 자가면역질환과 알레르기도 심했다. 육식 식단을 시작하기 전까지만 해도 그녀는 몇 달이고 집 밖으로 나가지 않은 적도 있고 불안장애와 심한 우울증에 시달렸다. 그녀는 부엌 싱크대에 서서 설거지만 해도 땀이 비 오듯 흘렀다. 그녀는 대변을 본 후 항문에 손이 닿지 않아 애쓰다가 어깨가 탈골된 적도 있고 심지어 남편의 도움을 받아 뒤처리한 적도 있다.

　어맨다는 12살부터 세상에 있는 다이어트란 다이어트는 모조리 해 봤지만 아무 효과도 없었다. 설탕과 탄수화물에 중독된 어맨다에게 탄수화물을 적당히 섭취하라는 권고는 지키기 힘들었다. 주치의가 소개해 준 영양사는 그녀에게 저지방 고탄수화물 식물성 식품 위주 식단을 권했다. 그러나 그녀는 탄수화물만 먹었다 하면 폭식으로 이어졌다. 두 번째로 소개받은 영양사는 다행히 저탄수화물 고지방 키토제닉 식단을 권했고 이 식단을 시작하고 어맨다는 통증이 가라앉는 등 어느 정도 효과가 있었지만, 탄수화물 중독 증세는 가시지 않았다. 키토제닉 식단에서 허용하는 견과류 가루와 천연 감미료로 만든 디저트는 밀가루와 설탕이 잔뜩 들어간 디저트나 가공식품과 마찬가지로 탄수화물에 대한 그녀의 욕구를 무섭게 자극했다.

　그러던 어맨다는 우연히 알게 된 육식 식단을 시작했다. 남편도 같은 식단에 동참했다. 하루 세끼 열량을 제한하지 않고 포만감이 느껴질 때까지 오로지 동물성 식품만 먹었다. 육류, 생선, 닭, 달걀, 치즈 등 동물성 식품은 가리지 않고 먹었다. 육식 식단으로 바꾸고 첫 5주 동안은 폭풍 설사에 시달렸지만 포기하지 않았다. 과거에는 변비와 설사를 오갔던 그녀는 육식 식단을 시작하고 섬유소를 전혀 섭취하지 않았지만, 배변에 전혀 문제가 없었다.

그녀는 육식 식단을 시작하고 5주째에 보행기 없이 쇼핑몰에서 걸어다닐 수 있게 되었고, 6주째에는 남편과 함께 가벼운 산책도 하게 되었으며, 10주째에는 물놀이도 했다. 8달째 되자 그녀는 남편과 스쿼시 운동도 하고 근력운동도 시작했다. 포만감이 오랫동안 유지되는 식단 덕분에 그녀의 식사 빈도도 하루 세끼에서 두 끼로, 다시 하루 한 끼로 자연스럽게 줄었다.

육식 식단을 시작하고 253일 만에 어맨다의 건강은 다음과 같이 개선되었다. 체중은 46kg 감량, 16가지 질병은 5가지로 줄었고, 2형 당뇨는 완전히 역전되었으며, 위식도역류질환gastroesophageal reflux disease, GERD과 수면무호흡증Sleep Apnea은 말끔히 사라졌다. 간 효소 수치ALT, 단위: mg/L는 55에서 29로, 중성지방단위: mg/dL은 106에서 43으로 하락했고, 거의 280까지 치솟던 공복혈당단위: mg/dL은 이제 평균 73을 유지한다.

그녀가 처음 육식 식단을 시작할 때 주변 사람들과 그녀의 주치의는 그러다가 심장마비 걸린다며 호들갑을 떨었고, 그래도 그녀가 고집을 피우자 그녀의 주치의는 심장전문의를 소개해줬다. 그 심장전문의는 마침 본인도 육식 식단에 가까운 키토제닉 식단을 하는 의사였기 때문에 어맨다의 결정을 존중하고 잘 관리해주었다. 9달 전만 해도 심장마비 나락으로 떨어지는 벼랑 끝에 서 있었던 어맨다는 육식 식단 덕분에 벼랑 끝에서 멀어지게 되었다. 그녀는 앞으로 몸무게를 45kg 더 줄일 생각이다.

미케일라 피터슨Mikhaila Peterson

미케일라 피터슨은 초등학교 2학년 때 37개 관절에 아동 류머티즘 관절염이 있다는 진단을 받아 메소트렉세이트methotrexate(급성 백혈병 치료제와 나프록신naproxen(소염진통제) 처방을 받았고 17개 관절에 코티손cortisone(부신피질 호르몬의 일종인 관절염 치료제)을 주입했다. 그녀는 바닥에 앉지 못하고 양반다리를 하지도 못했으며 손으로 연필을 쥐기도 어려울 정도로 관절 통증이 심했다.

그녀는 4학년 때 면역억제제 엔브럴enbrel을 처방받았고 일주일에 두 번 엔브럴과 메소트렉세이트를 주입하면서 휠체어에 의존할뻔한 상태에서 벗어나 운동도 하게 되었다. 그러나 그와 동시에 정신건강은 곤두박질쳐 강박충동장애와 우울증으로 자살 충동에 시달렸다. 인공관절 수술을 두 차례나 할 만큼 심각했던 관절염과 우울증 중에 선택하라면 차라리 관절염을 선택하겠다고 할 만큼 극심한 우울증이었다. 또한 그녀는 극심한 조증을 동반하는 1형 조울증일 가능성이 있다는 진단을 받았고 선택적 세로토닌 재흡수 억제제SSRI 계열의 항우울제를 복용하기 시작했다.

그녀는 8학년 때 모기가 온몸을 물어뜯는 듯한 느낌과 극심한 만성 피로를 겪기 시작했다. 아침에 눈을 뜨기도 힘들었고 학교 수업 시간에는 잠들기 일쑤였다. 11학년 무렵 관절염이 더 심해져 오른쪽 고관절의 연골조직이 완전히 훼손되었고 통증으로 잠들기도 힘들었으므로 마약성 진통제 옥시콘틴oxycontin을 먹었다. 그녀는 17세에 인공 고관절 수술을 받았고 수술에서 회복하는 동안 이번에는 왼쪽 발목의 연골조직이 완전히 파괴되어 사실상 뼈가 부러진 채로 걷는 상태가 되었으며 결국 발목 관절도 인공으로 대체했다.

그녀는 대학에 입학하면서 정신건강이 한층 더 나빠져 웰부트린Wellbutrin 처방을 받았고 학교 도서관에서 발작을 일으켰다. 그녀는 대학 입학한 지 1년 반에 접어들면서 기말고사도 못 볼 정도로 만성피로가 극심해져 결국 대학을 중퇴하고 부모님 댁으로 돌아갔다. 그녀는 집에 돌아온 후 등과 엉덩이에 발진이 일어나기 시작했고 이 발진이 얼굴로 번졌다. 온갖 피부과를 찾아다녔지만 아무런 도움이 되지 않았다.

이때 그녀는 관절염 때문에 어깨 통증이 심해서 밤에 타이레놀 3Tylenol 3, 특발성 수면과다증indiopathic hypersomnia 때문에 아침에 일어나기 위해 애더롤adderall(ADHD나 기면증의 치료 약물로 주성분은 마약인 암페타민) 40mg, 발진 치료를 위해 한센병leprosy 치료에 쓰는 항생제 답손dapsone, 우울증으로 SSRI 계열의 항우울제인 에스시탈로프람Escitalopram 40mg 등 여러 가지 약물을 복용하고 있었다. 그녀는 또한 면역억제제를 복용하고 있었으므로 감기가 폐렴으로 발전해 병원 신세를 지게 되지 않으려고 천식 환자가 쓰는 흡입기inhaler도 쓰고 있었다. 또한 그녀는 봄이면 나무와 풀에 과민한 알레르기 반응anaphylaxis을 일으키므로 항히스타민제도 복용했다.

그녀는 얼굴 발진에 관한 자료를 찾다가 포진성 피부염dermatitis herpetiformis이라는 병명을 발견했는데 이는 복강병celiac disease의 증상이 피부로 나타나는 자가면역질환으로 글루텐이 촉발한다기에 글루텐을 끊었다. 그리고 고관절과 발목의 연골조직을 잃게 된 사실로 미루어볼 때 그동안 아무 도움도 안 되었던 면역억제제도 끊었다. 그러나 식단에서 글루텐을 끊은 것만으로는 충분치 않았으므로 그녀는 2015년 염증을 일으킬만한 식품을 식단에서 모두 배제하고 고기, 녹색 잎채소, 당근,

고구마, 무 등 일부 뿌리채소 등으로 구성된 펠리오 식단을 했고 채소는 모두 유기농으로 섭취했다.

그러고 나서야 한 달 만에 그녀를 수년 동안 괴롭혔던 피부 발진이 치유되기 시작했고 몸의 부종이 가라앉으면서 바지가 세 치수 줄었다. 두 달이 지나자 8학년 이후 처음으로 극심한 피로감이 사라졌고 애더롤 복용을 중단했다. 석 달이 지나자 태어나서 처음으로 우울증이 사라졌다. 지옥 같던 그녀의 삶이 천국으로 바뀌었다. 그녀는 다시는 약을 먹지 않겠다고 결심하고 2주에 걸쳐 항우울제를 끊었다.[7] 그녀는 항우울제를 끊고 2주 정도 지난 시점에 식단에 다시 대두를 도입했는데 즉시 자가면역 반응이 재발했다. 소화가 안 됐고 온몸이 가려웠으며 지금까지 겪은 것보다 훨씬 심한 우울증이 재발했다. 나흘 후 입에 궤양이 생겼고 관절염과 발진도 도졌다.

그녀는 그 후 1년 동안 끊었던 식품을 다시 식단에 넣으려는 시도를 여러 차례 했으나 자가면역질환이 재발하고 몸이 식품에 대한 민감한 반응을 보이는 동시에 항우울제 금단현상으로 고통을 겪는 등 시행착오를 겪으면서 끊었던 식품을 다시 먹는 시도를 포기하기로 했다. 그럴만한 가치가 없다는 결론에 이르렀기 때문이다.

그녀는 고기 말고 다른 음식을 먹어도 관절염, 발진, 불안장애, 우울증, 자가면역질환이 재발하지 않는다면 정말 그러고 싶었다. 그녀는 임신하고 첫 석 달 동안 고기가 역겨웠고 오이가 너무 먹고 싶었으나 자가면역질환 때문에 먹지 못했고 그래서 운 적이 한두 번이 아니었으나 자

---

7   항우울제를 오래 복용한 사람은 의사의 관리 감독하에 오랜 시간을 두고 조금씩 천천히 복용량을 줄이지 않으면 심각한 금단현상을 겪는다. 미케일라도 이 사실을 미처 몰랐다면서 극심한 항우울제 금단현상을 겪었다고 털어놓았다.

신의 자가면역질환이 재발하면 태아에게 좋을 리가 없다고 생각했기 때문에 참았다. 선택의 여지가 없었던 그녀는 임신한 내내 소고기와 녹색 잎채소, 애플 사이더 식초, 올리브유로 제한한 식단을 유지했고 건강한 아기를 출산했다.

그녀는 출산 후 어느 날 아기에게 젖을 먹이고 나서 침대에서 일어나려다가 팔목 관절이 말을 듣지 않아 아기를 떨어뜨릴 뻔했다. 관절염이 재발했고 온몸이 가려웠다. 왜 이 식단이 더는 효과가 없지? 하는 생각이 들었다. 그래서 그녀는 소고기를 빼고 나머지 식품을 모두 끊었다. 그랬더니 2주 후 가려움증이 사라졌고 관절 통증도 완화되기 시작했다. 소고기만 먹기 시작하고 6주가 지나자 우울증이 사라졌다. 5달 후 불안장애가 사라졌고 지옥을 벗어나 천국으로 되돌아갔다. 그녀는 소고기만 먹는 궁극적 제거식단을 유지한 지난 6년 내내 비타민 결핍은 없었다.

미케일라 피터슨은 TEDx 강연에 출연해 위의 내용을 바탕으로 자신의 경험을 발표했다. 그녀는 자신의 사례를 널리 알리고 의료계가 궁극적 제거식단에 진지하게 관심을 보이고 연구를 했으면 하는 희망에서 TEDx 강연을 했다. 새로운 아이디어를 널리 알리고 공론화할 장을 제시한다는 취지로 출범한 플랫폼인 TEDx는 미케일라 피터슨의 발표 내용이 "공동체 규정을 위반"했다면서 TEDx 사이트에 업로드하지 않았다. TEDx 측은 구체적으로 그녀의 어떤 발언이 규정을 위반했는지 자세히 밝히지도 않았다. 참고로 TEDx에는 채식으로 질병을 치유했다며 채식을 찬양하는 수많은 강연 동영상이 업로드되어 있다.

그녀는 궁극적 제거식단을 하면서 평생 목초 사육우의 소고기를 고집하지는 않았고 지금도 고집하지는 않는다. 입맛에 맞지 않아서다. 그녀는 육식 식단을 하는 사람들이 찬양하는 소간 등 내장도 섭취하지 않는다. 구역질이 나고 역겨워서다. 그녀는 키토제닉 식단에서 권장하는 발효식품인 사우어크라우트, 육식 식단에서 허용하는 돼지고기, 달걀, 버터 등 유제품, 베이컨 같은 훈제 고기, 심지어 드라이에이징dry-aging 소고기에도 민감하게 반응하고, 지금도 여전히 후추 한 톨, 식용유가 닿기만 한 고기에도 몸이 이상 반응을 일으킨다. 현재 미케일라는 모든 약을 끊었고 반추동물 고기, 소금, 물만 먹는 궁극적 제거식단을 8년째 유지하고 있다. 그녀는 자가면역질환과 정신질환이 있는 수많은 사람이 자신에게 연락해와 궁극적 제거식단으로 질병이 치유됐다며 고마워한다고 말한다.

조던 피터슨Jordan Peterson

조던 피터슨은 캐나다의 심리학자이자 베스트셀러『12가지 인생의 법칙12 Rules for Life』의 저자이고 앞에서 소개한 미케일라 피터슨의 부친이다. 조던 피터슨의 조부와 부친은 우울증을 앓았고 조던 피터슨 본인도 13세 때부터 우울증을 앓았다. 그의 우울증은 아침에 눈을 떴는데 밤사이 온 가족이 끔찍한 사고로 모두 사망했다는 소식을 전해 들은 느낌일 정도로 극심했다. 그는 어렸을 때부터 아침에 잠자리에서 일어나기가 너무나도 힘겨웠고 늘 극심하게 피곤했다.

그는 궁극적 제거식단으로 놀라운 효과를 본 딸 미케일라의 권유로 이 식단을 하게 되었다. 그는 이미 브로콜리와 상추 등 녹색 잎채소와 소고기만 먹으면서 가까스로 절벽 끝에 매달려 버티고 있는 심정이었는데 그깟 녹색 잎채소를 끊는다고 무슨 효과가 있을까 싶었지만 속는 셈 치고 우선 한 달만 해보기로 했다.

그는 궁극적 제거식단을 한 지 1주일 만에 수면무호흡증이 멈췄고 아침에 가뿐하게 잠자리에서 일어나게 되었다. 그는 평생 아침에 눈을 뜨기가 너무나도 힘겨웠고 잠을 떨치고 정신을 차리려면 한 시간은 걸렸었는데 말이다. 그리고 그는 체중이 한 달에 약 3.2kg씩 줄기 시작하더니 7달 만에 체중이 96kg에서 75kg으로 21kg 줄어 26세 때의 체중으로 돌아갔고 근육량도 늘었다. 그는 이 식단을 한 지 7년이 지난 지금도 그 체중을 유지하고 있다. 그는 62세이지만 근육이 쉽게 붙는다. 우울증도 사라졌다. 궁극적 제거식단을 시작하고 1주일 만에 우울증이 25%

정도 개선되었고, 2주가 지나자 우울증이 75% 정도 개선되었다. 그는 이제 항우울제를 복용하지 않는다.[8]

그 밖에도 그는 여러 가지 염증성 질환을 앓고 있었다. 오른쪽 눈의 주변 포도막염peripheral uveitis(실명 가능성이 있는 질환), 위식도역류병GERD, 건선, 치은염gingivitis(심혈관질환 위험요인) 등도 완치되었다. 그가 20대 때부터 앓아온 치은염은 치료 불가능하다고 알려졌지만, 그는 여러 가지 척도로 치과에서 검사한 결과 완치 판정을 받았고 지금 잇몸은 더할 나위 없이 건강하다.

그는 나이가 들면서 책을 읽을 때 집중하기가 점점 힘들어졌다. 20대 30대 때만 해도 책을 손에 쥐면 주변의 모든 걸 차단하고 책에 집중하고 내용을 철저히 이해했다. 그러나 나이가 들면서 독서에 집중하려면 점점 더 큰 노력이 필요했고 책의 내용을 심층적으로 이해하지 않고 수박 겉핥듯이 눈으로만 읽었다. 그런데 그는 궁극적 제거식단을 한 이후로 20대 때보다 훨씬 빠르고 효율적으로 책을 읽게 되었다. 그는 하루에 몇 번씩 허기가 지고 혈당이 떨어져 감정의 기복이 생기고 짜증이 나고 기운이 떨어지는 증상도 완전히 사라졌고 식욕이 75% 정도 줄었으며 스트레스를 조절하는 역량도 눈에 띄게 향상되었다.

그는 7년째 소고기, 소금, 물만 먹고 절대로 이 식단을 어기지 않는다. 그는 지방이 넉넉하게 낀 소고기를 하루에 평균 1.5~2kg 먹고, 허기지면 먹지 말아야 할 음식이 먹고 싶어지므로 절대로 허기진 상태가 되지 않도록 하며, 섭취 열량은 제한하지 않는다. 그는 자신은 영양전문가

8　조던 피터슨은 벤조다이아제핀benzodiazepine 계열의 정신질환 치료약물을 의사의 처방대로 복용했다가 좌불안석증akathisia, 자살 충동 등 심각한 금단현상으로 인해 죽음의 문턱까지 갔었다.

가 아니기 때문에 이 식단을 가볍게 다른 이들에게 권하지는 않는다면서도 수많은 이들이 그에게 연락해와 그와 그의 딸의 사연을 접한 뒤 궁극적 제거식단으로 50kg, 100kg 체중을 줄이고 온갖 질병에서 해방되었다면서 궁극적 제거식단 이전과 이후에 찍은 그들의 사진을 보내준다고 말한다. 그는 평생 온갖 질병으로 고생해 온 딸 미케일라가 궁극적 제거식단으로 마침내 건강한 삶을 되찾은 밝은 모습을 보면 기적 같고 가슴이 뭉클해진다고 말한다.

리 코퍼스Lee Copus

비교적 건강한 유년기를 보낸 코퍼스는 성인이 된 후 변에 피가 보이는 등 이상 증세가 나타나다가 24세 되던 2012년 면역체계가 대장의 건강한 조직을 공격하는 궤양성 대장염 진단을 받았다. 그는 진단 후 첫 2년 동안 증상이 비교적 가벼워 약물 치료를 받지 않다가 2014년 증상이 심해지면서 배변 횟수를 줄이고 증상을 억누르는 약을 먹기 시작했으나 증상의 강도와 배변 빈도가 점점 심해지고 지속 기간도 점점 길어졌다. 의사는 그에게 채소와 과일, 통곡물로 섬유소 섭취량을 늘리라고 했고 그는 의사가 하라는 대로 섬유소가 풍부한 식물성 식품 위주의 자연식을 하고 약도 먹었지만 2017년 증상은 더 심해졌다. 그는 배변 횟수가 하루 30회까지 증가했고 마치 대장의 일부가 떨어져 나가는 듯 통증이 극심했다.

그는 결국 응급실에 실려갔고 조직검사와 내시경 검사 등 여러 가지 검사를 해보니 대장이 엉망진창이었다. 그는 실험단계인 매우 강한 면역억제제를 먹었으나 소용이 없었다. 의사는 결국 대장 절제 수술을 해야 한다고 그에게 통보했다. 그는 대장 전체를 절제해야 했으나 다행히 소장은 가장 끝부분인 회장ileum까지 온전했고, 복벽을 뚫어 소장 끝을 꺼내서 배변주머니ostomy bag와 연결했다. 그가 수술 후 병원에서 회복하는 동안 병원에서 제공한 아침 식사 선택지는 "차, 커피, 과일주스, 저지방 우유를 부은 위타빅스weetabix,[9] 그냥 위타빅스, 콘플레이크, 브랜플레이크, 흰 식빵, 통밀빵, 버터, 빵에 발라먹는 다중불포화지방산, 마아말레이드, 잼"이었다. 버터만 빼고 전부 장 질환이 있는 사람이 피해야 할 음식들이었다.

그는 수술 후에도 의사들 말대로 섬유소가 풍부한 채소와 과일 등으로 "균형 잡힌 건강한 식단"을 했고 아침저녁으로 배변주머니를 갈았다. 그런데 배변주머니에 가스가 차서 풍선처럼 부풀게 하는 식품은 모조리 섬유소가 많은 채소와 과일, 통곡물, 씨앗, 견과류 등 "건강에 좋은 식물성 식품"이었고 이런 식품은 제대로 소화되지 않은 채로 배출되었다. 최악은 양파와 버섯이었다. 그가 먹은 닭고기, 브로콜리, 현미밥이 뭉쳐져 시멘트 반죽처럼 되어 배변 구멍을 막아 한밤중에 극심한 복통으로 깨기도 했다.

그는 수술 후 배변주머니를 차고 일상생활에 제약을 받으면서 우울증이 심해졌다. 하지만 항우울제를 먹고 싶지는 않았다. 그러던 중 우연히 미케일라 피터슨이 극심한 우울증과 자가면역질환을 궁극적 제거식단으로 극복했다는 내용의 동영상을 보았고, 절박했던 그는 그녀의 식단을 따라하기로 했다. 처음에 그는 소고기, 베이컨, 버터, 달걀을 먹었다. 첫 2주는 매우 힘들었다. 하지만 이 식단을 시작하자마자 위산 역류가 사라졌고 피부와 수면의 질이 좋아졌다. 3주가 지나자 밤과 낮처럼 달라졌다. 우울증이 말끔히 사라졌고 아침을 걸러도 배가 고프지 않았으며 체력이 넘쳤고 일하는 게 즐거웠다.

그는 염증성 대장 질환을 앓는 이들이 육식 위주의 식단을 하고 증상

---

9   시리얼의 상표 이름.

이 사라졌다는 수많은 사연을 뒤늦게 접하고 나서, 자신도 처음에 가벼운 궤양성 대장염 증상이 나타났을 때 이를 알고 섬유소와 채소와 통곡물을 멀리하고 육식을 했다면 대장을 절제하지 않고 우울증도 겪지 않으리라고 확신한다.

그는 고기가 대장 안에서 썩어 대장암을 일으킨다는 헛소리를 믿는 이들이 여전히 많다면서 그 헛소리를 반박하는 증거가 자신이라고 말한다. 그는 채소, 견과류, 곡물, 씨앗류는 아무리 꼭꼭 씹어먹어도 배변주머니에 찬 배설물에서 형체를 알아볼 수 있었으나 궁극적 제거식단으로 바꾼 지금 배변주머니에서 형체를 알아볼 수 있는 찌꺼기는 없다. 고기는 제대로 씹지 않고 덩어리째 삼켜도 위산에 다 녹아서 형체를 알아볼수 없다. 그는 고기만 먹으니 제대로 소화되지 않은 식물성 식품이 배변통로를 막는 일도 없고 배변주머니에 가스가 차지도 않는다.

그는 섬유소가 많은 채소를 먹을 때는 찌꺼기를 밀어내려고 배가 부풀었다가 가라앉는 게 눈에 보였다. 그러면 그는 부풀어 오른 배를 눌러서 찌꺼기를 밀어 내보내기도 했다. 배변주머니 출구가 막혀서 병원 신세를 진 적도 여러 번 있다. 그는 채소를 먹을 때는 배설물이 배변주머니로 나올 때쯤 되면 매우 불편했지만, 육식으로 바꾼 뒤부터 배에 가스도 차지 않고 불편하지도 않으며 배변주머니가 언제 차는지도 모르고 지나간다. 그는 자신은 대장을 절제했으므로 마이크로바이옴도 없고 섬유소도 섭취하지 않으나 건강에 전혀 문제없고 더할 나위 없이 건강하다며 활짝 웃는다.

그는 자신을 치료한 의료 전문가들에게 육식 식단이 궤양성 대장염 치료 효과가 있다고 얘기해 주었지만, 그들은 흥미와 관심을 보이기는커녕 알고 싶어 하지도 않았고 그를 무시하고 폄훼했다. '크론병과 대장염 재단Crohn's & Colitis Foundation' 웹사이트에 가면 식품회사 네슬레의 후원을 받아 작성한 장 건강에 좋은 음식 조리법이 소개되어있는데 궤양성 대장염에 도움이 되는 요리는 하나도 없다. 이 가운데 네슬레가 제조하는 재료를 사용한 조리법은 얼마나 될까.

에릭 카일Eric Kyle

39세인 에릭의 식생활은 엉망이었다. 그는 튀김 옷을 입혀 식물성 기름에 튀긴 순살 닭고기가 건강식품이라고 생각했다. 그는 패스트푸드를 즐겼고 에너지음료 등 당분 덩어리인 각종 음료수를 입에 달고 살았다. 그러다가 몸을 꼿꼿이 세우지 못할 만큼 극심한 복통에 시달리고 가끔 눈이 보이지 않는 증상도 나타나자 에릭은 2017년 9월 병원에 가서 혈액검사를 했다.

다음날 의사는 에릭에게 전화해 혈액검사 결과 크리아티닌creatinine[10] 수치가 7.5가 나왔다면서 당장 하던 일을 멈추고 응급실로 가라고 했다. 응급실에서 에릭의 혈압을 쟀더니 230mmHg이 나와 혈압을 잰 간호사가 눈이 튀어나올 정도로 놀랐다. 에릭은 사흘 동안 집중치료실에 입원해 혈압을 낮추는 처치를 받고 추가로 혈액 정밀검사와 신장 조직검사도 받았다. 검사 결과 그는 신장이 기능을 멈추기 직전인 신부전renal failure 5기 진단이 나왔다. 사구체여과율GFR은 정상 범위인 90~120mL/min.을 벗어나도 한참 벗어나 겨우 5였다. 에릭의 진단서에는 "회복 불가irreversible"라고 적혀 있었다. 에릭은 투석을 시작했고 신장 이식 대기자 명단에 이름을 올렸다.

그 후 그는 가공식품을 식단에서 제거하고 자신이 사는 지역 농장에

---

[10]   신장의 노폐물 여과 기능을 측정하는 지표로 쓰이는데 정상 범위는 0.5~1.4mg/dL이다.

서 도축하기 30일 전부터 곡물을 먹인 소의 고기를 비롯해 사슴, 엘크, 들소 등, 의사들이 신장병 환자들에게 삼가라고 하는 단백질 덩어리인 각종 반추동물 고기와 붉은 피망, 양파, 토마토 등 몇 가지 채소를 구해 먹었다. 그는 또 가끔 24시간 단식도 했다. 식단을 바꾸고 나서도 투석을 병행하던 그는 건강이 차츰 회복되자 당분간 투석을 중단하게 해달라고 의사에게 말했고 의사도 그의 요청을 받아들였다.

2021년 10월 에릭은 병원에서 검사를 받았는데 결과를 본 의사가 깜짝 놀랐다. 에릭의 신장 기능이 눈에 띄게 좋아지고 있었다. 의사는 에릭에게 이제 투석할 필요가 없다고 했고 11월에 "환자는 아주 건강하므로 치료를 계속할 필요 없음."이라는 진단을 내리고 치료를 종료했다. 그로부터 사흘 후 에릭은 한밤중에 그에게 맞는 신장을 찾았다는 연락을 받았으나 자신은 신장이식이 필요 없으니 다른 사람에게 이식하라고 통보했다. 그를 치료하던 의료진도 논의 끝에 신장이식 대기자 명단에서 에릭의 이름을 완전히 제거하지는 않았으나 그의 신장이식 수혜자 자격을 보류하기로 했다.[11]

---

[11]　영국의 한 병원에서는 신장이식 수술을 한 회복기 환자에게 하루 세 차례 밀크셰이크를 제공하는데 이 밀크셰이크는 설탕보다 당지수GI가 더 높은 말토덱스트린maltodextrin이 주성분이고, 식용유, 대두유, 팜유, 포도당 시럽, 무지방 우유, 유화제emulsifier가 들어있다.

밸러리 앤 스미스Valerie Anne Smith

2024년 현재 54세인 밸러리는 12살부터 47살까지 35년 동안 6가지 정신질환과 수많은 신체 질환으로 고통받았다. 12살부터 정신 분열성 정서 장애, 신경성 식욕부진증. 우울증, 불안장애, 강박충동장애, 팔과 다리를 칼로 긋는 자해, 발모벽trichotillomania(머리카락, 눈썹 등 체모를 뽑는 충동조절장애)으로 병원을 자기 집처럼 드나들면서 9~10가지 서로 다른 정신질환 약을 시도해봤고 10명이 넘는 정신과 의사의 진료와 영양사의 상담을 받았으나 증상은 시간이 갈수록 심해졌다.

그녀는 잘 때를 제외하고 깨어있는 동안 끊임없이 그녀에게 누군가를 해치고 자해하라는 등 사악한 내용의 비명을 질러대는 남자의 목소리가 들리는 심각한 정신 분열성 정서 장애로 고통받았다. 잘 때만 그 남자의 목소리가 괴롭히지 않았다. 그녀에게는 잠이 유일한 도피처였고 잠에서 깨지 않기를 바랐다.

그녀는 키가 175cm인데 신경성 식욕부진증으로 체중이 36kg을 넘어본 적이 없다. 그녀는 12세부터 35년 동안 육류나 지방은 먹어본 적이 없다. 그녀는 가장 먼저 식단에서 고기, 단백질, 지방을 배제하고 가장 열량이 적은 음식에 집중했다. 오랜 기간 약간의 감자와 과일과 각종 채소를 먹다가 신경성 식욕부진증 증상이 심각해지면 감자와 과일도 끊고 가장 열량이 적은 채소만 먹었다. 그녀는 툭하면 몇 달이고 하루에 시금치 한 컵과 삶은 샐러리 한 컵, 또는 드레싱 없이 맨 상추를 먹고 버텼고 종일 음식 생각이 그녀의 머리를 떠나지 않았다. 아무리 말라도 만족하지 못한 그녀는 거울에 비친 자신의 모습이 덩치가 크고 뚱뚱한 여자로 보였다.

그녀는 강박적으로 자신이 먹은 음식의 열량을 기록했다. 그리고 자신이 금기시한 음식을 먹거나 정해놓은 열량을 초과해 섭취하면 하루에 몇 시간이고 유산소운동도 강박적으로 했고 완하제도 날마다 한 움큼씩 먹어 배설을 유도했다. 그녀는 다섯 차례 뼈가 부러져 수술을 받았는데 사고가 아니라 오랜 세월 동안 앓은 극심한 골다공증과 운동 과잉과 영양결핍으로 일어난 골절이었고 뼈가 아무는 기간은 다른 사람의 세 배가 걸렸다.

의사들은 그녀에게 늘 골다공증 약을 처방할 뿐 어떤 음식이 골다공증 치료에 좋은지는 전혀 말해주지 않았다. 그러나 그녀는 부작용이 있는 골다공증 약 복용을 거부하고 비타민D와 K$_2$ 마그네슘 등 건강보조제를 먹었지만, 보조제도 제대로 영양을 섭취할 때 도움이 되지 그녀 같은 심각한 상황에서는 도움이 되지 않았다.

그녀는 16살에 처음으로 신경성 식욕부진증으로 입원 치료를 받게 되었다. 병원에서는 그녀의 코에 튜브를 삽입해 영양분을 공급했는데 그 영양분이라는 게 액상과당과 카놀라유, 대두[12] 등 최악의 탄수화물, 지방, 단백질만 섞어놓은 쓰레기 같은 액체였고, 이 때문에 그녀의 불안장애와 뇌 염증은 더욱 극심해졌다. 그녀가 보통 식사로 전환할 단계가 되면 병원에서는 가공식품 탄수화물을 제공했다. 병원 측은 신경성 식욕부진증 환자가 케이크, 쿠키, 팬케이크, 머핀 등을 가리지 않고 먹으면 병이 나았다고 간주하고 퇴원시켰다.

---

12   그녀는 인터뷰에서 "대두soy"라고만 했는데 아마도 두유를 뜻하는 듯하다.

그녀에 따르면, 신경성 식욕부진증 치료 표준은 세상에 불량식품이란 없고 따라서 환자가 가공식품까지 가리지 않고 먹으면 나았다고 간주한다. 그녀가 병원에 입원할 때마다 매번 그런 치료를 받았고 지금도 병원들은 여전히 그런 치료법을 쓰고 있다. 그리고 영양사들은 하나같이 신경성 식욕부진증 환자에게 식물성 식품 위주의 식단을 권한다. 그녀가 그렇게 입원할 동안 쓰레기 같은 음식을 먹고 몇 kg 늘면 병원은 그녀를 퇴원시켰고 그녀의 정신 상태는 퇴원하자마자 입원하기 전으로 되돌아가서 음식을 안 먹을 궁리를 하기 시작했으며 정신질환은 더욱 심해졌다. 정신치료 약물들도 증상을 개선하는 데 전혀 도움이 되지 않았다. 그녀는 약 때문에 늘 졸려서 좀비 같았고 감정이 둔하고 무감각해지는 등 부작용만 겪었다.

그녀의 각종 정신질환은 수많은 신체 질환으로도 이어졌다. 그녀는 심각한 골다공증, 만성적인 뼈의 통증을 동반한 다섯 차례 골절, 엘러스-댄로스 증후군Ehlers-Danlos Syndrome,[13] 갑상선기능부전hypothyroidism, 변비를 동반한 과민성대장증후군IBS, 위식도역류병GERD, 질 위축vaginal atrophy, 외음부 통증vulvodynia, 간질성방광염interstitial cystitis, 과민성 방광overactive bladder, 옥살산염 중독oxalate toxicity, 위험할 정도로 낮은 콜레스테롤 수치(90mg/dL 이하)와 저혈압(70/50mmHg), 호르몬 결핍, 빈혈, 피부염dermatitis, 근감소증sarcopenia을 앓았다. 그녀의 심장은 정상 크기의 절반에 불과했고 심장박동이 미약해 언제 심장마비를 일으켜 저세상 사람이 될지 몰랐다.

그녀는 위와 같은 질환들과 영양실조로 일곱 번 수술을 받았다.

13　콜라젠 결함으로 피부가 종잇장처럼 얇아져서 쉽게 상처가 나고 관절이 비정상적으로 부드럽고 느슨해 관절이 쉽게 탈골되는 병

2010년에는 뼈를 지탱하는 근육뿐 아니라 내장을 지탱해주는 조직까지 손실되어 자궁, 골반, 방광, 대장 등이 제자리에 붙어있지 못하고 처지는 장기탈출multiple organ prolapse이 일어났고 3명의 외과 의사가 그녀에게 달라붙어 12시간에 걸친 대수술을 했다. 의사들은 그녀의 대장이 너무 손상되어 46cm를 절제하고, 자궁을 적출하고, 방광을 가까스로 제자리에 돌려놓았다.

16세에서 48세까지 그녀는 제대로 사람 구실을 하지 못했다. 그녀는 대학에 입학했지만, 각종 질환의 증상이 심해져 중퇴했고 기력이 달려 시간제 일자리밖에 할 수 없었다. 그녀가 고통받은 35년 동안 의사를 비롯한 이른바 전문가들을 포함해서 그 누구도 뇌를 치유하는 데 필요한 음식이 뭔지 말해준 적이 없고 그들은 그녀에게 더는 해줄 수 있는 게 없으며 영원히 나을 수 없는 병이라는 사실을 받아들이라고 했다.

그녀는 2017년 도서관에서 줄리아 로스Julia Ross가 쓴『정서 치유Mood Cure』와『식단 치유The Diet Cure』두 권의 책을 보고 100여 가지가 넘는 뇌 신경전달물질들이 제 기능을 하려면 모든 종류의 아미노산이 필요하다는 정보를 처음으로 접하면서 한 가닥 희망을 얻고 유튜브와 인터넷에서 뇌 건강과 관련된 정보를 닥치는 대로 찾기 시작했다. 그리고 유튜브에서 정신과 전문의 조지아 이드Georgia Ede와 크리스토퍼 파머Christopher Palmer, 스스로 궁극적 제거식단에 가까운 육식을 실천하는 정형외과 의사 숀 베이커Shawn Baker와 가정의학과 의사 켄 베리Ken Berry의 동영상도 접하게 되었다.

그녀는 이 같은 정보를 접하고도 반신반의했다. 하지만 너무도 절박해 지푸라기라도 잡고 싶었던 그녀는 35년 동안 시도하지 않았던 유일한 방법을 해보기로 했다. 바로 입에도 대지 않았던 동물단백질과 지방 섭취였다. 그러나 그녀는 자신이 앓고 있는 수많은 질환이 고기를 먹는다고 모두 치유되리라고는 꿈에도 기대하지 않았다.

그녀는 35년 만에 처음으로 고기 한 점을 앞에 두고 입에 넣지 못해 망설였다. 지방이 넉넉하게 붙은 소고기는커녕 껍질을 제거한 닭가슴살 28g 한 점을 작은 접시에 담아 식탁에 놓고 차마 먹지 못해 몇 시간을 울었다. 그러나 그녀는 날마다 고기 28g을 먹고 일주일마다 먹는 양을 두 배로 늘리겠다고 결심했다. 그렇게 그녀는 먹는 닭고기의 양을 점점 늘렸고 석 달째 될 무렵 지방이 적은 소고기 다짐육, 소금, 물만 먹는 식단으로 바꿨다. 다시 석 달이 지나자 그녀는 자해 충동이 사라졌고 그녀의 귀에 확성기를 대고 비명을 질러대던 남자의 목소리가 다른 방에서 방문을 닫고 외치는 소리처럼 잦아들었다. 지금까지 경험해본 적이 없는 변화였다. 그때부터 그녀는 지방이 붙은 소고기 덩어리를 압력솥에 푹 고아 먹기 시작했다.

그녀가 처음으로 닭고기 한 점을 입에 넣은 지 1년이 되자 비명을 지르던 남자의 목소리가 사라졌고, 신경성 식욕부진증, 우울증, 자해, 강박충동 장애, 불안장애도 완전히 사라졌다. 그러나 그 1년 동안 그녀의 몸무게는 전혀 늘지 않았다. 궁극적 제거식단으로 뇌가 완전히 치유되고 나서 2년째 되자 비로소 몸이 회복되기 시작했다 2019년 그녀는 자신의 건강이 제대로 회복되고 있는지 확인하기 위해 각종 검사를 받았다. 갑상선기능부전과 골다공증이 완치되었다는 결과가 나왔고 체중은 20kg이 늘어 56.6kg이 되었다. 의사들은 그녀의 검사 결과에 놀랐고 그녀는 자신이 그 많은 질병을 치유한 비결을 의사들에게 알려주려 했으나 그들은 알고 싶어 하지도 않거나 그들이 불치병이라고 생각하는 각종 질환을 그녀가 소고기만으로 치유했다는 사실을 인정하지 않았다. 한술 더 떠 그녀에게 소고기를 먹고 각종 정신질환의 증상이 완화된 건 위약효과일 뿐이고 계속 소고기만 먹으면 혈관이 막혀 심장마비로 죽는다며 빨리 위험한 식단을 중단하고 다시 약물 치료를 받으라는 의사도 있었다.

현재 그녀는 하루에 20시간 공복 상태를 유지하고 4시간 동안 소고기 1.4kg을 두 끼로 나눠 먹는 시간 제한식을 하고 가끔 한 끼는 대구, 연어 등 생선과 돼지고기 등으로 대체하지만 소고기를 주로 먹는다. 그녀는 육식을 시작한 후 6년 동안 채소는 상추 한 장도 먹지 않았고 앞으로도 채소는 먹지 않을 예정이며 평생 지금의 식단을 할 작정이다. 그녀는 날마다 근력운동을 하면서 점점 운동기구의 무게를 늘리고 있고 근육 양도 점점 늘어나고 있다.

그녀가 고통받은 긴 세월 동안 그녀의 어머니 등 가족과 남편은 헌신적으로 그녀를 돌보고 버팀목이 되어주었다. 32년을 함께 한 남편에게 고통만 주고 짐이 되어 미안했던 그녀는 이제 남편과 함께 날마다 소고기로 성찬을 즐기면서 그동안 남편에게 못 되어준 좋은 아내와 단짝 친구가 되어 행복하게 살고 있다. 그리고 소셜 미디어로 자신이 병을 고친 경험을 널리 알리면서 그녀에게 조언과 도움을 청하는 이들에게 기꺼이 도움의 손길을 내밀고 있다.

그리고 홍지수, 나의 이야기

　남들이 부러워하는 직장을 다니면서도 늘 남의 옷을 입은 것처럼 불편하고 마음이 공허했던 나는 그 허전함을 달래기 위해 근무시간을 피해 새벽에 학원에 다니면서 입시 준비를 한 후 1992년 한국외국어대학교 통번역대학원에 합격했고, 직장 상사와 동료들의 배려로 일과 대학원 공부를 병행하게 되었다. 새벽 교대근무에 배치된 나는 새벽 3시에 일어나 오전 근무를 마친 후 대학원으로 향했다. 고생길이 열렸다. 나는 지각할까 불안해서 한두 시간마다 깨 잠을 설쳤다. 행여 내가 늦잠 잘까 걱정이 됐는지 어머니는 새벽에 수시로 내가 자는 방문을 빼꼼히 열고 내가 일어났는지 확인하셨다. 그렇게 1년을 새벽 별을 보며 출근하다가 그다음 1년은 해가 기울 무렵인 4시쯤 출근해 자정 새벽 별을 보며 퇴근하는 야간 교대근무로 바뀌었다. 통번역대학원은 고등학교처럼 수업과 숙제와 시험과 자습의 연속인 대학원이었다. 나는 직장에서 근무하는 동안은 대학원 숙제와 공부할 시간이 부족해 전전긍긍했고 학교에 있을 때는 직장 일에 소홀하거나 출근 시간에 늦을까 조마조마했다.

　직장이 있는 여의도와 학교가 있는 이문동은 오가기에 만만한 거리가 아니었다. 새벽 근무를 마치면 허기가 쓰나미처럼 몰려왔다. 직장 구내매점에서 떡과 김밥과 빵을 잔뜩 산 후 서둘러 차를 몰고 학교로 향하면서 차 안에서 허겁지겁 먹었다. 야간 교대근무로 바뀐 후에는 퇴근할 무렵인 자정에 허기가 몰려와 귀가한 후 밤늦은 시간에 미친 듯이 허기를 달랬다. 지금 생각해보니 단순한 배고픔이 아니라 직장과 공부를 병행하는 이중생활의 압박감에서 비롯된 스트레스 해소 용도가 더 컸던 듯하다. 어쩌다 길이 막혀 수업에 늦거나, 출근이 늦을 때는 참았던 스트레스가 폭발해 갓길에 차를 세우고 울었던 적도 있다. 하지만 누가 시킨 일도 아니고 내 돈으로 학비 내고 말 그대로 사서 하는 자발적 고생인데 어쩌겠나. 바로 이 무렵에 건선 증상이 나타났고 피부과를 들락거리기 시작했다.

대학원 졸업시험을 앞두고 나는 직장을 그만뒀다. 내가 평생 할 일이 아니라는 판단이 섰고 더 늦기 전에 다른 길을 찾아야 한다고 결심했다. 대안을 마련해 놓고 사표를 던진 것도 아니었다. 일단 대학원 졸업시험을 통과하고 무사히 졸업하는 게 목표였다. 그 무렵 그만둔 직장 상사의 상갓집에 조문을 갔다가 내가 속했던 부서가 아닌 다른 부서에서 조문을 온 여자 선배와 대화를 하게 되었고 그 선배는 내게 유학을 권했다. 그때가 이미 미국 대부분 대학원의 응시 자료 제출 마감 시한이 거의 가까워진 12월 말인가 1월 초였던 걸로 기억한다. 혹시나 해서 아직 서류를 제출할 시간적 여유가 있는 학교가 있는지 찾아보았더니 유일하게 한 대학교가 있었고 나는 미친 듯이 서둘러 응모서류들을 준비해 특급우편으로 보냈다. 나는 합격하리라고 크게 기대하지 않았으나 뜻밖에 합격통지서가 왔고 새로운 삶을 시작할 기대에 부풀어 미국으로 떠났다. 나는 그때 공항에 배웅을 나오신 (몇 년 전 돌아가신) 아버지가 울음을 터뜨리는 모습을 태어나서 처음 봤다.

가족 수가 많아 독방을 써본 적이 없는 나는 서른 살에 드디어 미국 대도시 뉴욕에서 나만의 공간을 갖게 되어 뛸 듯이 기뻤다. 뉴욕에 도착한 날 대학원 근처 임시 숙소에 짐을 풀고 혼자 중국 식당에 저녁을 먹으러 갔다. 석양이 스민 창가 좌석에 앉아 저녁을 먹으면서 앞으로의 삶이 기대되기도 하고 잘 버틸 수 있을지 착잡하기도 했다. 어릴 적에 엎

어지면 코 닿을 정도로 가까운 구멍가게도 혼자 가지 못했던 소심한 내가 지구 반대편에서 혼자 내 삶을 온전히 책임져야 한다는 생각에 마음이 무거웠다. 식사를 마치고 후식으로 나온 포춘쿠키Fortune Cookie를 쪼개 안에 들어있는 쪽지를 펼쳐보았다. "앞날에 대한 걱정은 붙들어 매You never worry about your future."라고 적혀 있었다. 나는 그 종이쪽지를 한동안 지갑에 고이 넣고 다녔다. 마치 나를 지켜줄 부적이라도 되는 듯이. 대학원 1학기가 끝나갈 무렵 태어나서 처음으로 꿈을 영어로 꾼 날 나는 그 쪽지를 버렸다.

9월에 대학원 첫 학기가 시작되고 낯선 환경에 적응하느라 정신없이 시간이 흘렀고 11월 추수감사절이 다가오자 모두 가족과 명절을 보내기 위해 집으로 향했다. 사람들로 북적거리던 뉴욕시는 죽은 도시처럼 텅텅 비었다. 홀로 사는 데 익숙해지기도 전에 태어나서 처음으로 겪어본 극도로 쓸쓸하고 외롭고 추운 시간이었다. 상점과 식당은 거의 다 문을 닫았고 미국에서 유일하게 노동절에도 일한다는 중국계 미국인들이 하는 중국 식당에서 조미료와 종자유와 탄수화물 범벅인 미국식 중국 음식으로 외로움을 달랬다. 그러나 향수병은 아니었다. 나는 미국에서 산 10년 동안 한국의 그 무엇도 그 누구도 그리웠던 적이 없다.

직장과 대학원을 오가던 한국에서와 마찬가지로 미국에서도 그렇게 나는 심리적 정신적 허기를 음식으로 달래는 수렁으로 서서히 빠져들고 있었다. (그 이후부터 나는 홀로 있는 데 익숙해져서 미국 명절이 되면 빨리 사람들이 빠져나가서 도시가 텅텅 비고 한적해지기를 학수고대했다. 지금 나는 혼자 있을 때가 가장 좋다. 여러 사람을 만나는 모임에 다녀오면 정신적 디톡스를 해야 한다.) 내가 미국에서 보낸 1990년대에 미국은 무지방, 저지방 식품의 광풍이 거세게 몰아쳤다. 지방을 빼고 대신 당분을 잔뜩 넣은, 포장 상자에 "무지방"이라고 박아넣은, 혀가 아릴 정도로 달달한 스낵웰

Snack Well이라는 과자가 날개 돋친 듯이 팔렸고 나도 그 회사 수익을 올려 주는 데 한몫했다.

1997년 대학원의 긴 여름방학 동안 세계무역기구World Trade Organization, WTO에서 인턴을 하게 된 나는 스위스 제네바로 향했다. 도심에서 떨어진 한적한 곳에 자리 잡은 숙소는 여름이면 제네바에 있는 각종 국제기구에서 인턴을 하려고 모여드는 젊은이들이 주로 장기투숙하는 곳이었다. 그냥 무작정 인터넷으로 장기투숙 예약을 한 그 숙소에서 내가 배정받은 방은 창문도 TV도 없고 가구라고는 작은 옷장과 책상과 침대가 전부였다. 긴 비행 끝에 늦은 오후에 숙소에 도착한 나는 시차 때문에 지쳐 곯아떨어졌다. 그러다 깨어보니 캄캄한 밤이었다. 너무 허기가 졌지만 외딴 숙소 주변에는 아무것도 없었다. 나는 숙소 로비에 있는 자판기에서 바게뜨에 버터를 바르고 종잇장처럼 얇은 햄을 한 장 끼워 넣은 장봉 뵈흐Jambon Beurre 샌드위치를 사 허겁지겁 베어먹기 시작했지만, 반쯤 먹다가 머리카락이 나와서 쓰레기통에 던져버렸다.

제네바의 물가는 어처구니없이 비쌌고 WTO에서 주는 인턴 월급으로는 꼬박꼬박 저녁 외식을 하거나 어마무시하게 비싼 한국 음식을 사먹기는 불가능했다. WTO에 근무하는 한국인들이 감사하게도 저녁 식사에 초대해주거나 점심을 사주기도 했지만, 염치없게 매번 얻어먹을 수도 없었다. 매운 게 너무 먹고 싶어 숙주나물 통조림과 베트남 쌀국수에 넣어 먹는 스리라차Sriracha 소스를 사다가 섞어 김치 대신 먹기도 했다. 그런데 신기하게도 제네바에서는 무지방 식품 찾기가 하늘의 별 따기였지만 미국에서처럼 뚱뚱한 사람은 눈에 띄지 않았다.

인턴 근무가 끝난 저녁때나 주말이 되면 속세와 등진 수도승에게 딱 맞는, 아무것도 없는 적막하고 어둑한 숙소에 있자니 너무 무료하고 우울했다. 그래서 나는 주중에 퇴근한 후, 그리고 주말마다 숙소에서 걸어서 한 40분쯤 떨어진 레망Léman 호수까지 걸어가 호숫가를 따라 미친 듯이 달리며 운동으로 버텼다. 평생 운동은 해본 적이 없는 내가 정신적 스트레스를 달래기 위해 시작한 운동은 이제 중독 수준으로 발전하기 시작했다.

미국에서 대학원을 졸업하고 직장을 다니면서 아침에는 집 근처의 찰스Charles 강변을 따라 조깅 1시간, 퇴근 후에는 비크람 요가 1시간 반, 주말에는 아침에 비크람 요가, 오후에 롤러블레이드를 2시간 했다. 비크람 요가는 인도의 기후를 흉내 내기 위해 실내 습도 40% 온도 섭씨 40도 이상인 스튜디오에서 26가지 동작을 하는 요가인데 1시간 반 동안 몸을 이리저리 꽈배기처럼 비틀고 인체 구조상 쉽게 나올 수 없는 동작을 하면서 비 오듯 땀을 흘리고 스튜디오를 나설 때의 그 상쾌함과 희열감은 매우 중독성이 강했다. 미국에 사는 10년 동안 햄버거 같은 패스트푸드나 가공식품은 멀리하고 채소와 과일, 해산물 위주로 비교적 "건강한" 식단을 했지만, 저지방 우유와 인공감미료를 잔뜩 넣은 아메리카노와 다이어트 코크는 자주 마셨다.

거의 10년 동안의 미국에서의 삶을 정리하고 2003년 귀국한 후 내 삶은 정말 내 맘대로 되지 않았다. 이미 불혹의 나이에 접어든 나를 반기는 직장도 거의 없었고 가고 싶은 직장도 없었다. 한국 사회는 너무 낯설었고 적응하기가 너무 힘들었다. 내가 내 삶에서 내 뜻대로 되는 거라고는 운동과 음식뿐이었다. 정신적 스트레스를 해소하기 위해 거의 굶고 집 앞의 산책로를 따라 미친 듯이 달렸고, 거의 굶다시피 하다가 간헐적인 폭식으로 이어졌다. 이때 너무 안 먹어서 한동안 생리가 끊긴 적도 있었다. 귀국한 후 몇 년 동안 직장을 몇 군데 다녔지만, 출퇴근하는 시간이 너무 길고, 조직 생활이 너무 적성에 안 맞고, 사람들과 부대끼는 게 너무 힘들었다.

90년대 초반에 한국에서 시작된 건선은 미국에 사는 동안에도 잦아들었다 재발하기를 반복했고 늘 바르는 약을 처방받았지만 비교적 잠잠했다. 그러다가 10년 만에 한국으로 돌아온 이후 사회부적응과 직장 생활로 극심한 만성 스트레스를 받자 건선은 들불처럼 무섭게 일어났다. 머리를 감고 수건으로 물기를 털기가 무섭게 두피가 바싹 마르면서 하얗게 각질이 내려앉았고 그 각질이 가뭄의 논바닥처럼 쩍쩍 갈라지는 소리가 들리는 듯했다. 모기 수천 마리가 한꺼번에 두피를 물어뜯는 것처럼 미친 듯이 가렵고 따가웠다. 심해지면 팔꿈치, 눈 주위, 귓속, 귀 뒤, 목덜미, 머리카락과 피부의 경계선, 팔다리가 접히는 부분으로 건선이 번졌다.[14] 스트레스를 줄이라는 피부과 의사의 조언에 따라 운동은 하루도 빠뜨리지 않았다. 그러나 만성 스트레스와 수면 부족과 불규칙한 고탄수화물 폭식과 자가면역질환으로 내 몸의 면역체계에는 과부하가 걸려 끊임없이 나를 공격했고 염증이 가라앉을 새가 없었다.

그러던 나는 아무런 대안도 없이 마지막으로 다니던 직장을 몇 달 만에 그만두었다. 더는 버틸 수가 없었다. 때려죽여도 조직 생활은 더는 하고 싶지 않았다. 그리고 한 일주일을 죽음처럼 깊은 잠에 빠졌다. 꼼짝도 하기 싫었고 아무것도 하고 싶지 않았고 의욕도 없었다. 일어나는 시간도 잠자리에 드는 시간도 점점 뒤로 미뤄지면서 야행성 동물이 되어갔다. 유선방송 채널에서 흘러간 영화들을 몰아보다가 새벽 동틀 무렵에야 잠들었고 뉘엿뉘엿 해가 질 무렵에 뱀이 허물 벗듯 침대에서 빠져나와 집 근처에 있는 반찬가게에서 주로 나물 반찬을 사다가 밥을 해 먹는 1일 1식 고탄수화물 간헐적 폭식이 시작됐다. 간헐적 폭식을 하면

---

14   건선이 심해지면 건선성 관절염psoriatic arthritis과 심혈관질환으로 이어지기도 한다.

서도 내 딴에는 폭식도 건강하게 한다고 고기는 입에 대지도 않고 나물 위주로 먹었다. 지금 생각하면 참 어처구니가 없는 행동이었다. 햇빛이 싫었다. 해 질 무렵 억지로 눈을 떴고 밤이 깊을수록 생생해졌다. 동틀 무렵 눈이 서서히 감길 때면 그냥 그대로 영원히 잠들어 다음 날 눈이 떠지지 않았으면 좋겠다고 생각했다. 한 1년을 그렇게 식물인간처럼 살 았는데 이때 아마 체중이 내 인생 최고점을 찍었던 것 같다.

직장을 그만두고 무위도식하는 좀비 백수 야행성 동물로 지내던 중 예전 직장의 후배가 번역 일을 권했고 결국 번역가의 길에 들어서게 됐 다. 지금은 서로 생각이 달라 연락하지 않는 사이가 됐지만 나는 지금도 여전히 그 후배에게 고마운 마음을 지니고 있다. 번역은 사람들과 부대 낄 일도 없고, 일감을 얻으려고 여기저기 굽신거리고 접대하고 다닐 필 요도 없고, 마감 시한을 어기지 않는 성실함과 언어 능력만으로 인정을 받을 수 있었다. 출퇴근으로 길에서 낭비하는 시간도 없고 자기관리만 잘하면 크게 스트레스받지 않고 할 수 있는 일이었다.

나는 간헐적 폭식 때문에 타의에 의해 병원 치료를 두 달 정도 받았 다. 그때 만났던 심리상담사와 의사와는 마음이 잘 맞았던 것 같다. 정 신과 치료에서 환자와 의사/심리상담사의 마음이 잘 맞는지는 대단히 중요하다. 가족에게도 말할 수 없는 고민과 속내를 털어놓을 상대가 있 었다는 점에서 심리상담이 어느 정도 도움이 되기는 했다. 그러나 병원 측은 내가 세끼와 간식을 제때 적당량 먹는지만 관심이 있었을 뿐 뭘 먹 는지는 신경 쓰지 않았다. 식이장애eating disorder 치료에는 우울증과 마찬 가지로 항우울제를 처방한다. 하지만 나는 항우울제의 한계를 잘 알고 있었다. 미국에 살 때 가장 친하게 지냈던 친구들 가운데 정신질환으로 고통받는 친구들이 있었는데 그들을 이해하고 싶어서 정신질환과 정신 치료 약물에 관한 책과 자료를 많이 찾아봤기 때문이다.

따라서 나는 의사에게 내 상태가 호전되고 있다는 인상을 줄 방법을 잘 알고 있었다. 치료비도 만만치 않았으므로 나는 빨리 치료를 마무리하고 싶었다. 두 달 만에 나는 의사로부터 약을 끊어도 좋다는 진단을 받고 치료를 종료했지만, 오랜 세월 동안 나와 음식과 운동 사이에 맺어진 애증 관계가 완전히 해소되지는 않았다. 늘 내 머리의 한구석에는 언제 튀어나올지 모르는 간헐적 폭식이 복병처럼 숨어있다가 불쑥 튀어나왔고 강박적으로 운동을 하는 증상도 여전했다. 건선도 스트레스 수위에 따라 증상이 여전히 오르내렸고 바르는 처방 약은 한 번에 처방받을 수 있는 최고치에 달했다. 나를 진료하는 피부과 의사는 바르는 약으로 차도가 없자 먹는 약을 권했지만 나는 거절했다. 먹는 약은 내게는 더는 물러설 수 없는 마지노선이었다.

　본래 식단이 거의 채식에 가까웠으므로 의식적으로 채식하겠다고 결심할 필요도 없었지만, 나는 채식을 하기로 마음먹었다. 무엇이 계기가 됐는지는 잘 기억이 나지 않지만, 동물을 먹는 행위가 막연히 불편했던 기억이 난다. 나는 관련 분야에서 고전으로 불리는 피터 싱어Peter Singer 박사의 책과 베스킨로빈스 아이스크림 공동창업자의 아들로서 상속을 포기하고 환경보호와 동물보호 운동가가 된 존 로빈스John Robbins, 채식주의자인 작가 조너선 새프런 포어Jonathan Safran Foer의 책을 읽으면서 나의 결정에 정당성을 부여했다. 물론 채식이 건강에 좋다는 일반적인 인식도 한몫했다. 생명 존중을 이유로 채식을 시작하면 결국 모든 생명은 똑같이 소중하다는 결론에 도달하게 되고 그렇게 되면 살아 움직이는 모든 생명과 그런 생명으로 성장할 잠재력이 있는 식품을 모두 배제하는 비건으로의 전환이 불가피하다.

　나는 자연식품 위주로 채식을 3년, 비건을 1년 했다. 이 시기에 나는 가공식품이나 배달 음식은 거의 먹지 않았고, 채식할 때는 콜레스테롤이 많은 달걀노른자는 버리고 흰자만 먹었으며, 비건 식단을 할 때는 젓갈을 넣은 김치도 먹지 않을 정도로 철저히 했다. 단백질 공급원은 주로 "밭에서 나는 고기"라고 불리는 콩, 두부, 수퍼푸드라고 불리는 통곡물, 견과류였다. 끼니마다 당분 함량과 열량이 낮은 토마토를 포함해 각종 채소를 듬뿍 넣은 샐러드를 산더미처럼 쌓아놓고 배가 빵빵해질 때까지 먹었다. 그러나 포만감을 주고 변비를 예방한다는 섬유소가 많은 채소를 듬뿍 먹어도 허기졌고 포만감은커녕 복부 팽만감만 점점 심해졌으며 만성 변비도 해소되지 않았다. 늘 식사 때를 학수고대했지만 막상 배를 채울 때가 되면 먹고 난 후 배에 가스가 차고 변비로 고생할 생각을 하면, 먹기도 전부터 걱정이 앞섰다.

내가 평생 먹은 채소를 다 합하면 어느 대기업 광고문구처럼 "우리 강산을 푸르게 푸르게" 하고도 남아 삼천리 금수강산을 울창한 아마존 열대우림으로 만들 정도다. 나는 결국 건강에 아무런 도움이 되지 않자 채식과 비건 식단을 포기했지만, 이런 식단이 자가면역질환 치료에 도움이 되기는커녕 치명적인 줄은 꿈에도 몰랐다. 채소 가운데 특히 가짓과 식물, 콩과 식물, 통곡물, 발효음식, 견과류, 섬유소 등은 장에 문제가 있고 자가면역질환이 있는 사람이 반드시 피해야 하는데, 가짓과 식물인 토마토와 고추와 파프리카, 콩과 식물인 대두로 만든 두부와 콩나물, 통곡물, 견과류 등을 듬뿍 먹었으니 아주 건선이 제발 더욱더 심해지지라고 고사를 지낸 셈이다.

어느 날 유튜브에 추천 동영상으로 뜬, 탐사보도 기자 니나 타이숄츠의 강연을 보고 충격을 받은 나는 그녀의 책 『지방의 역설Big Fat Surprise』을 읽게 되었고 이 책을 통해 스테파운손 박사의 1년 동안의 육식 실험과 그 내용을 담은 『빵만으로는 살 수 없다Not By Bread Alone』, 게리 타웁스의 저서 『좋은 열량, 나쁜 열량Good Calorie, Bad Calorie』, 그리고 키토제닉 식단으로 대사질환 환자들을 치료하거나 연구하는 스티븐 피니 박사와 제프 볼렉 박사, 에릭 웨스트먼 박사의 연구도 접하게 되었다. 지금까지 내가 알고 있었던 건강한 식단에 대한 상식을 모조리 깨부수는 충격적인 내용이었다.

나는 2021년 4월부터 8월까지 키토제닉 식단을 했다. 본래 가공식품을 거의 배제하고 자연식품을 먹었기 때문에 고탄수화물 식단에서 고지방인 키토제닉 식단으로 바꾸는 전환기에 나타나는 두통, 무기력, 설사, 피로감 등 이른바 "키토 플루" 증상은 심하게 겪지 않았다. 포만감이 오래 유지되는 키토제닉 식단 덕분에 종일 에너지가 일정한 수준으로 유지되고 극심한 공복감에 따른 감정의 기복도 줄어서 1일 1식을 하게 되었지만, 식사 후의 복부팽만과 변비와 건선은 크게 차도가 없었다. 혈당을 올리지 않아서 키토제닉 식단에서 허용하는 천연 감미료와 견과류 가루로 키토제닉 디저트도 직접 만들어 먹었지만, 달콤한 음식과 탄수화물에 대한 욕구가 사라지지 않았다.

나는 키토제닉 식단을 통해 그보다 더 엄격하게 식물성 식품을 제한하는 육식 식단을 접하게 되었고 육식 식단을 직접 실천하고 환자를 치료하는 의사들의 강연을 통해 대사질환과는 달리 자가면역질환은 키토제닉 식단보다 훨씬 엄격한 식단이 필요하다는 사실을 알게 되었다. 나는 혹시나 해서 육식 식단과 자가면역질환을 연관해서 검색해보았다. 육식 식단으로 자가면역질환을 비롯해 이러저러한 만성질환을 완치했다는 동영상들도 수없이 추천 동영상으로 올라왔다.

그런데 같은 질병을 앓는 사람들도 식단에서 배제한 식품이 저마다 달랐다. 똑같은 질병을 앓는 사람이라도 특정 식품에 보이는 반응이 제각각이었다. 예컨대 건선 환자들 가운데는 유제품에 이상 반응을 보이는 사람이 있는가 하면, 달걀흰자에만 이상 반응을 보이는 사람, 노른자까지 이상 반응을 보이는 사람도 있었고, 닭고기나 돼지고기에 몸이 이상 반응을 보이는 이도 있었다. 따라서 어떤 음식에 내 몸이 민감하게 반응하는지는 내가 직접 시행착오를 통해 알아내야 했다.

육식 식단에 대해 더 파고 들어가 보니 궁극적 제거식단에까지 도달했다. 결국은 현재 내 몸에 이상을 일으키는 식품이 뭔지 알아내려면 먹는 식품의 종류를 식단에서 최대한 배제하는 방법밖에 없었다. 즉, 내 몸에 해를 끼치지 않는 식품이라는 게 증명되기 전까지는 해를 끼치는 식품이라고 추정하는 유죄 추정의 법칙을 적용하는 셈이다.

처음에 궁극적 제거식단을 알게 됐을 때는 소고기로 병을 고친다니 시골 장마당에서 만병통치약 파는 사기꾼이 쉬지 않고 떠드는 개소리처럼 믿기지 않았다. 하지만 속는 셈 치고 내 몸으로 직접 확인하기로 하고 2021년 9월 한 달 동안 궁극적 제거식단을 했다. 아메리카노(블랙), 소고기, 소금만 먹었다. 키토제닉 식단에서 궁극적 제거식단으로 바꾸면 전환기에 길게는 몇 주 동안 소방서 호스에서 뿜어져 나오는 물처럼 심각한 설사가 콸콸 쏟아진다는데 나는 사흘 정도 가벼운 설사만 했다.

솔직히 쉽지 않았다. 아니, 매우 힘들었다. 가장 쉬운 1부터 가장 힘든 10까지의 척도상으로 9.5 정도로 힘들었다. 내 돈 주고 고기를 사 먹어본 적이 손에 꼽을 정도로 붉은 고기를 별로 좋아하지 않았는데 거의 입에도 대지 않던 단 한 가지 음식만 날마다 먹으니 아주 그냥 미치고 환장할 지경이었다. 게다가 아주 어렸을 때부터 콧잔등에 땀방울이 송골송골 맺힐 정도로 매운 고추장과 김치에 밥을 싹싹 비벼 먹을 정도로 매콤한 음식을 좋아하는데 고춧가루를 먹지 못하니 돌아버릴 지경이었다. 빨리 한 달이 지나가기를 학수고대했다. 식단을 시작하고 한 일주일쯤 지나서는 커피도 끊었다.

한 달을 채울 무렵이 되자 놀랍게도 건선이 95% 사라졌다. 정말 기뻤다. 질병의 뿌리를 뽑을 때까지 장기간 이 식단을 계속했어야 하는데 너무 힘들어서 결국 10월부터 다시 키토제닉 식단으로 돌아갔다. 30년 넘게 앓으면서 내성이 생기는 연고와 약물로 오랫동안 증상만 억눌렀던 질병이 한 달 만에 완치될 리가 없는데, 너무 성급하게 중단했다. 나는 엄격한 키토제닉 식단에서 벗어나지는 않았지만, 김치, 달걀, 생선, 치즈, 견과류 등을 다시 먹고 식단이 서서히 느슨해지면서 배고프지 않을 때도 음식이 고팠고 두피의 건선도 조금씩 다시 하얗게 도지기 시작했다.

내 몸은 이제 지방을 주 에너지원으로 쓰는 상태에 익숙해졌고 지병으로 먹는 약도 없었으므로 장내 마이크로바이옴을 초기화하는 차원에서 2022년 8월과 9월에는 각각 일주일 동안 아메리카노, 물, 소금만 먹는 단식을 해보았고 10월에는 아메리카노도 제외하고 물과 소금만으로 일주일 동안 단식을 했다. 단식 기간에도 평소와 같이 아침 산책을 하고 일도 했다. 단식을 끝내고 보식하는 기간에도 과식이나 폭식으로 이어지지 않고 사골국물부터 시작해 천천히 정상적인 키토제닉 식사로 돌아갔다. 성공적인 단식이었다. 이처럼 일주일 이상 하는 장기 단식으로 큰 효과를 보는 이들도 있는데 나는 큰 변화는 느끼지 못했다. 소득이라면 그냥 내 의지력을 확인했다는 성취감 정도였다.

나는 한 달 동안 직접 궁극적 제거식단을 해보고 효과가 있다는 사실은 알게 되었지만, 그 과학적 근거를 더 깊이 알고 싶었다. 그렇게 자료를 찾고 키토제닉 식단을 이어가면서 1년이 흘렀고 2022년 연말이 되었다. 건선에 바르는 연고와 로션을 거의 다 써서 새로 처방을 받으러 피부과에 다녀와야 했다. 질병 완치의 문턱에서 무너진, 의지력이 약한 나 자신에게 화가 치밀었다. 배수의 진을 치기로 한 나는. 얼마 남지 않은 건선 약을 모두 쓰레기통에 버리고 새로 처방을 받지 않기로 했다.

그리고 2023년 1월 1일부터 소고기, 기버터,[15] 아메리카노, 소금, 물만 먹는 궁극적 제거식단을 시작했다. 식단의 효과를 제대로 알아보기 위해서 식단 외에 건강에 영향을 줄 다른 교란 변수들, 즉 늘 하던 운동의 종류와 강도, 하는 일, 주거 환경, 기상/취침 시간 등 일상은 그대로 똑같이 유지했다. 그리고 그동안 먹던 종합영양제와 건강보조제도 끊었으므로 오히려 궁극적 제거식단에 불리한 여건을 만든 셈이다. 2023년 내내 치과 수술을 하고 치료를 받느라 한 번에 일주일에서 열흘씩 모두 서너 차례 항생제를 먹었으므로 이 또한 궁극적 제거식단에 핸디캡이 된 셈이다. 나는 항생제가 마이크로바이옴을 파괴해도 내 몸 이를 치유하리라고 믿고 장 건강에 좋다는 프로바이오틱스나 프리바이오틱스도 먹지 않았다. 2022년까지만 해도 에스프레소 4 샷shot이 들어간 아메리카노를 아침마다 한 잔 마셨는데 2023년부터는 에스프레소 1 샷으로 줄였고 2023년 9월부터는 커피도 끊었다.

이번에는 처음에 이 식단을 할 때와는 달리 전혀 힘들지 않았다. 배가 출출해지면 소고기가 먹고 싶어졌다. 지난번에는 고기를 거의 익혀 먹었는데 이번에는 그렇게 익힌 고기가 입맛에 맞지 않았다. 겉만 익히고 속은 소가 다시 풀 뜯으러 갈 정도로 거의 날 것인 상태가 입에 맞았다. 레어rare보다 덜 익힌 블루 레어blue rare에 가깝게 구웠다. 기 버터를 식단에 넣은 이유는 내가 먹는 소고기 부위가 지방 함량이 낮고 저렴한 부위라서 지방을 보충하기 위해서였다. 하지만 식단을 시작하고 한 달이 지나도 건선이 차도가 없었다. 증상이 개선되는 속도가 지난번과는

15　시중에 판매되는 기버터는 가격이 그냥 버터의 3~5배 정도로 훨씬 비싸고 향도 거부감이 들어서 나는 버터를 사서 기버터를 직접 만들어 먹는다. 만들기 아주 쉽고 사 먹는 기버터보다 훨씬 맛있다.

달리 매우 느렸고 지난번에 한 달 만에 달성했던 정도까지 호전되는 데 여섯 달이 걸렸다.

평생 소고기를 그다지 좋아하지도 않았고 누가 사주거나 내가 직접 만든 음식으로 누구 대접을 할 때 말고는 거의 내 돈으로 소고기를 산 적도 없는데 이제는 끼니가 되면 소고기가 고프니 신기했다. 키토제닉 식단, 육식 식단, 궁극적 제거식단을 하는 사람들 가운데 평생 목초사육 우를 고집하는 이들도 있지만 나는 도축 전 곡물사육우도 먹고 가장 낮은 등급의 저렴한 수입 소고기를 사 먹는데 구매 시점에서 최근에 가공된 신선한 고기를 산다.

3년 전 키토제닉 식단을 할 때부터 시작한 1일 1식은 지금도 유지하고 있다. 총열량을 제한하지 않고 더는 먹고 싶지 않을 때까지 먹는다. 식욕이 조절되지 않던 초기에는 먹는 양이 들쭉날쭉했으나 이제는 대체로 하루에 먹는 양이 일정하다. 보통 지방과 단백질이 차지하는 비율은 총열량을 기준으로 각각 70%와 30% 정도다.[16] 섭취 총열량은 이 식단을 하기 전보다 30%가 늘었으나 예전에 입던 옷은 더 헐렁해졌다. 실제로 이 식단을 하는 많은 이들이 섭취 총열량이 늘었는데도 오히려 체지방과 체중이 줄거나 체형이 향상되었다고 증언한다. 간 등 내장은 두세 차례 시도해봤지만, 입에 맞지 않아서 안 먹고 가끔 사골 뼈나 소꼬리는 먹는다. 아직 식욕이 조절되지 않을 때는 한자리에서 고기 1.5kg을 먹고 나서 비로소 포만감을 느낀 적이 있다. 그런데도 배가 거의 나오지

---

16   부위에 따라 다르나 평균적으로 소고기 100g은 수분 70%, 단백질 20%, 지방 7%, 기타 3%로 구성된다. 총열량을 기준으로 지방과 단백질을 7대 3으로 섭취하려면, 지방과 단백질의 양이 1대 1이면 대충 맞는다. 지방의 양과 단백질의 양이 약 1대 1인 소고기 부위는 한국에서 꽃등심이라고 일컫는 립아이ribeye다.

않았다. 채소 1.5kg으로 배를 채웠다면 장내에서 섬유소가 발효돼 산달이 가까운 임신부처럼 배가 부풀어 오르고 48~72시간 이상의 산고産苦 끝에 아주 우량한 섬유소 옥동자를 항문으로 출산했을 게 틀림없다.

이제는 포만감과 공복감을 조절하는 호르몬들이 정상적으로 작동하므로 과식하거나 폭식하지 않는다. 탄수화물과 지방의 조합(빵, 과자, 케이크, 감자 칩, 피자 등을 생각해보면 된다)은 과식하기 쉽지만, 달고 맵고 짠 양념 없이 소금만 뿌린 동물단백질과 동물성 지방의 조합은 (불가능하지는 않지만) 과식이나 폭식하기 매우 어렵다. 해보면 안다. 달콤한 음식이나 탄수화물 중독 증세도 해소되었다. 예전에는 아침 산책길에 지나치는 빵집에서 크라상 굽는 냄새가 흘러나오면 내 반응은 '아~ 빵 냄새 죽인다. 환장하겠네.'였는데 이제는 '음, 빵 굽는구먼.'으로 바뀌었다.

지난 30년 동안 피부과에 다니면서 나는 한국 의사든 미국 의사든 그 어떤 의사로부터도 건선이 장 건강과 관련이 있는 자가면역질환이라는 얘기를 들은 적이 없고, 내게 뭘 먹는지 묻는 의사도 없었으며, 유전적 소인이 있고 원인불명이고 완치도 불가능하며 평생 약으로 증상을 완화하는 방법뿐이라는 얘기만 들었다. 처방받은 약을 다 쓰면 피부과에 가서 똑같은 처방전을 받는 게 다였다. 약은 면역력을 억제하고 내성이 생기는 스테로이드제라서 나는 가려움증과 각질이 심해서 도저히 참기 힘들 때만 발랐다.

1~2분 동안 의사를 만나 처방전을 받으려고 피부과 병원을 오가느라 왕복 2시간을 길에서 허비했다. 처방받는 약값이 비싸지 않은 게 그나마 다행이었지만, 피부과에서 비싼 "시술"을 받는 환자와는 달리 나처럼 싼 약이나 처방받는 환자는 예약 진료도 되지 않아서 환자가 많을 때는 30분에서 1시간 넘게 기다려야 했으니 낭비하는 시간은 더 늘었다. 육식 식단에 대한 자료를 찾으면서 비로소 나는 건선이 자가면역질환이

고 훼손된 장이 원인일 가능성이 크다는 사실과 피해야 할 음식이 뭔지 알게 되었다. 건선은 피부에 아무리 연고를 처발라도 해결되는 문제도 아니었고 단순한 피부질환도 아니라는 사실을 뒤늦게 알게 되었다.

자가면역질환과 간헐적인 폭식증 치유 외에도 내 몸에서 예상치 못한 다음과 같은 긍정적인 변화가 일어났다.

A. 수면의 질

나는 보통 잠자리에서 들면 한두 시간 이리저리 뒤척이다가 겨우 잠들었고 잠든 후에도 두세 번 깨고 꿈도 자주 꿨다. 그런데 궁극적 제거 식단으로 바꾼 후 잠자리에 누우면 금방 잠들고 거의 한 번도 깨지 않고 숙면을 한다. 눈감았다 뜨면 아침이다. 취침 시간도 자정을 넘기는 경우가 허다했는데 이제는 오후 10시~10시 반 정도면 잠들고 오전 5시~5시 반이면 저절로 눈이 떠진다. 예전에는 툭하면 잠을 설치고 두통도 심했는데 이제는 잠을 설치는 경우가 거의 없고 무슨 일이 있어서 잠을 설친다고 해도 그다음 날 약간 피곤할 뿐 두통은 전혀 없다.

B. 비립종

오래전 눈 밑에 생긴 좁쌀 같은 돌기들이 없어졌다.

C. 블랙헤드

코에 생기던 블랙헤드가 사라졌고 더는 안 생긴다.

D. 발의 굳은살과 각질

늘 발가락/발바닥과 신발이 접촉하는 부분에 굳은살이 박이고 티눈이 생기고, 발바닥에 거친 각질이 일어났었다. 날마다 2시간 이상 산책

했으므로 많이 걸어서 그러려니 했는데, 이제는 굳은살이 거의 생기지 않고 발바닥도 매끈해졌다. 예전만큼 걷지 않아서 굳은살이 없어진 건 물론 아니다. 지금도 여전히 변함없이 비가 오나 눈이 오나 날마다 2시간 이상 산책하니까.

E. 피부

예전에는 여름에 챙이 넓은 모자를 푹 눌러 쓰고 다녀도 햇빛에 피부가 그을러 거뭇거뭇하고 색이 칙칙했는데 이제는 모자를 안 쓰고 햇빛에 노출되어도 노릇노릇하게 골고루 탈뿐 피부색이 칙칙해지지는 않는다. 그리고 피부가 건조해 늘 바디 로션을 발랐는데 이제는 건조한 겨울에도 바디 로션을 바를 필요가 없다. 습관이 되어서 얼굴에 (내가 직접 만든, 화학물질이 들어가지 않은) 고체 로션을 바르기는 하지만 바르지 않아도 촉촉하다.

F. 감정과 체력의 기복

체력이 종일 일정한 수준으로 유지되어 자연스럽게 시간 제한식을 하게 되었고, 식사 전후 혈당이 오르내릴 때 나타나는 감정과 체력의 기복, 허기로 인한 짜증(미국에서는 이를 "행그리hangry = hunger+angry라고 한다)이 없어졌다. 키토제닉 식단을 할 때도 체험한 변화이긴 하지만 궁극적 제거식단을 한 후 한층 더 좋아졌다. 예전에 쉽게 발끈하고 버럭 하던 불같은 성질이 많이 누그러졌다, 나를 잘 아는 사람 중에는 '누그러진 성질이 그 정도야?!'라고 할 사람들이 있을 듯. 궁극적 제거식단이 아무리 효과가 뛰어난들 타고난 성격까지 완전히 개조할 정도는 아니다.

G. 체형

식사할 때 늘 열량을 계산하고 제한하고 체중계의 눈금에 집착했던 과거의 실수를 되풀이하지 않기 위해 체중계를 버린 지 오래다. 예전에는 거의 입에도 대지 않았던 기버터와 지방이 붙은 소고기를 먹으므로 1일 1식이라도 예전보다 섭취 열량이 훨씬 늘었지만, 옷을 입어보면 예전보다 훨씬 헐렁해졌다. 체중은 재지 않아서 늘었는지 줄었는지 모르지만, 체지방이 빠질 데는 빠지고 붙을 데는 붙어 체형body composition이 개선됐다.

H. 복부팽만과 변비

식물성 식품 위주의 저지방 고탄수화물 식단을 할 때는 식사 후 배에 가스가 차 임신 5개월이 넘는 사람처럼 배가 나왔고, 세렝게티 초원에 뛰노는 가젤gazelle 뺨따귀 갈길 만큼 섬유소를 많이 섭취하는데도 변비로 고생했지만, 궁극적 제거식단을 하고부터는 식사 후 가스도 차지 않고 배도 부풀지 않고 섬유소를 전혀 섭취하지 않는데도 변비도 없다.

브리스톨 대변 척도Bristol Stool Scale로 치면 대변의 유형이 변비를 뜻하는 1형과 2형에서 정상인 4형으로 바뀌었다. 변의 색깔은 순도 99.9% 24K 황금색으로 바뀌었다. 예전에는 화장실에서 큰 볼일을 볼 때 배가 찢어질 듯이 아프고 발정 난 원숭이 엉덩이 저리 가라 할 정도로 얼굴이 시뻘게질 때까지 힘을 줘 쥐어짜야 했으며, 변기 물을 내리고 마무리할 때까지 장편소설 한 편을 쓸 정도로 오래 걸렸다. 이제는 배변 시 통증도 없고 소변보는 시간보다도 오래 걸리지 않는다. 게다가 대변이 악취가 나지 않고 양도 적다. 내가 화장실에서 큰 볼일을 보고 난 후에 그 화장실에 다른 사람이 들어가면 내가 큰 볼일을 봤는지 전혀 모른다.

I. 입술

어렸을 때부터 사시사철 트던 입술이 이제는 건조한 겨울에도 아기 엉덩이처럼 매끈하다.

J. 집중력

집중력이 깊고 지속시간이 길어졌다. 머리가 맑다. 예전에는 번역 작업을 할 때 2시간 정도 하면 집중력이 약해져서 조금 쉬어야 했는데 이제는 4시간 이상 계속 작업을 해도 전혀 집중력이 흐트러지지 않는다. 책을 읽을 때도 금방 지쳐서 수박 겉핥듯이 눈으로만 훑고 지나가거나 읽은 부분을 다시 읽기 일쑤였는데 이제는 책을 장시간 머리로 깊이 읽고 이해하는 능력이 향상되었다.

K. 머리술과 눈썹

머리카락과 눈썹 술이 많아졌다.

L. 땀 냄새, 발 냄새

땀에서 냄새가 나지 않는다. 어렸을 때부터 늘 손발이 차갑고 땀이 많아 겨울에는 장갑과 양말이 축축해져 손발이 너무 시렸는데 땀이 거의 나지 않고 손발이 훨씬 따뜻해졌다. 땀에서 냄새가 나지 않으니 운동 후 운동복이나 신발에서도 냄새가 나지 않는다.

M. 눈곱, 귀지, 코딱지, 치석, 텁텁한 입안

눈곱, 귀지, 코딱지, 치석이 거의 생기지 않는다.

예전에는 아침에 일어나면 치아에 막을 입힌 것처럼 텁텁했는데, 이제는 매끈하다.

N. 친환경/생활비 절약 식단

음식물 쓰레기의 85%는 식물성 식품에서 비롯된다. 고기만 먹으니 음식물 쓰레기가 전혀 나오지 않는다. 쓰레기는 달랑 버터 포장지와 소고기 포장지뿐이다. 설거지할 그릇이 줄었고, 채소를 다듬고 여러 번 씻고 헹굴 필요가 없으니 물 사용량도 줄었다. 방귀를 뀌지 않으니 온실가스인 메탄가스 배출도 줄었다. 음식물 쓰레기봉투, 쓰레기 종량제 봉투, 도시가스 사용량도 줄었으니 생활비도 줄었다. 수입 소고기를 먹으므로 운송과정에서 탄소 족적이 남기는 하지만 요즘 수퍼마켓에 가보면 각종 과일, 아보카도, 견과류, 올리브유 등도 수입 식품 천지이고 가공식품에 들어가는 재료도 미국산 중국산 천지라는 사실로 미루어볼 때 육식을 한다고 탄소 족적이 더 발생하지는 않는다.

O. 시간과 식비 절약

장보고 채소를 다듬고 씻고 썰고 보관할 필요가 없으므로 부엌에서 보내는 시간이 크게 줄었다. 소고기는 온라인 도매 사이트에서 한 달에 두 번 보름치를 한꺼번에 사서 한 끼 분량으로 나누어 냉동실에 넣는 데 한 시간 정도 걸린다. 식사 준비는 에어프라이어에 고기 넣고 10분이면 끝이다. 애초에 에어프라이어는 키토제닉 식단 디저트 만들려고 샀는데 주야장천 고기 굽는 데 쓰고 있다. 먹는 데 필요한 집기도 접시, 포크, 나이프 하나씩이니 설거지도 3분이면 뒤집어쓴다. 식사 준비에 허비하던 시간을 생산적인 일에 쓰게 되었다. 식비도 예전보다 오히려 30% 줄었다.

미국에 거주할 때 가장 가깝게 지낸 친구 5명 중 3명은 암으로 세상을 떠났고 2명은 스스로 목숨을 끊었다. 모두 한창나이인 30대에서 40대 중반일 때 저세상으로 갔다. 암으로 세상을 떠난 친구 중 2명은 생때같은 어린 아들을 남기고 눈을 감았다. 한 친구는 심각한 조울증으로 오랫동안 고통받다가 스스로 목숨을 끊었다. 그 친구는 조증이 심할 때는 자기가 예수라고 착각하고 은행 계좌에서 돈을 몽땅 찾아서 노숙자들에게 나눠주기도 했다. 그 친구는 약이 효과가 없어서 전기충격요법Electro-Convulsive Therapy, ECT 치료를 받다가 숨이 멈춰 죽을 뻔한 적도 있다. 조울증 치료 약물을 비롯해 정신질환 약물은 희로애락 감정이 무뎌지고 머리가 멍하고 의욕이 없고 잠이 쏟아지고 체중이 늘고 대사증후군 위험이 커지는 등 심각한 부작용을 일으키는데 내 친구도 그런 부작용을 겪으면서 무척 힘들어했다.

그 친구가 중증 정신질환자들을 수용하는, 보안이 철저한 정신병원에 입원했을 때 문병 간 적이 있다. 중범죄자를 수용하는 교도소처럼 경비가 삼엄한 육중한 철문을 두 개 통과해야 들어갈 수 있었다. 등 뒤로 철문이 철커덩 닫힐 때 심장이 철렁하면서 세상과 영원히 단절되는 섬뜩한 느낌이 들었다. 비교적 좋은 시설이었는데도 불구하고 그 친구가 다른 환자와 함께 쓰는 병실에는 지독한 발 냄새가 진동했고, 환자들은 모두 약에 취해서인지 썩은 생선 눈알처럼 눈빛이 흐렸고 좀비처럼 걸어 다녔다.

병원 건물 한가운데에는 패놉티콘Panopticon 같은 노천 중정中庭이 있었고 체격이 건장한 남자 간호사의 인솔로 환자들은 그 중정에 나가 담배를 피웠다. 병원이 환자들에게 주는 음식은 탄수화물 덩어리를 종자유에 튀긴 테이터 토츠tater tots(원통 모양의 감자튀김) 같은 반조리 가공식품 탄수화물이 대부분이었다. 정상인도 거기 들어가면 미쳐서 나갈 것

같았다. 그 친구 병문안을 마치고 택시를 타고 어둠 속을 달려 집으로 돌아오는 동안 나는 눈물이 멈추지 않았다. 택시 기사가 후사경에 비친 나를 보고 걱정이 됐는지 괜찮냐고 계속 물었다. 여러 차례 자살을 시도 했었던 그 친구는 그렇게 병원을 들락거리며 고통만 받다가 결국 스스로 목숨을 끊는 데 성공했다. 나와 가까웠던 이 친구들이 주류 의료계의 치료표준 지침 대신 식단으로 치료를 했다면 건강을 회복하고 지금 살아 있을지도 모르겠다는 생각이 든다.

지난 150여 년 동안 벌어진 탄수화물과 지방의 전쟁에서 탄수화물이 승리했다. 과학적 증거가 탄탄해서가 아니라 온갖 편법과 막강한 세력의 지원과 인간의 탐욕을 등에 업고 말이다. 탄수화물과 식물성 기름과 설탕이 받아야 할 손가락질을 지방과 동물성 포화지방과 소금이 받아왔고 그 결과 수많은 이들이 서서히 건강이 훼손되어왔다. 탄수화물과 설탕은 우리를 허기지고 뚱뚱하고 우울하게 만들고, 식물성 기름은 우리 몸에 염증을 일으키고 병들게 한다.

최근에 다큐멘터리를 촬영하기 위해 탄자니아에 다녀온 한 영화제작자는 마사이 족도 젊은 세대일수록 전통적인 식단에서 점점 멀어지면서 건강이 고령 세대보다 못하다고 우려를 표한다. 그는 마사이 족 자녀들이 다니는 초등학교를 방문했는데 학생들 점심 식자재를 쌓아놓은 창고에는 옥수숫가루, 설탕, 종자유가 가득했다면서 안타까워한다.

식물성 식품 위주의 저지방 고탄수화물 식단을 옹호하는 사람들은 육식 식단이나 궁극적 제거식단은 한때 반짝 유행하다 마는 다이어트라면서 육식이 장기적으로 어떤 결과를 가져올지 아무도 모른다고 엄포를 놓는다. 그러나 육식은 수백만 년 동안 인류의 식단에서 가장 중요한 자리를 차지해왔고 인체와 뇌의 발달에 핵심적인 역할을 했다. 그보다 명백하게 장기적 효과를 보여주는 과학적 증거가 어디 있나. 인류가 수백만 년 동안 해온 육식과 비교하면 1만 년 전 농경 생활과 더불어 시작된 채소, 과일과 곡물 등 탄수화물 위주의 식단이야말로 최근에 유행하기 시작한 식단이고 장기적으로 어떤 결과를 가져올지 아무도 모른다. 아니, 그 식단이 지금까지 낳은 결과만도 처참하다.

현재 정부와 의료계/과학계에서 권장하는 식물성 식품과 탄수화물 위주의 식단이 건강에 유익하다는 과학적 증거 기반은 매우 취약하고 종교적 신념과 동물보호와 환경보호 이념에다가 거대 식품기업과 제약사들과 그들을 규제해야 할 규제당국과 과학계의 금전적 이해관계까지 얽혀서 어디까지가 사실이고 어디부터 거짓인지 파악하기도 어렵다. 붉은 고기와 동물성 포화지방을 제외하고 채소, 과일과 곡물 등 식물성 식품 위주인 저지방 고탄수화물 식단권장 정책은 어마어마한 규모의 생체실험이고 처절하게 실패해왔다.

내가 비건에서 궁극적 제거식단까지, 간헐적 폭식부터 시간 제한식, 세 차례 일주일 단식까지 두루 거치면서 얻은 깨달음은 다섯 가지다.

첫째, 뺄셈의 식단이다. 내 몸에 적신호가 켜진 이유는 내가 그동안 먹지 않은 음식이 아니라 먹은 음식에서 비롯됐을 가능성이 크다. 따라서 더하기 전에 빼기부터 해야 한다. 뭐가 몸의 어디에 좋다, 뭐가 어떤 병에 좋다는 데 솔깃해 비싼 돈 들여 사 먹기 전에 애초에 내 몸에 왜 그런 증세가 나타났는지를 지금까지 먹어온 음식에서 찾아야 한다. 혈당이 높으면 혈당을 낮추는 음식이나 약을 먹기 전에 애초에 혈당을 높인 음식을 줄여야 한다. 병드는 지름길은 있어도 건강해지는 지름길은 없다. 지름길이 있다고 주장하는 사람은 사기꾼이다.

둘째, 체중을 최적화해야 건강해지는 게 아니라 건강해야 체중이 최적화한다. 건강을 회복하지 않고도, 건강을 해치고도, 체중을 줄일 수는 있지만 얼마 못 가 폭식과 요요현상으로 이어지고 체중을 줄이기 전보다 더 뚱뚱해진다. 수면의 질이 좋아져야 건강해지는 게 아니라 건강해져야 수면의 질이 좋아진다. 스트레스를 줄여야 건강해지는 게 아니라 건강해져야 스트레스를 잘 관리할 역량이 생긴다. 몸이 필요한 영양분을 충분히 공급해 건강을 회복하고 온갖 독소를 몸에서 배출하고 염증을 가라앉히고 각종 호르몬이 정상적으로 기능하게 되면 비로소 우리 몸은 움켜쥐고 있던 지방을 놓아준다. 식단을 깨끗하게 정리하면 내 몸에 나타나는 온갖 이상 증상의 근본적인 원인을 제거하고 몸과 뇌의 진정한 소통을 방해하는 각종 장애물을 걷어내며 포만감과 공복감을 관장하는 호르몬이 보내는 신호가 분명해진다. 그리고 여러분 몸과 가장 잘 소통할 수 있는 사람은 의사가 아니라 여러분 자신이다. 세상에 둘도 없는 명의라도 여러분보다 여러분 몸을 더 잘 알지는 못한다.

셋째, 식단으로 스스로 병을 치료하겠다고 마음먹으면 결과에 책임을 져야 하는 주체는 의사에서 환자 본인으로 바뀐다. 결코 가벼운 책임이 아니다. 엉망이 된 호르몬은 우리의 의지력이나 약으로는 절대로 바로잡지 못한다. 우리의 의지력과 정신력은 절대로 호르몬을 이기지 못하고 약은 질병의 근본적인 원인을 뿌리 뽑지 못한다. 그러나 식단을 개선하는 전환기에 나타나는 증상들을 한동안 견디고 인내하는 정신력과 의지력은 필요하다. 로켓은 중력을 거스르고 이륙할 때 연료의 대부분을 소비할 만큼 힘이 많이 들어도 대기권을 벗어나면 순항하듯이 식단을 바꾼 후 어렵고 힘든 시기를 무사히 넘기고 나면 식욕을 조절하고 건강을 유지하는 데 의지력이 크게 필요하지 않다. 내 머리와 몸이 한 편이 되기 때문이다.

넷째, 세상의 모든 권력과 돈을 다 가졌어도 생물학적 부모를 선택하지는 못한다. 부모로부터 물려받은 유전자는 우리 삶에 대단히 큰 영향을 미친다. 똑같은 음식을 먹어도 별 탈이 없는 사람도 있고 병드는 사람도 있는 데는 틀림없이 유전적 소인도 있다. 그러나 오로지 유전자만이 온전히 우리의 삶과 운명을 결정하지는 못한다. 유전자는 우리가 노출되는 환경에 따라서 발현이 되기도 하고 평생 조용히 잠복해 있다가 우리가 수명을 다할 때 함께 죽기도 한다. 남보다 열등한 유전자를 지니고 태어났다고 체념하지 말고 그 열등한 유전자가 발현되지 않을 환경과 여건을 조성하면 된다. 유전자는 팔자도 운명도 아니다. 부모는 바꾸지 못해도 식단은 바꿀 수 있다. 우리가 선택하지도 않았고 바꿀 수도 없는 여건에 집착해봐야 소용없다. 그러나 그 여건에 어떻게 대응할지는 우리의 선택에 달렸다.

다섯째, 일반적인 식단에서 키토제닉 식단으로 전환한 이들은 긍정적인 변화를 경험한 후 일반적인 식단을 하는 이들에게 키토제닉 식단을 한번 해보라고 권한다. 육식 식단을 하는 이들은 키토제닉 식단을 하는 이들에게 육식 식단을 해보라고 권하고, 궁극적 제거식단을 하는 이들도 육식 식단을 하는 이들에게 궁극적 제거식단을 해보라고 권한다. 탄수화물과 염증을 일으킬 가능성이 있는 음식을 식단에서 배제하면 할수록 긍정적인 변화가 커지기 때문이다. 직접 해보고 나서 여러분에게 아무런 효과도 없고 안 맞는다는 판단이 들면 본래 식단으로 되돌아가면 그만이다. 내 개인적인 경험으로는 일반 식단과 키토제닉 식단의 차이만큼이나 키토제닉 식단과 궁극적 제거식단의 효과도 하늘과 땅 차이다.

이 책을 쓰느라 검색해서 찾은 자료에 담긴 외계어 같은 전문용어와 과학적 원리를 이해하고 정리하는 일보다 나의 이야기를 쓰기가 훨씬 힘들었다. 오랜 세월이 지난 지금 떠올려도 마음 아프고 스산한 기억을 되살려야 했고 그런 기억을 활자화해 공개적으로 영구 박제하자고 결심하기가 쉽지 않았다. 수퍼모델 지젤 번천Gisele Bündchen 같은 몸매도 아니면서 사람들 앞에 발가벗고 나서서 나의 치부를 드러내는 심정이었다. 산전수전, 공중전, 시가전, 게릴라전까지 두루 겪고 60대를 코앞에 둔 얼굴 두꺼운 중년 아줌마인 나도 향기로운 여자로 기억되고 싶다. 불특정 다수를 상대로 공개적으로 폭식 장애를 겪었던 과거, 내 똥의 모양과 냄새, 방귀 냄새, 발 냄새, 땀 냄새 얘기를 하기도 쑥스럽고 민망하고 창피했다. 그러나 나의 솔직한 이야기를 뺀다면 이 책은 출간이 된다고 해도 미완未完의 초고礎稿로 남으리라는 생각이 들었다. 그리고 향기까지는 아니더라도 궁극적 제거식단 덕분에 냄새는 풍기지는 않는 아줌마가 되었다, 공교롭게도 나는 식단을 극단적으로 제약함으로써 비로소 삶의 질이 높아지고 음식과의 애증 관계를 바로잡고 오랫동안 앓았던 질병으로부터 자유로워지고 있다. 30년 넘게 내게 온갖 학대와 혹사를 당하고도 버틸 만큼 튼튼한 몸을 물려주신 부모님이 고맙고 늘 내 노후를 걱정하는 가족 모두에게 걱정을 끼쳐 미안하고 고맙다.

궁극적 제거식단을 한 지 1년을 훌쩍 넘기고 3월이 되어 갈 무렵, 5% 정도 남아 끈질기게 버티던 미약한 건선 증상이 말끔히 사라졌다. "완치"라는 표현은 함부로 쓰지 않겠다. 예전의 식단으로 돌아가면 건선이 재발할지도 모른다고 생각하기 때문이다. 실제로 시차를 두고 시험 삼아 김치와 치즈를 먹어봤는데 손바닥과 두피에 하얗게 각질이 올라왔고 증상이 다시 가라앉기까지 몇 주가 걸렸다. 지난 1년 8개월이 늘 순탄하지만은 않았다. 멀쩡하다가 갑자기 며칠 계속 설사도 했고, 자다가 종아리에 쥐가 나 깨서 미친 듯이 주무르기도 했다. 건선이 잦아들었다가 갑자기 악화한 적도 여러 번 있었고 그럴 때마다 나는 이 식단을 계속 해야 하나 회의도 들었다. 그러나 나는 내 몸의 회복력과 치유력을 믿고 버텼고 시간이 가면서 자연스럽게 그런 증상들이 사라졌다.

나는 2024년 말까지 이 식단을 계속하려고 한다. 그때쯤 되면 내 몸에 아직 남아 나를 공격할 기회를 호시탐탐 노리는 항체가 완전히 사라

지길 바란다. 그 이후에 내 몸이 다른 음식들을 받아들이게 될지는 지금
으로서는 알 수 없지만 그렇게 된다고 해도 아마도 지금의 식단에서 크
게 벗어나지 않으리라 생각한다. 망가지지 않았다면 고치려 들지 말라
는 말도 있듯이 이처럼 정신적 신체적으로 내 삶의 질을 높여준 식단을
굳이 바꿀 이유도 없거니와 다시는 예전으로 돌아가고 싶지도 않다. 세
상에 맛있는 게 얼마나 많은데 먹는 즐거움을 포기하고 어떻게 날마다
지겹게 소고기만 먹고 사냐고 할지 모르겠지만 나는 매끼를 감사한 마
음으로 즐겁게 만끽한다. 그리고 건강만큼 맛있는 음식은 이 세상에 없
다. 생각해보니 나는 해마다 연례 행사처럼 감기에 걸렸었는데 궁극적
제거식단을 시작한 지난해 겨울 처음으로 감기를 앓지 않았다.

　지금까지 궁극적 제거식단의 장점만 늘어놓았는데 부작용이 하나
있기는 하다. 아무런 근거 없이 생각이 낙천적으로 바뀐다는 점이다. 지
금 돌이켜보면 나는 어렸을 때부터 약간 우울한 아이였고 늘 걱정이 많
고 불안했다. 어릴 때 찍은 사진 가운데 웃고 찍은 사진이 하나도 없다.
즐겁고 신나는 일이 있어도 마음 밑바닥에는 늘 울적함이 잔잔하게 깔
려있었다. 나는 아주 소심하고 매우 겁이 많고 무척 내성적이고 낯을 굉
장히 가렸고 그런 내가 너무도 내 마음에 들지 않았다. 남 앞에 나서는
직업을 선택한 데는 성인이 된 후에도 여전히 내 깊은 곳에 숨어있는 그
런 어린 나를 극복하고 싶었던 이유도 있었을지 모른다. 그런데 고기만
먹는 지금의 나는 풀만 먹던 예전과 마찬가지로 여전히 허물 많은 사람
이지만 예전보다 나 자신에게 훨씬 더 너그러워졌다.

　나는 딱히 사는 게 즐겁지 않았고 냉소적이고 염세적이었다. 세상을
등지려고 적극적으로 계획을 세우거나 시도한 적은 없지만 그렇다고 오
래 살고 싶지도 않았고 삶에 크게 애착도 없었다. 그냥 언제든 끝이 다
가오면 담담하게 맞으리라 생각했다. 그런데 환갑이 다 되어가는 지금,

태어나서 처음으로, 내 인생의 화양연화花樣年華는 아직 오지 않았을지도 모른다는 근거 없는 낙관주의가 이따금 이른 봄 아지랑이처럼 피어오른다. 삶의 예보가 "대체로 흐림"에서 "대체로 맑음"으로 바뀌었다.

　나는 어렸을 때 혼자서 그림 그릴 때가 제일 행복했다. 그림 그릴 때만은 걱정과 불안과 울적함이 봄눈 녹듯 사라지고 세상에 오로지 그림과 나만 존재했다. 1997년 늦여름 WTO 인턴 근무를 마치고 유럽 여행길에 들렀다가 내 마음을 빼앗긴 이탈리아 피렌체에서 어릴 적에 포기한 미술 공부를 하면서 우피치Uffizi 박물관에 걸린 보티첼리Botticelli의 〈프리마베라Primavera〉를 보고 싶을 때마다 달려가 보게 될 날이 올지 누가 아는가. 오래전에 사서 책꽂이에 꽂아놓고 한 번도 들춰보지 않은 이탈리아어 학습 교본에 뽀얗게 쌓인 먼지를 떨어낼 날이 올지도 모르겠다.

나가는 말

나는 이 책에 소개한 "이설"이 모두 전적으로 사실이고 "정설"은 다 틀렸다고 주장하려는 게 아니다. 정설과 이설 간의 건설적인 대화와 토론이 이루어져서 함께 진실에 가까이 다가가게 되기를 바랄 뿐이다. 정설이 정설로 굳어진 이유는 반론의 여지가 없어서일 수도 있지만, 대개 경우 반론이 없어서가 아니라 정설이 과학적 증거가 아닌 다른 이유로 기득권으로 자리 잡으면서 반론이 억눌려 왔기 때문이고, 정설 못지않게, 혹은 그보다 훨씬 설득력 있는 이설이 존재한다는 사실을 알리기 위해서이다.

이 책에서 몇 가지 모순되는 내용이 발견될지도 모른다. 주류 의학계를 비판하는 비주류 의학계 전문가들도 때로는 의견이 엇갈리기 때문이다. 과학에서는 당연히 여러 가지 서로 다른 주장이 존재하고 그런 의견 차이는 전문가들이 설득력있는 논리와 증거를 제시하고 갑론을박을 통해서 해결할 문제이지 내가 판단할 문제가 아니므로 그대로 책에 담았다. 이 책에 담긴 모순은 컴퓨터로 치면 오작동이 아니라 장착 사양이라는 뜻이다. 그렇다고 이 책 내용이 컴퓨터처럼 정확하다는 뜻은 아니다. 복잡한 내용을 단순화는 과정이나 내 과학적 지식의 한계에서 비롯된 오류가 있을 가능성도 완전히 배제할 수는 없음을 인정한다.

오랫동안 채식을 하면서 건강을 유지하는 사람들도 간혹 있다. 하지만 과연 그들이 정부와 전문가들이 권장하는 식물성 식품 위주의 저지방 고탄수화물 식단 "덕분에" 건강을 유지하는 걸까, 아니면 그런 식단에도 "불구하고" 건강을 유지하는 걸까. 그리고 건강하다는 상태가 과연 더는 개선의 여지가 없는 더할 나위 없이 건강한 "최적" 상태인지는 육식 식단을 해보고 비교해보기 전에는 알 수 없다.

채식/비건 식단으로 건강이 나빠져서 육식으로 바꾼 사람들은 봤어도 육식을 하다가 건강이 나빠져서 채식/비건 식단으로 바꾼 사람은 보지 못했다. 육식해서 건강이 나빠졌다고 주장하는 사람들은 십중팔구 잡식을 한 사람들이다. 가공식품과 건강보조제를 철저히 배제하고 필수 영양소인 햇빛을 포함해 100% 자연식품으로 채식과 육식의 무작위배정 대조군 실험을 통해 결과를 비교해보자. 주류 의료계는 절대로 그런 임상실험을 하지 않는다고 내가 장담한다. 육식예찬론을 관에 넣고 대못을 박아 영원히 파묻을 수 있는 그 좋은 방법을 왜 쓰지 않을까. 그 이유는 여러분 상상에 맡긴다.

비건이나 채식주의자들을 조롱하거나 비방하려는 의도도 없다. 그들의 주장에 대한 반론을 제기하려니 비판이 불가피했을 뿐이다. 그러나 자기 선택을 다른 이에게 강요하는 사람을 극도로 혐오하는 나는 내가 채식/비건 식단을 할 때도 육식하는 사람들을 살해범이라고 매도한 적도 없고, 채식에서 육식으로 바꾸고 건강을 되찾은 이의 강연에서 난동을 피우고 강연자의 얼굴에 파이를 던져 묵사발로 만든 적도 없다. 채식하는 사람은 온순하고 비폭력적이고 육식하는 사람은 잔인하고 폭력적이라는 주장은 철저히 픽션이다. 육식하면 마음이 차분해지고 나뿐만 아니라 남에게도 너그러워지고 좀 더 긍정적인 시선으로 세상을 바라보게 된다는 게 다큐다. 나도 한때 채식/비건 식단을 했으므로 사람들이 그 식단을 선택하는 이유를 잘 안다. 정부와 전문가들이 채식이 건강에 유익하다고 하고, 우리와 똑같은 생명인 동물과 환경도 보호한다는데 안 할 이유가 없다. 누이 좋고 매부 좋고 도랑 치고 가재 잡고, 돌 하나로 새를 세 마리나 잡는 격 아닌가. 하지만 식물도 생명이다. 왜 같은 생명인데 동물은 보호하면서 식물은 죽여도 되나? 그래서인지는 모르지만, 열매만 먹는 프루테리언Fruitarian 중에는 직접 열매를 따 먹지 않고 나무가 자발적으로 내주는 열매, 즉 나무에서 떨어진 열매만 먹는 이들도 있다. 식물들도 사람 손에 꺾이고 뽑히거나 콤바인의 칼날에 몸이 잘려 나갈 때 고통을 느끼고 비명을 지르는데 현재 인간의 과학 수준으로 이를 포착하지 못할 뿐인지도 모른다. 실제로 식물들도 서로 소통한다는 사실이 과학적으로 증명되고 있다.

여러분이 내가 이 책에서 다룬 이설들을 모두 다 알고도 정설이 더 설득력 있다고 판단하고 채식 위주의 저지방 고탄수화물 식단을 선택했다면 나는 그 선택을 존중한다. 그러나 전혀 모르고 있었거나 전문가들이 권하는 건강 식단을 충실히 따르는데도 건강이 좋아지지 않거나 오히려 악화한다면, 전문가들이 여러분의 결정과 관련된 모든 정보와 대안들을 여러분에게 제시해주었는지 생각해보고 본인의 선택이 옳은 선택이었는지 한번 돌이켜 볼 기회가 되었으면 하는 바람이다. 그리고 성인인 여러분은 어떤 식단을 선택하든 미성년인 자녀들은 동물성 식품을 충분히 먹이기를 간곡히 부탁한다. 그리고 학교 급식에서 "고기 없는 날"을 지정하는 정신 나간 정책도 당장 중단하길 바란다. 가정 형편이 여의치 않아서 학교 급식이 하루 중 유일하게 영양가 있는 끼니인 청소년들을 더욱 불리한 처지에 놓이게 만드는 정책이다.

의사와 과학자들을 모두 금전과 명성의 탐욕에 찌들어 진실을 매장하는 사람들이라고 싸잡아 매도하려는 생각도 없다. 의과대학원에서 교수들이 쓰나미처럼 쏟아붓는 정보를 소화하기도 벅찬데 그 정보에 대해 의문을 품을 겨를이 있겠는가. 수련의 시절에는 하루에 열 몇 시간을 중노동을 하고 마침내 의사면허증을 취득하면 하루에 몇십 명씩 환자를 돌봐야 하는 평생 고난의 행군인 직업이니 그 많은 연구논문이 과학적 증거로서의 가치가 있는지 꼼꼼히 살펴볼 겨를이나 있는지 모르겠다. 의사들을 감싸려는 게 아니라 현실이 그렇다는 말이다.

대부분 의사는 돈을 많이 벌거나 명성을 얻기보다 환자가 건강해질 때 가장 큰 보람을 느낀다고 나는 "믿고 싶다." 그러나 경직된 사고의 틀에서 벗어날 줄 몰라서인지, 의사인 자신도 못 고친 병을 한낱 환자가 혼자 힘으로 고쳤다니 자존심이 상해서인지, 아니면 자신이 틀렸음을 도저히 시인할 수 없어서인지 모르겠지만, 의사에게 약만 처방받던 환자가 약이 아니라 키토제닉, 육식, 궁극적 제거식단으로 질병의 증상을 완화하거나 심지어 완치한 후 다른 환자들에게도 도움이 되고 싶어서 자신의 경험을 의사에게 털어놓으면, 전혀 호기심을 보이지 않으면 그나마 다행이고 환자를 무시하고 깎아내리고 질책하는 의사가 대부분인 현실을 보면 의사의 선의를 믿고 싶은 마음이 크게 흔들린다. 나도 환자로서 비슷한 경험을 했다.

우리는 의학을 비롯해 과학이론은 오로지 객관적인 증거로만 뒷받침된다고 생각한다. 편법을 쓰면 금방 탄로가 나기 때문에 증거 조작은 감히 하지 못하리라고 생각한다. 그래서 우리는 다른 어떤 분야보다 훨씬 더 의학/과학 전문가들을 맹신하는 경향이 있다. 하지만 과학도 사람이 하는 일이다. 여느 분야와 마찬가지로 의학/과학도 정치적 술수, 날조와 조작, 권력, 명성, 출세야욕, 금전적 탐욕에 오염된다. 의과대학원에서 가르치는 내용 중 50%가 틀리는데, 어느 50%가 틀렸는지는 알 길이 없다는 자조적인 말을 하는 의사도 적지 않다.

건물에 불이 나면 화재경보기가 울리듯이, 통증과 염증은 몸에 이상이 있다는 경보를 발령하는 정상적인 현상이다. 죽을병에 걸렸는데 아무 증상도 나타나지 않고 통증도 없다면 우리는 병에 걸린 줄도 모르고 그냥 죽는다. 그런데 질병의 근본적인 원인을 제거하지 않고 약으로 증상만 완화하면 집에 불이 났는데 불은 끄지 않고 화재경보기만 박살 내는 셈이다. 경보기는 울리지 않지만 집은 계속 타들어 간다. 몸에 난 불을 끄려면 약이라는 지름길을 택하지 말고 식단을 바꾸는 긴 여정을 각오해야 한다. 현대 의학은 급한 불을 끄는 응급치료에서는 뛰어난 성과를 올리지만, 시나브로 서서히 타오르는 만성질환 치료 성적은 형편없다.

약은 반드시 부작용이 있다. 약의 효과와 부작용을 저울질해서 효과가 더 크면 부작용을 감수하고 복용한다. 그런데 A라는 질병의 치료제가 A 못지않게 심각한 B와 C라는 질병을 일으키는 부작용이 있다면 그 약은 효과가 있다고 봐야 할까. 제약사 고위 간부들은 제약사를 돈방석에 앉히는 효자상품은 부작용이 많은 약이라고 말한다. 부작용을 완화하는 약을 덤으로 팔아먹을 수 있기 때문이다. 그리고 거대 담배제조사가 거대 가공식품회사를 인수하면서 담배를 연구하던 과학자들이 자리를 옮겨 가공식품의 중독성을 강화하는 연구를 해왔다. 실제로 거대제약사와 거대식품회사 로비스트로 일했던 캘리 민즈Calley Means의 증언이다.

이 책을 쓰기 위해 자료를 조사하면서 인체가 작동하는 방식은 그 어떤 정밀기계보다도 정교하고 치밀하고 경이롭다는 생각이 들었다. 그리고 인체는 놀라운 회복력과 치유력을 지녔다는 사실도 깨달았다. 인체의 신비를 이해하는 과정은 쉽지 않았지만 흥미진진하고 신나는 경험이었다. 시간을 되돌려 젊은 시절로 돌아간다면 나도 과학자가 되고 싶을 정도다. 내 직계가족 중에 이과理科 출신은 한 명도 없다. 혈중 이과 농도가 제로인 혈통을 이어받아 수학이 젬병인 나는 중고등학교 시절 늘 수학이 평균 점수를 깎아먹었던지라 어린 시절로 되돌아가도 과학자가 될 가능성은 매우 희박하지만 말이다.

우리가 지금은 무지하고 야만스럽다고 여기지만 과거 한때는 첨단 의학/과학으로 여겼던 치료법들이 많다. 한때는 의사들이 TV 광고에 나와 흡연을 권장했고, 젖니가 나느라 통증 때문에 칭얼대는 아기에게는 설사할 때까지 수은을 먹이는 게 치료표준이던 때도 있었다. 아기가 복통에 정신이 팔려서 치통을 잊게 된다는 황당한 논리가 이 처방의 근거였다. 정신질환자는 전두엽 절제술로 뇌 일부를 도려냈으며, 정신분열증 환자에게는 인슐린을 대량 투여하는 인슐린 충격 요법으로 혼수상태와 발작을 유도했다. 감정의 기복이 심하고 자주 발작을 일으켰던 케네디의 장녀 로즈 케네디(존 F. 케네디의 여동생)는 전두엽 절제술을 받고 정신적인 불구가 되었다. 그러나 전두엽 절제술을 발명한 안토니우 에가스 모니즈António Egas Moniz는 그 공로로 노벨상을 받았다. 그런데 전두엽 절제술, 전기충격 요법, 그리고 약물 위주의 표준치료방식에 강력히 반대해온 정신과 전문의 피터 R. 브레긴Peter R. Breggin 박사는 수십 년째 정신의학계에서 "위험한" 인물로 낙인이 찍혀있다. 노벨 경제학상을 받은 수학 천재 존 내쉬John Nash는 극심한 정신분열증으로 고통받고 인슐린 충격 치료를 받았다. 그가 노벨상의 인정을 받은 게임이론은 정신과 치료를 받기 전에 올린 성과다. 지금 우리가 첨단 의학/과학이라고 여기는 식단권장지침과 당뇨, 심혈관질환, 암, 정신/신경질환 치료법도 먼 훗날 무지하고 야만스러운 관행이었다고 여길지 모를 일이다.

이론물리학자 막스 플랑크Max Planck는 "과학은 장례식이 한 번 열릴 때마다 조금씩 앞으로 나아간다."라고 했다. 새로운 과학적 진실은 반대자들을 설득해 깨닫게 함으로써 발전하는 게 아니라 반대자들이 하나둘 세상을 떠나 새 세대로 교체되고 새로운 진실에 익숙한 새 세대가 새 진실을 받아들이면서 발전한다는 뜻이다. 그만큼 한번 정설로 굳어진 가설은 그 가설을 고수하는 이들의 눈에 흙이 들어가기 전에는 폐기하기가 어렵다.

과학이론은 처음 등장한 후 세월이 흐르면서 수정 보완되거나 심지어 폐기되기도 한다. 과학은 지知의 영토와 미지未知의 영토를 가르는 경계를 딛고 서 있다. 어떤 가설이 정설로 자리 잡아도, 이에 대한 새로운 반론이나 증거가 제시되면 갑론을박을 통해 경로를 수정하고 앎의 영역을 조금씩 넓혀나가야 한다. 틀린 생각이 죽어야 우리가 산다. 우리가 밟고 있는 땅이 앎의 영역이 아니었음을 깨달으면 일단 뒤로 물러나는, 전진을 위한 후퇴도 할 줄 알아야 한다. "정설"이 "이설"과의 건설적인 대화를 거부하고 "이설"을 제시하는 이들을 가짜 정보를 유포하는 돌팔이나 사기꾼으로 매도하고 사회적으로 매장하는 편법으로 정론이라는 왕좌를 지키려 한다면 우리는 앎과 아직 모름의 경계를 밟고 서서 영원히 한 발짝도 전진하지 못한다.

내가 과학적 지식이 바다처럼 깊고 글재주가 셰익스피어처럼 뛰어났다면 복잡하고 난해한 내용을 훨씬 더 이해하기 쉽고 재미있게 풀어 썼을 텐데 하는 아쉬움이 남는다. 남의 글을 옮기는 번역도 하고 내가 직접 글도 써보니 어려운 얘기를 쉽게 풀어쓰기만큼 어려운 게 없다. 내 능력의 한계를 통감한다. 장황하고 복잡하고 난해한 내용을 끝까지 읽어준 독자 여러분께 감사드린다. 너무 딱딱한 내용이라 지루할까 싶어

가끔 자학개그와 썰렁한 우스갯소리도 했는데 혹시라도 여러분을 불쾌하게 했다면 사과드린다. 여러분이 어떤 선택을 하든 그 선택이 충분히 정보를 접하고 신중하게 내린 결정이기를 바라고 행운을 빈다.

2024년, 햇살 가득한 어느 카페의 창가 자리에서

홍지수

참고자료

1. 참고 사이트

LowCarbUSA.org

nutritioncoalition.us

revero.com

paleomedicina.com

cochrane.org

virtahealth.com

DiagnosisDiet.com

garytaubes.com

cholesterolcode.com

thenoakesfoundation.org

drmalcolmkendrick.org

metabolicmind.org

zoeharcombe.com

ifixhearts.com

integratedhealthfoundation.org

Jackkruse.com

2. 이 책에서 참고한 강연과 인터뷰의 주인공들_{성姓} 알파벳 순서

의사/과학자

Peter Ballerstedt

Shawn Baker

Ken D. Berry

Benjamin Bikman

Peter Brukner

Anthony Chaffee

Zsófia Clemens

Alexis Cowan

Dominic D'Agostino

David Diamond

Georgia Ede

Gary Fettke (with Belinda Fettke[1])

Jason Fung

Sarah Hallberg

Zoë Harcombe

Sarah Huen

Richard Johnson

Bart Kay

Malcolm Kendrick

Robert Kiltz

Chris Knobbe

Jack Kruse

Ronald Krauss

David Ludwig

Robert Lustig

Paul Mason

Frank Mitloehner

Timothy Noakes

Philip Ovadia

Christopher Palmer

Satchin Panda

David Perlmutter

Steve Phinney

Bret Scher

Thomas Seyfried

David Unwin

Jeff Volek

Eric Westman

---

1 벨린다 펫키 여사는 게리 펫키 박사의 부인이다. 남편이 모함을 받자 소매를 걷어붙이고 영양학계와 식품업계의 유착관계와 채식의 기원을 깊이 파고들어 전문가 수준의 식견을 갖추게 되었으며 남편의 누명을 벗기는 데 가장 큰 역할을 한 여장부다.

기자

Gary Taubes

Nina Teicholz

준전문가[2]

Dave Feldman

Amber O'Hearn

3. 참고 문헌(저자의 성姓 알파벳 순서)

Shawn Baker, The Carnivore Diet

Ken D. Barry, Lies My Doctor Told Me: Medical myths that can harm your health

Georgia Ede, Change Your Diet, Change Your Mind

Anthony G. Jay, Estrogeneration: How estrogenics are making you fat, sick, and infertile

Malcolm Kendrick, The Clot Thickens

Robert F. Kennedy Jr., The Real Anthony Fauci: Bill Gates, big pharma, and the global war on democracy and public health

John Robbins, The Food Revolution: How your diet can help save your life and our world

Johnny Rockermeier(Author), Thomas Seyfried(Contributor), Dominic D'Agostino (Contributor), Summary of Cancer as a Metabolic Disease by Dr. Thomas Seyfried. On the Origin, Management, and Prevention of Cancer

Jonathan Safran Foer, Eating Animals

Peter Singer, Animal Liberation: The Definitive classic of the animal movement

Peter Singer & Jim Mason, The Ethics of What We Eat: Why our food choices matter

Vilhjalmur Stefansson, Not By Bread Alone: Eating meat and fat for staying lean and healthy

Gary Taubes, Good Calories Bad Calories: Fats, carbs, and the controversial science of diet and health

Nina Teicholz, Big Fat Surprise: Why butter, meat and cheese belong in a healthy diet

---

2   의사나 과학자들도 그들의 의견을 경청할 정도로 식견이 있다.

4. 블랙 스완 동영상 목록

벨라_{Bella}:
https://www.youtube.com/watch?v=oFUrSFpuyu4
제이콥 헤이런드_{Jacob Heyrend}:
https://www.youtube.com/watch?v=X8YpcTa8We8
프레드 에브라르_{Fred Evrard}:
https://www.youtube.com/watch?v=cru4pPsErIg
주디 조_{Judy Cho}:
https://www.youtube.com/watch?v=8lfKyNnvESM&t=109s
https://www.youtube.com/watch?v=8lfKyNnvESM
존 비너스_{Jon Venus}:
https://www.youtube.com/watch?v=2FKR79ktkfw
켈리 호건_{Kelly Hogan}:
https://www.youtube.com/watch?v=CZ-qwRGNgjo&t=186s
https://www.youtube.com/watch?v=eDZmRVpWTB0&t=552s
클레어_{Claire}:
https://www.youtube.com/watch?v=zDMXlH282g0&t=1760s
https://www.youtube.com/watch?v=D9ekrPyaabI
다비_{Darby}:
https://www.youtube.com/watch?v=bO4K8VDrSFM
에이미_{Aimee}:
https://www.youtube.com/watch?v=8OqiR38tPX4&t=125s
타이버_{Tiber}:
https://www.youtube.com/watch?v=nM_lbW2Lyrw
애너스테이서_{Anastasia}:
https://www.youtube.com/watch?v=mE2R80C8ZBI&t=1s
챈들러_{Chandler}:
https://www.youtube.com/watch?v=0mCLFL4tJ98
유튜버 "Sow the Land":
https://www.youtube.com/watch?v=9BZeDN9DGqk&t=467s
https://www.youtube.com/watch?v=9FuC8Hn0KRQ&list=PLI_OiQtgaCQYDq5__
MVKBa2AoT-SzutRy&index=22

앰버 오헌Amber O'Hearn:

https://www.youtube.com/watch?v=FubhkpuPvBc&list=PLI_OiQtgaCQYDq5_
MVKBa2AoT-SzutRy&index=154

앤드루 스카보로Andrew Scarborough:

https://www.youtube.com/watch?v=tEoHq9R2yvw

마틴Martin:

https://www.youtube.com/watch?v=5AtszOawa1M&t=866s

어맨다Amanda:

https://www.youtube.com/watch?v=SZfpjgZUPLI

미케일라 피터슨Mikhaila Peterson:

https://www.youtube.com/watch?v=0ka9WBEijhk&list=PLI_OiQtgaCQYDq5_
MVKBa2AoT-SzutRy&index=244&t=31s

https://www.youtube.com/watch?v=ZSx1Pow2KA0&list=PLI_OiQtgaCQYDq5_
MVKBa2AoT-SzutRy&index=256

https://www.youtube.com/watch?v=cp5tbtNCmk8

조던 피터슨Jordan Peterson:

https://www.youtube.com/watch?v=aIg43S5QCIM&list=PLI_OiQtgaCQYDq5_
MVKBa2AoT-SzutRy&index=254

https://www.youtube.com/watch?v=HLF29w6YqXs

리 코퍼스Lee Copus:

https://www.youtube.com/watch?v=dGu1CauqpXs

에릭 카일Eric Kyle:

https://www.youtube.com/watch?v=aKBAry7_rH4&t=814s

밸러리 앤 스미스Valerie Anne Smith:

https://www.youtube.com/watch?v=5H-rSowegq0&t=142s

부록

표 1: 동물성 식품과 식물성 식품 미량영양소 함유량 비교

영양소	닭고기	돼지고기	소고기	소간	연어	달걀	사과	블루베리	케일
칼슘(mg)	18	5	11	11	9	53	9.1	4.5	63.4
마그네슘(mg)	26	24	19	18	27	12	7.3	4.5	15
인(mg)	196	296	175	387	240	191	20	9	24.6
칼륨(mg)	255	489	370	380	363	134	163.8	57.8	200.6
철(mg)	0.7	0.4	3.3	8.8	0.3	1.8	0.2	0.2	0.8
아연(mg)	0.8	1.4	4.5	4	0.4	1.1	0.2	0.2	0.2
셀레늄(mcg)	17.8	40.6	14.2	39.7	24	31.7	0	0.1	0.4
비타민A(IU)	21	0	40	53,400	50	487	69.2	40.5	13530.9
비타민B_6(mg)	0.5	0.7	0.4	1.1	0.6	0.1	0	0.1	0.1
비타민B_{12}(mcg)	0.4	0.5	2	111	3.2	1.3	0	0	0
비타민C(mg)	1.2	0	2	27	3.9	0	7.3	7.3	36.1
비타민D(IU	2	53	7	19	526	35	0	0	0
비타민E(mg)	0.1	0.1	1.7	0.63	3.6	1	0.2	0.5	0.8
비타민B_3(mg)	11.2	8.6	4.8	17	8.7	0.1	0.2	0.3	0.4
엽산(mcg)	4	0	6	145	26	47	0	4.5	11.4

출처: Maria Emmerich, Keto (2018)
참고: 각 식품의 1회 제공량 당 영양소 함유량이고 1회 제공량은 식품마다 다르다.

표 2: 포도당 키톤 지수Glucose Ketone Index, GKI

GKI 수치	의미	응용
1 미만	최고 치유 수준의 키토시스	의사의 관리 감독 없이 달성하기 어려움
1~3	높은 치유 수준의 키토시스	암, 간질, 알츠하이머병, 파킨슨병, 뇌 손상, 만성 염증 치료
3~6	중간 수준의 키토시스	2형 당뇨와 비만, 인슐린 저항성, 대사장애, 내분비 장애 치료
6~9	낮은 수준의 키토시스	체중감소와 건강 관리
9 초과	키토시스 상태 아님	N/A

출처: https://nutritionandmetabolism.biomedcentral.com/articles/10.1186/s12986-015-0009-2
참고: 혈당(mmol/L)/키톤(mmol/L) = GKI 이다. 한국에서는 혈당을 측정하는 단위가 mg/dL인데 이를 mmol/L로 전환하려면 mg/dL로 측정된 수치를 18.02로 나누면 된다. 즉 (혈당수치(mg/dL)÷18.02)/키톤 수치(mmol/L) = GKI 지수가 된다.

표 3: 당화혈색소HbA1C

HbA1C 수치	의미
5.7%(38.8mmol/mol) 미만	정상
5.7~6.4%(38.8~46.4mmol/mol)	전당뇨
6.5%(47.5mmol/mol) 이상	2형 당뇨

출처: https://www.dietdoctor.com/blood-sugar/hba1c

표 4: 혈당Blood Glucose

	정상	전당뇨	2형 당뇨
공복 혈당	70~100mg/dL 미만 (3.9~5.6mmol/L 미만)	100~125mg/dL (5.6~6.9mmol/L)	126mg/dL 이상 (7.0mmol/L) 이상
식후 2시간 혈당	140mg/dL 미만 (7.8mmol/L 미만)	140~200mg/dL (7.8~11.1mmol/L)	200mg/dL 이상 (11.1mmol/L 이상)

출처: https://www.dietdoctor.com/blood-sugar

참고: 혈당은 매일 똑같은 시간에 측정하는 게 바람직하다. 공복 혈당 측정은 마지막으로 식사한 후 적어도 8~10시간 지난 후에 한다. 공복혈당을 측정할 때는 코티솔 분비로 혈당이 오르는 기상 직후나 운동 직후는 피하는 게 좋다. 식후 혈당 측정은 식사가 끝난 후 1~2시간이 지난 시점이 아니라 식사 시작을 기준점으로 1~2시간 후에 잰다. 당뇨가 없는 사람은 보통 식사 시작을 출발점으로 1시간 후에 혈당이 최고치에 달하고, 2형 당뇨환자는 2시간 후에 혈당이 최고치에 달한다. 혈당에 대해 신중한 접근방식을 취하는 이들은 식후 정상혈당 상한선을 120mg/dL로 잡기도 한다.

표 5: 각 식품에 함유된 설탕량

식품	제공량(g)	설탕량(작은술)
흰 밀가루	100	13.3
건포도	60	10.3
흰쌀밥	150	10.1
삶은 감자	150	9.1
(무첨가) 사과주스	200ml	8.6
구운 프렌치프라이	150	7.5
삶은 스위트 콘	80	7.3
삶은 스파게티	180	6.6
바나나	120	5.7
베이크드빈(토마토소스+콩)	150	4.0
검은 포도	120	4.0
사과	120	2.3
수박	120	1.8
천도복숭아	120	1.5
삶은 (냉동) 완두콩	80	1.3
딸기	120	0.4
(삶은) 브로콜리	80	0.2
양배추	80	0.1
달걀	60	0

설탕 1작은술 = 4g

빵의 종류	제공량(g)	설탕량(작은술)
흰 빵	30	3.7
갈색 빵	30	3.3
귀리빵(69% 통귀리)	30	4.0
보리빵(50% 통보리)	30	5.5
통밀빵	30	2.6
피타	30	2.9
오트밀	30	3.3

시리얼	제공량(g)	설탕량(작은술)
Cornflakes	30	8.4
Coco Pops	30	7.3
Shredded Wheat	30	4.8
Bran Flakes	30	4.8
Mini Wheats	30	4.4
오트밀 죽	150ml	4.4
Special K	30	4.0

출처: https://insulinresistance.org/index.php/jir/article/view/8/11

https://www.dietdoctor.com/blood-sugar

http://phcuk.org/sugar/

똥단지, 소고기

초판 1쇄 인쇄 2024년 10월 22일
초판 1쇄 발행 2024년 10월 29일

지은이	홍지수
펴낸곳	㈜엠아이디미디어
펴낸이	최종현
기 획	김동출
편집	최종현
교정	최종현
마케팅	유정훈
경영지원	유정훈 윤석우
디자인	박명원 한미나

주소	서울특별시 마포구 신촌로 162, 1202호
전화	(02) 704-3448 팩스 02) 6351-3448
이메일	mid@bookmid.com 홈페이지 www.bookmid.com

등록 제2011-000250호
ISBN 979-11-93828-08-3 (93510)